Thieme

Anästhesie griffbereit

Dosierung – Algorithmen – Laborwerte

Kostja Steiner

6., überarbeitete Auflage

78 Abbildungen

Georg Thieme Verlag
Stuttgart • New York

Dr. med. Kostja **Steiner**
https://orcid.org/0009-0001-5820-5645
Klinikum Rohrbach
Ärztliche Direktion
Krankenhausstraße 1
4150 Rohrbach
Österreich
griffbereit@kostja.com

Bibliografische Information der Deutschen Nationalbibliothek
Die Deutsche Nationalbibliothek verzeichnet diese Publikation in der Deutschen Nationalbibliografie; detaillierte bibliografische Daten sind im Internet über http://dnb.d-nb.de abrufbar.

Ihre Meinung ist uns wichtig! Bitte schreiben Sie uns unter:
support.thieme.com/de-DE/
thieme.com/produktsicherheit

Georg Thieme Verlag KG
Oswald-Hesse-Straße 50, 70469 Stuttgart, Germany
www.thieme.com

1. Auflage Schattauer GmbH, Stuttgart
2. Auflage Schattauer GmbH, Stuttgart
3. Auflage Schattauer GmbH, Stuttgart
4. Auflage 2016 Schattauer GmbH, Stuttgart
5. Auflage 2018 Georg Thieme Verlag KG, Stuttgart

Printed in Germany

Umschlaggestaltung: Thieme Gruppe
Umschlagfoto: romaset/Adobe Stock
Zeichnungen: WeYou GmbH, Stuttgart
Redaktion: Anne-Kathrin Janetzky, Dresden
Satz: Druckhaus Götz GmbH, Ludwigsburg
Druck: AZ Druck und Datentechnik GmbH, Kempten

DOI 10.1055/b000000526

ISBN 978-3-13-244234-4 1 2 3 4 5 6

Auch erhältlich als E-Book:
eISBN (PDF) 978-3-13-244235-1
eISBN (epub) 978-3-13-244236-8

MIX
Papier | Fördert gute Waldnutzung
FSC www.fsc.org
FSC® C008457

Wichtiger Hinweis: Wie jede Wissenschaft ist die Medizin ständigen Entwicklungen unterworfen. Forschung und klinische Erfahrung erweitern unsere Erkenntnisse, insbesondere was Behandlung und medikamentöse Therapie anbelangt. Soweit in diesem Werk eine Dosierung oder eine Applikation erwähnt wird, dürfen die Lesenden zwar darauf vertrauen, dass Autor*innen, Herausgeber*innen und Verlag große Sorgfalt darauf verwandt haben, dass diese Angabe dem Wissensstand bei Fertigstellung des Werkes entspricht.
Für Angaben über Dosierungsanweisungen und Applikationsformen kann vom Verlag jedoch keine Gewähr übernommen werden. Jede*r Benutzende ist angehalten, durch sorgfältige Prüfung der Beipackzettel der verwendeten Präparate und gegebenenfalls nach Konsultation eines/r Spezialist*in festzustellen, ob die dort gegebene Empfehlung für Dosierungen oder die Beachtung von Kontraindikationen gegenüber der Angabe in diesem Buch abweicht. Eine solche Prüfung ist besonders wichtig bei selten verwendeten Präparaten oder solchen, die neu auf den Markt gebracht worden sind. **Jede Dosierung oder Applikation erfolgt auf eigene Gefahr des Benutzenden.** Autor*innen und Verlag appellieren an alle Benutzenden, ihnen etwa auffallende Ungenauigkeiten dem Verlag mitzuteilen.
Marken, geschäftliche Bezeichnungen oder Handelsnamen werden nicht in jedem Fall besonders kenntlich gemacht. Aus dem Fehlen eines solchen Hinweises kann nicht geschlossen werden, dass es sich um einen freien Handelsnamen handelt.

Wo datenschutzrechtlich erforderlich, wurden die Namen und weitere Daten von Personen redaktionell verändert (Tarnnamen). Dies ist grundsätzlich der Fall bei Patient*innen, ihren Angehörigen und Freund*innen, z. T. auch bei weiteren Personen, die z. B. in die Behandlung von Patient*innen eingebunden sind.
Thieme Publikationen streben nach einer fachlich korrekten und unmissverständlichen Sprache. Dabei lehnt Thieme jeden Sprachgebrauch ab, der Menschen beleidigt oder diskriminiert, beispielsweise aufgrund einer Herkunft, Behinderung oder eines Geschlechts. Thieme wendet sich zudem gleichermaßen an Menschen jeder Geschlechtsidentität. Die Thieme Rechtschreibkonvention nennt Autor*innen mittlerweile konkrete Beispiele, wie sie alle Lesenden gleichberechtigt ansprechen können. Die Ansprache aller Menschen ist ausdrücklich auch dort intendiert, wo im Text (etwa aus Gründen der Leseleichtigkeit, des Text-Umfangs oder des situativen Stil-Empfindens) z. B. nur ein generisches Maskulinum verwendet wird.

Unsere Umwelt ist uns wichtig!
Papier aus nachhaltigen und kontrollierten Quellen. **Druck** in Deutschland mit kurzen Lieferwegen. **Druckereien** mit hohen Ansprüchen an Ökologie

Vorwort zur 6. Auflage

Liebe Kolleginnen, lieber Kollege,

die Anästhesie ist ein Fachgebiet, das von Präzision, Erfahrung und kontinuierlicher Weiterbildung lebt. Mit jeder neuen Studie, jeder Leitlinienaktualisierung und jeder technischen Innovation entwickeln sich unsere Methoden weiter – doch die grundlegenden Prinzipien bleiben bestehen: Sicherheit, Effizienz und ein kühler Kopf in entscheidenden Momenten.

In dieser 6. Auflage von „Anästhesie griffbereit" haben ich die bewährten Inhalte überarbeitet und erweitert, um Ihnen ein noch praxisnäheres und aktuelleres Nachschlagewerk an die Hand zu geben. Dabei stehen die gleichen Prinzipien im Mittelpunkt, die dieses Buch bereits in den vergangenen Auflagen ausgezeichnet haben: kompakte, praxisorientierte Informationen, die schnell auffindbar und im klinischen Alltag direkt umsetzbar sind.

Warum ein Nachschlagewerk in Zeiten der Digitalisierung?

In Zeiten von digitalen Tools, Apps und Online-Datenbanken mag es ungewöhnlich erscheinen, weiterhin ein gedrucktes Nachschlagewerk in der Kitteltasche zu tragen. Doch gerade in der klinischen Praxis – zwischen OP, Intensivstation und Notaufnahme – zeigt sich immer wieder der Wert eines kompakten, verlässlichen und schnell zugänglichen Buches. Kein Ladeproblem, kein Verbindungsverlust, keine mühsame Suche nach der richtigen App – einfach griffbereit.

Natürlich kann und soll dieses Buch nicht das tiefgehende Studium der Anästhesie ersetzen. Es ist vielmehr als Ergänzung gedacht – ein Kompass in der täglichen Praxis, ein Leitfaden in stressigen Situationen und eine Gedächtnisstütze für die vielen Details, die uns im Alltag begegnen.

Bitte beachten Sie:

Dieses Buch wurde mit größter Sorgfalt erstellt und basiert auf aktuellen wissenschaftlichen Erkenntnissen sowie etablierten Leitlinien. Dennoch unterliegt die Medizin einem ständigen Wandel, und nicht jede Information kann universell und uneingeschränkt gelten.

Die in diesem Werk enthaltenen Angaben – insbesondere zu Dosierungen und Therapieempfehlungen – dienen als Orientierungshilfe, ersetzen jedoch keinesfalls die individuelle ärztliche Beurteilung, die Berücksichtigung patientenspezifischer Faktoren oder die Prüfung aktueller Leitlinien. Jede Anwendung der beschriebenen Maßnahmen erfolgt in der Verantwortung des jeweiligen Anwenders.

Ihr Feedback ist wichtig!

Dieses Buch lebt von der Erfahrung derer, die es nutzen. Daher freue ich mich über Anregungen, Kritik und Verbesserungsvorschläge, denn nur durch den Austausch mit Ihnen kann dieses Werk weiter optimiert und kontinuierlich besser werden. Schreiben Sie mir gerne griffbereit@kostja.com.

Ich wünsche Ihnen viel Erfolg, einen klaren Kopf in kritischen Momenten und stets die richtigen Informationen – griffbereit!

Ihr Dr. Kostja Steiner

Danksagung

Durch Ihre Hinweise, Verbesserungsvorschläge und Ihr Feedback haben folgende Kolleginnen und Kollegen die Qualität von „Anästhesie griffbereit" deutlich gesteigert:

- **OA Dr. Christoph Auferbauer**, Facharzt für Anästhesiologie und Intensivmedizin, LKH Graz West
- **OA Dr. Elisabeth Barth-Granditsch**, Fachärztin für Anästhesiologie und Intensivmedizin, Notärztin, Klinikum Rohrbach
- **Prim. Dr. Natalija Cokic**, Fachärztin für Anästhesiologie und Intensivmedizin, LKH Graz Süd-West, Stützpunktleiterin und Notärztin NEF Graz West, Notärztin Christopherus 12
- **Prim. Dr. Reinmar Donauer**, Facharzt für Anästhesiologie und Intensivmedizin, LKH Weiz, Notarzt und Christopherus 12, Rettungsmediziner, Medizinercorps Graz
- **OA Dr. Martin Fandler**, NFS, NKV, Notfallsanitäter und Notfallkompetenz Venenzugang und Infusion, Assistenzarzt für Innere Medizin, Klinikum Nürnberg
- **Dr. Simon Fandler**, Medizinische Universität Graz
- **OA Dr. Robert Hammer**, Facharzt für Allgemeinchirurgie, LKH Graz West
- **DGKP Georg Hausegger**, NFS, Anästhesie und Intensivpfleger, Leitung OP-Bereich Anästhesiepflege, LKH Graz Süd-West
- **OA Dr. Camillo Köblinger**, Facharzt für Anästhesiologie und Intensivmedizin, LKH Graz Süd-West, Notarzt NEF Graz West
- **OA Dr. David Kuczer**, Facharzt für Strahlentherapie und Radioonkologie, LKH Wiener Neustadt sowie Praxis Margareten
- **OA Dr. Christoph Kutschera**, Facharzt für Anästhesiologie und Intensivmedizin, LKH Universitätsklinikum Graz
- **OA Mag. Dr. Alexander Lang**, Neurophysiologe, Facharzt für Innere Medizin, Phyrn-Eisenwurzen Klinikum Steyr, Rettungsmediziner, Medizinercorps Graz
- **Mag. Dr. Martin C. J. Marker**, Institut für Analytische Chemie, Universität Wien
- **OA Dr. Brigitte Messerer**, Fachärztin für Anästhesiologie und Intensivmedizin, Spezialbereich Kinderanästhesie, LKH Universitätsklinikum Graz
- **OA Dr. Claudia Mittermayr**, Fachärztin für Anästhesiologie und Intensivmedizin, Notärztin, Klinikum Rohrbach
- **OA Dr. Ralf Müller**, Facharzt für Anästhesiologie und Intensivmedizin
- **OA Dr. Christian Raith**, Facharzt für Anästhesiologie und Intensivmedizin, Notarzt, Köflach
- **OA Dr. Edwin Rant**, Facharzt für Anästhesiologie und Intensivmedizin, Steiermärkische Krankenanstaltgesellschaft m.b.H, Graz
- **OA Dr. Christoph Robier**, Facharzt für Medizinisch-Chemische Labordiagnostik, Labor der Barmherzigen Brüder, Graz-Eggenberg
- **DGKS Susanne Rolke**, BSc, Universitätsklinik für Anästhesiologie und Intensivmedizin Graz

- **Dr. Paulus Spernbauer**, Facharzt für Anästhesiologie und Intensivmedizin, LKH Graz West
- **OA Dr. Mariana Stettin**, Fachärztin für Medizinisch-Chemische Labordiagnostik, Leiterin des Labors der Barmherzigen Brüder, Graz-Eggenberg
- **OA Dr. Daniel Struckl**, Facharzt für Anästhesiologie und Intensivmedizin
- **Prim. i. R. Dr. Heribert Walch**, Facharzt für Anästhesiologie und Intensivmedizin

Herzlichen Dank
Dr. Kostja Steiner

Abkürzungen

↑	erhöht
↓	erniedrigt
A	Amplitude (A5 = Amplitude nach 5 min)
A.	Arteria
AAk	Autoantikörper(n)
ACD	anemia of chronic disease; Anämie bei chronischer Erkrankung
ACE	angiotensin converting enzyme
ACS	acute coronary syndrome; akutes Koronarsyndrom
ACT	activated coagulation time; aktivierte Gerinnungszeit
ACTH	adrenocorticotropes Hormon
ADH	antidiuretisches Hormon
ADHS	Aufmerksamkeitsdefizit-/Hyperaktivitätsstörung
ADP	Adenosindiphosphat
AF	Atemfrequenz
AFP	Alpha-1-Fetoprotein
Ag	Antigen
AHF A	antihämophiler Faktor A
AHF B	antihämophiler Faktor B
AHG A	antihämophiles Globulin A
AHG B	antihämophiles Globulin B
Ak	Antikörper
AK	Aortenklappe
ALAT	Alanin-Aminotransferase
ALS	advanced life support; erweiterte Reanimationsmaßnahmen
ALT	Alanin-Aminotransferase
Amp.	Ampulle
AMV	Atemminutenvolumen
AMV	Atemminutenvolumen
ant.	anterior
AP	Alkalische Phosphatase
APTEM	TF-Aktivierung + Tranexamsäure/Aprotinin; In-vitro-Fibrinolyse-Inhibitor: bei Vergleich mit EXTEM schnelle Erkennung einer Lyse
APTEM ML	maximale Lyse im APTEM-Ansatz (ROTEM)
aPTT	activated partial thromboplastin time; aktivierte partielle Thromboplastinzeit
ARISCAT	assess respiratory risk in surgical patients in Catalonia
ASA	American Society of Anesthesiologists, Abkürzung ASA wird meist verwendet für den ASA-Physical Status (Klassifikation des physikalischen Status; eingeteilt in die Gruppen 1–5, Zusatz E für Notfälle [Emergency])
ASAT	Aspartat-Aminotransferase
ASD	Atriumseptumdefekt
ASH	alkoholische Steatohepatitis

ASLO	Antistreptolysin O
ASS	Acetylsalicylsäure
AST	Aspartat-Aminotransferase
AT	Antithrombin
AUC	area under the aggregation curve
AV	atrioventikulär
AVP	Arginin-Vasopressin
AZV	Atemzugvolumen
bakt.	bakterielle(n, r, s)
BB	Blutbild
BCG	Bacillus Calmette-Guérin
BCG	Bacillus Calmette-Guérin
BE	base excess; Broteinheit
bez.	bezüglich
BGA	Blutgasanalyse(n)
biolog.	biologisch(e, er, en)
BMI	body mass index; Körpermasse-Index
BMS	bare-metal stents; Stents ohne Medikamentenbeschichtung
BPH	benigne Prostatahyperplasie
BSG	Blutsenkungsgeschwindigkeit
bTSH	basales TSH
BUN	blood urea nitrogen; im Blutharnstoff enthaltene Stickstoffmenge
BWS	Brustwirbelsäule
BZ	Blutzucker
Ca	Kalzium
Ca-Chlorid	Kalziumchlorid
Ca-Gluconat	Kalziumgluconat
CCS	chronic coronary syndrome; chronisches Koronarsyndrom
CDT	carbohydrate-deficient transferrin
CFT	clot formation time; Gerinnselbildungszeit
CFT/K	clot formation time (im ROTEM)/K (kinetics; im TEG)
Charr	Charrière
CHE	Cholinesterase
chron.	chronisch(e, en, er)
CI	cardiac index; Herzindex
CK	C(K)reatinkinase, Kreatin-Phosphokinase (CPK)
Cl_{Kr}	Kreatinin-Clearance
CO	cardiac output; Herzzeitvolumen
CO_2	Kohlendioxid
CO-Hb	Carboxyhämoglobin
COPD	chronic obstructive pulmonary disease; chronisch obstruktive Lungenerkrankung
COX	Cyclooxygenase

CPAP	continuous positive air pressure; kontinuierlicher positiver Atemwegsdruck
C-Peptid	connecting peptide
CPR	cardiopulmonary resuscitation; Herz-Lungen-Wiederbelebung
CRH	Corticotropin-Releasing-Hormon
CRP	C-reaktives Protein
CRPS	complex regional pain syndrome; komplexes regionales Schmerzsyndrom
CSE	combined spinal and epidural anaesthesia; kombinierte Spinal- und Epiduralanästhesie
CT	Computertomografie
CT	coagulation time; Gerinnungszeit
CT/R	Gerinnungszeit (im ROTEM)/R (im TEG)
CYP	Cytochrom P450
d	Tag(e)
DA	Dosieraerosol
[D, A, CH]	Deutschland, Österreich, Schweiz
DASI	Duke Activity Status Index
DD	Differenzialdiagnose(n)
DDAVP	1-Desamino-8-D-Arginin-Vasopressin, Desmopressin
DDG	Deutsche Diabetes Gesellschaft
depol.	depolarisierend(e, en, er)
DES	drug-eluting stents; medikamentenbeschichtete Stents
DGAI	Deutsche Gesellschaft für Anästhesiologie und Intensivmedizin
DGCH	Deutsche Gesellschaft für Chirurgie
DGIM	Deutsche Gesellschaft für Innere Medizin
diast.	diastolisch
DIC	disseminated intravascular coagulation/coagulopathy; disseminierte intravasale Gerinnung
DOAK	direkte orale Antikoagulanzien
DOPA	Dihydroxyphenylalanin
Dstfl.	Durchstechflasche(n)
DTI	direkter Thrombininhibitor
E.	*Escherichia*
ECT	ecarin clotting time; Ecarin-Gerinnungszeit
EDTA	Ethylendiamintetraacetat
EEG	Elektroenzephalografie
eGFR	estimated glomerular filtration rate; geschätzte glomeruläre Filtrationsrate
EK	Erythrozytenkonzentrat(e, en)
EKG	Elektrokardiogramm
entspr.	entspricht, entsprechen
EPMS	extrapyramidalmotorische Störungen
ERCP	endoskopische retrograde Cholangiopankreatikografie

ESBL	extended-spectrum beta-lactamases
$etCO_2$	endexspiratorischer Kohlendioxid-Gehalt
evtl.	eventuell(e, er, en)
EXTEM	TF-Aktivierung; schnelle Ermittlung von Gerinnselbildung, Fibrinpolymerisation und Fibrinolyse über den extrinsischen Weg
EXTEM	CT Gerinnungszeit im EXTEM-Ansatz (ROTEM)
F	Frauen
FEBA	factor eight inhibitor bypassing activity
FEMG	Frontalis-Elektromyografie
FFP	fresh frozen plasma; gefrorenes Frischplasma
FG	Frühgeborene(s)
FGF	fibroblast growth factor
FIBTEM	TF-Aktivierung + Plättcheninhibitor; ROTEM-Analyse ohne Plättchen: qualitative Ermittlung des Fibrinogenstatus
FIBTEM	MCF maximale Gerinnselfestigkeit im FIBTEM-Ansatz (ROTEM)
fl	Femtoliter
Fl.	Flasche
FPIA	fluorescence polarization immunoassay; Fluoreszenz-Polarisations-Immunassay
FRC	functional residual capacity; funktionelle Residualkapazität
FSF	Fibrin-stabilisierender Faktor
fT_3	freies Triiodthyronin
fT_4	freies Tetraiodthyronin
γ-GT	Gamma-Glutamyltransferase
GFR	glomeruläre Filtrationsrate
GI-Trakt	Gastrointestinaltrakt
GOT	Glutamat-Oxalacetat-Transaminase (veraltete Bezeichnung für ALAT)
GP-IIb/IIIa-Rezeptor	Glykoprotein-IIb/IIIa-Rezeptor
G6PDH	Glucose-6-phosphat-Dehydrogenase
GPT	Glutamat-Pyruvat-Transaminase (veraltete Bezeichnung für ASAT, AST)
GRACE	global registry of acute coronary events; Score zur Abschätzung der Mortalität für Patienten mit akutem Koronarsyndrom
Gy	Gray (1 Gray = 1 J/kg); Maßeinheit der Bestrahlungsdosis
h	Stunde(n)
HAL	hintere Axillarlinie
Hb	Hämoglobin
HBsAg	hepatitis B surface antigen; Hepatitis-B-Oberflächenantigen
hCG	humanes Choriongonadotropin
HDL	high density lipoprotein; Lipoprotein hoher Dichte
HEPTEM	ROTEM-Ansatz, in dem Heparin mittels Heparinase geblockt wird, um zu beurteilen, wie der Testansatz ohne Heparin verklumpt
HES	Hydroxyethylstärke

HF	Herzfrequenz
HIT	Heparin-induzierte Thrombozytopenie
HIV	humanes Immundefizienzvirus
Hkt	Hämatokrit
HMV	Herzminutenvolumen
HMWK	high molecular weight kininogen; hochmolekulares Kininogen
HPLC	high performance liquid chromatography; Hochdruck-Flüssigkeits-chromatografie
hs	high sensitive; hochempfindlich
HS	Harnsäure
hsCRP	high sensitivity CRP
5-HT	5-Hydroxytryptamin
HWI	Harnwegsinfektion
HWS	Halswirbelsäule
HWZ	Halbwertszeit(en)
Hz	Hertz
HZV	Herzzeitvolumen
i.a.	intraarteriell
IABP	intraaortale Ballonpumpe
ICD	implantierbarer Kardio verterDefibrillator
ICH	intracerebrales Hämatom
ICP	intracranial pressure; intrakranieller Druck
ICR	Interkostalraum
ICSA	Inselzell-Autoantikörper
ICU	intensive care unit; Intensivstation
ID	Innendurchmesser
IDDM	insulinabhängiger Diabetes mellitus
IDL	intermediate density lipoprotein; Lipoprotein mittlerer Dichte
IE	internationale Einheit(en)
I : E	Inspiration : Exspiration
IFCC	International Federation of Clinical Chemistry
Ig	Immunoglobulin
IL	Interleukin
i. m.	intramuskulär
ing.	inguinalis
INN	international nonproprietary names; internationale Freinamen
INR	international normalized ratio
insb.	insbesondere
INTEM	ROTEM-Testansatz mit Kontaktaktivierung der Gerinnung; bildet den intrinsischen Weg der Gerinnungsaktivierung ab
INTEM CT	Gerinnungszeit im INTEM-Ansatz (ROTEM)
Intub.	Intubation(en)
i. o.	intraossär
ISI	Internationaler Sensitivitäts-Index

ist	Ist-Zustand
ITS	Intensivtherapiestation
IU	international unit; internationale Einheit
i. v.	intravenös
J	Joule
J.	Jahre(n)
Jgdl.	Jugendliche(r)
K	Kalium
KE	Kohlenhydrateinheit
kg	Kilogramm
KG	Körpergewicht
KHK	koronare Herzkrankheit
KI	Kontraindikation(en)
kIE	Kilo Internationale Einheiten (kIE = 1000 IE)
KK	Kleinkind
KM	Kontrastmittel
Konz.	konz. Konzentration(en)
kP	Kilopascal
Kurzinf.	Kurzinfusion
LA	Lokalanästhetikum, -ka
LCSD	left cardiac sympathetic denervation; linksseitige kardiale sympathische Denervation
LDH	Laktatdehydrogenase
LDL	low density lipoprotein; Lipoprotein niedriger Dichte
LGL-Syndrom	Lown-Ganong-Levine-Syndrom
Li	Lithium
LI	Lyse-Index (LI30 = Lyse-Index nach 30 min)
Lig.	Ligamentum
Lj.	Lebensjahr
LMA	laryngeal mask airway; Larynxmaske
LMWH	low molecular weight heparin
LQTS	Long-QT-Syndrom
lt.	laut
LVEF	linksventrikuläre Ejektionsfraktion
M	Männer
M.	Musculus
MA	maximale Amplitude
MAC	minimum alveolar concentration; minimale alveoläre Konzentration
MACE	major adverse cardiac event; schwerwiegende kardiovaskuläre Komplikation
MAL	mittlere Axillarlinie
MAO	Monoaminoxidase
MAP	mittlerer arterieller Druck

max.	maximal(en, er)
MCF	maximum clot firmness; maximale Gerinnselfestigkeit
MCH	mean corpuscular hemoglobin; mittlerer korpuskulärer Hämoglobingehalt
MCHC	mean corpuscular hemoglobin concentration; mittlere korpuskuläre Hämoglobinkonzentration
MCI	myocardial infarction; Myokardinfarkt
MCL	Medioklavikularlinie
MCV	mean corpuscular volume; mittleres korpuskuläres Volumen
MDRD	modification of diet in renal disease; Ernährungsänderung bei Nierenerkrankung
med.	medius
MET	metabolic equivalent threshold; metabolisches Äquivalent
Met-Hb	Methämoglobin
Mg	Magnesium
mgl.	möglich
MH	maligne Hyperthermie
min	Minute(n)
MK	Mitralklappe
ML	maximum lysis; maximale Lyse
mod.	modifiziert
Mon.	Monate(n)
MRSA	Methicillin-resistenter *Staphylococcus aureus*
n	normal
N	Stickstoff
N.	Nervus
Na	Natrium
[Na^+]	Natriumkonzentration
NA	Noradrenalin
NaBi	Natriumbikarbonat, Natriumhydrogenkarbonat
NaCl	Natriumchlorid
NADPH	Nikotinamidadenindinukleotidphosphat
NASH	nicht alkoholische Steatohepatitis
neg.	negativ(e, er, es)
NeuPSIG	Neuropathic Pain Special Interest Group
NG	Neugeborene(s)
NH_3	Ammoniak
NH_4^+	Ammonium-Ion
NIDDM	non-insulin-dependent diabetes mellitus, nicht insulinpflichtiger Diabetes mellitus
NMEC	newborn meningitis *Escherichia coli*; *Escherichia-coli*-Stamm, der Meningitis bei Neugeborenen verursachen kann
NMH	niedermolekulares Heparin
Nn.	Nervi

NNR	Nebennierenrinde
NNT	number needed to treat; Anzahl der notwendigen Behandlungen
N_2O	Distickstoffmonoxid, Lachgas
NRS	numerische Rating-Skala
NSAR	nicht steroidale Antirheumatika
NSTEMI	Non-ST-elevation myocardial infarction; Nicht-ST-Strecken-Hebungs-Myokardinfarkt
NT-proBNP	N-terminal pro-brain natriuretic peptide
NW	Nebenwirkung(en)
NYHA	New York Heart Association
O_2	Sauerstoff
OAK orale	Antikoagulanzien
ÖGARI	Österreichische Gesellschaft für Anästhesiologie, Reanimation und Intensivmedizin
OGTT	oraler Glukosetoleranztest
OP	Operation(s); Operationssaal
OPs	Operationen
P	Phosphat
p.-a.	posterior-anterior
p_aCO_2	arterieller Kohlendioxidpartialdruck
PAE	Pulmonalarterienembolie
PAF	plättchenaktivierender Faktor
p_aO_2	arterieller Sauerstoffpartialdruck
PAP	perioperative Antibiotikaprophylaxe
Pat.	Patient(in, en)
pathol.	pathologisch(e, en, er, es)
pAVK	periphere arterielle Verschlusskrankheit
PCA	patientenkontrollierte Analgesie
PCI	percutaneous coronary intervention; perkutane Koronarintervention
PDA	Periduralanästhesie
PEA	pulslose elektrische Aktivität
PEEP	positive end-expiratory pressure; positiver endexspiratorischer Druck
PENG	pericapsular nerve group
periop.	perioperativ
$p_{et}CO_2$	endexspiratorischer Kohlendioxid-Partialdruck
PFA	platelet function analyzer; Thrombozytenfunktionsanalysator
pg	Pikogramm
PGE_1	Prostaglandin E_1
physiol.	physiologisch(er, en, em)
p. I. B.	präoperativer Insulinbedarf
p. o.	per os
PONV	postoperative nausea and vomiting; postoperative Übelkeit und Erbrechen
pos.	positiv(e, er, en)

postop.	postoperativ(e, er, en)
PPI	Protonenpumpeninhibitor
PPSB	Prothrombin (Faktor II), Prokonvertin (Faktor VII), Stuart-Prower-Faktor (Faktor X), antihämophiles Globulin B (Faktor IX), Protein C (Inhibitor von Faktor VIII), Protein S (Cofaktor von Protein C), Protein Z (Gerinnungsregulator) = Prothrombinkomplex
präop.	präoperativ(e, er, en)
Proc.	Processus
PSA	prostataspezifisches Antigen
PT	prothrombin time; Prothrombinzeit (PTZ)
PTA	plasma thromboplastin antecedent; Vorgänger des Plasmathromboplastins
PTC	posttetanic count
PTH	Parathormon
PTHrP	parathyroid hormone-related peptide; Parathormon verwandtes Peptid
PTK	Plasmathromboplastinkomponente
PTT	partial thromboplastin time; partielle Thromboplastinzeit
PTZ	Plasmathrombinzeit
QTc	frequenzkorrigierte QT-Zeit
RDW	red blood cell distribution width; Erythrozytenverteilungsbreite
RE	Response-Entropie
re.	rechte(r, n, m)
rekomb.	rekombinanten(er)
ret.	retardiert
RIPA	Ristocetin-induzierte Plättchenaggregation
Rö.	Röntgen
ROSC	return of spontaneous circulation; Rückkehr des Spontankreislaufs
ROTEM	Rotationsthrombelastometrie
RR	Blutdruck
RSI	rapid sequence induction; Blitzeinleitung
s	Sekunde(n)
SA-Block	sinuatrialer Block
S_aO_2	arterielle Sauerstoffsättigung
s. c.	subkutan
scrot.	scrotalis
$S_{cv}O_2$	zentralvenöse Sauerstoffsättigung
$S_{Cystatin\ C}$	Serum-Cystatin C
SE	State-Entropie
SG	Säugling
SHT	Schädel-Hirn-Trauma
SIADH	Syndrom der inadäquaten ADH-Sekretion
SIRS	systemic inflammatory response syndrome
SK	Schulkind

S_{Kr}	Serum-Kreatinin
s. l.	sublingual
SLE	systemischer Lupus erythematodes
SNRI	selective noradrenaline reuptake inhibitor; selektive Noradrenalin-Reuptake-Inhibitoren
sog.	sogenannt(e, er, en)
SSI	surgical site infections; Wundinfektionen
SSNRI	selective serotonin norepinephrine reuptake inhibitor; selektive Serotonin-Noradrenalin-Reuptake-Inhibitoren
SSRI	selektive Serotonin-Reuptake-Inhibitoren
SSW	Schwangerschaftswoche
stdl.	stündlich
Supp.	Suppositorium (Zäpfchen)
SVT	supraventrikuläre Tachykardie
syst.	systolisch
Tabl.	Tablette(n)
TAVI	transcatheter aortic valve implantation; Transkatheter-Aortenklappen-Implantation
Tbc	Tuberkulose
TBG	Thyroxin-bindendes Globulin
TCA	trizyklische Antidepressiva
Temp.	Temperatur
TEN	toxische epidermale Nekrolyse
TEP	Totalendoprothese
TF	tissue factor
tgl.	täglich(e)
TIA	transitorisch ischämische Attacke
TIC	trauma-induced coagulopathy; Trauma-induzierte Koagulopathie
TIMI	thrombolysis in mycocardial infarction; Score zur Abschätzung der Sterblichkeit für Patienten mit instabiler Angina und Nicht-ST-Strecken-Hebungs-Myokardinfarkt
TIVA	total intravenöse Anästhesie
TK	Thrombozytenkonzentrat(e, en)
TOF	train of four; Vierfachreizung
TPZ	Thromboplastinzeit
TRALI	transfusion-related acute lung injury; transfusionsassoziierte Lungeninsuffizienz
TRAP	thrombin receptor activating peptide; Thrombinrezeptor-aktivierendes Peptid
TRIS	Tris(hydroxymethyl)amino-methan
Tropf.	Tropfen
TS	Teilstrich
TSH	Thyreoidea-stimulierendes Hormon
TT	thrombin time, Thrombin-Zeit

TTE	transthorakale Echokardiografie
TTP	thrombotisch-thrombozytopenische Purpura
TURP	transurethrale Resektion der Prostata
TVT	tiefe Venenthrombose
TXA_2	Thromboxan A_2
TZ	Thrombinzeit
UFH	unfraktionierte Heparine
umb.	umbilicalis
unret.	unretardiert
UPEC	uropathogenic *Escherichia coli*; uropathogener *Escherichia-coli*-Stamm (löst Harnwegsinfekte aus)
US	Ultraschall
u. v. a.	und viele andere
V.	Vena
v. a.	vor allem
V. a.	Verdacht auf
VAS	visuelle Analogskala
VF	ventricular fibrillation; ventrikuläre Fibrillation
vgl.	vergleiche
VLDL	very low density lipoprotein; Lipoprotein sehr niedriger Dichte
vs.	versus
VT	ventrikuläre Tachykardie
vWF	Von-Willebrand-Faktor
vWF:Ag	Von-Willebrand-Faktor-Antigen
vWF:CB	Von-Willebrand-Faktor-K(C)ollagenbindungskapazität
vWF:RCo	Von-Willebrand-Faktor-Ristocetin-Cofaktor-Aktivität
vWS	Von-Willebrand-Syndrom
VZ	Verschlusszeit
Wh.	Wiederholung(s, en)
Wirkmax.	Wirkmaximum
Wo.	Woche(n)
wö.	wöchentlich
WPW-Syndrom	Wolff-Parkinson-White-Syndrom
WS	Wirbelsäule(n)
WW	Wechselwirkung(en)
Zn	Zink
Z. n.	Zustand nach
ZNS	Zentralnervensystem
z. T.	zum Teil
ZVD	zentralvenöser Druck
ZVK	zentralvenöser Katheter

Inhaltsverzeichnis

1 Notfälle

1.1 Cannot-ventilate-cannot-intubate-Situation

Vorschlag eines Algorithmus (s. ► Abb. 1.1):

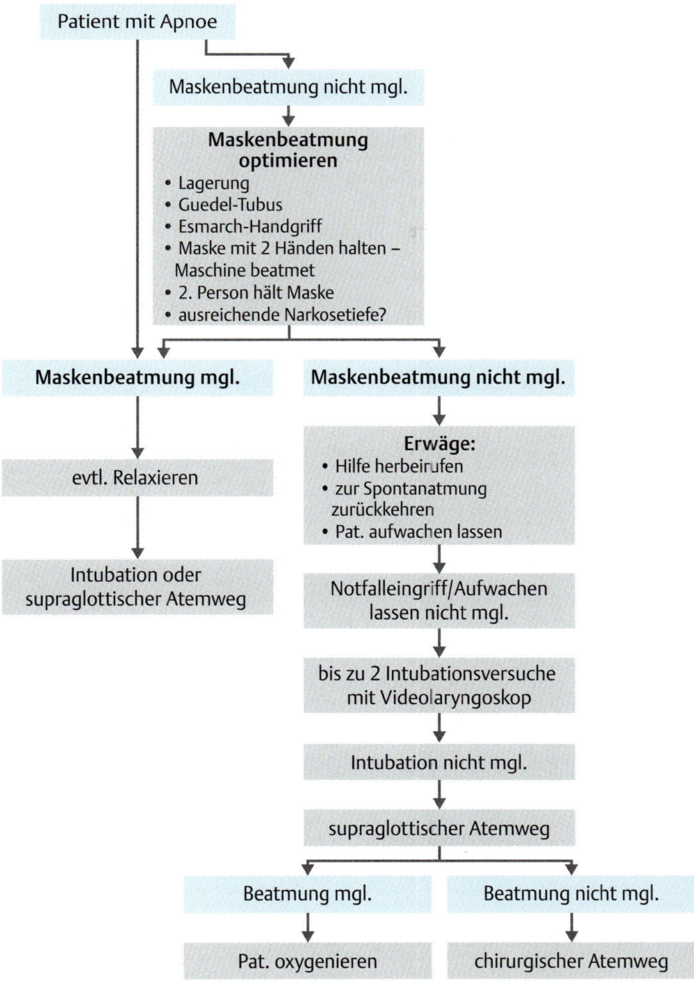

Abb. 1.1 Cannot-ventilate-cannot-intubate-Algorithmus.

1.2 Rapid Sequence Induction (RSI)

Algorithmus s. ► Abb. 1.2:

Mageninhalt neutralisieren, wenn Zeit vorhanden:

- Antacidum (30 ml Na-Citrat 0,3 molar) 10 min vor RSI (wirkt ca. 3 h)
- PPI (z. B. Pantoprazol 40 mg) 1 h vor RSI i. v. oder 3–6 h vor RSI p. o.
- H_2-Rezeptoren-Blocker (z. B. Ranitidin 50 mg i. v. oder 300 mg p. o.): 1 h vor RSI i. v. oder 2 h vor RSI 300 mg p. o. (stoppt nur die weitere HCl-Produktion)

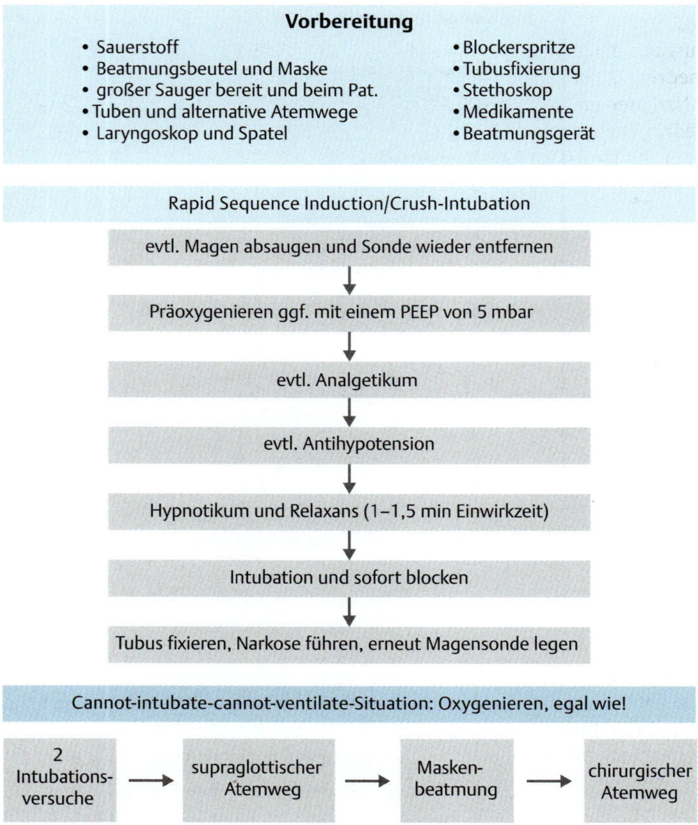

Abb. 1.2 Rapid Sequence Induction Algorithmus.

Analgetikum:

- **Fentanyl: 100–500 µg = 0,1–0,5 mg i. v.**
  2–5 µg/kg KG i. v.
  50 kg = 100–250 µg; 70 kg = 140–350 µg; 100 kg = 200–500 µg
- **Alfentanil (Rapifen [D, A, CH]): 350–1500 µg = 0,35–1,5 mg i. v.**
  7–15 µg/kg KG i. v. .
  50 kg = 350–750 µg; 70 kg = 490–1050 µg; 100 kg = 700–1500 µg

Antihypotonikum:

- **Noradrenalin (Arterenol [D, A, CH]): 5 mg/50 ml – Perfusor i. v.**
  5 mg/50 ml Perfusor: Start 5 ml/h, nach Effekt anpassen
  Bolusgabe: 1 mg in 100 ml NaCl 0,9 % → 1 ml-Weise nach Effekt
- **Ephedrin als Bolusgabe i. v.**
  zur Narkoseeinleitung: 10–20 mg als 1. Bolus, dann Boli à 5–10 mg
- **Cafedrin/Theodrenalin (Akrinor [D]) (200 mg/2 ml + 10 mg/2 ml) i. v.**
  1 Amp. mit NaCl 0,9 % auf 10 ml verdünnen
  Boli von 1–2 ml nach Wirkung

Hypnotikum:

- **Propofol: ca. 75–250 mg i. v. nach Wirkung**
  1,5–2,5 mg/kg KG i. v.
  50 kg = 75–125 mg; 70 kg = 105–175 mg; 100 kg = 150–250 mg
- **Thiopental: 100–500 mg i. v. nach Wirkung**
  2–5 mg/kg KG i. v.
  50 kg = 100–250 mg; 70 kg = 140–350 mg; 100 kg = 200–500 mg
- **Esketamin i. v. (Ketanest S [D, A]): 25–100 mg i. v.**
  0,5–1 mg/kg KG i. v.
  50 kg = 25–50 mg; 70 kg = 35–70 mg; 100 kg = 50–100 mg
- Esketamin i. m. (Ketanest S [D, A]): 100–400 mg i. m.
  2–4 mg/kg KG i. m. nur in besonderen Situationen!
  50 kg = 100–200 mg; 70 kg = 140–280 mg; 100 kg = 200–400 mg

Relaxans:

- **Suxamethonium oder Rocuronium: 1 mg/kg KG i. v.**
  Faustregel: 1 mg/kg KG i.v.
  Suxamethonium = Succinylcholin (Lysthenon [D, A, CH]) 1–1,5 mg/kg KG i. v.
  Rocuronium (Esmeron [D, A, CH]) 0,6–1 mg/kg KG i. v.
  50 kg = 50 mg; 70 kg = 70 mg; 100 kg = 100 mg
- **Rocuronium antagonisieren (notfallmäßig, sofort)**
  Sugammadex (Bridion [D, A, CH]): 16 mg/kg KG i. v.
  50 kg = 800 mg; 70 kg = 1120 mg; 100 kg = 1600 mg

1.3 Notfall-Sectio (Sectio „rot“, Cito Sectio)

✔ Merke
- Notfall-Sectio: i. d. R. immer als Allgemeinnarkose mit RSI
- Schwangere sind nie als „nüchtern“ anzusehen
- Erhöhte Rate an „schwierigen Atemwegen“ → habe Plan B & C griffbereit
- Videolaryngoskop schon beim 1. Versuch verwenden
- Opiat & Narkosegas erst nach Abnabelung des Kindes applizieren
- Vorgabe: E:E-Zeit unter 20 min., Ziel: unter 10 min.!

Allgemeine Anmerkungen:
- zu erwartender Blutverlust: bei normaler Geburt: ca. 500 ml; bei Sectio caesarea: ca. 1000 ml (Gegenregulation: Autotransfusion durch Uteruskontraktionen ca. 400 ml)

1.3.1 Allgemeinanästhesie bei Notfall-Sectio

Vorbereitung:
- Für Notfall-Sectiones muss in jedem Haus eine regelmäßig beübte SOP bestehen, die Alarmierung, Organisatorisches, Ablauf und standardisierte erste Medizinische Schritte (Antacidum, Flüssigkeitsgabe, usw.) abdeckt.
- Atemwegsstrategie muss kommuniziert und dem Team bekannt sein. Plan B & C griffbereit! Hohe Inzidenz für schwierigen Atemweg.
- wenn möglich: 30 ml Na-Citrat (0,3 molar) p. o. zur Neutralisierung des Mageninhalts (sofort bei Indikationsstellung)
- Flüssigkeits-Preload mit 500–1500 ml Vollelektrolytlösung. Rasch applizieren, da sonst nicht mehr intravasal (cave bei Pat. mit Präeklampsie durch gestörte Endothelfunktion Gefahr des Lungenödems).
- ausreichend präoxygenieren mit dicht sitzender Maske
- Linkshalbseitenlage

Narkoseeinleitung:
- Induktion möglich mit: Propofol, Es-Ketamin, Thiopental (APGAR bei Es-Ketamineinleitung tendenziell schlechter als bei Propofol oder Thiopental)
- Mögliche Relaxantien: Suxamethonium oder Rocuronium (werden als gleichwertig angesehen, in den angegebenen Dosierungen kein Effekt auf das Kind zu erwarten)
- Mögliche Vasopressoren: Phenylephrin, Ephedrin, Cafedrin/Theodrenalin
- Bewährte Kombinationen:
  - Propofol (1,5–2–2,5 mg/kg KG i. v.; cave: RR-Abfall) + Suxamethonium 1 mg/kg KG oder Rocuronium 1 mg/kg KG
  - Es-Ketamin 0,5–1 mg/kg KG i. v. + Suxamethonium 1 mg/kg KG oder Rocuronium 1 mg/kg KG
  - Thiopental 5 mg/kg KG (i. d. R. 400–500 mg) + Suxamethonium 1 mg/kg KG oder Rocuronium 1 mg/kg KG

- Esketamin (Ketanest S [D, A]) kann auch zu Thiopental oder Propofol dazu kombiniert werden: 0,25–1 mg/kg KG
- sobald Tubus die Stimmbänder passiert hat (Tubuslage korrekt) Info an Gynäkologie: „Hautschnitt möglich“

> ✔ **Merke**
>
> Bei schwierigem Atemweg nach suffizienter Narkoseeinleitung: Info an Gynäkologie und parallel mit Sectio und Atemwegsalgorithmus starten (Zeit läuft für Mutter und Kind!). Das Vorgehen für diesen Fall muss in jedem Haus abgestimmt sein!

Narkoseaufrechterhaltung:

- Wenn Aufrechterhaltung **bis zur Abnabelung** nötig: Propofol-Boli oder Sevofluran/ Desfluran mit ca. 0,6 MAC; pet- CO_2 30–33 mmHg. Bei Analgesiebedarf zusätzlich Es-Ketamin Boli.
- Aufrechterhaltung **nach Abnabelung**: opiatlastige balancierte Anästhesie (Fentanyl, Piritramid, Remifentanil)
- cave: im höheren MAC-Bereich (ab ca. 1 MAC) uterusrelaxierende Wirkung von volatilen Anästhetika möglich (Effekt trotz Uterotonika nachweisbar).
- Uterustonisierung nach Abnabelung: Oxytocingabe z. B.: 5 IE nach Abnabelung i. v. gefolgt von 10 IE mittels Infusion/Perfusor oder einmalig 100 µg Carbetocin (Pabal [D, A, CH]) i. v.
- wenn weitere Relaxierung nötig: Rocuronium (Esmeron [D, A, CH]), da antagonisierbar, oder Mivacurium (Mivacron [D, A, CH]), da kurze Wirkdauer
- Antibiotikum in Absprache mit Operateur oder lt. lokalem Standard (meist Cephalosporin)
- Rücksprache mit Operateur: Gute Kontraktion des Uterus? Blutungssituation?

Hinweise:

- Atropin = plazentagängig, Glycopyrrolat (Robinul [D, A, CH] nicht)
- wenn Allgemeinnarkose aus mütterlicher Indikation (Klappenvitien usw.): Narkoseführung an die Problematik anpassen!

Literatur

[1] Bremerich D, Annecke T, Chappell D, Hanß R, Kaufner L, Kehl F et al.: S 1-Leitlinie: Die geburtshilfliche Analgesie und Anästhesie. Anästh Intensivmed 2020;61:S 300–S 339. DOI: 10.19224/ai2020.S 300

1.4 Peripartale Hämorrhagie

Zusammenfassung der pharmakologischen Gerinnungstherapie. Allgemeine Maßnahmen und chirurgische Maßnahmen sind nicht angeführt.

Zusammenfassung: Maßnahmen bei peripartaler Hämorrhagie

1. **Erkennen**
- Blutverlust > 500 ml innerhalb 30 min oder
- Blutverlust > 1500 ml bei Sectio caesarea! = **PPH**

2. **Hyperfibrinolyse – wenn vorhanden stoppen**
- Tranexamsäure(Cyklokapron [D, A, CH]) 1 g i. v.; bei Bedarf 1x wiederholen
- Detektion mittels ROTEM/TEG; wenn kein ROTEM/TEG vorhanden: aufgrund des günstigen NW-Profils bei PPH „Blindgabe"!

3. **Prokoagulative Therapie**
- Fibrinogen 2–4 g i. v.; wenn möglich unter ROTEM-Kontrolle
- wenn kein Fibrinogen vorhanden: FFP erwägen (20–30 ml/kg KG)
- wenn Thrombozyten < 50 000/µl: TK erwägen
- wenn Hb < 8 g/dl – EK erwägen
- PPSB-Präparat (z. B. Beriplex [D, A, CH]) nach Quick/ROTEM
- Faktor-XIII-Gabe (z. B. Fibrogammin [D, A, CH]) erwägen
- wenn alle Möglichkeiten ausgeschöpft: evtl. Rescue-Versuch mit rekomb. Faktor VIIa (z. B. NovoSeven [D, A, CH]): 90 µg/kg KG, Wh. nach 20 min möglich

4. **Zielkriterien**
- Hb > 8 g/dl
- Thrombozyten > 50 000/µl
- pH > 7,2
- Fibrinogen > 200 mg/dl
- Temp. > 35 °C
- Ca > 0,8 mmol/l
- ROTEM-Kriterien:
  - FIBTEM MCF > 10 mm
  - INTEM CT < 240 s
  - EXTEM CT < 80 s
  - APTEM idem zu EXTEM
- HF < 100/min
- $RR_{syst.}$ > 80 bzw. MAD > 65 mmHg

5. **Begleitende Maßnahmen**
- nach Rücksprache mit Gynäkologen evtl. Uterotonika:
  - Oxytocin (Syntocinon [D, A, CH]) 5 IE als Kurzinf., dann 40 IE über 30 min *oder*
  - Carbetocin (Pabal [D, A, CH]) 100 µg als Kurzinf. *oder*
  - Sulproston (Nalador-500 [D, A, CH]) 500 µg via Perfusor
- weitere chirurgische/gynäkologische Maßnahmen:
  - Verletzung und Plazentareste ausschließen
  - Cavumtamponade andenken (z. B. Bakri Ballon)
  - evtl.: Kompressionsnähte, Embolisation, atraumatische Gefäßklemmen
  - Ultima Ratio: Devaskularisierung/Hysterektomie

1.5 Reanimation Erwachsene (ERC 2021)

Algorithmus s. ► Abb. 1.3:

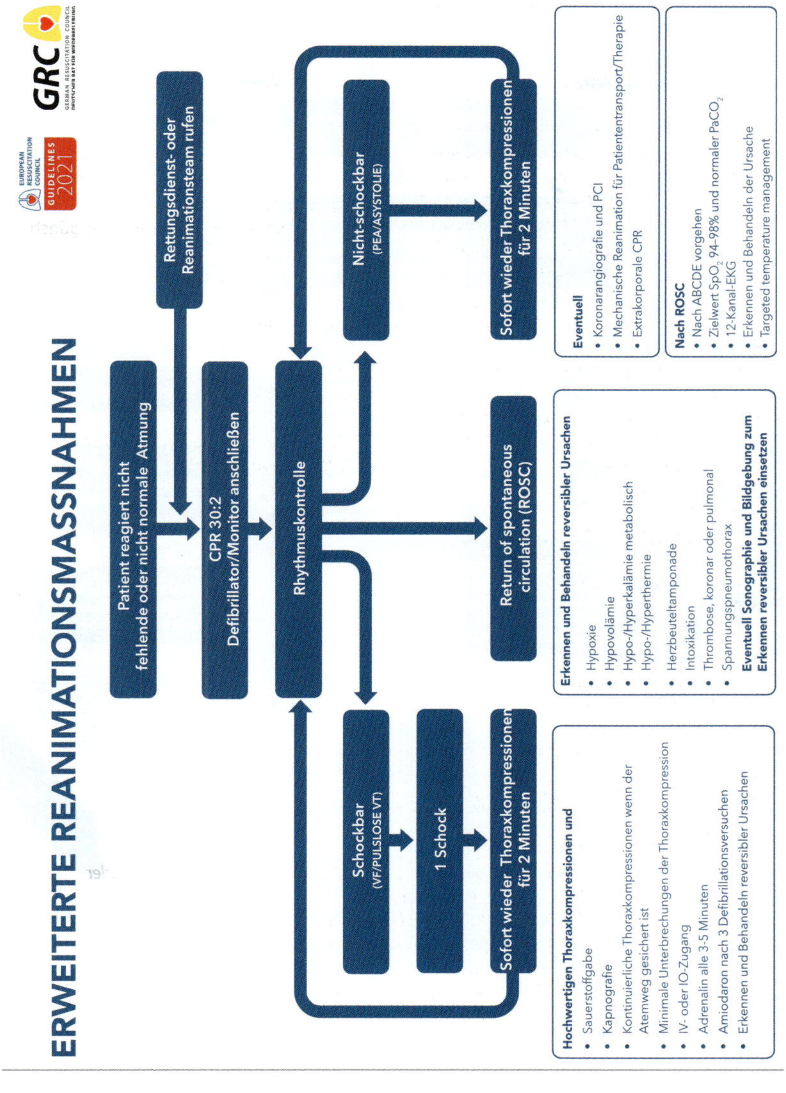

Abb. 1.3 Algorithmus zur Reanimation von Erwachsenen (ERC 2021). (Quelle: Soar J, Nolan JP, Börriger BW et al. Erweiterte Reanimationsmaßnahmen für Erwachsene. Notfall Rettungsmed 2015; 18: 748–769. © German Resuscitation Council (GRC) und Austrian Resuscitation Council (ARC) 2021)

1.6 Reanimation Kinder (ERC 2021) Algorithmus s. ▶ Abb. 1.4:

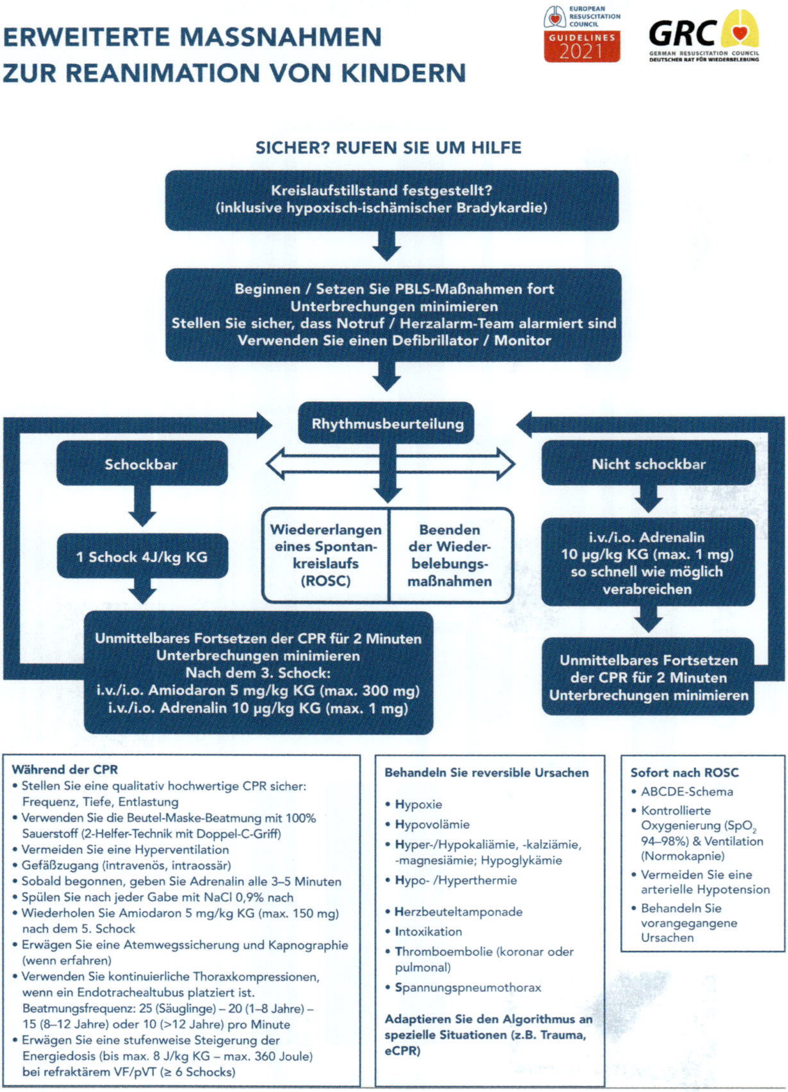

Abb. 1.4 Algorithmus zur Reanimation von Kindern (ERC 2021). (Quelle: Maconochie IK, Bingham R, Eich C et al. Lebensrettende Maßnahmen bei Kindern („Paediatric Life Support"). Notfall Rettungsmed 2015; 18: 932–963. © German Resuscitation Council (GRC) und Austrian Resuscitation Council (ARC) 2021)

1.7 Reanimation bei traumatisch bedingtem Kreislaufstillstand (ERC 2021)

Algorithmus s. ► Abb. 1.5:

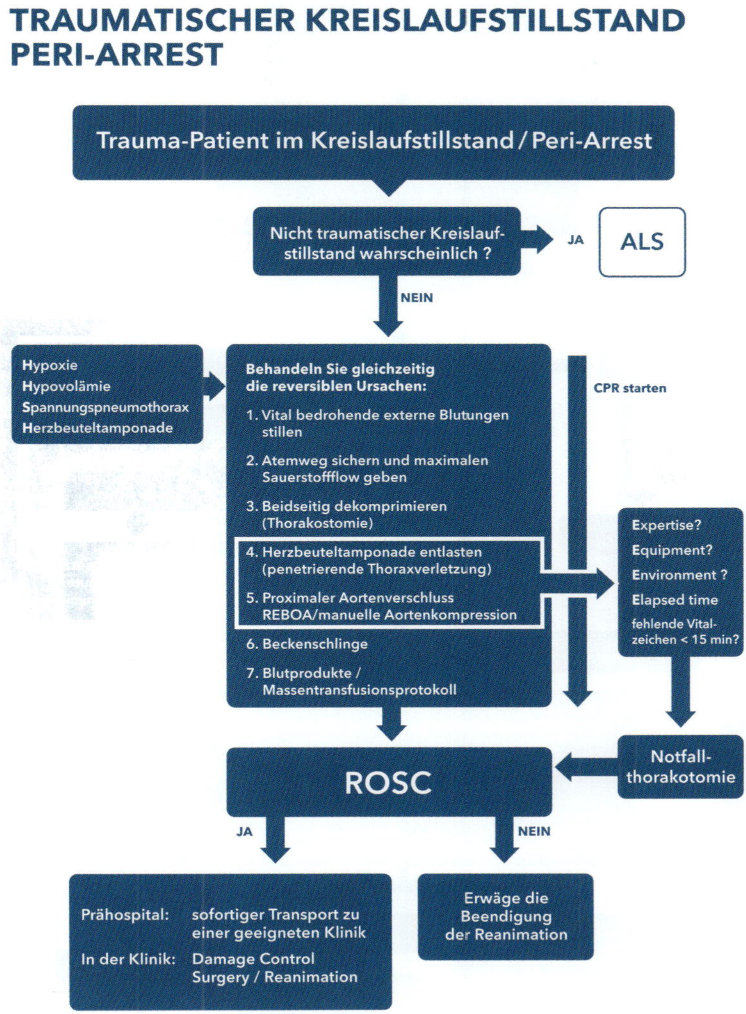

Abb. 1.5 Algorithmus zur Reanimation bei traumatisch bedingtem Kreislaufstillstand (ERC 2021). (Quelle: Truhlár A, Deakin CD, Soar J et al. Kreislaufstillstand in besonderen Situationen. Notfall Rettungsmed 2015; 18: 833–903. © German Resuscitation Council (GRC) und Austrian Resuscitation Council (ARC) 2021)

1.8 Therapie nach ROSC beim komatösen Patienten (ERC 2021)

Algorithmus s. ▶ Abb. 1.6:

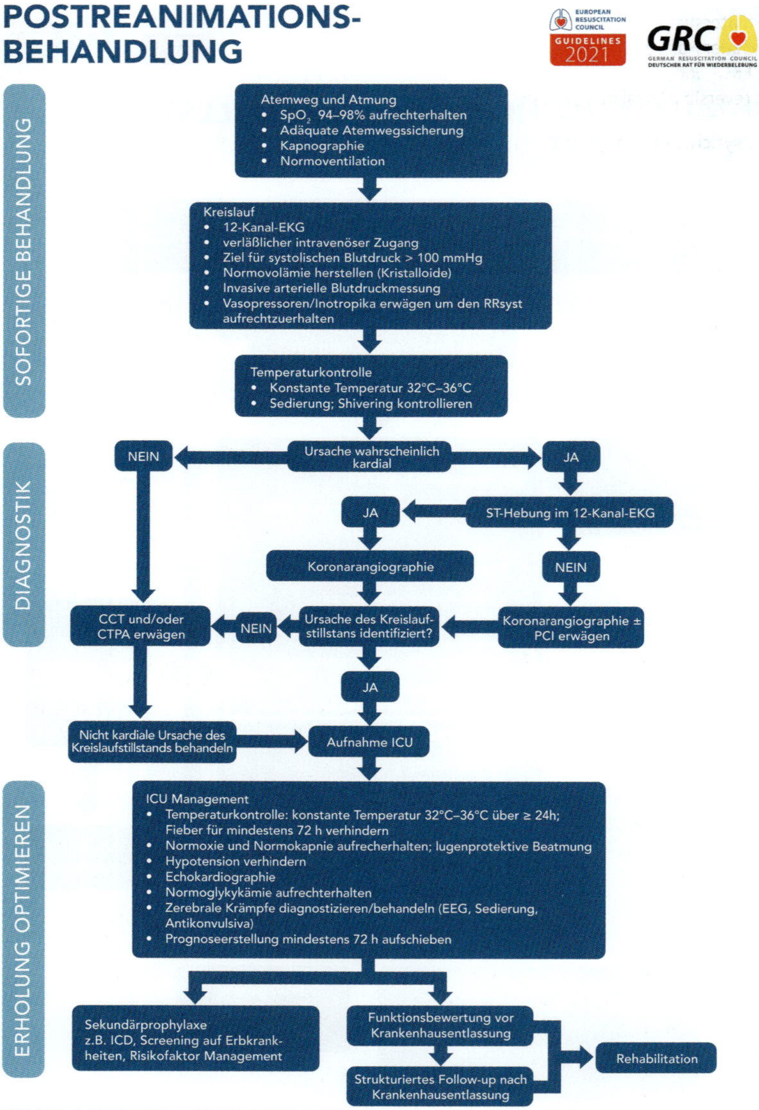

Abb. 1.6 Algorithmus zur Therapie nach ROSC beim komatösen Patienten (ERC 2021). (Quelle: Nolan JP, Soar J, Carlou A et al. Postreanimationsbehandlung. Notfall Rettungsmed 2015; 18: 904–931. © German Resuscitation Council (GRC) und Austrian Resuscitation Council (ARC) 2021)

1.9 Tachykarde Rhythmusstörungen

Algorithmus s. ► Abb. 1.7:

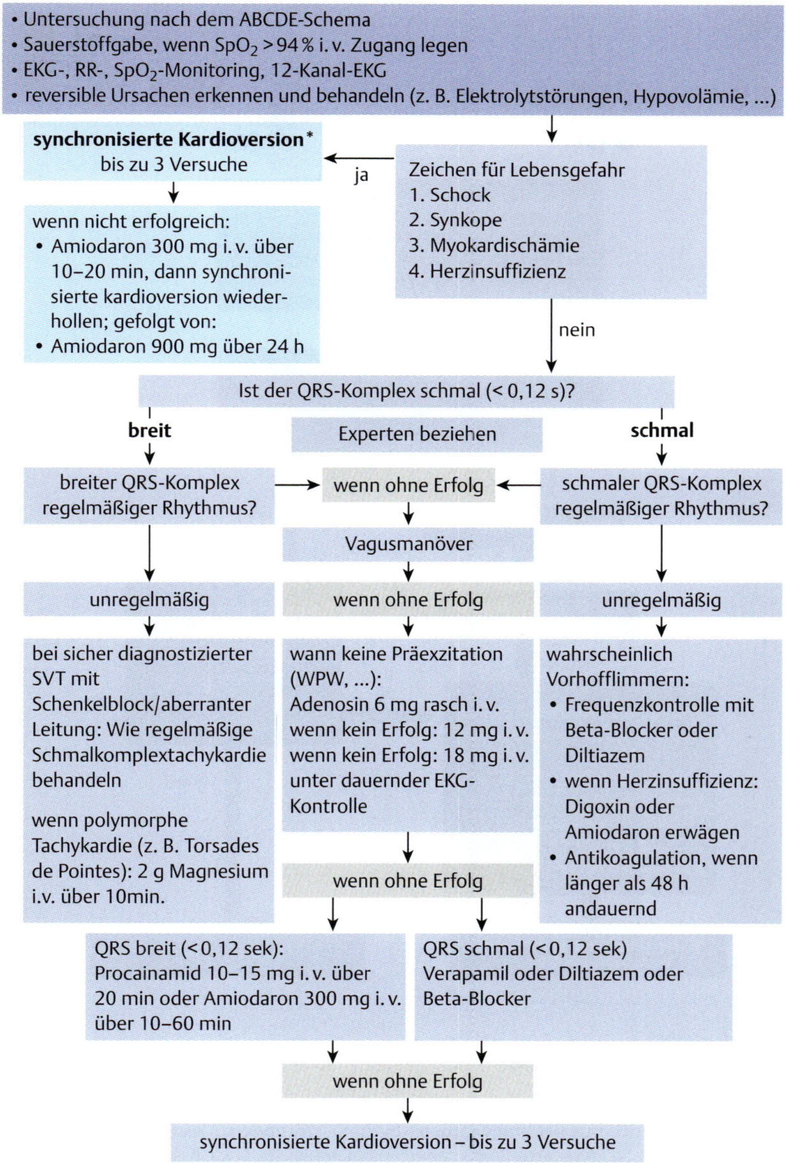

Abb. 1.7 Algorithmus bei tachykarden Rhythmusstörungen (nach Empfehlung ERC 2021).

1.10 Bradykarde Rhythmusstörungen (ERC 2021)

Algorithmus s. ► Abb. 1.8:

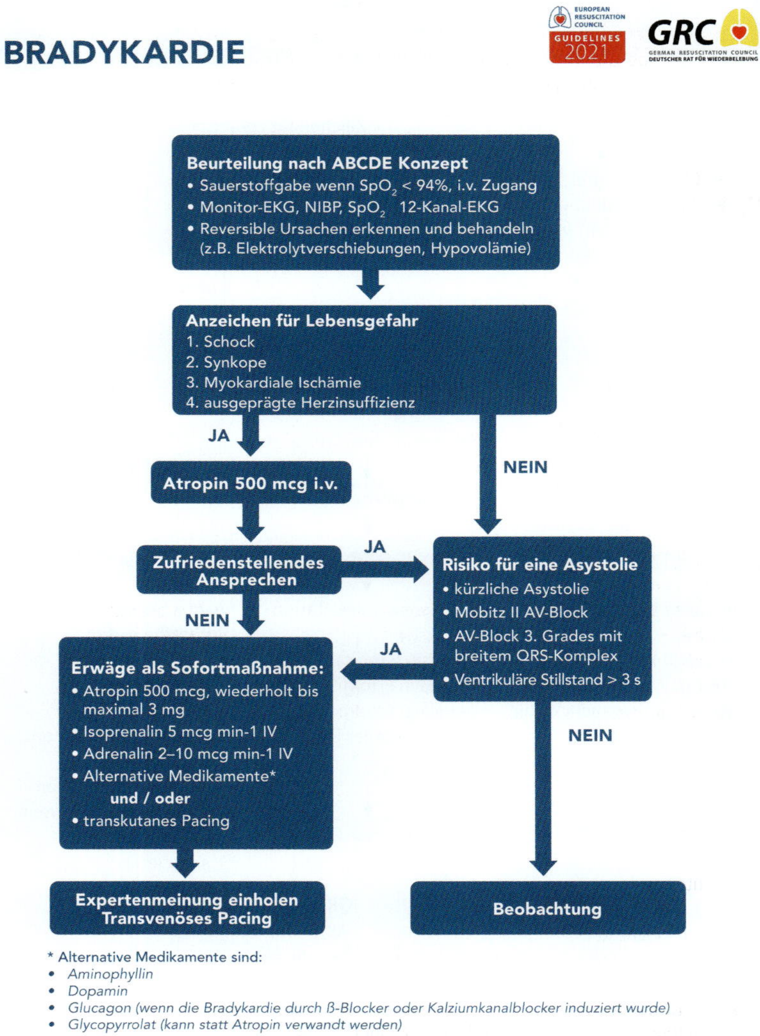

Abb. 1.8 Algorithmus bei bradykarden Rhythmusstörungen. (Quelle: Soar J, Nolan JP, Börriger BW et al. Erweiterte Reanimationsmaßnahmen für Erwachsene. Notfall Rettungsmed 2015; 18: 748–769. © German Resuscitation Council (GRC) und Austrian Resuscitation Council (ARC) 2021)

1.11 Akutes Koronarsyndrom (nach DGK und ESC 2023)

Algorithmus s. ► Abb. 1.9:

erwachsener Pat. mit ACS-Symptomatik
retrosternaler atemunabhängiger Schmerz (evtl. ausstrahlend), Angst, Zyanose, Dyspnoe, Beklemmung, Druckgefühl, Übelkeit, Blässe, kalter Schweiß, kardiale Anamnese (KHK, AP, Bypass, Stent usw.)

↓

Basisversorgung
ABCDE-Schema, wenn Pat. bei Bewusstsein: Ruhe, Oberkörper hoch lagern, O_2 via Maske wenn S_pO_2 unter 90% (Ziel-S_pO_2: 94 – 98 %), Monitoring (EKG, RR, S_pO_2), i. v. Zugang, Laborblut abnehmen

↓

12-Kanal-EKG

↓

ACS Notfalltherapie „A-H-A-B"

ASS 250mg i.v.
Heparin 5000 I.E. i.v. (bzw. 70 I.E./kg)
Analgesie & Anxiolyse (zB. Morphin & Benzodiazepin)
Betablocker (wenn kein Schock und HF > 50/min)

- O_2-Gabe wenn S_pO_2 unter 90%
- Wenn STEMI/OMI => PCI ohne Herzenzyme abzuwarten und duale Plättchenhemmung nach lokalem Standard
- Wenn NSTEMI / NOMI: PCI < 24h, ggf. konservatives Management (Kardiologen). Antikoagulation mittels Heparinperfusor (Ziel: aPTT 60-80 sek) oder Enoxaparin 1mg/kg Kg/12h s.c.
- Abstimmung mit Kardiologie bei konservativem Vorgehen oder vorbestehender Antikoagulation und bezüglich dualer Plättchenhemmung.

* **sehr hohes Risiko liegt vor bei:**

- hämodynamischer Instabilität, kardiogener Schock
- Brustschmerz wiederkehrend oder anhaltend und nicht auf Medikamente ansprechend
- akute Herzinsuffizienz, vermutlich als Folge der Myokardischämie
- lebensbedrohliche Arrhythmien oder Herzstillstand im aktuellen Verlauf
- mechanische Komplikationen
- wiederkehrende dynamische EKG-Veränderungen, die auf eine Ischämie hindeuten

** **hohes Risiko liegt vor bei:**

- bestätigter Diagnose eines NSTEMI auf Grundlage ESC-Algorithmen
- GRACE Risikoscore > 140
- passagere ST-Streckenhebung
- dynamische ST-Strecken oder T-Wellen-Veränderung

Abb. 1.9 Algorithmus bei akutem Koronarsyndrom. (nach Empfehlung des ERC 2021)

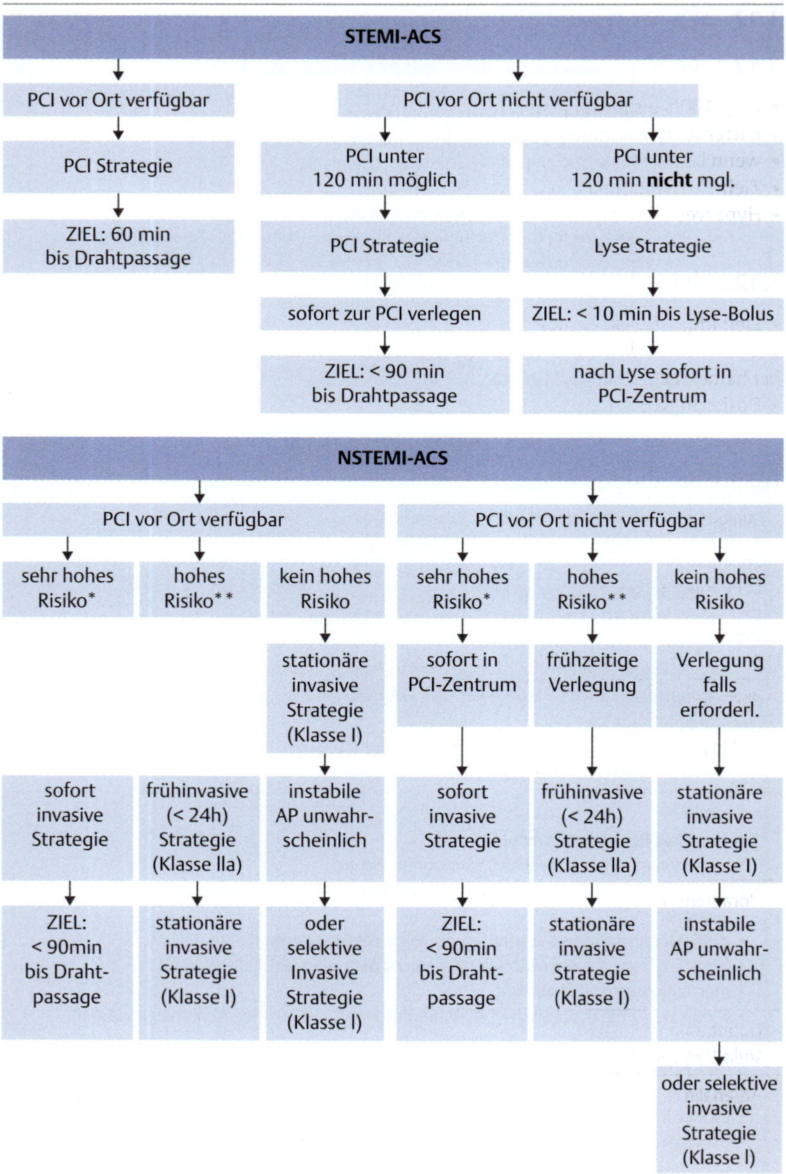

Abb. 1.9 Fortsetzung: Algorithmus bei akutem Koronarsyndrom. (nach Empfehlung des ERC 2021)

1.12 Starke Blutung (allgemein)

1.12.1 O_2-Angebot maximieren

- F_iO_2: 100 % bis Blutungssituation unter Kontrolle
- Extreme Hyperoxiämie [PaO2 > 487 mmHg (> 65 kPa)] vermeiden!
- wenn beatmet: Normoventilation und Normokapnie anstreben
- **Ziel:** Tidalvolumina 6 ml/kg KG und moderater PEEP
- Hyperventilation: immer vermeiden, außer wenn Herniation des Gehirns droht

1.12.2 Kreislauf stabilisieren

- Ziel: $RR_{syst.}$ 80–90 mmHg

bei hämorrhagischem Schock**und SHT**: MAP von ≥ 80 mmHg anstreben
- Dosierungsvorschläge Erwachsene: ▶ Tab. 1.1

Tab. 1.1 Dosierungsvorschläge Erwachsene.

Wirkstoff	Konzentration	Applikationsweg	Dosierung
Ephedrin (z. B. Ephedrin Carino [D], Ephedrin Meduna [A], Ephedrin Amino [CH])	50 mg ad 10 ml mit NaCl 0,9 %	Bolusinjektion	2–4 ml (= 10–20 mg) alle 10–15 min
Phenylephrin (z. B. Neo-Synephrine HCl [CH])	10 mg in 100 ml NaCl 0,9 % (1 ml = 0,1 mg = 100 µg)	Bolusinjektion	–2 ml (= 100–200 µg) alle 10–15 min bzw. häufiger, wenn nötig
Adrenalin	1 mg in 100 ml NaCl 0,9 % (1 ml = 10 µg)	Bolusinjektion	1–5 ml alle 5–10 min bzw. nach Wirkung
Noradrenalin (Arterenol [D, A, CH])	1 mg in 100 ml NaCl 0,9 %	Bolusinjektion	1 ml Boli alle 5–10 min bzw. nach Wirkung
	5 mg auf 50 ml NaCl 0,9 %	Perfusor	starte mit 5 ml/h; nach Wirkung anpassen
Dobutamin (z. B. Dobutrex [A, CH])	250 mg/50 ml	Perfusor	starte mit 3 ml/h; nach Wirkung anpassen
Adrenalin	5 mg auf 50 ml	Perfusor	starte mit 5 ml/h; nach Wirkung anpassen

- **Volumen:** In der initialen Phase: restriktiver Volumeneinsatz (ballancierte Vollelektrolytlösung) bis Blutdruckziel erreicht. Blutdruckziel: Systolischer Blutdruck 80–90 mmHg, MAP 50–60 mmHg. Bei Patienten mit schwerem SHT (GCS ≤ 8) MAP ≥ 80 mmHg anstreben!
- **Vasopressoren und Inotropika:** wenn Ziel-RR mit Volumengabe nicht erreichbar, Noradrenalin einsetzen; bei myokardialen Funktionsstörungen Dobutamin einsetzen (Inotropiesteigerung). Wenn nicht ausreichend: Adrenalin einsetzen.

1.12.3 Hyperfibrinolyse und okkulte Lyse stoppen

Bei Traumapat. mit Blutungen oder einem erheblichen Risiko für Blutungen sollte Tranexamsäure so früh als möglich und innerhalb von 3 h nach Verletzung (1A) angewandt werden.

Praxis

Tranexamsäure
(Cyklokapron [D, A, CH])
- Individualdosierung: 15–20 mg/kg KG i. v.
- pragmatische Dosierung lt. Guideline: 1 g sofort i. v. gefolgt von 1 g über 8 h

1.12.4 Gerinnung ermöglichen

- **Hypothermie:** vermeiden und bekämpfen; **Ziel:** Temp. > 34 °C
- **Azidose:** ausgleichen (NaBi); **Ziel:** pH > 7,2.
  Das Basendefizit wird als neg. Base Excess („–BE“) angegeben.
  - NaBi 8,4 %ige Lösung:
    ml 8,4 %ige Lösung = –BE × 0,3 × kg KG → davon 50 % über separaten Zugang, Säuren/Basen dann kontrollieren; bei Bedarf wiederholen
- **Hypokalzämie:** ausgleichen (Ca-Gluconat i. v.); **Ziel:** Normbereich
  Ca-Gluconat 1 Amp. 0,95 g = 2,2 mmol = 10 ml als Kurzinf. oder langsam i. v.
- **Hb ≥ 7–9 g/dl** bzw. **Hkt > 24 %** unter aktiver Blutung anstreben (durch EK ausgleichen)
  - **EK: 3 ml/kg KG heben den Hb um ca. 1 mg/dl**
    d. h. 1 Beutel EK (ca. 250 ml) hebt den Hb bei 75 kg KG um ca. 1 g/dl
  - Cell-Saver-Einsatz, wenn keine KI, empfohlen

1.12.5 Fibrinpolymerisation optimieren

- **Pat. mit massiven Blutungen:** initiale Gabe von Fibrinogen oder FFP, wenn Fibrinogen oder Kryoprezipitat nicht verfügbar ist, wird empfohlen.
  Fibrinogenkonzentrat anwenden wenn thrombelastometrisch funktioneller Fibrinogenmangel (FIBTEM < 7 mm) oder plasmatischer Fibrinogenspiegel < 150–200 mg/dl (1,5–2 g/l) nachweisbar

Praxis

Fibrinogen

(Haemocomplettan [A, D, CH])

- Erwachsene: initial 3–4 g oder nach ROTEM/TEG, bei Bedarf wiederholen
- Kinder: 20–30 mg/kg KG
- weitere Gabe nach ROTEM/TEG oder, wenn nicht vorhanden, nach Fibrinogenspiegel

- **ROTEM-gesteuerte Fibrinogen-Therapie** [3]:
  - **Ziel:** erhöhe FIBTEMCA10 auf 10–12 mm
  - FIBTEM$_{CA10}$ 15 min nach Fibrinogenapplikation wiederholen!
- **Dosierung:**
  - FIBTEM$_{CA10}$: 0–3 mm: 6 g Fibrinogenkonzentrat verabreichen
  - FIBTEM$_{CA10}$: 4–6 mm: 3–4 g Fibrinogenkonzentrat verabreichen

1.12.6 Faktorenmangel behandeln (Thrombinbildung optimieren)

- **PPSB-Präparate = Prothrombinkomplex** (Beriplex [D, A, CH], Cofact [D, A], Octaplex [D, A, CH], Prothromplex NF [D, A, CH]) einsetzen bei:
  - starker Blutung unter OAK mit Vitamin-K-Antagonist vor allen anderen Therapien
  - Pat., bei denen eine verzögerte Gerinnung thrombelastografisch nachgewiesen wurde
  - erhöhter Blutungstendenz und verlängerter CT (ROTEM, TEG, INR, Quick) auch bei Pat. ohne OAK-Therapie
- **ROTEM/TEG**: nach Möglichkeit viskoelastische Tests (ROTEM, TEG) zur Steuerung der Therapie einsetzen!
- **FFP** als Gerinnungstherapeutikum sinnvoll nur in ausreichender Dosierung (15–30 ml/kg KG); **cave:** Volumen-Overload und Auftauzeit bedenken
  - nicht empfohlen, um vor Eingriffen mild bis moderat erhöhte INR/erniedrigten Quick auszugleichen
  - FFP-Einsatz bei Kindern nur empfohlen, wenn keine anderen Fibrinogenquellen verfügbar sind; Fibrinogenkonzentrate bevorzugen!
  - FFP nicht empfohlen bei Pat. mit Blutungen unter OAK mit Vitamin-K-Antagonisten, um die INR anzuheben

Praxis

PPSB-Präparat
(z. B. Beriplex [D, A, CH], Cofact [D, A], Octaplex [D, A, CH], Prothromplex NF [D, A, CH])
- nach Prothrombinzeit (PZ/PT/Quick)
- 1 IE PPSB-Präparat/kg KG hebt den Quick um ca. 1 %
- Initialgabe wenn keine OAK [2]: 20–30 IU/kg KG

FFP
- 15–30 ml/kg KG

- **ROTEM-gesteuerte PPSB-Dosierung** [3]:
  wenn EXTEM CT > 80 s → Faktorenmangel, EXTEM 15 min nach Therapie wiederholen
- **Dosierungen:**
  - EXTEM CT (81–100 s): 500–600 IE PPSB
  - EXTEM CT (101–120 s): 1000–1200 IE PPSB
  - EXTEM CT (> 120 s): 1500–1800 IE PPSB

Faktor-XIII-Konzentrate

Wenn die Fibrinogenkonz. im Zielbereich liegt und weiterhin diffuse Blutungen und eine verminderte Clot-Stärke bestehen, ist ein Faktor-XIII-Mangel wahrscheinlich. Ein Faktor-XIII-Konzentrat soll eingesetzt werden.

Praxis

Faktor-XIII-Konzentrat
- 30 IU/kg KG
- Cut-off wenn verfügbar: Faktor-XIII-Aktivität < 60 %

1.12.7 Thrombozytenmangel beheben (Funktion optimieren)

- **Thrombozytenfunktion messen (PFA-100, Multiplate)** bei Pat., die mit Thrombozytenaggregationshemmern behandelt wurden oder bei denen der Verdacht besteht, dass dies geschehen ist
- **TK applizieren:**
  - wenn Thrombozytenzahl unter dem geforderten Zielbereich liegt und aktuell eine bedrohliche Blutung vorliegt
  - bei Pat. mit erheblichen oder intrazerebralen Blutungen, die mit Thrombozytenaggregationshemmern (ASS, Clopidogrel usw.) behandelt wurden

- **Ziel:** Thrombozytenzahl > 50 000/µl (50 × 109/l)
- **Ziel bei anhaltender Blutung oder SHT:** Thrombozytenzahl > 100 000/µl (100 × 109/l)

Praxis

TK

- Thrombozytenkonzentrate (TK)
- Initial: 1 Thrombozytenkonzentrat (Apheresekonzentrat oder Poolkonzentrat)

- Desmopressin einsetzen bei:
  - Pat., die mit Thrombozytenaggregationshemmern (ASS, Clopidogrel usw.) behandelt wurden
  - Pat. mit vWS
  - Pat. mit intrazerebralen Blutungen

Praxis

Desmopressin

(Octostim [D, A, CH], Minirin [D, A, CH])

- 0,3 µg/kg KG
- als Kurzinf. in NaCl 0,9 % über 30 min

1.12.8 Blutung unter DOAK-Therapie kontrollieren

- Bei Blutungen unter DOAK-Therapie wird eine „Spiegelmessung" empfohlen.
  Bei Patienten, die mit Faktor-Xa-Hemmern behandelt werden, sollte die auf das jeweilige DOAK kalibrierte Anti-Xa-Aktivität herangezogen werden (quantitative Messung). Wenn diese nicht verfügbar ist, kann die LMWH-Kalibriere Anti-Xa-Aktivitätsmessung verwendet werden (qualitative Messung). Normalwerte der Anti-Xa-Aktivität schließen eine relevante DOAK Wirkung aus.
  Bei Patienten, die mit Direkten Thrombin Inhibitoren (z. B. Dabigatran) behandelt werden, sollte die diluierte Thrombinzeit herangezogen werden (quantitative Messung). Ist diese nicht verfügbar, kann die Thrombinzeit (qualitative Messung) verwendet werden. Normalwerte der Thrombinzeit schließen eine relevante DTI Wirkung aus.
- Bei lebensbedrohlichen Blutungen unter Therapie mit den Faktor-Xa-Hemmern Rivaroxaban (Xarelto [D, A, CH]), Apixaban (Eliquis [D, A, CH]), wird der Einsatz von Andexanet Alfa (Dosierung lt. Fachinformation) empfohlen. Wenn Andexanet Alfa nicht verfügbar ist oder der Pat. mit Edoxaban (Lixiana [D, (A), CH]) behandelt wurde, wird die Gabe von 25–50 IE/kg KG PPSB empfohlen.
- Bei lebensbedrohlichen Blutungen unter Therapie mit DTI wie Dabigatran (Pradaxa [D, A, CH]) wird der Einsatz von Praxbind [D, A, CH] 5 g empfohlen.

1.12.9 Rekombinanten aktivierten Faktor VIIa einsetzen

- Einsatz nur wenn schwere Blutungen und Gerinnungsstörungen trotz Durchführung aller konventionellen Maßnahmen (s. o. Kap.1.12.5–1.12.7) und Optimierung der Bedingungen (s. o. Kap. 1.12.4) anhalten.

> **Praxis**
>
> **Rekombinanter aktivierter Faktor VIIa**
> (NovoSeven [D, A, CH])
> - initial 90 µg/kg KG
> - wenn nötig alle 2 Stunden wiederholen

- muss als Bolus über 3–5 min injiziert werden. Nach Rekonstitution 24 h stabil bei 25 °C; nicht gemeinsam mit Heparin verabreichen

1.12.10 ROTEM anwenden

ROTEM ist hilfreich
- zum Ausschluss eines Heparineffekts, z. B. nach Gabe von Cell-Saver-Blut: wenn HEPTEM CT < INTEM CT → Heparineffekt mit Protamin behandeln (1000–2000 IE) [3]
- zum Detektieren einer nicht Hyperfibrinolyse-bedingten Gerinnsel-Instabilität: wenn sowohl EXTEM ML > 15 % als auch APTEM ML > 15 % → erwäge Faktor-XIII-Gabe (1250 IE) [3]

Literatur

[2] Kietaibl S, Ahmed A, Afshari A et al. Management of severe peri-operative bleeding: Guidelines from the European Society of Anaesthesiology and Intensive Care: Second update 2022. Eur J Anaesthesiol. 2023; 40 (4): 226–304. doi: 10.1097/EJA.0000000000001803

[3] Schöchl H et al. Early and individualized goal-directed therapy for traumainduced coagulopathy. Scand J Trauma Resusc Emerg Med 2012; 20: 15

[4] Rossaint R, Afshari A, Bouillon B et al. The European guideline on management of major bleeding and coagulopathy following trauma: sixth edition. Crit Care 2023; 27: 80. doi: 10.1186/s13054-023-04327-7

1.13 Maligne Hyperthermie

Die Maligne Hyperthermie (MH) ist ein lebensbedrohliches Krankheitsbild, das bei entsprechender Disposition v. a. durch **Inhalationsnarkotika** und **depol. Relaxanzien ausgelöst** wird. Bei der MH kommt es durch unkontrollierte pathol. Ausschüttung von Ca aus dem sarkoplasmatischen Retikulum zu einer Stoffwechselentgleisung. Hierbei steigt die intrazelluläre freie Ca-Konz. an und kann nach Überschreitung der mechanischen Schwelle eine Dauerkontraktur auslösen. Durch die Schädigung der Muskelfasern kommt es zur Hyperkaliämie, zur exzessiven CK-Erhöhung und infolge zur Myoglobinurie, evtl. mit Nierenversagen. Ohne adäquate Behandlung führt die MH in etwa 70 % der Fälle zum Tod. Dantrolen verhindert die weitere Ca^{2+}-Ausschüttung aus dem sarkoplasmatischen Retikulum. Dantrolen muss also möglichst schnell appliziert werden. Ist das ganze Ca^{2+} ausgeschüttet, hat Dantrolen kaum mehr Wirkung und die MH nimmt „ihren Lauf".

1.13.1 Frühsymptome

- evtl. Masseterspasmus nach Succinylcholingabe (Trismus)
- Anstieg des $etCO_2$ unter gleichbleibenden Beatmungsbedingungen
- Tachykardie
- Tachyarrhythmie
- Anstieg der Temp. des CO_2-Absorbers
- metabolische Azidose

1.13.2 Spätsymptome/Vollausprägung/MH-Krise

- Anstieg der Körpertemp. (bis zu 1 °C/5 min)
- generalisierter Rigor sowie Kontrakturen der Skelettmuskulatur
- CK- und Myoglobin-Anstieg
- DIC

1.13.3 Therapie

- Beendigung der Zufuhr von Triggersubstanzen
- **Hilfe holen** (Schnelligkeit rettet hier Leben – einer ist, egal wie erfahren, zu wenig!)
- mind. 10 l Frischgasflow, 100 % O_2
- Verdampfer entfernen
- oder, wenn verfügbar: Aktivkohlefilter lt. Gebrauchsanweisung verwenden (z. B.: VaporClean (R)), Narkosegas wird binnen ca. 60 sek. aus dem Beatmungssystem entfernt)
- neue nanokristalline Formulierung von Dantrolen-Natrium: Ryanodex verfügbar:
  - 250 mg Dantrolen/Ampulle. Auflösbar mit 5 ml Aqua!
  - Dosierung initial: 2,5 mg/kg KG. Rep. alle 5 min bis Wirkung eintritt
  - max. 10 mg/kg KG. 1 ml verdünnte Lösung = 50 mg; 0,5 ml = 25 mg; 0,25 ml = 12,5 mg
- Auch verfügbar: Agilus(r). Es handelt sich um eine Dantrolen-Formulierung, bei der durch den Zusatz von Hydroxybutylbetadex eine viel bessere Lösbarkeit erreicht wird. Hydroxibotylbetadex kann ottotoxisch wirken (meist reversibel). Die Dosierung bleibt gleich (2,5 mg/kg KG und Bolus), das Volumen wird massiv verringert und die Löslichkeit ist deutlich verbessert.
- Dantrolen: Dosierung: ► Tab. 1.2
- Narkose als TIVA weiterführen (Propofol + Opiate + evtl. nicht depol. Relaxans)
- Hyperventilation bis zur Normalisierung des $etCO_2$ (AMV verdrei- bis vervierfachen)

Tab. 1.2 Dantrolen: Dosierung. 2,5 mg/kg KG.

kg KG	mg
5	12,5
10	25
15	37,5
20	50
30	75
40	100
50	125
60	150
70	175
80	200
90	225
100	250
110	275
120	300
130	325

Praxis

- schnellstmöglich: Dantrolen 2,5 mg/kg KG i. v., alle 5 min bis Wirkung eintritt
- bis zu 20 mg/kg KG Gesamtdosis
- wenn nach 20 mg/kg KG keine Besserung: Diagnose hinterfragen

Weitere Maßnahmen

- Korrektur der Azidose mit NaBi (nach BGA)
- forcierte Flüssigkeitstherapie und Diurese (Ziel: 2 ml Urin/h/kg KG; Furosemid einsetzen)
- Hyperkaliämie therapieren (Insulin- + Glucose-Infusion, Volumengabe)
- Pat. sofort kontrolliert kühlen (gekühlte Infusionen, Kühldecken, abdecken, nasse Tücher, Arctic Sun etc.); Ziel: Körperkerntemp. ca. 38 °C

- Arrhythmien behandeln (antiarrhythmische Standardtherapie, aber keine Kalziumkanalblocker; Ca-Chlorid oder Ca-Gluconat kann zur Inotropisierung gegeben werden
- keine Kalziumkanalblocker, z. B. Verapamil (Isoptin [D, A, CH])
- keine Digitalisapplikation
- Volumen- und Vasopressorgabe zur Stabilisierung
- Koagulopathien therapieren
- Dantrolengabe wird nach der Initialtherapie fortgeführt.
  Dosis je nach initial benötigter Dantrolengabe:
  - wurden zur Primärtherapie bis zu 2 Boli benötigt (5 mg/kg KG): 5 mg/kg KG/24 h
  - wurden zur Primärtherapie mehr als 2 Boli benötigt (mehr als 5 mg/kg KG): 10 mg/kg KG/24 h
- Eine Fehldiagnose mit versehentlicher Dantrolengabe wird (v. a. im Hinblick auf die Bedrohlichkeit der MH) als harmlos bewertet. Dantrolen darf nicht mit Kalziumkanalblockern wie z. B. Verapamil (Isoptin [D, A, CH]) gemeinsam verabreicht werden (exzessive Hyperkaliämien und kardiale Dekompensation möglich).

1.13.4 Labordiagnostik

- BGA (**cave:** Azidose, BE)
- Laktat
- Elektrolyte (K^+: Hyperkaliämie? Na^+: Hypernatriämie durch Volumen und NaBi?)
- CK, Myoglobin, Transaminasen

Besserung erkennbar durch Normalisierung von:
- HF
- AMV
- $etCO_2$
- K^+ im Serum

1.13.5 Triggersubstanzen, die MH auslösen können

- halogenierte Inhalationsanästhetika (Sevofluran, Desfluran, Isofluran, Enfluran, Halothan), Suxamethonium, Stress (prämedizieren – sediert in den OP bringen)
- **als sicher gelten:** Barbiturate, Propofol, Etomidat, Ketamin, Benzodiazepine, Opiate, Amid- und Ester-LA, nicht depol. Muskelrelaxanzien

1.13.6 Triggerfreie Narkose

Eine diagnostizierte MH oder ein MH-Verdacht ist keine KI für eine Allgemeinnarkose. Die Narkose muss aber entsprechend vorbereitet werden. Ebenso sind alle Regionalanästhesieverfahren möglich (Regionalanästhetika sind keine Triggersubstanzen).

Vorbereitung

- Da bei Dantrolengabe unter Therapie mit Kalziumkanalblocker extreme Hyperkaliämien und Herzkreislaufstillstände dokumentiert wurden, sollte erwogen werden, Pat. mit einer Kalziumkanalblocker-Medikation periop. (oder überhaupt) auf β-Rezeptoren-Blocker umzustellen.
- Es muss genügend Dantrolen (Richtwert: 20 mg/kg KG) vorrätig gehalten werden und am OP-Arbeitsplatz direkt verfügbar sein.
- Eine entsprechend vorbereitete Narkosemaschine (nach Herstellerangaben geflutet, Verdampfer entfernt, frischer Atemkalk, neue Schläuche und Beutel) muss verwendet werden. Durch Einsatz von Aktivkohlefiltern wie z. B. VaporClean können Narkosemaschinen binnen 60 sek. tauglich für Pat. mit Maligner Hyperthermie gemacht werden!
  Im Notfall: Intensivrespirator verwenden (hatte nie Kontakt zu Narkosegas).

Durchführung

- Anästhesiearbeitsplatz vorbereiten (entsprechend vorbereitete Maschine oder Intensivrespirator)
- Dantrolen in Reichweite halten
- Klärung, wer bei Notfall kommt
- Information aller am Eingriff beteiligten Personen über das Vorliegen der MH-Prädisposition und die evtl. notwendige Therapie

> ✔ **Merke**
>
> **MH-Triggersubstanzen**
> - Succinylcholin/Suxamethonium (Lysthenon [D, A, CH])
> - halogenierte Inhalationsanästhetika (z. B. Desfluran, Enfluran, Halothan, Isofluran, Sevofluran)

- Verwendung von „als sicher" eingestuften Medikamenten:
  - N_2O
  - Propofol, Etomidat, Ketamin, Esketamin, Barbiturate, Benzodiazepine
  - alle Opioide
  - alle nicht depol. Muskelrelaxanzien
  - alle LA vom Amid- und Ester-Typ
  - CHE-Hemmer und Parasympatholytika (**cave:** Temp.-Anstieg nach Atropin erschwert DD zum MH-Ausbruch)
  - Neuroleptika (DHB, Haldol) (**cave:** DD zum malignen neuroleptischen Syndrom erschwert)
  - Catecholamine (**cave:** beim Einsatz im Rahmen einer MH-Krise)
- Monitoring intraop.: Standardmonitoring + Temp.-Monitoring + AMV
- zusätzlich: CK-Überwachung (prä-, intra-, postop.), BGA

Postoperatives Management

Intensivüberwachung/Monitoring bis zum 1. postop. Tag (Vergleich mit intraop. Monitoring-Werten); MH-Krisen können verzögert auftreten (Hypermetaboles Syndrom)!

1.13.7 MH-assoziierte Erkrankungen

(Triggerfreie Narkose wird dringend angeraten!)
- Central Core Disease
- King-Denborough-Syndrom
- Osteogenesis imperfecta (umstritten – aus Sicherheitsgründen triggerfreie Narkose empfohlen)

In-vitro-Kontrakturtest sollte bei diesen Pat. zum Ausschluss/zur Bestätigung immer durchgeführt werden.

1.13.8 Erkrankungen evtl. mit MH-ähnlichen Symptomen

(Triggerfreie Narkose wird empfohlen!)
- neuromuskuläre Erkrankungen (Muskeldystrophie, Myotonie)
- akute febrile Katatonie
- malignes Neuroleptika-Syndrom

In diesen Fällen liegt im Ca-Stoffwechsel der Muskelzelle keine primäre, erbliche Störung, sondern eine sekundäre Stoffwechselstörung vor, die z. T. durch die krankheitsbedingten Veränderungen der Muskelzelle erklärbar ist. Da eine Gefährdung durch Triggersubstanzen bei diesen Pat. nicht sicher auszuschließen ist, sollte in jedem Fall eine triggerfreie Narkose durchgeführt werden.

Literatur

[5] DGA Info. Empfehlung zur Therapie der malignen Hyperthermie. Anästh Intensivmed 2008; 49: 483–488

[6] Heiderich S, Bastian B, Johannsen S. et al. Konsensus-Leitlinie der Europäischen Maligne Hyperthermie Gruppe zum perioperativen Management von Patienten mit vermuteter oder nachgewiesener Veranlagung zur malignen Hyperthermie. Anaesthesist 2021;70: 155–157. DOI: 10.1007/s00101-020-00893-5

1.14 Hyperkaliämie (ERC 2021)

Algorithmus s. ► Abb. 1.10:

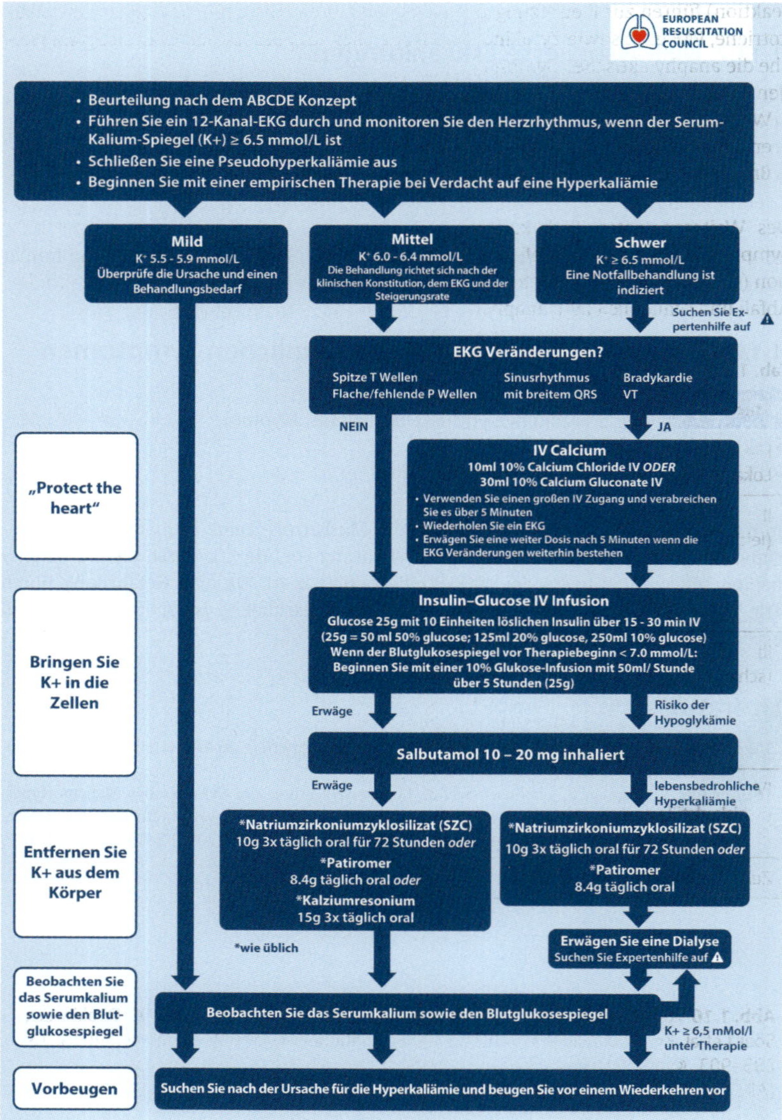

1.15 Anaphylaktische Reaktion

Die anaphylaktische (meist allergische Sofortreaktion Typ I; IgE-vermittelt) und die anaphylaktoide Reaktion (mediatorenvermittelte Reaktion ohne vorheriger Immunreaktion) führen zur Freisetzung primärer Mediatoren (Histamin, Prostaglandine, Leukotriene, PAF u. a.) sowie Zytokinen aus Mastzellen und basophilen Granulozyten, welche die anaphylaktischen Symptome bedingen. Vereinfacht gesagt führt dies zu folgenden 3 „Hauptproblemen“:

- Weitstellung der Gefäße (= relativer Volumenmangel)
- erhöhte Permeabilität der Gefäße (→ Ödeme + Volumenumverteilung, Urtikaria)
- Bronchospasmus

Des Weiteren treten Tachykardien und Tachyarrhythmien sowie gastrointestinale Symptome (Übelkeit, Krämpfe usw.) auf. Die Symptome reichen von einer Hautreaktion (Urtikaria) über Atembehinderung durch die Ödeme bis zum meist massiven RR-Abfall und schließlich zum anaphylaktischen Schock (▶ Tab. 1.3).

Tab. 1.3 Anaphylaktische Reaktion: Klassifikation.

Stadium	Symptomatik
I Lokalreaktion	lokale Hautreaktion (Juckreiz, Flush, Urtikaria, Angioödem)
II (leichte Allgemeinreaktion)	Hautreaktion und leichte Allgemeinreaktion • Abdomen: Nausea, Krämpfe, Erbrechen • Respirationstrakt: Rinorrhoe, Heiserkeit, Dyspnoe • Herz/Kreislauf: Tachykardie (> 20/min), Hypotension ($RR_{syst.}$-Abfall > 20 mmHg), Arrhythmie
III (schwere Allgemeinreaktion)	Hautreaktion und • Abdomen: Erbrechen, Defäkation • Respirationstrakt: Larynxödem, Bronchospasmus, Zyanose • Herz/Kreislauf: Schock
IV (Kreislaufstillstand)	Hautreaktion und • Respirationstrakt: Atemstillstand • Herz-Kreislauf: Kreislaufstillstand

Zur Klassifikation zählt das schwerste Symptom.

◀ **Abb. 1.10 Algorithmus bei Hyperkaliämie (ERC 2021).** (Quelle: Truhlář A, Deakin CD, Soar J et al. Kreislaufstillstand in besonderen Situationen. Notfall Rettungsmed 2015; 18: 833–903. © German Resuscitation Council (GRC) und Austrian Resuscitation Council (ARC) 2021)

1.15.1 Häufigste anästhesierelevante Auslöser

- Muskelrelaxanzien (hauptsächlich Suxamethonium, Atracurium, Pancuronium)
- Latex
- kolloidale Infusionslösungen
- Hypnotika
- Antibiotika
- Lokalanästhetika

1.15.2 Symptome

- Hautreaktion (Urtikaria) sowie Juckreiz + evtl. „Kribbeln“
- Übelkeit und gastrointestinale Krämpfe
- Tachykardien und Tachyarrhythmien
- Ödembildung, oft massiv im Bereich der Atemwege
- Bronchospasmus
- RR-Abfälle bis hin zum Schock

✔ Merke

Adrenalin ist das wichtigste und am schnellsten wirksame Medikament bei Anaphylaxie.
Nicht reanimationspflichtiger Patient:

- Erwachsene: 0,3–0,5 mg Adrenalin i. m.
- Kinder: CPR-Dosis i. m. verabreichen = 0,01 mg/kg KG = 0,1 mg/10 kg KG

Bei CPR und unter Intensivbedingungen: ► Tab. 1.4
Bei fehlender Stabilisierung oder drohender Dekompensation von Atmung und/oder Kreislauf oder unter Intensivbedingungen: Adrenalinboli i. v.
1 µg/kg KG (1 mg = 1000 µg Adrenalin in 100 ml NaCl 0,9 % = > 1 ml = 10 µg)

1.15.3 Therapieprinzipien

- Mastzellstabilisation und Vasokonstriktion durch Adrenalin
- Volumensubstitution mit kristalloiden Lösungen
- Bronchospasmolyse und Ödembekämpfung (Vasokonstriktion) durch Inhalation von Adrenalin (oder β_2-mimetischen Substanzen)
- Milderung der mediatorenvermittelten Entzündungsreaktion und der Hautreaktionen sowie evtl. Priming der β-Rezeptoren mit Kortikosteroiden
- Verminderung der Histaminwirkung durch Blockierung der H_1- und H_2-Rezeptoren
- Pharmakotherapie für Kinder, Jugendliche und Erwachsene unter Intensivbedingungen: ► Tab. 1.4

Tab. 1.4 Anaphylaxie – Pharmakotherapie für Kinder, Jugendliche und Erwachsene unter Intensivbedingungen (Adrenalin 1 mg/10 ml!).

Wirkstoff	Applikationsweg	< 15 kg KG	15–30 kg KG	> 30–60 kg KG	> 60 kg KG
Adrenalin (bei CPR)	i. v. Bolus	0,1 ml/kg KG (von 1 mg/10 ml)	0,1 ml/kg KG (von 1 mg/10 ml)	0,1 ml/kg KG (von 1 mg/10 ml)	1 mg
Adrenalin (bei Schock wenn i. m. nicht möglich/wirksam)	Titrierend i. v./i.o.	1 µg/kg KG	1 µg/kg KG	1 µg/kg KG	0,3–0,6 mg
Adrenalin	Perfusor	0,05–1 µg/kg KG/min	0,05–1 µg/kg KG/min	0,05–1 µg/kg KG/min	0,05–1 µg/kg KG/min
Adrenalin	inhalativ	3 ml (1 mg/ml)	4 ml (1 mg/ml)	5 ml (1 mg/ml)	5 ml (1 mg/ml)
Dimetinden (Fenistil [D, A])	i. v.	1 ml	2–3 ml	4 ml	8 ml oder 1 ml/10 kg
Prednisolon (Solu-Decortin N [D])	i. v.	25 mg	50 mg	100 mg	250–1000 mg
Salbutamol (Sultanol [D, A], Salamol [CH]) oder Terbutalin (Bricanyl [D, A, CH])	inhalativ	4–8 Hübe DA per Spacer	4–8 Hübe DA per Spacer	4–8 Hübe DA per Spacer	2–4 Hübe DA per Spacer
Reproterol (Bronchospasmin [D])	Dauerinfusion	0,1 µg/kg KG/min	0,1 µg/kg KG/min	0,1 µg/kg KG/min	0,1 µg/kg KG/min
Volumen	Kristalloide i. v. im Bolus	10–20 ml/kg KG	10–20 ml/kg KG	10–20 ml/kg KG	500–1000 ml
O_2	inhalativ	2–12 l/min	2–12 l/min	2–12 l/min	2–12 l/min

✔ **Merke**

Anaphylaktische und anaphylaktoide Reaktionen können sich sehr schnell aggravieren. Eine rasche und eher aggressive Therapie ist deshalb immer, v. a. bei Kindern, indiziert.

✔ **Merke**

Anaphylaxie – Therapieprinzipien nach Leitsymptomen
Anaphylaxie mit Herz-Kreislauf-Reaktion:

- sofort Adrenalin i. m. oder i. v., O_2-Gabe, i. v. oder i.o. Zugang, Volumengabe, Antihistaminika und Glukokortikoide hoch dosiert
- bei Notwendigkeit: Dopamin, Noradrenalin, Intub., Koniotomie

Anaphylaxie mit Obstruktion im Bereich der oberen Atemwege:

- sofort Adrenalin i. m. oder i. v., O_2-Gabe, Adrenalin inhalativ
- bei Notwendigkeit: Intub., Koniotomie

Anaphylaxie mit bronchialer Obstruktion:

- Adrenalin i. m., kurz wirksame β-Mimetika inhalativ (Salbutamol, Terbutalin)
- bei Notwendigkeit: Therapieeskalation mit Adrenalin i. v., injizierbarem β-Mimetikum (Terbutalin s. c. oder Reproterol i. v.)
- bei muskulärer Erschöpfung: Beatmung (CPAP, Intub., Koniotomie)

Anaphylaxie nur mit Hautreaktion:

- i. v. Zugang, Volumen (Kristalloid), Antihistaminikum (Dimetinden), Glukokortikoid

Anaphylaxie mit abdominaler Symptomatik:

- i. v. Zugang, Volumen (Kristalloid), Antihistaminikum (Dimetinden), Glukokortikoid zusätzlich:
  Antiemetika wie Dimetinden (Fenistil [D, A], Feniallerg [CH])
  + **5-HT$_3$-Rezeptoren-Blocker** wie Ondansetron (Zofran [D, A, CH])
  + **bei Bedarf Spasmolytika**wie Butylscopolamin/Hyoscin-N-butylbromid (Buscopan [D, CH], Buscapina [A])

Literatur

[7] Ring J, Beyer K, Biedermann T et al. Guideline (S 2k) on acute therapy and management of anaphylaxis: 2021 update. Allergo J Int 2021; 30: 1–25. https://doi.org/10.1007/s40629-020-00158-y

1.16 Bronchospasmus

1.16.1 Definition

Anfallsartige Verengung der Bronchien durch Kontraktion der Bronchialmuskulatur

1.16.2 Symptome

- **beim wachen Pat.:** Dyspnoe, Tachypnoe, Tachykardie
- **beim intubierten Pat.:** Anstieg des Beatmungsdrucks bei gleichzeitiger Abnahme des Tidalvolumens und der Compliance
- **Auskultation:** verlängertes Exspirium, pfeifendes bzw. giemendes (exspiratorisches) Atemgeräusch bis fehlendes Atemgeräusch beim kompletten Bronchospasmus

1.16.3 Ursachen

- anaphylaktische oder anaphylaktoide Reaktion (z. B. Muskelrelaxanzien, NSAR, Thiopental, HES, EK)
- vorbestehendes Asthma oder COPD
- Aspiration, Sekret, Blut, Tubus selbst als Fremdkörper
- unzureichende Narkosetiefe
- inadäquate Reize während der Narkoseein- bzw. -ausleitung, wie z. B. mechanische Manipulation am Pat. oder Lärm im OP

1.16.4 Therapie

- Ausschluss und Beseitigung anderer Ursachen (verlegter Tubus, einseitige Intub., „Reiten" des Tubus auf der Carina, verlegte Atemwege, Pressen gegen den Respirator, [Spannungs-]Pneumothorax)
- medikamentöse Therapieoptionen bei Bronchospasmus: ► Tab. 1.5
- Vertiefen der Narkose
  - **Hinweis:** Propofol dämpft laryngobronchiale Reflexe gut.
  - wenn keine KI besteht, mit einem volatilen Anästhetikum (bronchodilatatorisch)
- sofort Unterstützung anfordern
- Beatmung mit 100 % O_2 (evtl. Handbeatmung)
- Stoppen jeglicher Manipulation am Pat., Ruhe im OP

Tab. 1.5 Medikamentöse Therapieoptionen bei Bronchospasmus.

Wirkstoff (Handelsname, Beispiele)	Dosierung und Applikationsweg	Anmerkung
β-Sympathomimetika ($β_2$-Adrenozeptor-Agonist)		
Terbutalin (Bricanyl [D, A, CH])	initial bis zu 0,1 mg/10 min i. v. bzw. 0,5 mg s. c.	β-mimetisch
Reproterol (Bronchospasmin [D])	• Erwachsene: 90 µg i. v. (½–1 min) • Kinder: 1,2 µg/kg KG i. v. (½–1 min) Wh. nach 10–15 min möglich	–
auch möglich: • Terbutalin (Bricanyl [D, A, CH]) • Salbutamol (Sultanol [D, A], Salamol [CH]) • Fenoterol (Berotec [D, A, CH])	Dosieraerosole mittels Tubusadapter 2–10 Hübe (viel bleibt am Tubus „kleben")	–
Esketamin (Ketanest S [D, A])	initial 0,5–2,5 mg/KG i. v.	bronchospasmolytisch
Lidocain [D]	0,5–1 mg/kg KG i. v.	**cave:** Theophyllinvormedikation
Theophyllin (Euphylong [D], Respicur [A], Euphyllin [CH])	initial 5 mg/kg KG i. v.	bei Vortherapie: ½ Dosierung
L-Adrenalin	1 mg Adrenalin ad 100 ml NaCl 0,9 % (1 ml = 0,01 mg = 10 µg) hiervon 1 ml-weise i. v. titrieren	α- und β-mimetisch, Mastzellstabilisation

Literatur

[8] Gouel-Chéron A et al. Anaphylactic bronchospasm during general anesthesia is not related to asthma. Allergy 2015; 70: 453–456

[9] Heck M, Fresenius M, Busch C. Repetitorium Anästhesiologie. 7. Aufl. Berlin, Heidelberg: Springer 2014

[10] Larsen R. Anästhesie und Intensivmedizin für die Fachpflege. 8. Aufl. Berlin, Heidelberg: Springer; 2012

[11] Striebel HW. Die Anästhesie. 3. Aufl. Stuttgart: Schattauer; 2014

[12] Wilhelm W, Hrsg. Praxis der Intensivmedizin. 2. Aufl. Berlin, Heidelberg: Springer; 2013

1.17 Laryngospasmus

1.17.1 Definition

Beim „echten“ Laryngospasmus besteht ein akuter Verschluss des Larynx durch Verschluss der Stimmlippen und der falschen Stimmlippen sowie der aryepiglottischen Falten. Endoskopische Beobachtungsstudien lassen vermuten, dass es den inkompletten Laryngospasmus nicht gibt. Er kann v. a. bei Kindern dramatisch verlaufen und einen chirurgischen Atemweg erfordern. Ein Verschluss nur der Stimmritze = „Glottiskrampf“ (Striebel) kann meist rasch durchbrochen werden.

1.17.2 Symptome

- **inkompletter Verschluss:** ausgeprägter inspiratorischer Stridor, Krächzen, Jauchzen
- **kompletter Verschluss:** ruckartige paradoxe Atembewegungen, kein Atemgeräusch vorhanden, Pat. kann nicht mehr über die (Larynx-)Maske beatmet werden, Kapnometriekurve verschwindet; optische Bestätigung durch Laryngoskopie oder mittels Fiberoptik

1.17.3 Ursachen

- mechanischen Reize durch Sekrete, Blut oder z. B. Tröpfchen an der laryngealen Seite der LMA, endotracheale Intubationsversuche
- unzureichende Narkosetiefe
- Extubation im Exzitationsstadium
- inadäquate Reize während der Narkoseein- bzw. -ausleitung, wie mechanische Manipulation am Pat. oder Lärm im OP

1.17.4 Therapie

Es gibt keine einheitlichen Therapiealgorithmen. Erzwungene Intubationsversuche scheitern meist, führen oft zu Verletzungen und verschlimmern die Situation. Bei raschem Handeln lässt sich ein Laryngospasmus oft mit CPAP und i. v. Propofolboli (76,9 % Erfolg) durchbrechen. In seltenen Fällen gelingt dies nicht. Dann muss rasch, aggressiv und zielgerichtet therapiert werden. Dies ist nur möglich, wenn man sich an klaren Entscheidungspunkten orientiert. Sinnvoll erscheint es, eine S_pO_2 von 80 % als Cut-off zu definieren (► Abb. 1.11). Liegt die Sättigung darüber, kann man mit „milderen Mitteln“ versuchen den Laryngospasmus zu durchbrechen. Liegt die Sättigung darunter, ist keine Zeit für Experimente. Hier ist der Platz der Maximaltherapie. Die angeführten Dosierungen für intramuskuläre, submentale und intralinguale Gabe stammen aus dem Editorial von Walker und Sutton [16] und sind hauptsächlich für die Situation der Maskeneinleitung ohne i. v. Zugang gedacht. Sie können im Notfall aber auch hilfreich sein, wenn der i. v. Zugang abhandenkommt. Um einem Laryngospasmus vorzubeugen, wird bei Kindern Lidocain 0,5–1 mg/kg KG i. v. ca. 60 s vor der Extubation empfohlen, wenn keine Kontraindikationen vorliegen.

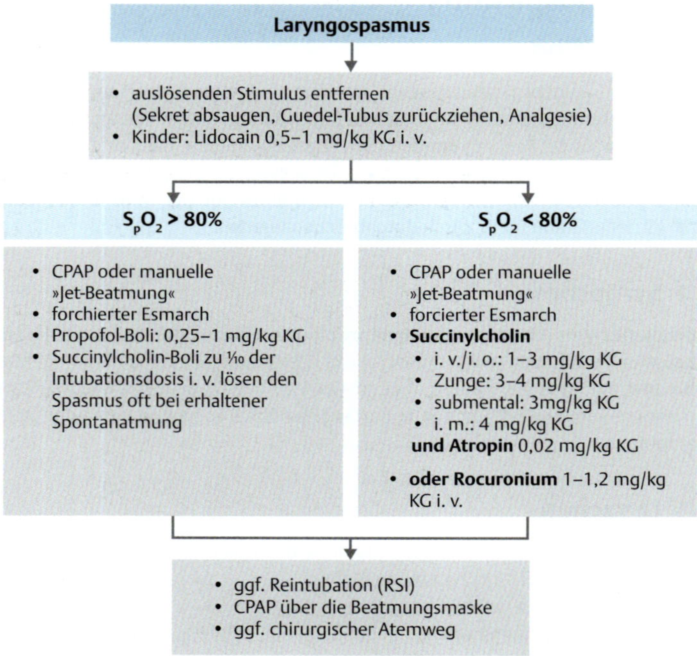

Abb. 1.11 Therapiealgorithmus bei Laryngospasmus.

Literatur

[13] Al-alami AA et al. Pediatric laryngospasm: prevention and treatment. Curr Opin Anaesthesiol 2009; 22: 388–395

[14] Larsen R. Anästhesie und Intensivmedizin für die Fachpflege. 8. Aufl. Berlin, Heidelberg: Springer; 2012

[15] Mihara T et al. The efficacy of lidocaine to prevent laryngospasm in children: a systematic review and meta-analysis. Anaesthesia 2014; 69: 1388–1396

[16] Walker RW, Sutton RS. Which port in a storm? Use of suxamethonium without intravenous access for severe laryngospasm. Anaesthesia 2007; 62: 757–759

1.18 TUR(P)-Syndrom und „Female-TURP"-Syndrom

1.18.1 Definition

Einschwemmen bzw. Resorption größerer Mengen hypotoner Spüllösung (meist wird halbisoosmolare Lösung verwendet) über eröffnete Venen und Venenplexus im Rahmen einer TURP. Kann auch bei hysteroskopischen Eingriffen auftreten und wird dann (unpassenderweise) „Female-TURP"-Syndrom genannt. Die resultierende Pathologie ist eine intravasale Volumenüberladung („Wasserintoxikation" = hypotone Hyperhydratation) mit Verdünnungshyponatriämie und Ödemneigung (Hirnödem, Lungenödem usw.).

Die Menge der eingeschwemmten Spülflüssigkeit wird beeinflusst durch:

- Höhe des Spülflüssigkeitsbehälters = hydrostatischer Druck, mit dem die Spülflüssigkeit eingebracht wird; sollte nie > 60 cm über Niveau des Pat. sein; Kopftieflage vermeiden
- OP-Dauer (sollte < 60 min betragen) und Erfahrung des Operateurs (in etwa werden 10–30 ml Spülflüssigkeit/min eingeschwemmt)
- Resektionsausmaß und damit Anzahl und Größe der eröffneten venösen Gefäße
- Alter und Hydratationsstatus des Pat.
- intravasalen Druck

1.18.2 Symptome

- **ZNS-Symptome beim wachen Pat.:**
  - Hirnödem und Hyponatriämie: plötzliche Unruhe, Verwirrtheit, Desorientiertheit, Übelkeit, Sehstörungen, Krampfanfälle
  - kardiale Symptome: primär syst. und diast. Hypertonie und Reflexbradykardie (Volumenüberladung), später kardiale Dekompensation mit Hypotension, Tachykardie und Rhythmusstörungen, Myokardischämien (HMV-Steigerung)
- **weitere:** Lungenödem, Gerinnungsstörung und Hämolyse
- **laborchemisch:** schweres TUR-Syndrom: Na^+-Konz. < 125 mmol/l

1.18.3 Prophylaxe

- laufend intraop. Elektrolytkontrolle mittels BGA
- ggf. präop. Na^+-Substitution
- Spülflüssigkeitsbehälter < 60 cm über dem Pat., keine Kopftieflage
- Ethanolzusatz in der Spülflüssigkeit zur Detektion der Ethanolfraktion in der Ausatemluft (wird praktisch kaum durchgeführt)

1.18.4 Detailwissen

Bei unipolaren Systemen muss aus „Isolationsgründen" elektrolytfreie Spüllösung verwendet werden. Zur Anhebung der Osmolarität werden hochmolekulare Zucker zugesetzt. Bei neueren bipolaren Systemen kann isotone Spüllösung (NaCl 0,9 %) verwendet werden. Die Gefahr der hypotonen Hyperhydratation und Hyponatriämie ist nicht mehr gegeben. Die Durchführung in Spinalanästhesie bringt den Vorteil mit sich, ein beginnendes TUR-Syndrom rasch zu erkennen (verwirrter Pat., verwaschene Sprache). Es wird allerdings diskutiert, ob es durch den bei Spontanatmung niedrigeren ZVD rascher zur Einschwemmung von Spülflüssigkeit kommt.

1.18.5 Therapie

- Absenken des Spülflüssigkeitsbehälters
- 100 % O_2, ggf. Intub.
- Blutstillung (verschließt Eintrittspforte) und ggf. Beendigung der OP
- Ausgleich des Serum-Na
  - Grundsatz: so schnell anheben wie die Hyponatriämie aufgetreten ist
  - primär rasches Anheben der Na^+-Konz. auf 125 mmol/l bzw. bis zur Besserung der klinischen Symptomatik, dann langsameres (1–2 mmol/h) Anheben auf 135 mmol/l
  - Na-Bedarf [mmol] = $(135 - Na^+_{ist}) \times (0{,}2 \times \text{kg KG})$
  - Hauptverteilungsraum von Na^+ ist der Extrazellulärraum = 20 % des KG!
    2 ml 5,85 % NaCl/kg KG heben die $[Na^+]$ im Plasma um ca. 10 mmol/l
    1 ml 10 % NaCl/kg KG hebt die $[Na^+]$ im Plasma um ca. 10 mmol/l
    5,85 % NaCl: 1 ml = 1 mmol
  - **cave:** Bei zu schnellem Anheben der $[Na^+]$ im Plasma kann es zu einer Demyelinisierung von Hirnstammaxonen kommen (zentrale pontine Myelinolyse).
- Hypervolämie behandeln: Schleifendiuretikum z. B. Furosemid i. v. 20–40 mg (**cave:** weitere Na^+-Ausscheidung) oder Mannitol (**cave:** primär Volumenzunahme durch osmotischen Effekt, dann erst Osmodiurese)
- wenn nötig, Inotropikum einsetzen: z. B. Dobutamin (250 mg ad 50 ml Perfusor, Start mit 3 ml/h – dann titrieren)
- postop. intensivmedizinische Überwachung: TUR(P)-Syndrom kann bis zu 24 h postop. auftreten.

Literatur

[17] Demirel I et al. TURP syndrome and severe hyponatremia under general anaesthesia. BMJ Case Rep 2012; 2012. pii: bcr-2012-006899

[18] Nakahira J et al. Transurethral resection syndrome in elderly patients: a retrospective observational study. BMC Anesthesiol 2014; 14: 30

[19] Striebel HW. Die Anästhesie. 3. Aufl. Stuttgart: Schattauer; 2014

[20] Wilhelm W, Hrsg. Praxis der Intensivmedizin. 2. Aufl. Berlin, Heidelberg: Springer; 2013

1.19 Pneumothorax

1.19.1 Definition

Ein Pneumothorax liegt vor, wenn Luft in den Pleuraspalt gelangt und die Lunge in der Folge kollabiert. Erhöht sich der Druck im Pleuraspalt (Ventilmechanismus) spricht man vom Spannungspneumothorax. In der Folge kann es, dem Druckgradient folgend, zu einer Verschiebung des Mediastinums kommen. In der Maximalausprägung wird hierbei die V. cava an der Durchtrittsstelle durch das Zwerchfell komprimiert, der Blutfluss zum Herzen unterbunden und es kommt zum Kreislaufstillstand. Besonders gefährdet sind beatmete Pat., da die Überdruckbeatmung einen Spannungspneumothorax begünstigt.

1.19.2 Symptome

Hinweise auf einen Pneumothorax sollten immer in der Anamnese gesucht werden (Lungenemphysem? Thoraxtrauma?).

- einseitig abgeschwächtes oder fehlendes Atemgeräusch
- Atemnot, z. T. Thoraxschmerz
- beim Spannungspneumothorax:
  - besonders stark ausgeprägt: Dyspnoe, Hypotension, Hypoxie, Zyanose, Thoraxschmerz
  - evtl. Zeichen der oberen Einflussstauung (gestaute Hals- und Zungengrundvenen)

1.19.3 Diagnostik

- Perkussion: im Notfall meist kaum durchführbar (laute Umgebung) und nur beim sehr Geübten zielführend
- Sonografie: im Notfall sehr gut zur schnellen Diagnosefindung geeignet
- Thorax-Rö., -CT

Sonografie

Bei der Pneumothoraxdiagnostik mittels US (▶ Abb. 1.12) macht man sich zur Diagnostik neben der direkten Bildgebung (Lungengleiten, Lungenpunkt, Lungenpuls) das typische US-Phänomen der B-Linien zunutze.

> **✔ Merke**
>
> Im Notfall erlaubt das Fehlen von jeglicher Bewegung an der Pleuralinie in Kombination mit dem Fehlen von B-Linien bereits die sichere Diagnosestellung eines Pneumothorax.

Die Pneumothoraxdiagnostik mittels US ist sensitiver und spezifischer als mittels Thorax-Rö. und erreicht vergleichbare diagnostische Sicherheit wie ein CT.

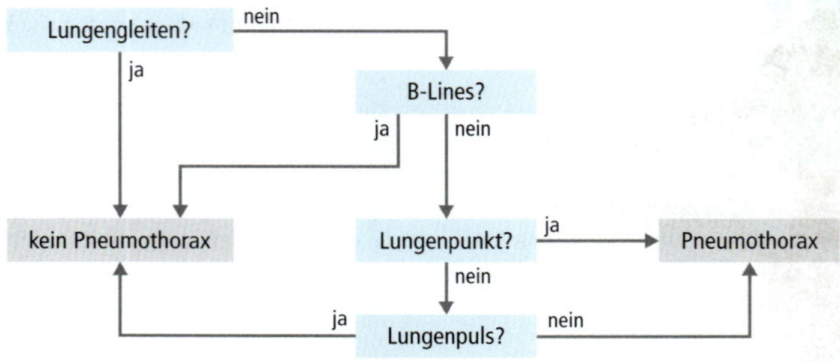

Abb. 1.12 Algorithmus bei Pneumothorax-Ausschluss mit Ultraschall.

Anwendungsgebiete

- Pneumothoraxausschluss nach ZVK-Anlage
- Pneumothoraxausschluss auf ICU
- Pneumothoraxausschluss im Schockraum

Womit wird geschallt?

Standard Abdomen oder Linearschallkopf; Eindringtiefe: ca. 6 cm

Wo wird geschallt?

- Pat. auf dem Rücken liegend: 3./4. ICR in der Medioklavikularlinie (höchster Punkt am Thorax = sensitivster Punkt – hier sammelt sich die Luft); Empfehlung: an mind. 3 Positionen pro Thoraxseite schallen
- Pat. sitzend: apikal, also supraklavikulär schallen; erfordert Übung

Wie wird das Schallfenster gewählt?

Der Schallkopf wird in etwa in der Mamillarlinie unterhalb der Clavicula platziert (► Abb. 1.13).

- Das Schallfenster wird so gewählt, dass 2 Rippen angeschnitten werden (► Abb. 1.14). Zwischen den 2 Rippen an ihrem Unterrand kann die Pleura als echoreiche Linie dargestellt werden. **Cave:** Die echoreiche Linie (Pleuralinie) lässt sich sowohl bei Vorliegen eines Pneumothorax als auch bei Abwesenheit eines Pneumothorax darstellen (Pleura parietalis!).
  Das gesuchte Pleuragleiten stellt sich als Bewegungsartefarkt („Flimmern", „Ameisenlaufen") an der Pleuralinie dar.

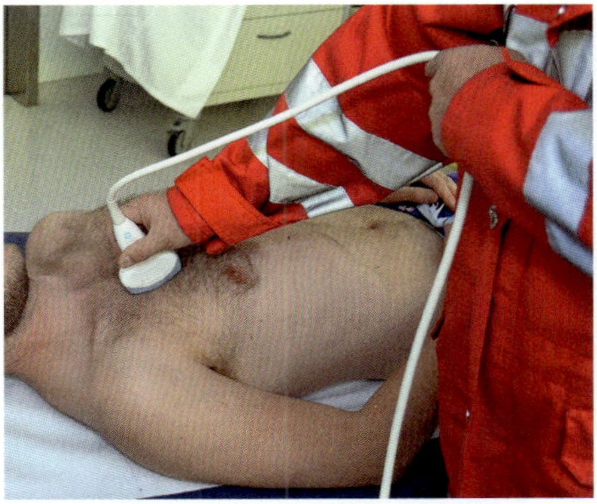

Abb. 1.13 Pneumothoraxausschluss mit Ultraschall. Schallkopfposition.

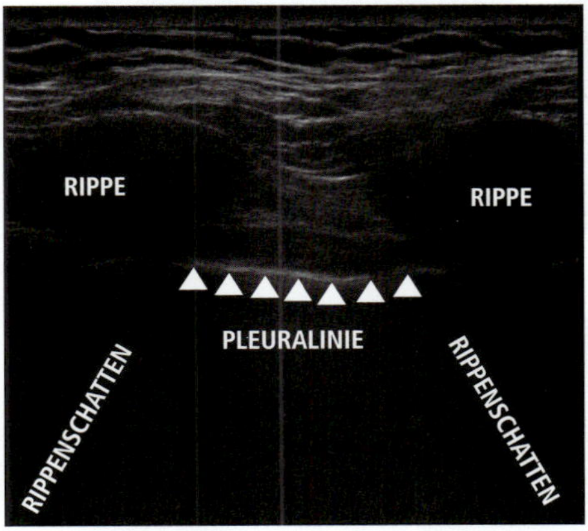

Abb. 1.14 Pneumothoraxausschluss mit Ultraschall. Sonoanatomie.

- Sonoanatomie: Oberhalb der Rippen (schallkopfnah) kann Unterhautfettgewebe und Muskulatur dargestellt werden; zwischen den Rippen die Interkostalmuskulatur. Direkt unterhalb der Rippen kommt es zur Schallauslöschung („Rippenschatten") (► Abb. 1.14).

Welche Phänomene werden gesucht?

- **Lungengleiten** = atemsynchrones Gegeneinander-Verschieben von Pleura visceralis und Pleura parietalis. Im US-Bild: atemsynchrone Bewegungen („Ameisenlaufen") an der Pleuralinie. Ein vorhandenes Lungengleiten schließt einen Pneumothorax an der geschallten Stelle aus (Sensitivität und Spezifität > 90 %).
  Das Phänomen des Lungengleitens kann im M-Mode oft noch besser dargestellt werden. Hierzu wird der M-Mode-Strahl im 90°-Winkel vom oberen Bildrand aus (schallkopfnah) durch die Pleuralinie gelegt (► Abb. 1.15a). Liegt kein Pneumothorax

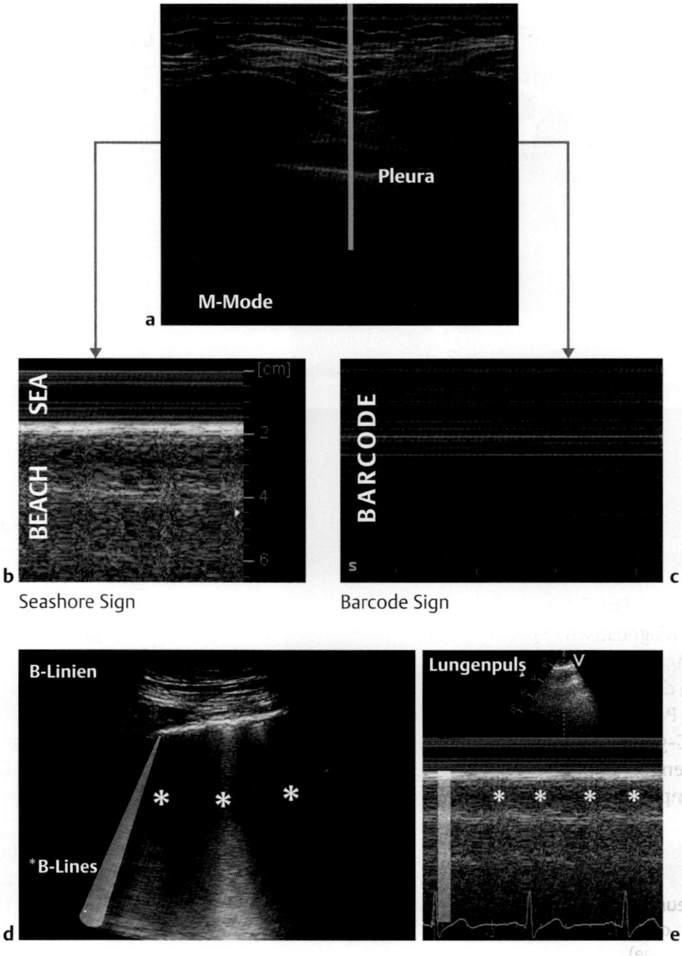

Abb. 1.15 Pneumothoraxausschluss mit Ultraschall. Interpretation der Ultraschallphänomene. (Quelle: Dr. Peter Zechner, Echolabor LKH Graz West. Nachbearbeitung vom Autor)

a Pleuralinie.
b Seashore Sign.
c Barcode Sign.
d B-Linien.
e Lungenpuls.

vor, verschiebt sich die Lunge atemsynchron an der Pleuralinie und führt ab dort abwärts (schallkopffern) zu Bewegungsartefakten. Diese können von dem im Vergleich hierzu stationären subkutanen Fettgewebe und der Interkostalmuskulatur abgegrenzt werden. Es kommt zur Darstellung des **Seashore Signs** (Analogie: Luftbild eines Strandes: Wellen [Sea] und Sandstrand [Shore]; ▶ Abb. 1.15b). Liegt ein Pneumothorax vor, sind Pleura visceralis und Pleura parietalis zwangsläufig getrennt (Luft im Pleuraspalt), sodass dort kein Lungengleiten stattfinden kann. Zur Darstellung kommt das **Barcode Sign** (▶ Abb. 1.15c): Der „grieselige“ Sandstrand, der im Seashore Sign dargestellt werden kann, fällt weg. Es bleibt ein an einen Barcode erinnerndes Linienmuster übrig.
Hinweis: An Luft (in der Lunge, bei Pneumothorax im Pleuraspalt) wird der US-Strahl total reflektiert. Alles, was im US-Bild unter der Pleuralinie dargestellt wird, ist ein Artefakt!

- **B-Linien** (früher: „Kometenschweif-Artefakte“; ▶ Abb. 1.15d) sind diskrete hyperechogene laserähnliche Revertebrationsartefakte, die von der Pleuralinie ausgehen, bis zum unteren Bildrand reichen ohne zu verblassen und sich synchron mit dem Lungengleiten bewegen.
- **Lungenpunkte** sind die Punkte, an denen sich die kollabierte Lunge atemsynchron ins Bild schiebt und wieder verschwindet. Im B-Mode zu erkennen, wenn sich atemsynchron an der Pleuralinie Pleuragleiten ins Bild schiebt und verschwindet. Auch B-Linien können im ins Bild geschobenen Lungenanteil nachweisbar sein. Im M-Mode wechselt sich atemsynchron das Seashore Sign mit dem Barcode Sign ab, während der Schallkopf stationär bleibt.
  Die diagnostische Spezifität des Lungenpunktes wird mit 100 % angegeben.
- **Lungenpuls** (▶ Abb. 1.15e) sind subtile kleine Bewegungen der Pleura visceralis gegen die Pleura parietalis, die durch Bewegungen des Herzens ausgelöst werden. In der Praxis ist der Lungenpuls kaum nachweisbar, es sei denn man verwendet ein EKG-gekoppeltes US-Gerät (Echolabor). In diesem Fall ist der Lungenpuls meist gut erkennbar, wenn im M-Mode das synchronisierte EKG eingeblendet wird und QRS-Komplex-synchrone Bewegungsartefakte erkannt werden können.

✔ **Merke**

Pneumothoraxdiagnostik

- In der Praxis soll primär ein Pneumothorax ausgeschlossen werden (z. B. nach ZVK-Anlage).
- Dies ist mit ausreichender Sicherheit möglich, wenn Lungengleiten oder B-Linien (noch besser: beide) nachgewiesen werden können.
- Auch im Diagnosealgorithmus stellt dies jeweils einen Endpunkt (kein Pneumothorax) dar.
- Fehlen jegliche Bewegungen an der Pleuralinie sowie B-Linien, darf leitliniengemäß im Notfall bereits die Diagnose Pneumothorax gestellt werden.
- Wird der Lungenpunkt gefunden, untermauert dies die Diagnose.
- Der Lungenpuls kann in der Praxis oft nicht nachgewiesen werden, da kein entsprechendes US-Gerät zur Verfügung steht.

Limitationen

- pleurale Adhäsionen, z. B. durch Malignome oder entzündliche Prozesse: kein Lungengleiten möglich
- Größenabschätzung des Pneumothorax nur eingeschränkt möglich (Lungenpunkte im zeitlichen Verlauf)

1.19.4 Therapie

Liegt ein Pneumothorax vor, so besteht die Therapie in der Druckentlastung mittels Thoraxdrainage. Zur notfallmäßigen Entlastung eines Spannungspneumothorax kann auch eine Nadelpunktion durchgeführt werden. Diese führt aber meist nur kurz zu einer Entlastung. Therapie der Wahl ist die Minithorakotomie (Fingerthorakotomie, ▶ Abb. 1.16).

Die Minithorakotomie kann gut in Lokalanästhesie und evtl. zusätzlich in Analgosedierung durchgeführt werden.

Minithorakotomie nach Bülau

1. **Orientierung:** Drainageort: zwischen mittlerer und hinterer Axillarlinie im 4.–5.(–6.) ICR (▶ Abb. 1.17a)
   Tipp: Die Inzisionshöhe befindet sich beim „normal gebauten“ Pat. etwa eine Pat.-Hand unterhalb der Achsel.
   Vorgehen: Hand des Pat. in die gegenüberliegende Achselhöhle legen und soweit es geht nach oben (unter die Achsel) führen. Die Inzisionshöhe befindet sich in etwa am Unterrand der in der Achselhöhle ruhenden Hand (▶ Abb. 1.17b).
   Cave: nicht zu weit kaudal inzidieren (Leber, Milz, ...) – Orientierung bei Männern: immer kranial der Mamille inzidieren; bei Frauen sinngemäß anwenden (Mamillenposition variabel)
2. Auf der entsprechenden Rippe wird ein 3–5 cm langer Hautschnitt gesetzt.

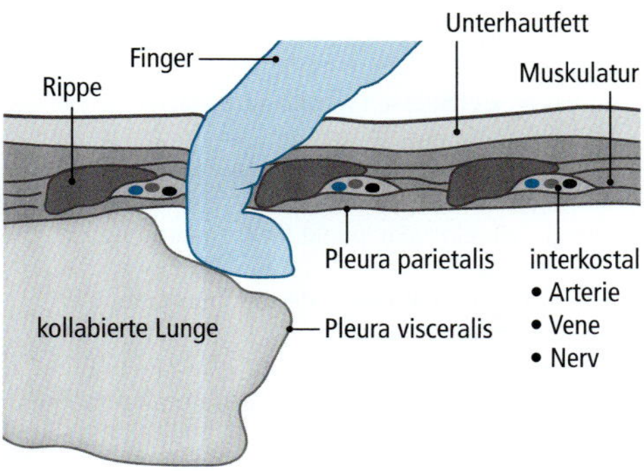

Abb. 1.16 Schematische Anatomie einer Fingerthorakotomie.

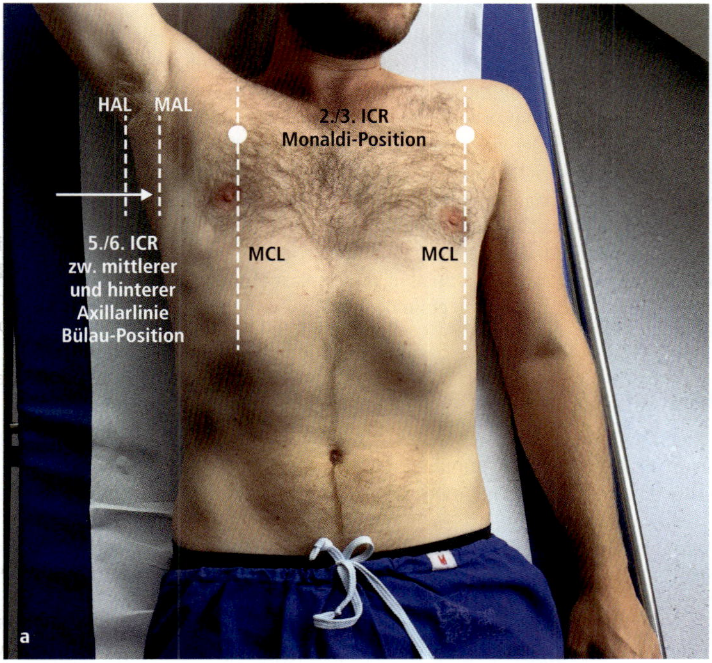

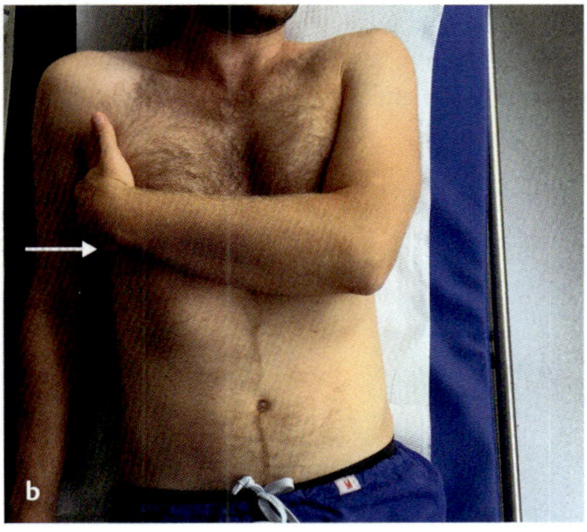

Abb. 1.17 Minithorakotomie nach Bülau.
a Oberflächenanatomie und Landmarks.
b Finden der Bülau-Position.

3. Das Gewebe kann nun vorsichtig mit einer Schere gespreizt werden. Die Erweiterung des Kanals erfolgt am Oberrand der Rippe bis zur Pleura mit dem Finger stumpf (Gewebeschonung), manchmal muss die Schere zuhilfe genommen werden. Wird die Pleura erreicht, muss diese durchstoßen (Finger) werden. Im Falle eines Spannungspneumothorax entweicht nun sofort Luft und ein charakteristisches Zischen ist zu hören. Der Finger wird nun in der Brusthöhle belassen und diese ausgetastet (Adhäsionen? Richtige Lage in der Thoraxhöhle?).
4. Nun wird der Drainageschlauch ohne Verwendung eines Führungsmandrins (Verletzungsgefahr und da Minithorakotomie nicht notwendig) am Finger vorbei eingeführt und angenäht. Geübte legen eine Tabaksbeutelnaht vor, im Notfall ist auch jede andere Fixationstechnik zulässig (Leukoplast, Annaht, ...). Steht kein Drainageschlauch zur Verfügung, kann ein möglichst großer Endotrachealtubus verwendet werden.

Entlastungspunktion nach Monaldi

Die Technik eignet sich nur zur kurzfristigen Notfallentlastung (Peri-Arrest-Situation, bis alles für die Minithorakotomie bereitsteht; nicht ausreichende Kenntnisse in der Minithorakotomie). Jeder Pneumothorax sollte mittels Minithorakotomie und Drainage versorgt werden.

1. Patient in Rückenlage. Punktionsort ist der 2. (oder 3.) ICR in der Medioklavikularlinie.
2. Punktion erfolgt immer am Oberrand der Rippe. Am Unterrand laufen Interkostalarterie, -vene und -nerv. Diese sind unbedingt zu schonen!

Zur Punktion eignen sich spezielle Punktionsnadeln oder dicke Venenverweilkanülen. Wird eine Venenverweilkanüle verwendet, lässt man den Mandrin in der Kanüle, während die Luft entweicht. Der Kunststoffkatheter allein wird oft abgedrückt! Bei Notwendigkeit können mehrere Kanülen nebeneinander platziert werden.

Literatur

[21] Volpicelli G et al. International evidence-based recommendations for point-of-care lung ultrasound. Intensive Care Med 2012; 38: 577–591
[22] Wu Ding W et al. Diagnosis of pneumothorax by radiography and ultrasonography: a meta-analysis. Chest 2011; 140: 859–866

2 Präoperative Abklärung

2.1 Scores

2.1.1 ASA-Score

Der ASA-Score beschreibt den Gesundheitszustand von Pat. vor einer OP zur Risikoabschätzung (► Tab. 2.1).

2.1.2 Mallampati-Score

Score zur präop. Einschätzung der „Intubierbarkeit" von Pat. (► Abb. 2.1). Je höher der Score, desto schwieriger die Intub. Der Mallampati-Score wird in sitzender Position bei max. Mundöffnung beurteilt, während der Kopf in Neutralposition gehalten wird. Die Zunge soll dabei stimmlos herausgestreckt werden.

Tab. 2.1 ASA-Score.

Score	Gesundheitszustand des Pat.
ASA I	keine Erkrankungen
ASA II	leichte Systemerkrankung (Beispiele) • essenzieller Hypertonus • mäßige Anämie • extremes Alter • Allergie • NIDDM • chron. Bronchitis • Adipositas • Alkohol-/Nikotinabusus
ASA III	schwere Systemerkrankung mit Leistungseinschränkung (Beispiele) • Diabetes mellitus mit Gefäßschäden • chron. Lungenerkrankung mit Leistungseinschränkung • Angina pectoris • älterer Herzinfarkt • schlecht eingestellter Hypertonus
ASA IV	Systemerkrankung mit schwerer Leistungseinschränkung, die mit und ohne OP lebensbedrohlich ist (Beispiele) • manifeste Herzinsuffizienz • fortgeschrittene Lungen-, Leber- oder Nierenschädigung • instabile Angina pectoris
ASA V	moribunder Pat., dessen Tod in den nächsten 24 h mit oder ohne OP angenommen wird; OP als letzter Therapieversuch (Beispiele) • rupturiertes Aortenaneurysma • schweres SHT • fulminante Pulmonalarterienembolie

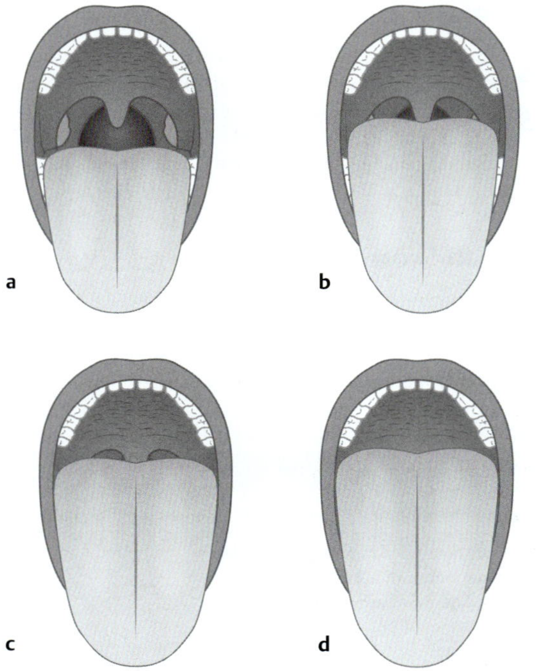

Abb. 2.1 Mallampati Score. a Mallampati I: volle Sichtbarkeit von weichem Gaumen, Uvula und seitlichen Gaumenbögen; **b Mallampati II:** Sichtbarkeit der seitlichen Gaumenbögen; Spitze der Uvula nicht mehr sichtbar; **c Mallampati III:** nur weicher Gaumen sichtbar; Uvula nicht mehr sichtbar; **d Mallampati IV:** nur harter Gaumen sichtbar.

2.1.3 Cormack-Lehane-Score

Der Cormack-Lehane-Score (▶ Tab. 2.2) beschreibt die Sichtbarkeit der Elemente des Kehlkopfes, hier besonders der Stimmritze unter Laryngoskopie.

Tab. 2.2 Cormack-Lehane-Score.

Score	Sichtbarkeit der Stimmritze
I	gesamte Stimmritze einstellbar
II	nur hintere Kommissur der Stimmritze unter Laryngoskopie sichtbar
III	Stimmritze nicht einstellbar; nur Epiglottis (Kehldeckel) sichtbar
IV	auch Epiglottis nicht einstellbar; nur harter Gaumen sichtbar

Der Cormack-Lehane-Score ist besonders für alle folgenden Allgemeinanästhesien wichtig, da er dem Anästhesisten im Vorhinein Informationen über eine evtl. zu erwartende schwierige Intub. gibt. Der Cormack-Lehane-Score sollte zumindest ab Stufe III auf einem Anästhesieausweis vermerkt werden, der dem Pat. ausgehändigt wird. Auch muss der Pat. persönlich darüber informiert werden. Nur ein Pat., der entsprechend informiert ist, kann bei einer weiteren präop. Abklärung den Arzt darauf hinweisen.

2.1.4 NYHA-Klassifikation

Ursprünglich von der NYHA veröffentlichtes Schema zur Einteilung von Herzerkrankungen anhand der Leistungsfähigkeit des Pat. (▶ Tab. 2.3).

2.1.5 Metabolisches Äquivalent

Das Metabolische Äquivalent (MET) dient zur Abschätzung der kardiorespiratorischen Belastbarkeit, da diese für die Abschätzung des periop. Risikos wesentlich ist (▶ Tab. 2.4).

Die Ö. BQLL 2011 zur präop. Pat.-Evaluierung nimmt auf das MET Bezug. In der Leitlinie werden Pat. mit einem MET von über oder unter 4 unterschieden. Die entscheidende Frage an den Pat. ist also: „Können Sie kurze Strecken laufen oder 2 Stockwerke ohne Pause oder Kurzatmigkeit hinaufsteigen?“ Aus der Antwort ergibt sich die Zugehörigkeit in die Gruppe mit über > 4 MET oder unter 4 MET. Ist die Antwort „Ja“, dann ist der Patient mit über 4 MET einzuschätzen.

Tab. 2.3 NYHA-Klassifikation.

NYHA-Stadium	Merkmale
I (asymptomatisch)	**Herzerkrankung ohne körperliche Leistungseinschränkung** Alltägliche körperliche Belastung verursacht keine Erschöpfung, Rhythmusstörungen, Luftnot oder Angina pectoris.
II (leicht)	**Herzerkrankung mit leichter Einschränkung der körperlichen Leistungsfähigkeit. Keine Beschwerden in Ruhe und bei geringer Anstrengung** Stärkere körperliche Belastung verursacht Erschöpfung, Rhythmusstörungen, Luftnot oder Angina pectoris (z. B. Bergaufgehen oder Treppensteigen).
III (mittelschwer)	**Herzerkrankung mit höhergradiger Einschränkung der körperlichen Leistungsfähigkeit bei gewohnter Tätigkeit. Keine Beschwerden in Ruhe** Geringe körperliche Belastung verursacht Erschöpfung, Rhythmusstörungen, Luftnot oder Angina pectoris (z. B. Gehen in der Ebene).
IV (schwer)	**Herzerkrankung mit Beschwerden bei allen körperlichen Aktivitäten und in Ruhe, Bettlägerigkeit**

Tab. 2.4 Metabolisches Äquivalent (MET).

MET	≙ NYHA	Anamnese
1	IV	keine Belastung möglich, Ruhe- und Sprechdyspnoe
2–3	III	Bewegen nur in der Ebene (100–150 m ohne Pause), geringfügige Tätigkeiten, rasche Belastungsdyspnoe
3–4	II	Belastungseinschränkung, langsames Gehen, leichte Hausarbeiten, ein Stockwerk ohne Unterbrechung
4–5	I	Gehen mit normaler Geschwindigkeit, kurze Laufstrecke, 2 Stockwerke ohne Pause oder limitierende Dyspnoe
5–10	–	anamnestisch gut belastbar, sportliche Aktivitäten (Golf, Kegeln, Tanzen)

MET: Metabolic equivalent Threshold; 1 MET entspr. dem Verbrauch von 3,5 ml O/kg KG/min bei Männern bzw. 3,15 ml O/kg KG/min bei Frauen = Ruheumsatz. Definition nach Ainsworth BE et al. Compendium of physical activities: classification of energy costs of human physical activities. Med Sci Sports Exerc 1993; 25: 71–80; Compendium of physical activities: an update of activity codes and MET intensities. Med Sci Sports Exerc 2000; 32: 498–504.

2.1.6 Lee-Index (Revised cardiac Risk Index)

Der Lee-Index wird zur Abschätzung des periop. kardialen Risikos herangezogen. Für jeden Risikofaktor wird ein Punkt vergeben (▸ Tab. 2.5) [23].

Tab. 2.5 Lee-Index.

Risikofaktor	Erklärung
ischämische Herzerkrankung	stattgehabter MCI, Erregungsrückbildungsstörungen im Belastungs-EKG, Gebrauch von Nitroglycerin, Brustschmerzen mit vermutlich kardialer Ursache in letzter Zeit, abnormale Q-Wellen im EKG
kompensierte oder frühere Herzinsuffizienz	anamnestische Herzinsuffizienz, stattgehabtes Lungenödem, paroxysmale nächtliche Atemnot, periphere Ödeme, auskultatorisch pulmonale feuchte Rasselgeräusche, Thorax-Rö. mit pulmonaler Gefäßumverteilung
zerebrovaskuläre Erkrankung	anamnestisch TIA oder Insult
Hochrisiko-OP	abdominales Aortenaneurysma oder andere gefäßchirurgische, thorakale, abdominale oder orthopädische Eingriffe
Diabetes mellitus	präop. Insulintherapie
Niereninsuffizienz	Kreatinin > 2 mg/dl

Bewertung

- 0 Punkte: Klasse 1, sehr niedriges Risiko (0,4 % Komplikationen)
- 1 Punkt: Klasse 2, niedriges Risiko (0,9 % Komplikationen)
- 2 Punkte: Klasse 3, mittleres Risiko (6,6 % Komplikationen)
- 3 Punkte: Klasse 4, hohes Risiko (> 11 % Komplikationen)

Vorhergesagte Komplikationen

MCI, Pulmonalarterienembolie, Kammerflimmern, Herzstillstand, kompletter AV-Block

Literatur

[23] Lee TH. Derivation and prospective validation of a simple index for prediction of cardiac risk of major noncardiac surgery. Circulation 1999; 100: 1043–1049

[24] Nationale VersorgungsLeitlinie „Chronische Herzinsuffizienz"; AWMF-Reg.-Nr.: nvl/006; Version 7 Dez. 2009. Zuletzt geändert: August 2013

2.2 Präoperative Evaluierung (DGAI 2024)

Bei der präoperativen fachlichen anästhesiologischen Begutachtung von Patienten wird das individuelle Risiko, das sich durch Anästhesieverfahren und Eingriff für den Patienten ergibt, aus anästhesiologischer Sicht erhoben. Ziel ist es den aktuellen Gesundheitszustand festzustellen und Risikofaktoren zu Identifizieren. Darauf basierend ist dann individuell das für den Patienten geeignetste Anästhesieverfahren und perioperative Vorgehen festzulegen.

Meist auch im Rahmen der präoperativen Evaluierung erfolgt die Aufklärung des Patienten über das geplante Anästhesieverfahren und die formale Einholung der Einwilligung zum Verfahren.

In Deutschland ist die Leitlinie „Präoperative Evaluation erwachsener Patientinnen und Patienten vor elektiven, nicht herz-thorax-chirurgischen Eingriffen" maßgeblich. Sie wird von der deutschen Gesellschaft für Anästhesiologie und Intensivmedizin (DGAI) herausgegeben und stellt eine gemeinsame Empfehlung der DGAI, der deutschen Gesellschaft für Chirurgie und der deutschen Gesellschaft für innere Medizin dar. Die Aussagen der Leitlinie sind im Folgenden zusammengefasst.

In Österreich ist die maßgebliche Leitlinie die „Bundesqualitätsleitlinie zur integrierten Versorgung von erwachsenen Patientinnen und Patienten für die präoperative Diagnostik bei elektiven Eingriffen – BQLL PRÄOP". Die Aussagen der Leitlinie sind im Folgenden zusammengefasst.

2.2.1 Risiko

Das individuelle perioperative Gesamtrisiko ergibt sich aus dem patientenbezogenen Risiko in Kombination mit dem eingriffsbezogenen Risiko.

Alle Evaluierungsmodelle haben das Ziel, patientenbezogene Risiken für elektive Eingriffe zu erfassen. In der Folge können dann Maßnahmen getroffen werden, um das individuelle Risiko zu minimieren.

Wenn ein Eingriff dringlich ist, kann dies die Möglichkeiten für eine präoperative Diagnostik und Optimierung deutlich einschränken. In diesen Fällen muss oftmals ein größeres Risiko in Kauf genommen werden. Hierzu muss das Vorgehen interdisziplinär und unter Einbeziehung des Patienten abgestimmt werden. Liegt ein Notfall vor, bei dem der Eingriff sofort oder sehr zeitnah notwendig ist, bleibt entsprechend noch weniger Zeit für Diagnostik, Evaluierung, Optimierung und Aufklärung. Oft können nur noch kurz die wichtigsten Informationen gesammelt werden, bevor Entscheidungen getroffen werden müssen – manches Mal reicht nicht einmal mehr hierfür die Zeit.

✔ **Merke**

Dokumentiere in dringlichen Fällen:

- Es handelt sich um einen dringlichen Eingriff bzw. keinen elektiven Eingriff.
- Gründe für den dringlichen Eingriff

Nur so kann im Nachhinein sicher nachvollzogen werden, warum auf gewisse Diagnostik, Maßnahmen oder Fristen verzichtet werden musste.

Patientenbezogenes Risiko

Das patientenbezogene Risiko wird durch den aktuellen Gesundheitszustand des Patienten bestimmt. Es setzt sich zusammen aus Alter, vorliegenden kardiovaskulären Risikofaktoren und bestehenden akuten oder chronischen Erkrankungen des Patienten.

Eingriffsbezogenes Risiko

Als eingriffsbezogenes Risiko wird i. d. R. das 30-Tage-Risiko für

- Tod durch kardiovaskuläre Erkrankung,
- Myokardinfarkt,
- Schlaganfall

mit Bezug zum durchgeführten chirurgischen Eingriff verstanden.
Berücksichtigt werden hierbei Art, Dauer und die Dringlichkeit des Eingriffs.

Graduierung des eingriffsbezogenen Risikos

- **niedriges eingriffsbezogenes Risiko:**
  Ein Risiko von < 1 % für Tod durch ein kardiovaskuläres Ereignis oder das Erleiden eines Myokardinfarktes oder Schlaganfalls in den ersten 30 Tagen nach dem Eingriff wird als niedriges eingriffsbezogenes Risiko verstanden.

- **mittleres eingriffsbezogenes Risiko:**
  Ein Risiko von 1–5 % für Tod durch ein kardiovaskuläres Ereignis oder das Erleiden eines Myokardinfarktes oder Schlaganfalls in den ersten 30 Tagen nach dem Eingriff wird als mittleres eingriffsbezogenes Risiko verstanden.
- **hohes eingriffsbezogenes Risiko:**
  Ein Risiko von > 5 % für Tod durch ein kardiovaskuläres Ereignis oder das Erleiden eines Myokardinfarktes oder Schlaganfalls in den ersten 30 Tagen nach dem Eingriff wird als hohes eingriffsbezogenes Risiko verstanden.

Beispiele für Eingriffe mit niedrigem eingriffsbezogenem Risiko

- Chirurgie an oberflächlichen Strukturen
- Zahnchirurgie
- Schilddrüsenchirurgie
- chirurgische Eingriffe am Auge
- plastisch-rekonstruktive Chirurgie
- Mamma-Chirurgie
- kleine gynäkologische Chirurgie
- kleine orthopädische Chirurgie
- kleine urologische Chirurgie

Beispiele für Eingriffe mit mittlerem eingriffsbezogenem Risiko

- Chirurgie intraperitonealer Organe
- Karotis-Endarteriektomie (symptomatisch und asymptomatisch)
- Karotis-Stenting bei asymptomatischen Patienten
- endovaskuläre Aortenchirurgie
- große orthopädische Chirurgie
- Wirbelsäulenchirurgie
- große gynäkologische Chirurgie
- große urologische Chirurgie
- Nierentransplantation
- periphere arterielle Angioplastie
- kleine intrathorakale Chirurgie

Beispiele für Eingriffe mit hohem eingriffsbezogenem Risiko

- Chirurgie der Aorta und der großen Gefäße
- offene peripherarterielle Gefäßeingriffe
- Amputationen von Extremitäten
- Karotis-Stenting bei symptomatischen Patienten
- Gefäß-Revaskularisationen
- Pankreaschirurgie
- Chirurgie am Duodenum
- Chirurgie bei Darmperforationen

- Chirurgie der Nebenniere
- Chirurgie der Leber oder der Gallengänge
- Ösophagektomie
- Zystektomie
- Pneumektomie (VATS oder offen)
- Leber- oder Lungentransplantationen

2.2.2 Vorgehensweise

Wenn perioperative Komplikationen nicht primär chirurgische Komplikationen sind, betreffen sie v. a.
- das Herz-Kreislauf-System,
- das respiratorische System,
- das zerebrale System.

Die präoperative Evaluierung zielt also darauf ab, Risiken für den Patienten zu erkennen und zu reduzieren. Auch muss der Patient über Ablauf und Risiken aufgeklärt werden, um so den „Informed Consent" herzustellen. Risiken, die nicht reduziert werden können, müssen identifiziert und in die interdisziplinäre Abwägung miteinbezogen werden. Hier gilt es dann, fachübergreifend und mit dem Patienten gemeinsam den optimalen Kompromiss des Möglichen zu finden. In einigen Fällen wird auch die Abänderung des geplanten Eingriffs, die Absage, eine Verschiebung, die vorherige Durchführung einer Intervention mit höherer Priorität oder die Zuweisung an ein höherrangiges oder geeigneteres Zentrum das Ergebnis sein.

Komponenten der präoperativen Evaluierung (DGAI 2024)

- Anamnese
- körperliche Untersuchung inkl. Auskultation von Herz und Lunge
- Abklärung des perioperativen kardialen Risikos
- Abklärung des perioperativen pulmonalen Risikos
- Abklärung des perioperativen zerebralen Risikos
- Anpassung der bestehenden Vormedikation für den Eingriff
- Anämiedetektion und ggf. Maßnahmen im Rahmen des Patient Blood Managements

Bei besonderen Patientengruppen ist zusätzlich auch die Erfassung und das individuelle Anpassen des perioperativen Vorgehens Teil der perioperativen Evaluierung:
- Patientengruppen mit erhöhtem Risiko für eine neurokognitive Störung (z. B. Delir, postoperative kognitive Dysfunktion)
- chronische Schmerzpatienten
- Patienten mit Substanzabhängigkeiten
- Patienten mit vorliegender Frailty

Anamnese

Fachspezifische anästhesiologische Anamnese:
- Blutungsanamnese
  - standardisierte Blutungsanamnese verwenden
- Selbsteinschätzung der körperlichen Belastbarkeit
  - „Können Sie eine Treppe über 2 Stockwerke ohne Pause hochsteigen, ohne aus der Puste zu kommen?“ Antwort „Ja“ = über 4 MET; Antwort „Nein“ = unter 4 MET

Körperliche Untersuchung

- Auskultation des Herzens
- Auskultation der Lunge
- Beurteilung der Pupillen
- fachspezifische anästhesiologische Untersuchung:
  - Untersuchung des Atemwegs auf evtl. Erschwernisse
  - Inspektion und Palpation von potenziellen Kathetereinstichstellen

Abklärung des perioperativen kardiovaskulären Risikos

Für die Entwicklung einer schwerwiegenden kardiovaskulären Komplikation („Major adverse cardiac Event; MACE) sind hauptsächlich die folgenden 4 Faktoren ausschlaggebend:
- Vorliegen einer akuten symptomatischen Herzerkrankung
- kardiovaskuläres Risikoprofil des Patienten
- kardiale Belastbarkeit des Patienten
- kardiale Risikoeinstufung des geplanten Eingriffes

Ablauf der perioperativen Risikoevaluierung bei elektiven, nicht herz-thorax-chirurgischen Eingriffen (DGAI 2024)

Grundsätzlich gilt, dass bei Vorliegen einer akut symptomatischen Herzerkrankung („Active cardiac Condition“) nur Notfalloperationen durchgeführt werden sollen.

Patient < 65 Jahre ohne kardiovaskuläre Begleiterkrankungen oder Risikofaktoren

- Vorgehen bei einem **geplanten Eingriff** mit **niedrigem eingriffsbezogenem Risiko:** Anamnese und klinische Untersuchung inkl. Auskultation von Herz und Lunge
  - Ist die klinische Untersuchung unauffällig, ist kein weiteres perioperatives Assessment nötig.
  - Ergeben sich bei der klinischen Untersuchung pathologische Befunde, sind diese abzuklären und entsprechende Maßnahmen abzuleiten.

- Vorgehen bei einem **geplanten Eingriff** mit **mittlerem eingriffsbezogenem Risiko:** Anamnese und klinische Untersuchung inkl. Auskultation von Herz und Lunge
  - Ist die klinische Untersuchung unauffällig, ist kein weiteres perioperatives Assessment nötig.
  - Ergeben sich bei der klinischen Untersuchung pathologische Befunde, sind diese abzuklären und entsprechende Maßnahmen abzuleiten.
- Vorgehen bei einem **geplanten Eingriff** mit **hohem eingriffsbezogenem Risiko** Anamnese und klinische Untersuchung inkl. Auskultation von Herz und Lunge
  - Ist die klinische Untersuchung unauffällig und der Patient < 45 Jahre, ist kein weiteres perioperatives Assessment nötig.
  - Ist die klinische Untersuchung unauffällig und der Patient ≥ 45 Jahre, soll zusätzlich eine EKG-Diagnostik und die Bestimmung von Biomarkern (Hs-cTn T/I und/oder BNP/NT-proBNP) erfolgen.
  - Ergeben sich bei der klinischen Untersuchung pathologische Befunde, sind diese abzuklären und entsprechende Maßnahmen abzuleiten.

Patient > 65 Jahre oder Patienten mit kardiovaskulären Risikofaktoren

- Patienten mit kardiovaskulären Risikofaktoren haben ein erhöhtes Risiko für eine noch nicht diagnostizierte kardiovaskuläre Erkrankung und für perioperative Komplikationen.
  Als kardiovaskuläre Risikofaktoren gelten v. a.:
  - Dyslipidämie
  - arterieller Hypertonus
  - Diabetes mellitus
  - Adipositas
  - Rauchen
- Vorgehen bei einem **geplanten Eingriff** mit **niedrigem eingriffsbezogenem Risiko:** Anamnese und klinische Untersuchung inkl. Auskultation von Herz und Lunge
  - Ist die klinische Untersuchung unauffällig, ist kein weiteres perioperatives Assessment nötig.
  - Ergeben sich bei der klinischen Untersuchung pathologische Befunde, sind diese abzuklären und entsprechende Maßnahmen abzuleiten.
- Vorgehen bei einem **geplanten Eingriff** mit **mittlerem eingriffsbezogenem Risiko:** Anamnese und klinische Untersuchung inkl. Auskultation von Herz und Lunge
  - Es soll immer eine EKG-Diagnostik und die Bestimmung von Biomarkern (Hs-cTn T/I und/oder BNP/NT-proBNP) erfolgen.
  - Es soll immer eine Einschätzung der körperlichen Belastbarkeit erfolgen:
    - MET-Selbsteinschätzung: „Können Sie 2 Treppenetagen ohne Pause bewältigen?“ Wenn „Ja“ = über 4 MET
      oder
    - Duke Activity Status Index (DASI)
  - Ergeben sich bei der klinischen Untersuchung pathologische Befunde, sind diese abzuklären und entsprechende Maßnahmen abzuleiten.

- Vorgehen bei einem **geplanten Eingriff** mit **hohem eingriffsbezogenem Risiko:**
  - Anamnese und klinische Untersuchung inkl. Auskultation von Herz und Lunge
  - Es soll immer eine EKG-Diagnostik und die Bestimmung von Biomarkern (Hs-cTn T/I und/oder BNP/NT-proBNP) erfolgen.
  - Es soll immer eine Einschätzung der körperlichen Belastbarkeit erfolgen:
    - MET-Selbsteinschätzung: „Können Sie 2 Treppenetagen ohne Pause bewältigen?“ Wenn „Ja“ = über 4 MET
      oder
    - Duke Activity Status Index (DASI)
  - Ergeben sich bei der klinischen Untersuchung pathologische Befunde, sind diese abzuklären und entsprechende Maßnahmen abzuleiten.

Patient mit kardiovaskulärer Erkrankung

- Vorgehen bei einem **geplanten Eingriff** mit **niedrigem eingriffsbezogenem Risiko:**
  Anamnese und klinische Untersuchung inkl. Auskultation von Herz und Lunge
  - Ist die klinische Untersuchung unauffällig, ist kein weiteres perioperatives Assessment nötig.
  - Ergeben sich bei der klinischen Untersuchung pathologische Befunde, sind diese abzuklären und entsprechende Maßnahmen abzuleiten.
- Vorgehen bei einem **geplanten Eingriff** mit **mittlerem oder hohem eingriffsbezogenem Risiko:**
  Die Durchführung eines Eingriffs bei Patienten mit einer manifesten kardiovaskulären Erkrankung kann die perioperative Mortalität erhöhen; deshalb ist eine aufwendigere Abklärung nötig. I.d.R. muss immer eine individuelle Planung und interdisziplinäre Absprache erfolgen:
  - Es soll immer eine EKG-Diagnostik und die Bestimmung von Biomarkern (Hs-cTn T/I und/oder BNP/NT-proBNP) erfolgen.
  - Es soll immer eine Einschätzung der körperlichen Belastbarkeit erfolgen:
    - MET-Selbsteinschätzung: „Können Sie 2 Treppenetagen ohne Pause bewältigen?“ Wenn „Ja“ = über 4 MET
      oder
    - Duke Activity Status Index (DASI)
  - Es soll eine differenziertere kardiovaskuläre Risikoabklärung erfolgen.
  - Die Art des geplanten chirurgischen Eingriffs muss in der Abklärung berücksichtigt werden.
  - Berücksichtigung der Dringlichkeit der elektiven Operation
  - Bei Bedarf ist eine nicht invasive oder invasive Diagnostik oder eine notwendige Intervention vor dem elektiven Eingriff durchzuführen.
  - Wenn ein akutes Koronarsyndrom vorliegt, sind die gleichen Leitlinien zur Behandlung anzuwenden wie im nicht operativen Bereich.

Relevante Erkrankungen/Befunde, die das Risiko für schwerwiegende perioperative kardiovaskuläre Ereignisse erhöhen (DGAI 2024)

Diese Befunde sollen vor einem elektiven Eingriff möglichst ausgeschlossen sein.

Liegen sie dennoch vor, muss immer individuell abgeklärt werden, ob eine Risikoreduktion durch eine andere Intervention (z. B. Stenting, körperliche Optimierung, medikamentöse Optimierung, Klappensprengung oder Klappenersatz, Schrittmacherversorgung, Verlegung an ein höherrangiges Zentrum usw.) vor dem geplanten Eingriff durchgeführt werden muss.

Ist dies nicht möglich, muss eine interdisziplinäre Nutzen-Risiko-Abwägung durchgeführt und mit dem Patienten abgestimmt werden. Im Rahmen der Aufklärung muss der Patient über Vorliegen und Auswirkungen informiert werden.

- reduzierte körperliche Belastbarkeit
  - metabolische Äquivalente (MET) unter 4
- akutes Koronarsyndrom (ACS) und chronisches Koronarsyndrom (CCS)
  - Myokardinfarkt in der Vorgeschichte
  - instabile Angina pectoris
  - schwere Angina pectoris (CCS III–IV)
- relevante Herzklappenerkrankungen
  - hochgradige Aortenklappenstenose (mittlerer Gradient > 40 mmHg; AÖF < 1 cm^2)
  - hochgradige, symptomatische Mitralklappeninsuffizienz
  - schwere Mitralklappensteose (fortschreitende Belastungsdyspnoe, Zeichen der Herzinsuffizienz)
- signifikante Herzrhythmusstörungen
  - AV-Block II Typ Mobitz
  - AV-Block III
  - symptomatische ventrikuläre Arrhythmien
  - symptomatische Bradykardie/Tachykardie
- extrakardiale Risikofaktoren
  - chronische Niereninsuffizienz (Serumkreatinin > 2 mg/dl oder Kreatinin-Clearance < 60 ml/min/1,73 m^2)
  - Vorgeschichte eines zerebralen Ereignisses oder einer transitorisch-ischämischen Attacke (TIA)
  - insulinpflichtiger Diabetes mellitus
  - eingeschränkte Lungenfunktion
  - Adipositas (BMI ≥ 30 kg/m^2)

Abklärung des perioperativen pulmonalen Risikos (DGAI 2024)

Die respiratorische Funktion und das pulmonale Risiko werden mit dem Ziel evaluiert, intra- und postoperativ pulmonale Komplikationen (PPC) zu reduzieren.

Die pulmonale Evaluierung setzt sich zusammen aus
- Anamnese und körperlicher Untersuchung,
- pulsoxymetrischer Messung der Sauerstoffsättigung,
- Erhebung einfacher klinischer Risikoscores zur Vorhersage postoperativer pulmonaler Komplikationen.

Apparative Verfahren wie Thorax-Röntgen, Spirometrie und Blutgasanalyse sind nur selten nötig und sollten nur dann durchgeführt werden, wenn die Vortestwahrscheinlichkeit für einen pathologischen Befund ausreichend hoch ist und sich aus dem erhobenen Befund direkte Konsequenzen für das perioperative Management ergeben.

Vorhersage postoperativer pulmonaler Komplikationen:

In der Praxis hat sich für die pulmonale präoperative Evaluierung hauptsächlich der ARISCAT Score etabliert.

Screening nach obstruktiver Schlafapnoe

Patienten mit obstruktiver Schlafapnoe weisen ein erhöhtes Risiko für schwierige Maskenbeatmung und/oder Intubation sowie postoperative Atemwegsobstruktionen und andere mit der Erkrankung in Zusammenhang stehende Komplikationen auf.

In der Praxis hat sich bei Patienten, bei denen eine obstruktive Schlafapnoe vermutet wird, der „STOP-BANG“-Fragebogen zur Einschätzung des Schlafapnoerisikos etabliert.

Abklärung des perioperativen zerebralen Risikos (DGAI 2024)

Perioperativer Schlaganfall

Perioperative Komplikationen wie Schlaganfall, Delir und neurokognitive Störungen sind häufig und gehen mit einer erhöhten Morbidität und Sterblichkeit einher.

Ein Schlaganfall ereignet sich perioperativ bei 0,1–1 % aller Patienten, die sich einem nicht herz-thorax-chirurgischen Eingriff unterziehen. Verglichen mit Patienten, die perioperativ keinen Schlaganfall erleiden, ist das Sterblichkeitsrisiko in diesem Fall 8-fach erhöht. Das Risiko einen Schlaganfall zu erleiden ist bis zu einem Jahr nach operativen Eingriffen erhöht.

- Risikovorhersage-Tools für einen perioperativen Schlaganfall:
  Das perioperative Risiko einen Schlaganfall zu erleiden kann mittels verschiedener Scores quantifiziert werden. Etabliert haben sich hierbei:
  - Stroke after Surgery Score
  - AHA/ACC Risk Calculator

  - Revised cardiac Risk Index (RCRI)
  - ATRIA Score
- Wann sollen Patienten nach einem Schlaganfall frühestens elektiv operiert werden?
  - Elektive Eingriffe sollten frühestens 9 Monate nach dem Schlaganfallereignis durchgeführt werden. Bei Eingriffen, die eine 9-monatige Wartezeit nicht zulassen, muss eine individualisierte interdisziplinäre Risikoabwägung durchgeführt werden.
  - Patienten mit einer transitorisch-ischämischen Attacke (TIA) oder einem Schlaganfall in den letzten 6 Monaten sollen präoperativ ein neurologisches Konsil erhalten und einer bildgebenden und neurovaskulären Diagnostik unterzogen werden.
  - In den ersten 3 Monaten nach einem Schlaganfall ist die zerebrale Autoregulation i. d. R. jedenfalls eingeschränkt.

Postoperatives Delir

Ein perioperatives Delir tritt bei älteren Patienten in bis zu 65 % der Fälle auf.

Postoperative neurokognitive Störung

Die Wahrscheinlichkeit für das Auftreten einer postoperativen neurokognitiven Störung wird mit 17–43 % angegeben.

Risiko für starken postoperativen Schmerz (DGAI 2024)

Etwa 27 % der Gesamtbevölkerung und 50 % der Patienten in einem Krankenhaus leiden als Komorbidität unter chronischen Schmerzen. Das Vorbestehen von chronischen Schmerzen ist ein konsistenter Risikofaktor für starke postoperative Schmerzen.

Problematik starker postoperativer Schmerzen:
- funktionelle Einschränkungen
- verzögerte Mobilisation
- erhöhter Distress
- verlängerte Krankenhausverweildauer

Eine vorbestehende Langzeiteinnahme von Opiaten stellt einen unabhängigen Risikofaktor für perioperative Komplikationen dar. Im Rahmen der präoperativen Evaluierung sollte die Schmerzanamnese abgefragt sowie bei der Medikamentenanamnese speziell auch Augenmerk auf die vorbestehende Schmerzmedikation gelegt werden und perioperativ Beachtung finden.

Umgang mit Substanzabhängigkeit und Substitution (DGAI 2024)

Als Grundsatz gilt, dass bei Substanzabhängigkeit zur Risikoreduktion der Substanzkonsum perioperativ nach Möglichkeit fortgesetzt werden sollte (z. B. Alkohol, Nikotin, …). Bei Opiatabhängigkeit sollte die perioperative Phase unter adäquater Substitution stattfinden, um Entzugssymptome, perioperative Unruhe und lebensbedrohliche vegetative Entgleisungen zu vermeiden. Auch muss die Opiattoleranz in die perioperative Versorgung miteinbezogen und bedacht werden. Hier gilt es alle supportiven Maßnahmen und regionalanästhesiologischen Möglichkeiten auszunutzen und von einem erhöhten Schmerzmittelbedarf auszugehen.

Neben den Opiaten sind von besonderer Bedeutung:
- Benzodiazepine
- Z-Substanzen
- Gabapentinoide
- Cannabinoide

2.2.3 Multimodales perioperatives Management

Ziel ist es den Gesundheitszustand des Patienten vor Eingriffen zu optimieren – hierfür hat sich der Begriff „Prähabilitation" geprägt. Aktuell liegt in diesem Bereich der Fokus vor dem elektiven Eingriff auf
- Anämiebehandlung,
- ausgewogener Ernährung,
- körperlicher Aktivität,
- Alkohol- und Nikotinkarenz (wenn keine Suchterkrankung diesbzgl. besteht),
- kognitivem Training als Delirprophylaxe.

Sinnvoll umsetzbar scheinen diese Maßnahmen nur, wenn sie in ein interdisziplinär abgestimmtes Konzept am jeweiligen Standort eingebettet sind.

Präoperative Interventionsmöglichkeiten des multimodalen perioperativen Managements

- kurze Nüchternheitsphasen (max. 6 h bei Erwachsenen)
- Zugang zu kohlenhydratreichen Getränken
- Darmvorbereitung in Abhängigkeit vom geplanten Eingriff
- sedierende Prämedikation zur Anxiolyse im Einzelfall in Betracht ziehen
- Antibiotikaprophylaxe vor dem Schnitt
- Durchführung einer validierten Risikostratifizierung
- Anpassung des Analgetikaregimes

2.2.4 Indikationen für allgemeine Untersuchungen im Rahmen der präoperativen Evaluierung (DGAI 2024)

Indikationsstellung für allgemeine Labordiagnostik

- Eine routinemäßige Durchführung von Laborparametern (Screening) wird nicht empfohlen.
- Dies gilt auch für Parameter der Blutgerinnung, da die konventionelle Gerinnungsdiagnostik (aPTT, INR, Thrombozytenzahl) nicht in der Lage ist, die häufigsten Stö-

Tab. 2.6 Organerkrankungen und zu erhebende Laborparameter (Minimalstandard).

–	(V. a.) Erkrankung von			
Parameter	Herz/Lunge	Leber	Niere	Blut
Hämoglobin (Hb)	+	+	+	+
Leukozyten	–	–	–	+
Thrombozyten	–	+	–	+
Natrium, Kalium	+	+	+	+
Kreatinin	+	+	+	+
ASAT, Bilirubin, aPTT und INR	–	+	–	–

rungen der Blutgerinnung (angeborene und erworbene Störungen der Thrombozytenfunktion und des vWF) zu erfassen. Normwerte schließen somit eine hämorrhagische Diathese nicht aus. Die konventionelle Gerinnungsdiagnostik wird nur empfohlen, wenn Vit.-K-Antagonisten eingenommen werden oder bei Verdacht auf eine Gerinnungsstörung (positive Blutungs-/Gerinnungsanamnese).

- Eine standardisierte Gerinnungsanamnese ist sensitiver als Standardlaborparameter! → standardisierte Gerinnungsanamnese durchführen! (Kap. ► 2.3.5)
- Die Bestimmung der Hb-Konzentration ist unabhängig von vorbestehenden Organerkrankungen zu empfehlen, wenn der Eingriff ein relevantes Blutungsrisiko aufweist.
- Bei Pat. mit bekannten oder vermuteten Organerkrankungen wird die Bestimmung der in ► Tab. 2.6 angegebenen Laborparameter als Minimalstandard als sinnvoll angesehen.
- Diabetes mellitus ist ein relevanter periop. Risikofaktor. Die präop. Bestimmung des Nüchtern-BZ wird nur empfohlen bei Hochrisiko-OPs, Vorliegen von kardialen Risikofaktoren, Übergewicht (BMI > 30 kg/m^2).
- Bei bekanntem Diabetes mellitus sollte der BZ periop. engmaschig kontrolliert und eingestellt werden.

Indikationsstellung zur Erhebung von kardialen Biomarkern

- Hoch sensitives kardiales Troponin T/I – Hs-cTn T/I kann eine myokardiale Schädigung quantifizieren. Der Grenzwert von 14 ng/l soll für elektive Eingriffe nicht überschritten werden (Letalitätsunterschied von 6,9 vs. 1,2 %).
- B-Typ natriuretisches Peptid Peptid/NT-proBNP lässt Rückschlüsse auf hämodynamische Einschränkungen mit konsekutiv erhöhter kardialer Wandspannung zu. Der Grenzwert von 300 pg/ml soll für elektive Eingriffe nicht überschritten werden (Letalitätsunterschied 4,8 vs. 1,4 %).

- Sowohl kardiales Troponin T/I – Hs-cTn T/I als auch das B-Typ natriuretisches Peptid Peptid/NT-proBNP haben eine hohe prognostische Bedeutung für perioperative Komplikationen inkl. kardiovaskulärer Tod, Herzstillstand, akute Herzinsuffizienz und Tachyarrhythmien.
- Es wird empfohlen bei Patienten mit manifester kardiovaskulärer Erkrankung, kardialen Risikofaktoren oder kardiovaskulären Symptomen, die sich einem Eingriff mit mittlerem oder hohem Eingriffsrisiko unterziehen, präoperativ sowie 24 und 48 h postoperativ Troponin T/I – Hs-cTn T/I zu bestimmen.
- Eine Bestimmung von B-Typ natriuretisches Peptid Peptid/NT-proBNP kann bei Patienten mit manifester kardiovaskulärer Erkrankung, kardialen Risikofaktoren oder kardiovaskulären Symptomen, die sich einem Eingriff mit mittlerem oder hohem Eingriffsrisiko unterziehen, präoperativ erwogen werden.

Indikation zur Durchführung eines 12-Kanal-EKGs

- Patienten mit klinischen Symptomen einer (ischämischen) Herzerkrankung
- Patienten mit Herzrhythmusstörungen
- Patienten mit Klappenerkrankungen
- Patienten mit Herzvitien
- Patienten mit Herzinsuffizienz
- Träger eines ICD

Eingriffsbezogen: siehe „Ablauf der perioperativen Risikoevaluierung bei elektiven, nicht herz-thorax-chirurgischen Eingriffen (DGAI 2024)“ (S. 83)

Bei Trägern eines Herzschrittmachers ist ein präoperatives EKG nicht erforderlich, wenn keine klinischen Symptome vorliegen und die Schrittmacherkontrolltermine eingehalten wurden.

Indikation zur Durchführung einer transthorakalen Echokardiografie (TTE)

Häufigste präoperative Fragestellungen, die mittels TTE beantwortet werden können

- Beurteilung der links- und rechtsventrikulären Pumpfunktion
- Beurteilung möglicher Herzvitien oder Klappendefekte bei Herzinsuffizienz oder pathologischen Herzgeräuschen

Eine TTE soll durchgeführt werden bei

- Patienten mit neu aufgetretenen Herzgeräuschen und Symptomen kardiovaskulärer Erkrankungen
- Patienten mit eingeschränkter kardialer Belastbarkeit und Dyspnoe
- Patienten mit erhöhtem BNP/NT-proBNP und peripheren Ödemen

Eine TTE kann durchgeführt werden bei

- Patienten mit eingeschränkter kardiovaskulärer Funktion
- Patienten mit einem pathologischen EKG
- Patienten mit erhöhtem BNP/NT-proBNP
- Patienten mit mindestens einem kardialen Risikofaktor vor Operationen mit mittlerem oder hohem eingriffsbezogenem Risiko

Eine stabile Herzinsuffizienz oder vermutete bzw. nachgewiesene ischämische Herzerkrankung sollte nicht allein durch eine TTE abgeklärt werden.

Eine Routineevaluation der linksventrikulären Funktion soll nicht durchgeführt werden.

Indikation zur Durchführung einer Dopplersonografie der Halsgefäße

Viele operative Eingriffe gehen mit einem erhöhten Risiko für das perioperative Erleiden eines Insults einher. Insbesondere die intraoperative Hypotension und die intraoperative lagerungsbedingte Hypotension (z. B. halbsitzende Lagerung) gelten als wesentliche prädisponierende Faktoren. Entsprechend erhöht ist das Risiko bei symptomatischen und asymptomatischen Verschlüssen oder Stenosen der Aa. carotides.

- Bei Patienten, die in den letzten 6 Monaten Symptome hatten, die auf eine Stenose der Aa. carotides hinweisen, sollte präoperativ eine Sonografie der Halsgefäße durchgeführt werden.
- Für Patienten, die sich mit einem Verschluss im Bereich der Aa. carotides einer Operation unterziehen müssen, sollten die gleichen Indikationen zur Revaskularisierung gelten wie für Patienten ohne geplantem operativen Eingriff.

Indikationen zur Durchführung einer erweiterten kardialen Diagnostik

Indikation zur bildgebenden Ischämiediagnostik (Stressechokardiografie, Stress-MRT, Myokardszintigrafie)

Eine lokalisierte Ischämiediagnostik, wie z. B. Stressechokadiografie, Stress-MRT oder Myokardszintigrafie, gehört nicht zur routinemäßigen präoperativen Abklärung. Die Wahl des Verfahrens richtet sich nach den lokalen Gegebenheiten und den entsprechenden aktuellen Leitlinien. Der Nachweis einer relevanten myokardialen Ischämie ist ein erwiesener Prädiktor für das Auftreten relevanter kardiovaskulärer Ereignisse.

- Eine bildgebende Ischämiediagnostik soll vor Operationen mit hohem eingriffsbezogenem Risiko und eingeschränkter Belastbarkeit und hoher Wahrscheinlichkeit für das Vorliegen einer koronaren Herzerkrankung erfolgen.
- Bei asymptomatischen Patienten mit eingeschränkter Belastbarkeit und vorangegangener perkutaner Koronarintervention (PCI) oder aortokoronarer Bypassoperation (ACB-OP) sollte vor Eingriffen mit hohem eingriffsbezogenem Risiko eine bildgebende Ischämiediagnostik erfolgen.

Indikation zum Belastungs-EKG

Die Indikation zum Belastungs-EKG im Rahmen der präoperativen Evaluierung zum Nachweis einer Myokardischämie ist nur gegeben, wenn bildgebende Verfahren zur Ischämiediagnostik nicht zur Verfügung stehen.

Indikation zu Koronar-CT-Angiografie oder Koronar-MRT

Die Koronar-CT-Angiografie oder das Koronar-MRT stellen eine nicht invasive Alternative zur invasiven Koronarangiografie dar. Sie dienen hauptsächlich der Beurteilung eines möglichen chronischen Koronarsyndroms (CCS) bei normalem EKG und normalen kardialen Troponinwerten. Die Verfahren sind auch für Patienten geeignet, bei denen ein Belastungstest nicht möglich ist oder bei denen die Wahrscheinlichkeit für das Vorliegen eines CCS nur niedrig oder intermediär ist.

- Die Kardio-CT-Diagnostik kann bei Patienten mit niedrigem bzw. intermediärem Risiko für das Vorliegen eines chronischen Koronarsyndroms vor Operationen mit mittlerem oder hohem eingriffsbezogenem Risiko als Ausschlussdiagnostik erwogen werden.
- Die Kardio-CT-Diagnostik kann bei Patienten, die ungeeignet sind für bildgebende Belastungstests, vor Operationen mit mittlerem oder hohem eingriffsbezogenem Risiko als Ausschlussdiagnostik erwogen werden.

Indikation zur invasiven Koronardiagnostik (perkutane Koronarangiografie/-intervention)

Die Indikation zur PCI wird nach den gleichen Indikationen wie im nicht präoperativen Setting gestellt. Die PCI ist keine routinemäßige präoperative Diagnostik. Bei Patienten mit chronischem Koronarsyndrom, die sich einer elektiven asymptomatischen Karotis-Endarteriektomie unterziehen müssen, kann eine präoperative Koronarangiografie erwogen werden.

Diagnostik bei Patienten mit pulmonalen Vorerkrankungen

Indikation zur Röntgenuntersuchung der Thoraxorgane

Routinemäßige präoperative Thorax-Röntgenaufnahmen im Sinne eines Screenings sollen präoperativ nicht gemacht werden, da sie das perioperative Management i. d. R. nicht verändern und bei asymptomatischen Patienten i. d. R. kein Nutzen zu erwarten ist.

Röntgenaufnahmen des Thorax sind ausschließlich gezielten Fragestellungen vorbehalten, die das perioperative Vorgehen ändern (z. B. Pneumoniediagnostik, Atelektasen, Pleuraergüsse usw.). In speziellen Fällen sind sie zur Beantwortung anästhesiologischer Fragestellungen (z. B. Beurteilung der Trachealverlagerung bei Struma) sinnvoll.

Röntgenaufnahmen des Thorax

- sollen bei Patienten mit pulmonalen Verdachtsdiagnosen dann durchgeführt werden, wenn das Ergebnis der Untersuchung das perioperative Vorgehen verändern könnte,
- können bei spezifischer Fragestellung durchgeführt werden (z. B. Beurteilung der Trachealverlagerung, Pneumonieausschluss usw.),
- sollen bei akuten respiratorischen Symptomen oder Progression bestehender Symptome durchgeführt werden.

Lungenfunktionsdiagnostik

Die zur Verfügung stehenden Verfahren Spirometrie, Spiroergometrie und Bodyplethysmografie sind im Rahmen der präoperativen Evaluierung nur sinnvoll, wenn sie die Vorhersage von perioperativen pulmonalen Komplikationen verbessern.

- Bei lungengesunden Patienten sollen apparative Verfahren zur pulmonalen Diagnostik routinemäßig nicht zum Einsatz kommen.
- Bei klinischen Zeichen für COPD sollte vor großen Oberbauch-OPs eine Spirometrie und eine Blutgasanalyse durchgeführt werden.
- Bei bekannter stabiler obstruktiver oder restriktiver Lungenerkrankung soll im Rahmen der präoperativen Evaluierung keine weitere apparative Diagnostik durchgeführt werden.

2.3 Präoperative Evaluierung (Ö. BQLL 2023)

Im Folgenden finden Sie eine schematische Darstellung der Österreichischen Bundesqualitätsleitlinie zur integrierten Versorgung von erwachsenen Pat. für die präop. Diagnostik bei elektiven Eingriffen (BQLL PRÄOP aus 2023, im Folgenden kurz Ö. BQLL 2023) (▸ Abb. 2.2).

2.3.1 Art und Invasivität des Eingriffs (Ö. BQLL 2023)

Die Einteilung erfolgt nach folgendem Schema in leichten oder schweren Eingriff und sollte lt. Leitlinie vor der Zuweisung durch den Chirurgen erfolgen (▸ Tab. 2.7).

2.3.2 Klinische Untersuchung (Ö. BQLL 2023)

- Gewicht, Größe, Errechnung des BMI
- Messung von RR, Puls (Frequenz und Rhythmik)
- Auskultation von Herz und Lunge
- Pupillen: Größe, Seitenvergleich, direkte und indirekte Lichtreaktion
- bei V. a. eine neurologische Erkrankung → orientierende neurologische Untersuchung
- allgemeine klinische Inspektion

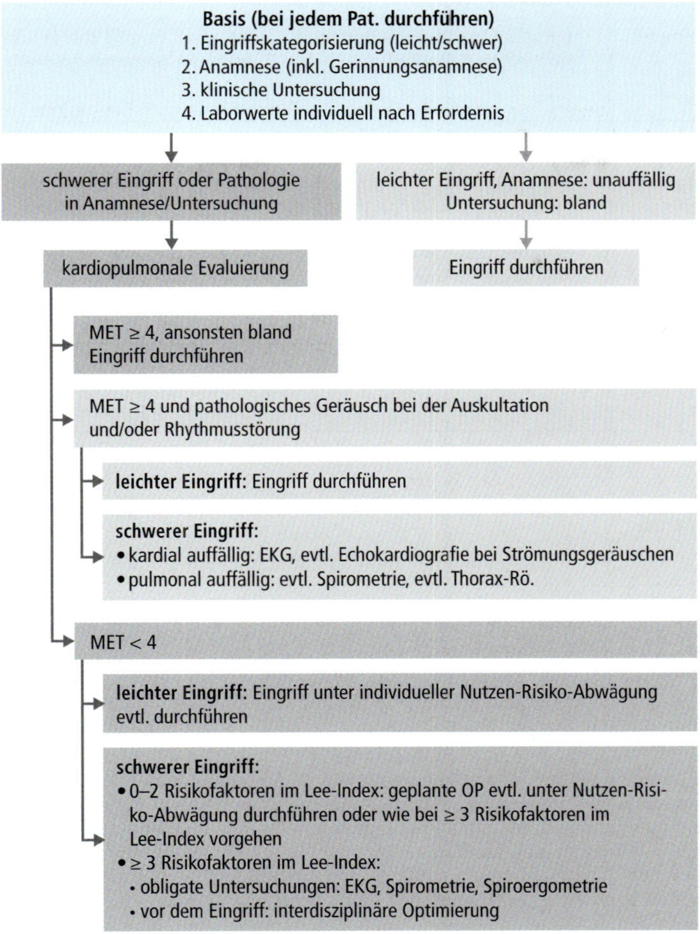

Abb. 2.2 Schematischer Ablauf einer präoperativen Evaluierung lt. Ö. BQLL 2023.

- Atemweg: Mallampati-Score, thyreomentaler Abstand (Abstand zwischen Kinnspitze am Innenrand der Mandibel bis zum Oberrand des Schildknorpels: sollte > 6 cm sein), Unterkiefer-Protrusionstest (Unterkiefer-Schneidezähne sind vor/auf/hinter Oberkiefer-Schneidezähne stellbar)
- orientierende Erhebung des Zahnstatus
- Inspektion der entsprechenden anatomischen Regionen zur Vorbereitung von Regionalanästhesie und Gefäßzugängen

Tab. 2.7 Art und Invasivität des Eingriffs: Einteilung.

Parameter	leichter Eingriff (Erfüllung aller genannten Kriterien)	schwerer Eingriff (bei Erfüllung eines der genannten Kriterien)
Dauer	< 2 h	> 2 h
Blutverlust	< 500 ml	> 500 ml
anatomische Region	keine Körperhöhleneingriffe, diagnostische Endoskopie, Eingriffe inkl. laparoskopischer Cholezystektomie, laparoskopischer Hernien-Repair-OP und thorakoskopischer Eingriffe ohne Resektion	Eingriffe an Thorax oder Abdomen inkl. laparoskopischer Darmchirurgie (Resektion und Anastomose) und thorakoskopischer Lobektomie
Pathophysiologie	–	hämodynamische Beeinflussung, respiratorische Beeinflussung, große Flüssigkeitsshifts

✔ Merke

Bei unauffälligem Ergebnis von Anamnese und klinischer Untersuchung und leichten Eingriffen sind keine weiterführenden präop. Tests notwendig.

2.3.3 Kardiovaskuläre Evaluierung (Ö. BQLL 2011)

✔ Merke

Der Erhebung der Belastbarkeit kommt ein höherer Stellenwert in der Risikoevaluierung zu als z. B. ischämischen Veränderungen der Repolarisationsphase im Ruhe-EKG. Entsprechende Angaben aus dem Anamnese-Fragebogen zur funktionellen Leistungsfähigkeit werden – umgewandelt in MET (Kap. 2.1.5) – für die weitere präop. Abklärung genutzt. Die kardiopulmonale Belastbarkeit stellt den wesentlichen Faktor zur Abschätzung des periop. Risikos dar. Im Regelfall genügt eine exakte Befragung des Pat.

Weiterführende Diagnostik zur präop. Abklärung bei pathol. kardialer Anamnese wird empfohlen bei

- stabilem Brustschmerz, Angina pectoris und hohem operativem Risiko
- instabiler Angina pectoris
- Atemnot **unbekannter Ursache**
- akuter Herzinsuffizienz
- schweren hämodynamisch wirksamen Vitien: Aortenstenose, Mitralstenose (S. 97)

- MCI in der Anamnese (falls MET ≥ 4: nur Ruhe-EKG)
- Z. n. Revaskularisierung (falls MET ≥ 4: nur Ruhe-EKG)
- schweren kardialen Arrhythmien
  - AV-Block II (Mobitz II)
  - AV-Block III
  - symptomatische ventrikuläre Arrhythmien
  - supraventrikuläre Arrhythmien (inkl. Vorhofflimmern) bei einer Ruhe-HF > 100/min
  - symptomatische Bradykardie
- siehe auch Vorgehen bei Koronarstents: Kap. 2.3.9

Folgende weitere präop. Tests können zur Risikoevaluierung indiziert sein

- **12-Kanal-Ruhe-EKG**
  - bei pathol. kardialer Anamnese, v. a. vor großen Eingriffen
- **Thorax-Rö. (p.-a. und seitlich)**
  - bei pathol. pulmonaler Anamnese und/oder klinischer Untersuchung
  - bei reduzierter Belastbarkeit (MET < 4)
- **Belastungs-EKG, Spiroergometrie**
  - bei geplantem hohem operativem Risiko und anamnestisch reduzierter Belastbarkeit < 4 MET
  - bei Unmöglichkeit einer Fahrradergometrie mögliche Alternativen:
    - Armkurbelergometrie
    - Stress-Echokardiografie
    - Myokardszintigrafie mit pharmakologischer Belastung (Dipyridamol, Dobutamin, Dobutamin mit Atropin)
- **Echokardiografie**
  - bei anamnestischen oder klinischen Hinweisen auf akute Herzinsuffizienz oder einen Herzklappenfehler
  - **Ziel** ist die Quantifizierung der Klappen(dys)funktion und des Druckgradienten

Kardiovaskuläre Risikofaktoren und Managementhinweise

- AK-Stenose: unabhängiger Risikofaktor für periop. Komplikationen (unabhängiges relatives Risiko von 5,2 bei Gradienten von 25–50 mmHg und 6,8 für Gradienten > 50 mmHg)
- andere Klappenfehler und prothetischer MK-Ersatz:
  - Ausmaß der Herzinsuffizienz: prädiktiv
  - antimikrobielle Endokarditisprophylaxe auch nach Klappenersatz notwendig
  - zu starke Entwässerung vermeiden
  - keine akute Option: periop. Therapiebeginn mit β-Rezeptoren-Blockern
- kardiale Rhythmusstörungen: kein unabhängiges Risiko; Hauptpathologien: zugrunde liegende KHK und Herzinsuffizienz

- arterielle Hypertonie: unabhängiges periop. Risiko erst bei RR-Werten > 180/ > 110 mmHg
- pulmonale Hypertension: PAP
- hypertrophe Kardiomyopathie: periop. Gefahr der Exazerbation der dynamischen Ausstrom-Obstruktion; keine Zusatzabklärung; **cave** bei Volumenersatz und α-adrenergen Substanzen

2.3.4 Pulmonale Evaluierung (Ö. BQLL 2011)

> **✔ Merke**
>
> Intraoperativ spielen respiratorische Probleme eine untergeordnete Rolle. Postoperativ gehören sie zu den häufigsten Komplikationen.

- Anamnese hinsichtlich pulmonaler Vorerkrankungen – Augenmerk legen auf:
  - obstruktiv (Asthma bronchiale, COPD)
  - restriktiv (Lungenfibrose, Z. n. Lobektomie/Pneumektomie)
  - neuromuskulär (Myasthenie)
- weiterführende Diagnostik zur präop. Abklärung:
  - Perkussion bei pathol. pulmonaler Anamnese und/oder klinischer Untersuchung
  - „kleine" Spirometrie
    - bei pathol. pulmonaler Anamnese und/oder klinischer Untersuchung
    - bei großen Oberbaucheingriffen und respiratorisch schwer belastenden Eingriffen
    - bei intrathorakalen Eingriffen (wenn nicht bereits zur Indikationsstellung durchgeführt)
  - BGA
    - bei pathol. Spirometrie
  - Thorax-Rö. (p.-a. und seitlich)
    - bei pathol. pulmonaler Anamnese und/oder klinischer Untersuchung
    - bei reduzierter Belastbarkeit (MET < 4)
    - bei pathol. Spirometrie

> **✔ Merke**
>
> Im Falle eines pathol. Befundes in der weiterführenden kardiopulmonalen Testung soll bei einer relevanten Konsequenz für das periop. Vorgehen präop. eine interdisziplinäre Optimierung eingeleitet werden.

2.3.5 Präoperative Gerinnungsabklärung (Ö. BQLL 2023)

Das Blutungsrisiko ist durch Laboruntersuchungen allein weder vorhersehbar noch vermeidbar.

Die Kombination einer strukturierten Blutungsanamnese und individuell angepasster Labordiagnostik steigert die Sensitivität.

Patienten mit unklarer pathol. Laborgerinnungsanalytik sind gerinnungsversierten Ärzten vorzustellen.

Indikationen zur Bestimmung von Gerinnungslaborparametern

Bei unauffälliger Blutungsanamnese und unauffälligem klinischem Untersuchungsbefund ist bei ASA-1- und ASA-2-Pat. keine labormedizinische Blutgerinnungsanalytik erforderlich.

- Routinegerinnung (aPTT, PTZ [Quick], Fibrinogenspiegel, Thrombozytenzahl)
  - bei pathol. Blutungsanamnese (mit klinischen Blutungssymptomen)
  - bei speziellen Eingriffen (z. B. an der Retina, intrakranielle/spinale Eingriffe)
  - bei Pat. ≥ ASA 3
  - bei Pat. mit Leberdysfunktion
  - bei Undurchführbarkeit der Blutungsanamnese
- primäre Hämostasekapazität (z. B. vWF: Ag, vWF: RCo, Thrombozytenfunktionstest wie z. B. PFA-100/-200 oder Multiplate)
  - bei pathol. Blutungsanamnese (mit klinischen Blutungssymptomen)
  - bei speziellen Eingriffen (z. B. an der Retina, intrakranielle/spinale Eingriffe)
  - bei Undurchführbarkeit der Blutungsanamnese
- weitere Gerinnungstests (z. B. Anti-Xa-Aktivität)
  - bei auffälliger Medikamentenanamnese durch Einnahme von Antithrombotika mit erheblichem Blutungsrisiko zur Quantifizierung der (Rest-)Wirkung oder bei eingeschränkter Elimination

Hinweis: Vor neuroaxialen Blockaden in der Geburtshilfe ist bei unauffälliger (Blutungs-)Anamnese eine weitere Gerinnungsanalytik nicht zwingend erforderlich.

Gerinnungsanamnese/Blutungsanamnese

Eine pos. Beantwortung der nachfolgenden Fragen weist auf ein relevantes Gerinnungsproblem hin, welches vor einem elektiven Eingriff weiter abgeklärt werden muss! **Ab einer** pos. Antwort gilt die Blutungsanamnese als auffällig/pathol.!

Fragen Sie nach:

- **vermehrt spontanem Nasenbluten**
  (nicht gemeint ist Nasenbluten nach dem „Nasenbohren", forciertem Schnäuzen, während Verkühlungen, nur in der Heizperiode auftretendes Nasenbluten; tritt das Nasenbluten immer nur auf einer Seite auf → HNO-Abklärung [Locus Kiesselbachi, Septumdeviation, ...?])
- **vermehrt blauen Flecken an untypischen Stellen**
  (v. a. dort, wo man sich nicht „anschlägt" [z. B. am Bauch], blaue Flecken ohne vorhergegangenes Trauma oder punktförmige Blutungen)
- **Gelenkblutungen oder Blutungen in Weichteilen oder Muskeln**
- **Blutungen nach einer Zahnextraktion**
  (v. a. ein Wiedereinsetzen der Blutung, wenn diese bereits sistiert ist)
- **längerem oder verstärktem Nachbluten nach Schnittverletzungen**
  (z. B. kleine Schnitte nach dem Nassrasieren, die länger als 5 min bluten)
- **Nachblutungen nach OPs**
- **abnormaler Blutungsneigung bei Blutsverwandten** (v. a. Eltern oder Geschwister)
- **auffälligen Wundheilungsstörungen**
- **bekannter Blutungsstörung**
- **verstärkter Regelblutung bei Frauen** (vom 1. Tag an Dauer > 7 d oder > 7 Binden/d)

Wenn die Gerinnungs-/Blutungsanamnese unauffällig ist:

- **keine Komorbidität:** keine zusätzliche Gerinnungslabordiagnostik erforderlich
- **Leberinsuffizienz:** PTZ, Thrombozyten
- **ASA ≥ 3:** PTZ, aPTT, Fibrinogen, Thrombozyten
  wertvoll: Point-of-Care-Gerinnungsmonitoring (z. B. ROTEM)
- spezielle Eingriffe (intrakranielle Eingriffe, spinale Eingriffe, Eingriffe an der Retina): PTZ, aPTT, Fibrinogen, Thrombozyten, primäre Hämostasekapazität: vWF: Ag, vWF: RCo, PFA-100 oder Aggregometrie

Wenn die Gerinnungs-/Blutungsanamnese auffällig ist:

- **Patient ist mit Gerinnungshemmern therapiert:**
  - Individualmedizin, individuelles Drugmonitoring, PTZ, aPTT, Fibrinogen, Thrombozyten, primäre Hämostasekapazität: vWF: Ag, vWF: RCo, PFA-100 oder Aggregometrie; wertvoll: Point-of-Care-Gerinnungsmonitoring (z. B. ROTEM)
- **Patient zeigt klinische Symptome einer Gerinnungsstörung:**
  - PTZ, aPTT, Fibrinogen, Thrombozyten, primäre Hämostasekapazität: vWF: Ag, vWF: RCo, PFA-100 oder Aggregometrie, spezifische Diagnostik bei bekannter Gerinnungsstörung (z. B. Faktor VII bei Hämophilie A); wertvoll: Point-of-Care-Gerinnungsmonitoring (z. B. ROTEM)

2

Anmerkungen

Bekannte Gerinnungsstörung (z. B. Hämophilie, vWS):
interdisziplinäre weitere diagnostische Abklärung und Gerinnungstherapie (Hämatologie, Hämostaseologie, Innere Medizin, Pädiatrie, Labormedizin)

2.3.6 Präoperative Laboruntersuchungen (Ö. BQLL 2023)

> ✔ **Merke**
> Die labormedizinische Diagnostik erfolgt entsprechend Anamnese und OP-Kategorie. Der „Routinelaborbefund" oder ein „Screening nach Alter des Pat." wird zugunsten einer individualisierten Laboranforderung verlassen.
> Bei Undurchführbarkeit der Anamneseerhebung (z. B. bei Sprachbarrieren, Bewusstseinseinschränkung oder mangelnder Compliance) sollte die labormedizinische Diagnostik wie bei Pat. mit pathol. Anamnese durchgeführt werden.

Laut Österreichischen Quellleitlinien zur präop. Pat.-Evaluierung 2023 (ÖGARI) können folgende labormedizinische Tests zur präop. Risikoevaluierung indiziert sein:

- **BB (Hkt, Hb, Leukozyten und Thrombozyten):**
  - bei schweren Eingriffen (v. a. bei hoher Transfusionswahrscheinlichkeit)
  - bei hämatologischen oder onkologischen Vorerkrankungen
  - bei Leberzirrhose (nur Thrombozytenzahl)
  - bei (V. a.) Anämie

Hinweis: Eine labormedizinisch erkannte Anämie soll v. a. vor großen Eingriffen mit erwarteter Transfusionsbedürftigkeit präop. korrigiert werden.

- **Serumelektrolyte (Na, K):**
  - bei schweren Eingriffen
  - bei (V. a.) Nierendysfunktion, Leberdysfunktion oder Diabetes mellitus
  - bei Dauermedikation mit ACE-Hemmern, Angiotensin-II-Antagonisten, Diuretika (Schleifendiuretika, Spironolaktone), Kortikoiden, Antidepressiva oder Digitalis (nur Kalium)
- **Niere (Serumkreatinin, GFR errechnet):**
  - bei schweren Eingriffen
  - bei anamnestischen Hinweisen auf Nierendysfunktion, Leberzirrhose, Diabetes mellitus sowie bei erhöhtem kardialem Risiko
  - bei eingeschränkter Belastbarkeit (MET < 4)
  - bei laufender Chemo- oder Radiotherapie
  - bei Dauermedikation mit ACE-Hemmern, Angiotensin-II-Antagonisten, Diuretika, Digitalis, Kortikoiden oder geplanter intraop. KM-Gabe
- **Gerinnung (aPTT, Quick-Wert/INR, Thrombozyten, Fibrinogen):**
  wenn: ASA ≥ 3, Leberdysfunktion, pos. Gerinnungsanamnese, Gerinnungshemmertherapie, spezielle Eingriffe

- **Leberparameter (ALAT, Bilirubin, PTZ = Quick oder INR):**
  - bei (V. a.) Leberdysfunktion
  - bei OPs an der Leber
- **BZ:**
  - bei schweren Eingriffen (v. a. Gelenkendoprothetik, Kolorektalchirurgie und Gefäßchirurgie)
  - bei Dauermedikation mit Kortikoiden
  - bei bekanntem Diabetes mellitus
- **HbA_{1c}:**
  bei Diabetes mellitus und gleichzeitig schwerem Eingriff (v. a. Gelenkendoprothetik, Kolorektalchirurgie und Gefäßchirurgie)
- **Schilddrüse (TSH, fT_3, fT_4):**
  bei V. a. Schilddrüsenfehlfunktion
- **Blutgruppe und Ak-Suchtest:**
  - bei schweren Eingriffen und erwartetem transfusionsbedürftigem Blutverlust (≥ 500 ml)
  - unter Berücksichtigung geografischer und logistischer Besonderheiten diese Indikation großzügig stellen

2.3.7 Präoperative Anämiekorrektur (Ö. BQLL 2023)

Patienten mit Blutungsrisiko sollten 4–8 Wo. vor einem elektiven Eingriff evaluiert werden.

Wenn eine Anämie vorliegt, sollte die Ursache identifiziert werden:

- Eisenmangelanämie? → Therapie mittels Eisensubstitution (i. v. bevorzugt über p. o.)
- Niereninsuffizienz?
- Entzündung?

Wenn ein Eisenmangel als Ursache für die Anämie ausgeschlossen ist, sollten Erythropoese-stimulierende Medikamente eingesetzt werden. Bei autologen Blutspenden wird ebenfalls eine Therapie mit Erythropoetin-stimulierenden Medikamenten empfohlen, um eine periop. Anämie zu vermeiden. Wenn eine relevante Anämie vorliegt, die präoperativ nicht medikamentös korrigiert werden kann, soll eine präoperative Korrektur mittels Erythrozytenkonzentraten erfolgen.

Literatur

[25] Kietaibl S, Ahmed A, Afshari A et al. Management of severe peri-operative bleeding: Guidelines from the European Society of Anaesthesiology and Intensive Care: Second update 2022. European Journal of Anaesthesiology 2023; 40 (4): p 226–304. DOI: 10.1097/EJA.0000000000001803

2.3.8 Röntgen-KM bei Pat. mit Risiko für jodinduzierte Schilddrüsenfunktionsstörungen

Empfehlung der Österr. Schilddrüsengesellschaft (2016):

- Patienten, die Schilddrüsenhormone als Substitutionstherapie bei Hypothyreose einnehmen: Kontrastmittel kann verabreicht werden – keine schilddrüsenassoziierten Probleme zu erwarten
- Risikopatienten
  - bekannte bestehende Schilddrüsenüberfunktion
  - Zustand nach Schilddrüsenüberfunktion
  - klinischer Verdacht auf eine Schilddrüsenüberfunktion
  - tastbare Struma

→ TSH bestimmen. Wenn TSH < 0,3 mU/l: zusätzlich Bestimmung der freien Schilddrüsenhormone

Vorgehen bei Risikopatienten

- elektiver Eingriff geplant/elektive Untersuchung:
  → Abklärung in einem Schilddrüsenzentrum vor Kontrastmittelgabe

Dringliche Indikation

- wenn möglich Vorstellung in einem Schilddrüsenzentrum
- wenn nicht zeitgerecht möglich: prophylaktische Therapie beginnen

Bei Notfalleingriffen

Prophylaktische Therapie beginnen:

- Gabe von Natrium-Perchlorat-Tropfen 300 mg/ml peroral entsprechend dem Beipacktext:
  - je 40 Tropfen 2–4 h vor und nach Kontrastmittelgabe
  - gefolgt von 3 × tgl. 21 Tropfen für 7–14 Tage
- Thiamazol nur nach strenger Indikationsstellung
- zeitnahe Vorstellung in einem Schilddrüsenzentrum
- Kontrolle der Schilddrüsenfunktion nach spätestens 2–4 Wochen

2.3.9 Stents, Koronarstents

Perioperatives Management bei Patienten mit Koronarstents

Zeitpunkt des Eingriffs

- **elektive Eingriffe**
  - nach PCI: frühestens 6 Monate nach PCI bei stabiler KHK
  - nach ACS: elektive Eingriffe nach frühestens 12 Monaten

- **dringliche Eingriffe:**
  - nach PCI: frühestens nach 1 Monat
  - nach ACS: frühestens nach 3 Monate
  - falls Abwarten nicht möglich, kann Bridging erwogen werden
- **Risikoeinschätzung:**
  - Das Risiko für Stentthrombose, Myokardinfarkt und Tod ist in den ersten 4–6 Wochen nach PCI am höchsten (bis zu 45 %).
  - Nach 6 Monaten sinkt das Risiko auf 4,2 %, nach 1 Jahr auf Normalniveau.
  - zur Einschätzung des Blutungsrisikos nach Eingriff siehe „Eingriffspezifisches Blutungsrisiko (modifiziert nach ESC 2022)“ (S. 111)

✔ Merke

Höchstes Risiko für ein perioperatives Major Adverse Cardiac Event (MACE) bei folgenden Risikofaktoren:
- Notfalleingriff
- Revised cardiac Risk Index ≥ 2
- ACS als PCI-Indikation
- OP innerhalb von 30 Tagen nach PCI (besonders kritisch in den ersten 7 Tagen)

- **weitere Risikofaktoren, welche die Wahrscheinlichkeit für ein MACE signifikant erhöhen:**
  - multiple Myokardinfarkte in der Anamnese
  - frühere Stentthrombose
  - EF < (35–)40 %
  - Diabetes
  - Niereninsuffizienz
  - chronisch verschlossene Läsion
  - Status post komplexe PCI (Bifurkationsstent, Hauptstamm-, Mehrgefäß-PCI), ≥ 3 Läsionen oder ≥ 3 Stents, Gesamt-Stent-Länge > 60 mm [kleine Stents Durchmesser < 2,5 mm]).

Perioperative Medikation bei Patienten mit koronaren Stents

Patienten mit Koronarstent erhalten eine lebenslange ASS-Therapie. Nach ACS wird zusätzlich für 12 Monate ein $P2Y_{12}$-Hemmer (Clopidogrel, Prasugrel oder Ticagrelor) empfohlen. Bei sehr hohem Blutungsrisiko kann die Dauer verkürzt, bei Hochrisikopatienten verlängert werden.

Empfehlung der Arbeitsgruppe Perioperative Gerinnung der ÖGARI (Version 2.0, 01.10.24)

Perioperatives Vorgehen

- ASS sollte bei Patienten mit stattgehabter PCI möglichst weitergegeben werden, sofern das Blutungsrisiko es erlaubt.
- Risikoabwägung bei dualer Plättchenhemmung (Thrombose vs. Blutung) ist entscheidend und interdisziplinär zu klären.
- Hochrisikoeingriffe sollten nur in Kliniken mit PCI-Bereitschaft durchgeführt werden.

Pausierung von ASS

- bei sehr hohem Blutungsrisiko (z. B. Neurochirurgie, vitroretinale Chirurgie): mindestens 5 Tage
- ASS-Pause bei alleiniger $P2Y_{12}$-Therapie ist nicht untersucht und wird nicht empfohlen.
- Patienten ohne PCI (primäre Prophylaxe): ASS mindestens 3 Tage pausieren

Pausierung von $P2Y_{12}$-Rezeptorantagonisten (präoperativ), wenn eine Unterbrechung nötig ist

- Ticagrelor: 3–5 Tage
- Clopidogrel: 5 Tage
- Prasugrel: 7 Tage
- ► Abb. 2.3

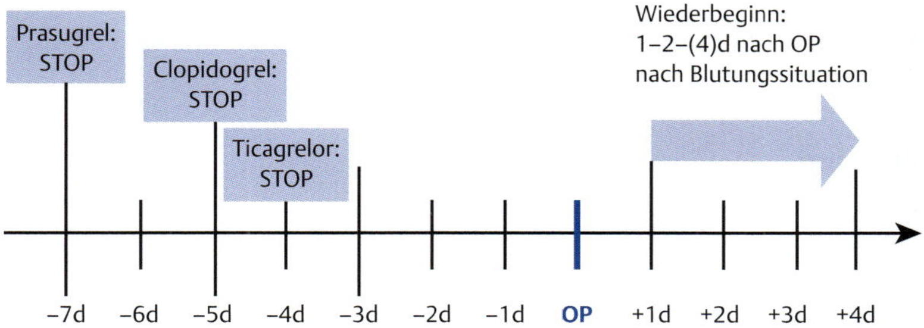

Abb. 2.3 Pausierung von $P2Y_{12}$-Rezeptorantagonisten (präoperativ).

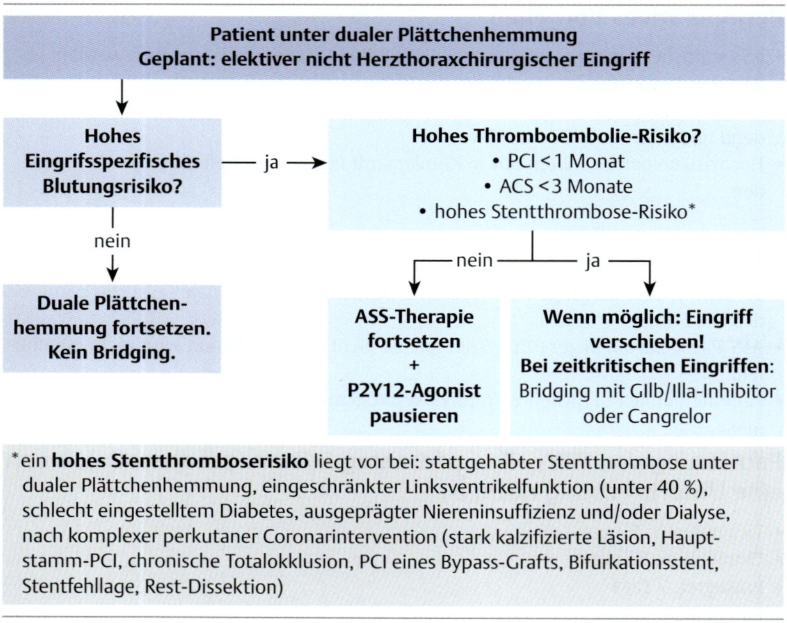

Abb. 2.4 Duale Plättchenhemmung.

Vorgehen bei Patienten mit dualer Plättchenhemmung

► Abb. 2.4

Bridging

- kann bei hohem Ischämierisiko in Betracht gezogen werden (z. B. mit Cangrelor oder GPIIb/IIIa-Antagonisten)
- Cangrelor ist aktuell der einzige Bridging-Ansatz mit Studienbasis, aber mit begrenzten Daten.
- Das Stentthromboserisiko ist in den ersten 6 Wochen nach PCI am höchsten → Pat. dieser Gruppe sind in Studien unterrepräsentiert.
- Ein Bridging mit Heparin wird in diesen Fällen nicht empfohlen.

Vorgehen bei Bridging mit Cangrelor

1. $P2Y_{12}$-Hemmer wird gemäß empfohlener Karenzzeit gestoppt (Prasugrel 7 Tage, Ticagrelor/Clopidogrel 5 Tage), ASS bleibt weiter bestehen (evtl. Pause am OP-Tag).

2. Cangrelor-Infusion (0,75 µg/kg KG/min) beginnt:
   - 3–4 Tage nach Prasugrel-Stopp
   - 48 h nach Ticagrelor/Clopidogrel-Stopp
3. Cangrelor-Infusion (0,75 µg/kg KG/min) endet:
   - 1–6 h vor der OP wird die Infusion beendet.
4. Postoperativ:
   - 6 h nach OP: Clopidogrel 300 mg (Loading Dose), dann 75 mg/d (wenn Blutungsrisiko es erlaubt).
   - falls nicht möglich → Cangrelor-Infusion kann fortgesetzt werden.

2.4 Perioperatives Management der Dauermedikation

2.4.1 Statine

- nicht absetzen
- Wenn eine Indikation für eine Statintherapie besteht, sollte der bereits präoperative Beginn einer Statintherapie erwogen werden.

2.4.2 Psychopharmaka

- Eine Dauermedikation mit trizyklischen Antidepressiva sollte fortgeführt werden.
- Eine Dauermedikation mit Lithium sollte präoperativ für 72 h pausiert werden.
- Eine antikonvulsive Dauermedikation soll für elektive Eingriffe nicht abgesetzt werden. Für neurochirurgische Eingriffe (Epilepsiechirurgie, Tumorchirurgie) muss das Vorgehen abgestimmt werden.
- **MAO-Hemmer:** Studienlage nicht eindeutig! Die aktuelle Leitlinie der DGAI (2024) enthält nur die Empfehlung (E65): „Ein Austausch von irreversiblen MAO-Inhibitoren durch reversible MAO-Inhibitoren kann präoperativ erfolgen", verweist aber im Langtext auf relevante Wechselwirkungen. Lt. aktueller Empfehlung der ÖGARI sollten MAO-Inhibitoren pausiert werden und irreversible bei Notwendigkeit durch reversible ersetzt werden.
  Hinweis: MAO spaltet Monoamine wie Serotonin, Noradrenalin und Dopamin und verringert dadurch ihre Verfügbarkeit (Signalübertragung) im ZNS.
  - MAO-B-Hemmer: primärer Einsatz in der Parkinsontherapie
  - MAO-A-Hemmer: primärer Einsatz als Antidepressivum
  - Unter MAO-Hemmer-Therapie kann es zu schweren WW mit periop. häufig verwendeten Arzneimitteln kommen: Indirekte Sympathomimetika können schwer beherrschbare hypertensive Krisen auslösen, Serotonin-Syndrom (exzitatorische Reaktionen) durch Pethidin, Tramadol, Dextromethorphan etc.
  - **Wenn MAO-Hemmer nicht abgesetzt werden können (z. B. Notfall-OP):**
    → absolute KI für den Einsatz von Tramadol, Pethidin

- **Wenn MAO-Hemmer aus medizinischen Gründen nicht abgesetzt werden können:**
  → nach Möglichkeit 14 Tage präop. irreversible MAO-Hemmer (Wirkdauer ca. 14 d!) durch reversible ersetzen (Wirkdauer nur 24 h!), diese dann 24 h präop. pausieren; in Rücksprache mit Neurologen

Praxis

MAO-Hemmer

- 1. Generation (nicht selektiv, irreversibel; Antidepressivum):
  z. B. Tranylcypromin: 14 d präop. absetzen und bei Bedarf Ersatz mit reversiblem MAO-Hemmer
- 2. Generation (hemmt selektiv MAO-B, irreversibel; Parkinsontherapie):
  z. B. Selegilin: erwäge 14 d präop. absetzen und bei Bedarf Ersatz mit reversiblem MAO-Hemmer
- 3. Generation (hemmt selektiv MAO-A, reversibel; Antidepressivum):
  z. B. Moclobemid: 24 h präop. absetzen

2.4.3 Parkinsontherapeutika

- Morbus Parkinson = Dopaminmangel an der Substantia nigra.
  Therapieprinzip: Erhöhung der Dopaminkonz. an der Substantia nigra durch: Dopaminzufuhr (L-DOPA), Dopaminagonisten (z. B. Bromocriptin), Verlangsamung des Abbaus (MAO-B-Hemmer, z. B. Selegilin), Erhöhung der Freisetzung (NMDA-Antagonisten, z. B. Amantadin)
- Das Absetzen von Parkinsontherapeutika kann zu schweren Parkinsonkrisen führen. Deshalb sollten Parkinsontherapeutika nach Möglichkeit immer fortgeführt werden.
- Ausnahme: Selegilin (MAO B-Hemmer): 24 h präop. pausieren
- alle anderen Parkinsontherapeutika: bis zum Morgen des OP-Tages geben, postop. möglichst rasch wieder applizieren!
- periop. vermeiden: Dopaminantagonisten (Metoclopramid), Medikamente mit extrapyramidalmotorischen NW (z. B. Droperidol)
- bei Parkinsonkrise: 200 mg Amantadin über je 3 h i. v.; 1 × Rep direkt nach Ende Erstgabe möglich

2.4.4 Orale Antidiabetika

- Insuline
- SGLT-2-Inhibitoren („Gliflozine"):
  Risiko: euglykäme diabetische Ketoazidose
  - bei OP mit niedrigem eingriffsbezogenem Risiko mind. 24–48 h pausieren
  - bei OP mit mittlerem und hohem eingriffsbezogenem Risiko mind. 72 h pausieren

- GLP-1-Analoga („Glutide"):
  Risiko: verzögerte Magenentleerung, Übelkeit, Erbrechen
  - wenn täglich eingenommen: am Tag der Operation pausieren
  - wenn wöchentlich eingenommen: OP 1 Woche nach Applikation (7 Tage Pause)
- DPP4-Inhibitoren („Gliptine"): nicht pausieren
- Sulfonylharnstoffe und -analoga („Glinide"; z. B. Gliclazid):
  Risiko: Hypoglykämie
  - am Tag der Operation pausieren
- Glitazone (z. B. Pioglitazon): am Tag der Operation pausieren
- α-Glucosidase-Inhibitoren (z. B. Acarbose): am Tag der Operation pausieren
- Biguanide (Metformin):
  Risiko: Laktazidose
  - 48 h vor OP pausieren lt. Risikoinformation des Dt. Bundesinstituts für Arzneimittel und Medizinprodukte und lt. österr. Zulassung
  - lt. DGAI-Leitlinie 2024:
    - bei hohem eingriffsbezogenem Risiko für Gewebshypoxie, Leber- oder Niereninsuffizienz (z. B. große abdominalchirurgische Eingriffe, große orthopädische Eingriffe): 48 h präop. pausieren
    - bei niedrigem oder mittlerem eingriffsbezogenem Risiko für Gewebshypoxie, Leber- oder Niereninsuffizienz: am OP-Tag pausieren

2.4.5 Insulintherapie

- Risiken: Hypoglykämiegefahr durch Nüchternheit und Postagressionsstoffwechsel sowie andererseits bei Dosisreduktion Ketoazidosegefahr durch relative Insulinresistenz im Postagressionsstoffwechsel
- Die Insulindauertherapie muss auf den periop. Rahmen angepasst werden (Nüchternzeiten und Nahrungsrestriktion).
- **wichtig bei Änderungen der Insulintherapie: engmaschige BZ-Kontrolle!**
  - bei kurzem Procedere: Verzögerungsinsuline je nach HWZ (bis 48 h) am präop. Abend oder früher auf die halbe Dosierung reduzieren; regelmäßige BZ-Kontrolle; ggf. Korrektur mit Normalinsulin
  - bei längerem Procedere (z. B. größeren OPs) oder bei „kranken Pat.": Verzögerungsinsuline periop. absetzen und durch Normalinsulin ersetzen; engmaschige BZ-Kontrollen erforderlich; Korrektur nach BZ-Werten
  - bei längerer Nüchternheit: Normalinsulin und Glucose unter BZ-Kontrolle zuführen, z. B.: Normalinsulin via Perfusor (1 IE/ml): i. d. R. mit 1–1,5–2 ml/h + 10 %ige Glucose-Infusion: i. d. R. mit 60–70 ml/h + Elektrolyte ersetzen
- Insulindosierung abschätzen: wenn
  - präop. der Insulinbedarf (p. I. B.) < 40 IE/d → 1 IE/h,
  - p. I. B. = 40–80 IE/d → 1,5 IE/h via Perfusor,
  - p. I. B. > 80 IE/d → 2 IE/h via Perfusor.
- wie anpassen:
  - wenn BZ > 180: + 0,5 IE/h
  - wenn BZ < 120: –0,5 IE/h

- wenn BZ ≤ 100 mg/dl: Perfusor stoppen und/oder Glucosezufuhr erhöhen
- wenn hohe BZ-Werte mittels Insulin gesenkt werden:
  Kalium engmaschig kontrollieren und ggf. substituieren (Insulin shiftet K^+ in die Zellen)

Praxis

Kurzinformation zu Normalinsulin s. c.

- Wirkbeginn nach ca. 45 min, Wirkmax. nach 1,5–2 h, Wirkdauer 5–6 h.
- 1 IE Normalinsulin senkt den BZ um 40 (25–50) mg/dl, 1 KE hebt den BZ um 40 (20–60) mg/dl.
  1 KE = 10 g Kohlenhydrate; 1 BE (Broteinheit) = 12 g Kohlenhydrate
  Umrechnung: mg/dl : 18 = mmol/l ↔ mmol/l × 18 = mg/dl

2.4.6 Kreislaufwirksame Pharmaka

β-Rezeptoren-Blocker, Nitrate, Kalziumkanalblocker: nicht pausieren

- Diuretika: am OP-Tag pausieren – postop. rasch wieder beginnen
- Digitalisglykoside: periop. unter Spiegelkontrolle weiter geben oder langfristig vorher absetzen; zu kurzfristiges Absetzen: Tachykardien möglich
- Antiarrhythmika: nicht absetzen; evtl. Spiegelkontrolle dort, wo zutreffend
- ACE-Hemmer und AT-II-Rezeptoren-Blocker:
  - wenn als Antihypertensivum eingenommen: am OP-Tag pausieren
  - wenn als Herzinsuffizienztherapie eingenommen: erwäge Fortführung
    Wenn am OP-Tag eingenommen, treten periop. gehäuft Hypotensionen auf, die mit konventionellen Vasokonstriktoren nicht therapierbar sind und Vasopressinanaloga erfordern. **Beachte:** Perioperatives Absetzen kann zu Hypertension führen.
  - ÖGARI-Empfehlung (2009):
    - bei Allgemeinanästhesie: Medikation fortführen, wenn $RR_{syst.}$ unter Therapie > 160 mmHg; absetzen, wenn < 160 mmHg
    - bei Spinalanästhesie und rückenmarknahen Verfahren: absetzen
- Angiotensin-Rezeptor-Neprilysin-Inhibitoren: nicht pausieren
- If-Kanal-Inhibitoren (z. B. Ivabradin): nicht pausieren

2.4.7 Kortikosteroide

Patienten, die länger als 5 d Kortikosteroide als Dauermedikation erhalten haben, unterliegen dem Risiko einer inadäquaten Kortisolproduktion im perioperativen Setting. Diese kann zu arterieller Hypotension, im Extremfall zum Schock führen.
Der exakte Zusammenhang ist nicht sicher belegt.

- Kortikosteroidtherapie nicht unterbrechen und am OP-Morgen weiterführen
- kleine OPs (z. B. endoskopische OPs, Herniotomie): normale morgendliche Kortikosteroiddosis und Gabe von 25 mg Hydrocortison zu OP-Beginn

- mittlere OPs (z. B. Abdominalchirurgie): normale morgendliche Kortikosteroiddosis und Gabe von 100 mg Hydrocortison über 24 h am OP-Tag; ab 1. postop. Tag: Weiterführen der üblichen Steroidmedikation
- große OPs mit Gefahr eines postop. SIRS: normale morgendliche Kortikosteroiddosis und Gabe von 100 mg Hydrocortison über 24 h am OP-Tag, 50 mg Hydrocortison am 1. postop. Tag; 25 mg Hydrocortison am 2. postop. Tag (p. o. möglich)

2.4.8 Antiobstruktiva

- weiter geben
- präop.: β-Mimetika als Bedarfsmedikation verabreichen

2.4.9 Opiatabhängigkeit

- Substanzabhängigkeit unter Substitutionstherapie: Substitutionstherapie perioperativ fortführen.
- Anpassen der Substitutionsdosis nur in Rücksprache mit dem Suchtmediziner

2.4.10 Antikoagulanzien

Berücksichtige:
- eingriffsspezifisches Blutungsrisiko
- patientenspezifische Risikofaktoren

Eingriffspezifisches Blutungsrisiko (modifiziert nach ESC 2022)

- Eingriffe mit mittlerem Blutungsrisiko sind Eingriffe, bei denen es selten zu Blutungen kommt oder bei denen der klinische Impact einer Blutung gering ist.
- Eingriffe mit hohem Blutungsrisiko sind Eingriffe, bei denen es häufig zu Blutungen kommt oder bei denen der Impact einer Blutung erheblich ist.
- **niedriges Blutungsrisiko:**
  - Katarakt- oder Glaukom-OP
  - Zahneingriffe (Extraktion von 1–3 Zähnen, Wurzelbehandlung, Implantat, Zahnreinigung)
  - Endoskopien ohne Biopsie oder Resektion
  - oberflächliche Chirurgie (Abszessinzision, kleine Hautexzisionen, Hautbiopsien)
- **mittleres Blutungsrisiko**
  - Mammachirurgie
  - komplexe zahnchirurgische Eingriffe (z. B. > 3 Zahnextraktionen)
  - kleine orthopädische Chirurgie (Fuß, Hand, Arthroskopie)
  - Abdominalchirurgie (z. B. Cholezystektomie, Kolonresektion, Hernienchirurgie)
  - Endoskopie mit einfacher Biopsie
  - Biopsien mit großlumigen Nadeln (z. B. Knochenmark, Lymphknoten)
  - Nicht-Katarakt-Augenchirurgie

- **hohes Blutungsrisiko**
  - urologische Chirurgie
  - ausgedehnte Tumorchirurgie (z. B. Pankreas, Leber)
  - große orthopädische Chirurgie
  - Prozeduren mit Biopsie stark vaskularisierter Organe (z. B. Prostata, Niere)
  - Abdominalchirurgie mit Leberbiopsien
  - Neurochirurgie (intrakranial, spinal)
  - neuroaxiale Anästhesie (Spinalanästhesie, Epiduralanästhesie – in D/Ö: kontrovers gesehen)
  - Thoraxchirurgie

2.4.11 Thrombozytenaggregationshemmer

Hemmung der Thrombozytenaktivierung und -aggregation („Plättchenhemmung")

Wichtigste Substanzen

- Acetylsalicylsäure „ASS" (p. o.) → irreversible Cyclooxygenasehemmung
- Clopidogrel (p. o.) → irreversibler $P2Y_{12}$-Rezeptor-Antagonist
- Prasugrel (p. o.) → irreversibler $P2Y_{12}$-Rezeptor-Antagonist
- Ticagrelor (p. o.) → reversibler $P2Y_{12}$-Rezeptor-Antagonist
- Cangrelor (i. v.) → reversibler $P2Y_{12}$-Rezeptor-Antagonist

Die eingesetzten Substanzen hemmen die Aktivierung und die Aggregationsfähigkeit von Thrombozyten. Sie werden eingesetzt, um die Gerinnung im Hochdrucksystem (arterielles System) zu hemmen (Arteriosklerose, Plaques, KHK, …) und um die Gerinnung bei Kontakt von Thrombozyten mit Fremdmaterial zu unterbinden (Stents, Grafts, …).
Zum Einsatz kommen reversible und irreversible Hemmer. Dies ist bei etwaigen Karenzzeiten zu beachten. Werden irreversible Hemmer (z. B. ASS) eingesetzt, muss zur Wiedererlangung der vollen Gerinnungskapazität die Zeitspanne abgewartet werden, bis neue gerinnungskompetente Thrombozyten gebildet wurden (etwa 7d). Wenn reversible Hemmer eingesetzt werden, sind Wirkdauer und Halbwertszeit der Substanz ausschlaggebend für die Dauer der Pause, die nötig ist, um die volle Gerinnungsfähigkeit wiederzuerlangen. Ein Bridging beim Absetzen von Thrombozytenaggregationshemmern ist theoretisch durch den Einsatz von GIIb/IIIa-Rezeptor-Antagonisten (Abciximab, Eptifibatide, Tirofiban) oder dem i. v. zu verwendenden $P2Y_{12}$-Rezeptor-Antagonist Cangrelor möglich, aber in der Praxis nicht üblich und Ausnahmefällen vorbehalten.

Wiederbeginn der Thrombozytenaggregationshemmung nach Eingriffen

Die Therapie sollte abhängig von der Homöostasesituation 1–4 Tage nach dem Eingriff wieder begonnen werden, v. a. auch unter dem Gesichtspunkt, dass thromboembolische Ereignisse gehäuft in den ersten postoperativen Tagen auftreten.

Vorgehen bei Blutungskomplikationen unter Thrombozytenfunktionshemmung

Da es kein spezifisches Antidot für Thrombozytenaggregationshemmer gibt, muss bei Blutungen, angepasst an die Schwere der Blutung, neben der Ausschöpfung aller chirurgischen Blutstillungsmaßnahmen auf die Verwendung von Thrombozytenkonzentraten und pharmakologischen Umwegmechanismen gesetzt werden.

- Thrombozytenkonzentrat: stellt neue nicht gehemmte Thrombozyten zur Verfügung.
  Bei reversiblen $P2Y_{12}$-Hemmern ist kein oder ein deutlich eingeschränkter Effekt zu erwarten.
- Desmopressin (DDAVP): Ausschüttung von von-Willebrand-Faktor und Faktor VIII
- Tranexamsäure: Clot-Stabilisiserung
- Die einfache Thrombozytenaggregationshemmung mit Acetylsalicylsäure (ASS) bei Pat., die sich vor dem Eingriff einer perkutanen Koronarintervention unterziehen mussten, soll fortgesetzt werden, wenn für den Eingriff kein hohes eingriffsbezogenes Blutungsrisiko besteht.
- keine rückenmarknahe Anästhesie unter Thrombozytenaggregationshemmung (Ausnahme Monotherapie mit ASS: Spinalanästhesie als Single Shot ist möglich)

Karenzierung von Thrombozytenaggregationshemmern für Eingriffe

Bei Karenzierung von Thrombozytenaggregationshemmern vor Eingriffen muss das Risiko der Aufhebung der Gerinnungshemmung mit dem Blutungsrisiko korreliert werden. Es muss entschieden werden, ob die Substanzen ganz abgesetzt werden sollen, durch eine andere ersetzt werden sollen oder bei Vorliegen einer dualen Thrombozytenaggregationshemmung nur eine Substanz pausiert werden soll.

- ASS soll bei Pat., die sich einem Eingriff mit hohem eingriffsbezogenem Blutungsrisiko unterziehen müssen, 7 Tage vor dem Eingriff pausiert werden. ASS soll über den Eingriff fortgesetzt werden, wenn das Blutungsrisiko kalkulierbar ist.
- Die Unterbrechung der Therapie mit $P2Y_{12}$-Inhibitoren soll vor elektiven Eingriffen bei Ticagrelor für 3–5 Tage, bei Clopidogrel für 5 Tage und bei Prasugrel für 5–7 Tage erfolgen. Während der $P2Y_{12}$-Inhibitor abgesetzt ist, erfolgt die Therapie mit ASS.
- Zwingend ist ein Absetzen der dualen Plättchenhemmung vor großen OPs mit hohem Blutungsrisiko sowie vor OPs in geschlossenen Höhlen wie Augenhinterkammer, vor intrazerebralen OPs, vor rückenmarknaher Regionalanästhesie.

Duale Plättchenhemmung

▶ Abb. 2.4

Keine eindeutige Empfehlungslage

- Für Pat. nach einer Transkatheter-Aortenklappen-Implantation (TAVI) gibt es aktuell keine Empfehlungen.
- Für Pat., die mit einem $P2Y_{12}$-Inhibitor als Monotherapie behandelt werden, gibt es aktuell keine eindeutigen Empfehlungen in der Literatur.

Hemmung der plasmatischen Gerinnung

Wichtige Substanzen

- Vitamin-K-Antagonisten (z. B. Phenprocoumon, Warfarin): verhindern die Bildung funktionaler Vitamin-K-abhängiger Gerinnungsfaktoren (IX, X, VII, II) in der Leber
- Heparin, niedermolekulare Heparine und Fondaparinux: blockieren die Gerinnungsfaktoren II und/oder X, müssen parenteral verabreicht werden
- NOAK/DOAK: blockieren die Gerinnungsfaktoren II (z. B. Dabigatran) oder X (z. B. Rivaroxaban, Apixaban, Edoxaban), können peroral verabreicht werden

Die Hemmung der plasmatischen Gerinnung wird primär eingesetzt, um die Entstehung von Thrombosen im Niederdrucksystem (venöses System) und Bereichen des Blutkreislaufes mit niedriger Flussgeschwindigkeit (Herzohr, immobilisierte Patienten, postoperativ) zu verhindern. Auch bei Patienten mit pathologischer Thromboseneigung (z. B. Tumorpatienten) kommen Substanzen, welche die plasmatische Gerinnung hemmen, zum Einsatz.

Direkte orale Antikoagulanzien – DOAK (Faktor-IIa-Antagonisten, Faktor-Xa-Antagonisten)

- Operationen mit niedrigem eingriffsbezogenem Blutungsrisiko:
  - Das DOAK wird 1 × pro 24 h eingenommen: Morgendosis am Eingriffstag nicht einnehmen
  - Das DOAK wird 2 × pro 24 h eingenommen: Abenddosis am Tag vor dem Eingriff auslassen (12 h Pause)
- Operationen mit mittlerem oder hohem eingriffsbezogenen Blutungsrisiko:
  - Die Therapiepause vor dem Eingriff richtet sich nach der Nierenfunktion (GFR) des Patienten ▶ Tab. 2.8 und nach dem eingriffsbezogenen Blutungsrisiko.
  - Ein Bridging (mit Heparin oder niedermolekularem Heparin) ist generell beim Pausieren eines DOAK nicht empfohlen, kann aber in individuellen Einzelfällen angedacht werden: z. B. bei Pat., die in den letzten 3 Monaten oder nach dem Absetzen eines DOAK für eine Operation ein thromboembolisches Ereignis erlitten haben.

Tab. 2.8 DOAK Therapiepausen vor Eingriffen.

–	Dabigatran		Apixaban, Rivaroxaban, Edoxaban	
Nierenfunktion GFR (ml/min)	mittleres eingriffsbezogenes Blutungsrisiko	hohes eingriffsbezogenes Blutungsrisiko	mittleres eingriffsbezogenes Blutungsrisiko	hohes eingriffsbezogenes Blutungsrisiko
> 80	Pause > 24 h	Pause > 48 h	Pause > 24 h	Pause > 48 h
50–79	Pause > 36 h	Pause > 72 h		
30–49	Pause > 48 h	Pause > 96 h		
15–29	nicht indiziert	nicht indiziert	Pause > 36 h	
< 15	keine Zulassung		keine Zulassung	

- Antagonisierung von DOAK bei lebensbedrohlichen Blutungen
  - Bei DOAK kann die Wirkung durch den Einsatz spezifischer Antidota aufgehoben werden.
  - Idarucizumab kann die Wirkung von Dabigatran antagonisieren, Andexanet Alfa ist zugelassen zur Antagonisierung der Wirkung von Rivaroxaban und Apixaban. Bei Betrixaban und Edoxaban kann es Off-Lable zum Einsatz kommen. Auch die Anwendung von hoch dosiertem Prothrombinkomplex – PPSB: Faktoren IX, X, VII, II – kann bei nicht Verfügbarkeit der Antidota Off-Lable zum Einsatz kommen.

Vitamin-K-Antagonisten

- Warfarin: wenn indiziert, 3–5 Tage vor Eingriff absetzen
- Phenprocoumon: wenn indiziert, 5–8 Tage vor Eingriff Absetzen
- ggf. Bridging mit Heparin → Bridging-Schemata
- Eingriffe mit niedrigem (und mittlerem) eingriffsspezifischem Blutungsrisiko: Fortsetzen der Therapie mit Vit.-K-Antagonisten, kein Bridging
- Eingriffe mit hohem eingriffsspezifischem Blutungsrisiko:
  - bei Patienten mit mechanischem Herzklappenersatz: Unterbrechung der Therapie mit Vit.-K-Antagonisten, Bridging sollte erwogen werden.
  - bei Patienten mit hohem Thromboembolierisiko (CHA2DS 2-VASc Score > 6, Thrombophilie, ischämischer Schlaganfall < 3 Monate): Unterbrechung der Therapie mit Vit.-K-Antagonisten, Bridging kann erwogen werden.
  - bei Patienten ohne mechanischen Herzklappenersatz und ohne hohes Thromboembolierisiko: Unterbrechung der Therapie mit Vit.-K-Antagonisten, kein Bridging

2.5 Bridging von Vitamin-K-Antagonisten (Phenprocoumon, Acenocoumarol)

2.5.1 Bridging von Phenprocoumon (Marcumar [D], Marcoumar [A, CH]) oder Acenocoumarol (Sintrom [A, CH]) bei Patienten mit niedrigem Thromboembolierisiko

▶ Abb. 2.5

Niedriges Thromboembolierisiko

- Vorhofflimmern mit $CHADS_2$-Score < 2 bzw. im CHA_2DS_2-VASc-Score < 4
- Pulmonalarterienembolie/TVT vor > 12 Mon.
- Doppelflügelprothese in Aortenposition ohne Risikofaktoren

Niedermolekulares Heparin

- prophylaktische Dosierung:
  - Dalteparin (Fragmin [D, A, CH]): 1 × 5000 IE/d s. c.
  - Enoxaparin (Clexane [D, CH], Lovenox [A]): 1 × 40 mg/d s. c.

NMH								NMH in prophylaktischer Dosis									
INR-Kontrolle								INR	INR			INR	INR	INR	INR		
Tag	**–8**	**–7**	**–6**	**–5**	**–4**	**–3**	**–2**	**–1**	**OP**	**1**	**2**	**3**	**4**	**5**	**6**	**7**	**8**
Phenprocoumon		Stopp	Pausieren							Start							
Acenocoumarol					Stopp	Pausieren				Start							

Abb. 2.5 Schema zum Bridging von Vitamin-K-Antagonisten bei niedrigem Thromboembolierisiko.

2.5.2 Bridging von Phenprocoumon (Marcumar [D], Marcoumar [A, CH]) bei Patienten mit mittlerem und hohem Thromboembolierisiko

▶ Abb. 2.6

Mittleres Thromboembolierisiko

- Vorhofflimmern mit $CHADS_2$-Score 3–4 bzw. im CHA_2DS_2-VASc-Score 5–8
- Pulmonalarterienembolie/TVT in den letzten 3–12 Mon., rezidivierende Ereignisse oder aktive Tumorerkrankung
- Doppelflügelprothese in Aortenposition mit Risikofaktoren (Vorhofflimmern, Z. n. Embolie, LVEF < 40 %, Hypertonie, Diabetes, Alter < 75 J., Hyperkoagulabilität)

NMH						therapeutische Dosis			prophylaktische Dosis				therapeutische Dosis				
INR-Kontrolle					INR	(INR)	(INR)	INR	INR				INR	(INR)	(INR)		
Tag	**–8**	**–7**	**–6**	**–5**	**–4**	**–3**	**–2**	**–1**	**OP**	**1**	**2**	**3**	**4**	**5**	**6**	**7**	**8**
Phenprocoumon	Stopp	Pausieren								Start							

Abb. 2.6 Schema zum Bridging von Phenprocoumon bei mittlerem und hohem Thromboembolierisiko.

Hohes Thromboembolierisiko

- Vorhofflimmern mit $CHADS_2$-Score > 5 bzw. im CHA_2DS_2-VASc-Score ≥ 9
- Pulmonalarterienembolie/TVT in den letzten 3 Mon. (oder bei Gerinnungsstörungen)
- alle anderen mechanischen Klappenprothesen

Niedermolekulares Heparin

- prophylaktische Dosierung:
  - Dalteparin (Fragmin [D, A, CH]): 1 × 5000 IE/d
  - Enoxaparin (Clexane [D, CH], Lovenox [A]): 1 × 40 mg/d
- therapeutische Dosierung (Beginn je nach Blutungsrisiko am 1. oder 2. postop. Tag):
  - Dalteparin: 100 mg/kg KG 2 × tgl. s. c. oder 200 mg/kg KG 1 × tgl. s. c.
  - Enoxaparin: 1 mg/kg KG 2 × tgl. s. c. oder 1,5 mg/kg KG 1 × tgl. s. c.

2.5.3 Bridging von Acenocoumarol (Sintrom [A, CH]) bei Patienten mit mittlerem und hohem Thromboembolierisiko

► Abb. 2.7

NMH									prophylaktische Dosis				therapeutische Dosis				
INR-Kontrolle								INR	INR				INR	(INR)	(INR)		
Tag	**–8**	**–7**	**–6**	**–5**	**–4**	**–3**	**–2**	**–1**	**OP**	**1**	**2**	**3**	**4**	**5**	**6**	**7**	**8**
Acenocoumarol					Stopp	Pausieren				Start							

Abb. 2.7 Schema zum Bridging von Acenocoumarol bei mittlerem und hohem Thromboembolierisiko.

Mittleres Thromboembolierisiko

- Vorhofflimmern mit $CHADS_2$-Score 3–4 bzw. im CHA_2DS_2-VASc-Score 5–8
- Pulmonalarterienembolie/TVT in den letzten 3–12 Mon., rezidivierende Ereignisse oder aktive Tumorerkrankung
- Doppelflügelprothese in Aortenposition mit Risikofaktoren (Vorhofflimmern, Z. n. Embolie, LVEF < 40 %, Hypertonie, Diabetes, Alter < 75 J., Hyperkoagulabilität)

Hohes Thromboembolierisiko

- Vorhofflimmern mit $CHADS_2$-Score > 5 bzw. im CHA_2DS_2-VASc-Score ≥ 9
- Pulmonalarterienembolie/TVT in den letzten 3 Mon. (oder bei Gerinnungsstörungen)
- alle anderen mechanischen Klappenprothesen

Niedermolekulares Heparin

- prophylaktische Dosierung:
  - Dalteparin (Fragmin [D, A, CH]): 1 × 5000 IE/d
  - Enoxaparin (Clexane [D, CH], Lovenox [A]): 1 × 40 mg/d
- therapeutische Dosierung (Beginn je nach Blutungsrisiko am 1. oder 2. postop. Tag):
  - Dalteparin: 100 mg/kg KG 2 × tgl. s. c. oder 200 mg/kg KG 1 × tgl. s. c.
  - Enoxaparin: 1 mg/kg KG 2 × tgl. s. c. oder 1,5 mg/kg KG 1 × tgl. s. c.

2.6 Endokarditisprophylaxe

Eine Prophylaxe wird nur in folgenden Fällen empfohlen (= Pat. mit der höchsten Wahrscheinlichkeit eines schweren oder letalen Verlaufs einer infektiösen Endokarditis):

- Pat. mit Klappenersatz (mechanische und biolog. Prothesen)
- Pat. mit rekonstruierten Klappen unter Verwendung von alloprothetischem Material in den ersten 6 Mon. nach der OP (danach wird eine suffiziente Endothelialisierung des prothetischen Materials angenommen)
- Pat. mit überstandener Endokarditis
- Pat. mit angeborenen Herzfehlern
  - zyanotische Herzfehler, die nicht oder palliativ mit systemisch-pulmonalem Shunt operiert sind
  - operierte Herzfehler mit Implantation von Conduits (mit oder ohne Klappe) oder residuellen Defekten (d. h. turbulenten Blutströmungen im Bereich des prothetischen Materials)
  - alle operativ oder interventionell unter Verwendung von prothetischem Material behandelte Herzfehler in den ersten 6 Mon. nach der OP (danach wird eine suffiziente Endothelialisierung des prothetischen Materials angenommen)
- herztransplantierte Pat., die eine Valvulopathie entwickeln

Wann soll die Antibiotikaprophylaxe verabreicht werden?

- Die Antibiotikaprophylaxe sollte generell 30–60 min vor einem Eingriff/einer Prozedur verabreicht werden.
- Für den Fall, dass ein Pat. keine Prophylaxe vor dem Eingriff erhalten hat, wird eine Antibiotikaprophylaxe bis zu 2 h nach dem Eingriff für sinnvoll erachtet.

Welches Antibiotikum, welches Vorgehen?

- **empfohlene Prophylaxe vor zahnärztlichen Eingriffen**
  - wenn orale Einnahme möglich:
    - Erwachsene: Amoxicillin 2 g p. o.
    - Kinder: Amoxicillin 50 mg/kg KG p. o.
  - wenn orale Einnahme nicht möglich:
    - Erwachsene: Ampicillin (z. B. Unacid [D], Unasyn [A]) 2 g i. v.
      alternativ: Ceftriaxon oder Cefazolin 1 g i. v.
    - Kinder: Ampicillin (z. B. Unacid [D], Unasyn [A]) 50 mg/kg KG i. v.
      alternativ: Ceftriaxon oder Cefazolin 50 mg/kg KG i. v.
- **empfohlene Prophylaxe vor zahnärztlichen Eingriffen bei Penicillinallergie**
  - wenn orale Einnahme möglich (bei Penicillinallergie):
    - Erwachsene: Clindamycin 600 mg p. o.
      alternativ: Cefalexin 1 g p. o. oder Clarithromycin 500 mg p. o.
    - Kinder: Clindamycin 20 mg/kg KG p. o.
      alternativ: Cefalexin 50 mg/kg KG p. o. oder Clarithromycin 15 mg/kg KG p. o.
  - wenn orale Einnahme nicht möglich (bei Penicillinallergie):
    - Erwachsene: Clindamycin 600 mg i. v.
      alternativ: Ceftriaxon oder Cefazolin 1 g i. v.
    - Kinder: Clindamycin 20 mg/kg KG i. v.
      alternativ: Ceftriaxon oder Cefazolin 50 mg/kg KG i. v.
- **Prophylaxe bei Eingriffen am Gastrointestinal- und Urogenitaltrakt**
  - Prophylaxe sollte Enterokokken erfassen.
  - Pat. ohne manifeste Infektion:
    - Eine generelle Endokarditisprophylaxe im Rahmen von Eingriffen am Gastrointestinal- oder Urogenitaltrakt wird nicht empfohlen.
    - Dies gilt auch für Gastroskopie, Koloskopie, Zystoskopie und auch bei Biopsieentnahme.
  - Pat. mit manifester Infektion:
    - Ampicillin, Piperacillin/Tazobactam oder bei Unverträglichkeit von β-Laktam-Antibiotika Vancomycin
- **Prophylaxe bei Eingriffen am Respirationstrakt**
  - Pat. ohne manifester Infektion:
    - bei Eingriffen mit Inzision der Mukosa oder Biopsieentnahme (z. B. Adenotomie, Tonsillektomie)
    - Bei einer rein diagnostischen Bronchoskopie wird keine Prophylaxe empfohlen.
    - Eine verabreichte Prophylaxe sollte β-hämolysierende Streptokokken erfassen.
    - Es wird dasselbe Regime wie bei zahnärztlichen Eingriffen empfohlen.

- Pat. mit manifester Infektion:
  - Die Prophylaxe sollte v. a. Streptokokken der *S.-anginosus*-Gruppe sowie *S. aureus* erfassen. Verwendet werden kann also z. B. ein Aminopenicillin mit β-Laktamase-Inhibitor, Cefazolin oder Clindamycin. Bei Beteiligung von methicillinresistenten *S.-aureus*-Stämmen sollte Vancomycin oder ein anderes gegen MRSA wirksames Antibiotikum eingesetzt werden.
- **Prophylaxe bei Eingriffen an Haut, Hautanhangsgebilden oder muskuloskelettalem Gewebe**
  - Pat. mit manifester Infektion:
    - Die Prophylaxe sollte v. a. Staphylokokken und β-hämolysierende Streptokokken abdecken. Empfohlen wird ein staphylokokkenwirksames Penicillin oder Cephalosporin; bei β-Laktam-AllergieClindamycin.
    - Bei Beteiligung von methicillinresistenten *S.-aureus*-Stämmen sollte Vancomycin oder ein anderes gegen MRSA wirksames Antibiotikum eingesetzt werden.
- **Prophylaxe bei herzchirurgischen Eingriffen**
  - Pat. mit manifester Infektion
    - Die Prophylaxe sollte v. a. koagulaseneg. Staphylokokken und *S. aureus* (die häufigsten Erreger von frühen Klappenprothesenendokarditiden) abdecken.

Literatur

[26] Positionspapier Prophylaxe der infektiösen Endokarditis. Kardiologe 2007; 1: 243–50. – anerkannt von den relevanten deutschen, österreichischen und schweizerischen Fachgesellschaften. Aktuellste Auflage zum Zeitpunkt der Recherche (07/2015)

2.7 Prämedikation

„Prämedikation" bedeutet in diesem Zusammenhang das Verabreichen eines angstlösenden und beruhigenden Arzneimittels vor der OP. Der Komfort für den Pat. steigt und für die Narkoseeinleitung werden nach einer Prämedikation weniger Arzneimittel benötigt. Auch die Komplikationsrate ist bei adäquater Prämedikation geringer.

Anmerkungen zur Prämedikation:

- **Zeitpunkt der Prämedikation:** Sehr häufig bekommen die Pat. die p. o. Prämedikation erst direkt vor dem Transport von der Station in den OP. Die Prämedikation wirkt dann nicht rechtzeitig, führt im Weiteren aber v. a. bei kurzen Eingriffen zu prolongierten Aufwachzeiten aufgrund der additiven Wirkung und späten Wirkstofffreisetzung.
- **i. v. Prämedikation mit Midazolam**(z. B. Dormicum [D, A, CH]): Die i. v. Prämedikation ist sehr praktikabel und kann z. B. an der Schleuse begonnen werden. Die notwendige durchgehende Überwachung des Pat. sollte dann kein Problem darstellen.
  - Erwachsene: ca. 1–3(–5) mg
  - Kinder: 0,1 mg/kg KG
  - **wichtig:** durchgehende Überwachung ab Injektion

- **Midazolam bei Kindern ab 6 Mon.:** magistrale Rezeptur verwenden oder einfach die handelsübliche Midazolam-Injektionslösung in der Konz. 5 mg/ml mit z. B. kaum verdünntem Fruchtdicksaft verabreichen (bitter – nach Möglichkeit mit einem Schluck trinken lassen). Das Kind sollte frühestens 20 min nach der Einnahme von der Mutter getrennt werden. Ein Wirkmax. ist nach ca. 45 min zu erwarten. So kann eine traumatische Trennung, welche Stress für alle Beteiligten bedeutet, mit hoher Wahrscheinlichkeit vermieden werden. Alternativ ist die rektale Gabe möglich. Die Wirkung ist primär angstlösend und retrograd amnestisch. Viele Kinder meinen nichts von der Wirkung zu bemerken – können sich aber später an nichts/nur sehr eingeschränkt erinnern. Kinder schlafen nur in den seltensten Fällen von der Midazolamprämedikation (Eltern darüber aufklären, da viele ein schlafendes Kind erwarten!).
  - bei Kindern ab 5 kg KG ohne Apnoephasen in der Anamnese haben sich bewährt: Midazolam 0,8–1 mg/kg KG p. o. oder rektal, max. aber 15 mg
- **Anxiolyse:** Wird eine Anxiolyse mit wenig Sedierung gewünscht, hat sich v. a. Bromazepam (Lexotanil [D, A, CH]) gut bewährt
- ▶ Tab. 2.9

Tab. 2.9 Prämedikation.

Wirkstoff	Handelsname (Beispiele)	Dosierung	HWZ (h)	Wirkdauer
Benzodiazepine (Anxiolyse, Amnesie, Sedierung, Muskelrelaxation)				
Midazolam (Erwachsene)	Dormicum [D, A, CH]	3,75–7(–15) mg p. o.	1–3	kurz
Midazolam (Kinder ab 6 Mon./5 kg ohne Apnoephasen)	Dormicum [D, A, CH] (i. v. Lösung in Dicksaft)	0,8–1 mg/kg KG; insges. max. 15 mg p. o.	1–3	kurz
Triazolam (Erwachsene)	Halcion [D, A, CH]	0,25 mg p. o.	2–5	kurz
Bromazepam (Erwachsene)	Lexotanil [D, A, CH]	3–6 mg p. o.	20	mittel
Lormetazepam (Erwachsene)	Noctamid [D, A, CH]	1–2 mg p. o.	10	mittel
Lorazepam (Erwachsene)	Tavor [D], Temesta [A, CH]	2–4 mg p. o.	14–20	mittel
Diazepam (Erwachsene)	Valocordin [D], Valium [A, CH]	5–10–20 mg p. o.	20–50	lang
Clorazepat (Erwachsene)	Tranxilium [D, A, CH]	20–40 mg p. o.	10–40	lang

Tab. 2.9 Fortsetzung

Wirkstoff	Handelsname (Beispiele)	Dosierung	HWZ (h)	Wirkdauer
Flunitrazepam (Erwachsene)	Rohypnol [D, A, CH]	1–2 mg p. o.	15–25	lang
andere Substanzen				
Clonidin (Erwachsene)	Catapresan [D, A, CH]	2–5 µg/kg KG p. o. 2 µg/kg KG i. v.	–	30–45 min
Clonidin (Kinder)	Catapresan [D, A, CH]	1–4 µg/kg KG p. o. 2 µg/kg KG i. v.	–	30–90 min
Esketamin (Kinder)	Ketanest S [D, A]	rektal 1–2 mg/kg KG (Wirkeintritt nach 15–20 min)	–	30 min

2.8 Scores zur Risikoabschätzung

- Abschätzung des Risikos für Schlaganfall/TIA (thromboembolisches Ereignis) bei Vorhofflimmern: CHA_2DS_2-VASc-Score
- Abschätzung des Blutungsrisikos vor Beginn einer Antikoagulation: HAS-BLED-Score

2.8.1 CHA_2DS_2-VASc-Score

Der CHA_2DS_2-VASc-Score (► Tab. 2.10) ist eine Weiterentwicklung des $CHADS_2$-Scores.

- Ab ≥ 2 Punkten wird eine orale Antikoagulation empfohlen.
- Bei 1 Punkt kann eine Therapie mit ASS oder eine orale Antikoagulation erwogen werden.

2.8.2 HAS-BLED-Score

Dem HAS-BLED-Score (► Tab. 2.11) liegt eine europäische Real-World-Kohorte mit 3978 Pat. zugrunde.

- Ein HAS-BLED-Score ≥ 3 bedeutet ein hohes Blutungsrisiko.
- Besondere Vorsicht und regelmäßige Kontrollen sowohl bei oraler Antikoagulation als auch bei ASS-Therapie werden gefordert.

Tab. 2.10 CHA_2DS_2-VASc-Score.

Abkürzung	Risikofaktor	Punkte
C (Congestive Heart Failure)	strukturelle Herzerkrankung, die Herzinsuffizienz verursacht, linksventrikuläre Dysfunktion	1
H (Hypertension)	arterielle Hypertonie (auch behandelte)	1
A_2 (Age)	Alter > 75 J.	2
D (Diabetes)	Diabetes mellitus	1
S_2 (Stroke)	stattgehabter Schlaganfall oder TIA	2
V (Vascular Disease)	stattgehabter Herzinfarkt, pAVK, Aorten-Plaque	1
A (Age)	Alter 65–74 J.	1
S (Sex)	weibliches Geschlecht (zählt bei < 65 J. nur bei Vorliegen mind. eines Risikofaktors!)	1

Tab. 2.11 HAS-BLED-Score.

Abkürzung	Pathologie	Punkte
H	Hypertonie ($RR_{syst.}$ > 160 mmHg)	1
A	schwere Leber*-/Nierenfunktionsstörung** (je 1 Punkt)	1–2
S	stattgehabter Schlaganfall	1
B	stattgehabte Blutung oder Blutungsneigung	1
L	labile Einstellung (< 60 % der INR-Werte im Zielbereich)	1
E	Alter > 65 J.	1
D	Drugs (z. B. Plättchenhemmer, NSAR, Alkoholmissbrauch)	1–2

**Leberfunktionsstörung: Zirrhose oder signifikante Abweichung von Leberfunktionsparametern (z. B. Bilirubin höher als der doppelte Normwert sowie ALAT und/oder ASAT und/oder AP höher als der 3-fache Normwert)*

***schwere Nierenfunktionsstörung: chron. Dialyse, Z. n. Nierentransplantation, Serum-Kreatininwert > 200 mmol/l bzw. > 2,3 mg/dl*

2.8.3 ARISCAT Score

ARISCAT:**A**ssess **r**espiratory **Ri**sk in **s**urgical Patients in **Cat**alonia

- etablierter, validierter Score (► Tab. 2.12) zur Vorhersage von postoperativen pulmonalen Komplikationen
  - 0–25 Punkte niedriges Risiko (1,6 %)
  - 24–44 Punkte mittleres Risiko (13,3 %)
  - >45 Punkte hohes Risiko (42,1 %)

Tab. 2.12 ARISCAT Score.

Faktoren	Punkte
Lebensalter	
<51 Jahre	0
51–80 Jahre	3
>80 Jahre	16
präoperative S_pO_2 (%)	
>95	0
91–95	8
90 oder geringer	24
respiratorischer Infekt	
im letzten Monat	17
präoperative Anämie	
Hb > 10 g/dl	0
Hb 10 g/dl oder geringer	11
Eingriffsort	
Oberbauch	15
intrathorakal	24
OP-Dauer (h)	
<2	0
2–3	16
>3	23
Eingriffsdringlichkeit	
Notfalleingriff	8

Definitionen der vorhergesagten postoperativen pulmonalen Komplikationen

Respiratorische Infektion

Ein Patient erhielt Antibiotika aufgrund eines Verdachts auf eine respiratorische Infektion und erfüllte mindestens eines der folgenden Kriterien:

- neuer oder veränderter Auswurf
- neue oder veränderte Verschattungen in der Lunge
- Fieber
- Leukozytenzahl > 12 000

Respiratorisches Versagen

Postoperative Kriterien:

- $p_aO_2 < 60$ mmHg unter Raumluftbedingungen
- p_aO_2/F_iO_2-Verhältnis < 300
- arterielle Sauerstoffsättigung (S_pO_2), gemessen mittels Pulsoxymetrie, < 90 %
- Notwendigkeit einer Sauerstofftherapie

Pleuraerguss

Erkennung im Röntgenbild des Brustkorbs durch:

- abgerundete oder verstrichene Kostophrenwinkel
- Verlust der scharfen Silhouette des ipsilateralen Zwerchfells in aufrechter Position
- Nachweis einer Verlagerung angrenzender anatomischer Strukturen
- in Rückenlage: diffuse Verschattung in einem Hemithorax bei erhaltener Darstellung der Gefäßstrukturen

Atelektase

- Verschattung der Lunge mit einer Verlagerung des Mediastinums, Hilus oder Zwerchfells in Richtung des betroffenen Bereichs
- kompensatorische Überblähung des angrenzenden nicht atelektatischen Lungengewebes

Pneumothorax

- Luft im Pleuraraum ohne angrenzendes Gefäßbett, das die viszerale Pleura umgibt

Bronchospasmus

- neu aufgetretenes exspiratorisches Giemen, behandelt mit Bronchodilatatoren

Aspirationspneumonitis

- akuter Lungenschaden nach Inhalation von regurgitiertem Mageninhalt

Literatur

[27] Canet J, Gallart L, Gomar C et al.; ARISCAT Group. Prediction of postoperative pulmonary complications in a population-based surgical cohort. Anesthesiology 2010; 113 (6): 1338–1350. DOI: 10.1097/ALN.0b013e3181fc6e0a. PMID: 21045639

[28] European Heart Rhythm Association, European Association for Cardio-Thoracic Surgery, Camm AJ et al. Guidelines for the management of atrial fibrillation. Eur Heart J 2010; 31: 2369–429

[29] Mazo V, Sabaté S, Canet J et al. Prospective external validation of a predictive score for postoperative pulmonary complications. Anesthesiology 2014; 121 (2): 219–231. DOI: 10.1097/ALN.0000000000000334. PMID: 24901240

3 Regionalanästhesie und US-gestützte Interventionen

3.1 Zentrale/neuroaxiale Verfahren

3.1.1 Spinalanästhesie – Allgemeines

Bei der Spinalanästhesie wird das LA in den Liquor cerebrospinalis des Subarachnoidalraums injiziert. Die Erregungsleitung der Spinalnervenwurzeln wird reversibel sympathisch, sensibel und motorisch blockiert.
Landmarks: ► Abb. 3.1

Anatomische Grundlagen

Das Rückenmark endet beim Erwachsenen normalerweise bei L 2/L 3. Unterhalb L 2/L 3 setzt sich das Rückenmark als Cauda equina fort.

Praxis

Ausbreitung

- OP an der unteren Extremität: Ausbreitung bis Th 10 (Bauchnabel)
- Sectio caesarea: Niveau muss Th 4–Th 6 erreichen (Brustwarzen = Th 4)

Indikationen

OPs an der unteren Körperhälfte, den unteren Extremitäten sowie Perineum und Unterbauch können in Spinalanästhesie durchgeführt werden.

Kontraindikationen

- absolute KI:
  - Ablehnung durch den Pat.
  - unkooperativer Pat.

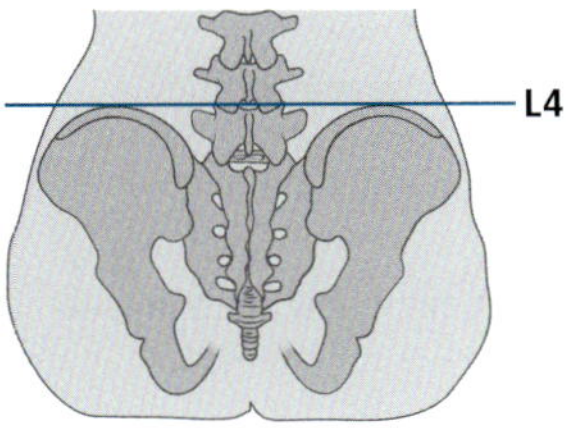

Abb. 3.1 Landmarks einer Spinalanästhesie. Durchstochen werden: 1. Haut, 2. Subkutanes Fettgewebe, 3. Lig. supraspinale, 4. Lig. intraspinale, 5. Lig. flavum, 6. Periduralraum, 7. Dura mater und Arachnoidea.

  - Gerinnungsstörungen oder Antikoagulation (Single Shot unter ASS möglich)
  - Infektion im Bereich der Einstichstelle
  - erhöhter intrazerebraler Druck
  - Unverträglichkeit des LA
  - Hypovolämie (unausgeglichen)
- relative KI:
  - signifikante Aortenstenose
  - Immunschwäche
  - chron. Rückenschmerzen

Cave bei pulmonaler Insuffizienz: Bei hoher Spinalanästhesie fällt die Interkostalmuskulatur aus.
Beachte die hämodynamischen Effekte durch die Volumenumverteilung (Dilatation der Gefäße der unteren Extremität).

Voraussetzungen

- Gerinnung: Quick > 60 % bzw. INR < 1,4, Thrombozyten > 100 000
- Therapiepausen von gerinnungsbeeinflussenden Arzneimitteln vor neuroaxialen Punktionen beachten
- bei bestehenden neurologischen Ausfällen/Beschwerden: Neurokonsil (Dokumentation/forensisch)

Punktionsort

- Punktion immer unter L 2!
- Verbindungslinie zwischen den Beckenkämmen trifft L 4.
- Der Intraspinalraum darüber ist L 3/L 4, der darunter L 4/L 5. Dies sind die Punktionsorte der Wahl. Unter Abwägung von Nutzen und Risiko kann L 2/L 3 als Notfallalternative gesehen werden.
- Punktion in der Mittellinie auch in der Höhe möglichst mittig zwischen den Proc. spinosus

Durchführung

- Monitoring (EKG und Pulsoxymetrie) und i. v. Zugang obligat
- Lagerung mit max. Kyphosierung („Katzenbuckel“) sitzend oder auf der Seite liegend mit angezogenen Beinen
- Ertasten und Markieren der möglichen Einstichstellen (z. B. Fingernageldruck)
- Mundschutz, Kopfhaube und sterile Handschuhe
- Desinfektion der Punktionsstelle und Abdecken mit z. B. Lochtuch
- Lokalanästhesie der Punktionsstelle (z. B. Lidocain 2 %)
- Punktion mit Führungskanüle von medial oder paramedian ein wenig nach kranial bis vor die Dura mater (ins Lig. intraspinale)

Tab. 3.1 Lokalanästhetika Eigenschaften für die Spinalanästhesie.

Lokalanästhetikum	Menge (ml)	Wirkdauer (min)
Bupivacain 0,5 % iso-/hyperbar	2–3(–4)	90–180
Prilocain 2 %	2,5–4	100–130
Mepivacain 4 %	1–1,5	100–130

- Punktion des Subarachnoidalraums mit der Spinalkanüle durch die Führungskanüle (beim Durchstechen der Dura mater ist bei atraumatischen Nadeln ein „Klick" zu spüren)
- Anzeige der richtigen Lage durch Zurückfließen von klarem Liquor, wenn der Mandrin entfernt wird
- LA applizieren ▶ Tab. 3.1
- beide Kanülen auf einmal entfernen und Einstich mit Pflaster versorgen
- Wirkungseintritt abwarten → OP

3.1.2 Periduralanästhesie

Allgemeines

Unter PDA versteht man das Einbringen von LA in den Periduralraum mit dem Ziel der Schmerzausschaltung. Die PDA kann lumbal bei L3/L4 (alternativ L2/L3 oder L4/L5) oder als thorakale PDA im Bereich der BWS durchgeführt werden. Unter L2/L3 setzt sich das Rückenmark als Cauda equina fort, in allen darüber liegenden Bereichen besteht bei der Durchführung einer PDA immer die Gefahr einer Rückenmarkverletzung. Eine thorakale PDA sollte daher nur von in dieser Technik Erfahrenen durchgeführt werden.

Praxis

Durchstochen werden:
- Haut
- subkutanes Fettgewebe
- Lig. supraspinale
- Lig. intraspinale
- Lig. flavum

Ziel: Periduralraum (2–6 mm)

Benötigtes Material

Neben den LA benötigt man:

- sterile Handschuhe, Mantel, Kopfhaube, Mundschutz
- Desinfektionslösung
- Lokalanästhetikum nach gewünschter Wirkdauer wählen ► Tab. 3.3

Meist als Set erhältlich:

- Periduralkanüle (z. B. Tuohy-Kanüle), Periduralkatheter (inkl. Adapter/Konnektor), Partikelfilter
- Gefäß für die Desinfektionslösung
- Stieltupfer
- sterile Tupfer und Kompressen
- sterile Abdecktücher oder Lochtuch
- Spritze und Kanüle für die Lokalanästhesie an der Einstichstelle (meist 2 ml)
- leichtgängige Spritze für die Loss-of-Resistance-Technik zum Aufsuchen des Periduralraums
- Kanülen zum Aufziehen der LA
- steriles Verbandsmaterial und Pflaster/Folien zur Versorgung der Einstichstelle und des Katheters

Vorgehen

- Punktionsstelle und Alternativpunktionsstelle suchen und markieren
- Punktionsstellen sorgfältig desinfizieren
- Anbringen des sterilen Lochtuchs oder der Abdecktücher
- Lokalanästhesie der Einstichstelle und der tieferen Bandstrukturen
- Vorführen der Periduralkanüle bis ins Lig. intraspinale (bei Tuohy-Kanülen mit nach lateral zeigendem Anschliff)
- Mandrin aus der Periduralkanüle entfernen und die mit NaCl 0,9 % gefüllte leichtgängige Spezialspritze ansetzen
- Patienten nochmals anweisen einen „Katzenbuckel" zu machen und besonders ruhig zu halten. Sicherstellen, dass der Pat. nicht nach vorne fallen kann (Assistenz!)
- Ab jetzt Druck auf den Spritzenstempel ausüben und Spritze und Periduralkanüle besonders langsam und ruhig vorführen. Dabei mit den Fingern gut am Pat. abstützen, um Bewegungen des Pat. zu erspüren und notfalls ausgleichen zu können.
- Die Periduralkanüle wird nun unter stetigem Stempeldruck langsam millimeterweise vorgeschoben. Solange sich die Kanüle im derben Lig. flavum befindet, ergibt sich ein hoher Injektionswiderstand und es lässt sich kaum Flüssigkeit injizieren. Wenn die Kanülenspitze beim langsamen Vorschieben das Lig. flavum verlässt und in den Periduralraum eintritt (nur 2–6 mm breit!), kommt es zum Widerstandsverlust und die Flüssigkeit lässt sich leichter injizieren.
- **Die Kanüle darf nun nicht mehr vorgeschoben werden.** Die Tiefe des Epiduralraums sollte man sich anhand der Markierungen auf der Periduralkanüle merken.

- Bei Verwendung einer Tuohy-Kanüle wird der Anschliff der Kanüle jetzt nach kranial gedreht.
- Der Periduralkatheter kann nun vorsichtig durch die Periduralkanüle eingeführt werden. Meist wird der Katheter 3–5 cm tief über die Kanülenspitze in den Periduralraum eingeführt.
- Beim Entfernen der Periduralkanüle sollte der Katheter gut gesichert werden.
- Anhand der Markierungen am Katheter sollte die Katheterlage geprüft werden.
- Ein Aspirationsversuch durch den Katheter ist zwingend notwendig. Aspiriertes Blut deutet auf eine intravasale Fehllage, aspirierter Liquor auf eine intrathekale Fehllage hin.
- Nach dem korrekt durchgeführten Aspirationsversuch wird, bei korrekter Lage, eine Testdosis von 2–3 ml LA mit Adrenalinzusatz appliziert. Sollte der Katheter doch versehentlich im Spinalraum liegen, treten sehr schnell Zeichen einer Spinalanästhesie entsprechend der Injektionshöhe auf. Liegt der Katheter intravasal, kann ein Herzfrequenzanstieg (Adrenalinzusatz) beobachtet werden. Bei korrekter Lage sollten sich das Empfinden und die Vitalparameter des Pat. in den ersten Minuten nach Injektion der Testdosis kaum ändern. (Die Sinnhaftigkeit der Testdosis wird aktuell – wie vieles – kontrovers diskutiert.)
- Erst jetzt kann die Hauptdosis langsam appliziert werden. Die vollständige Wirkung tritt nach ca. 20 min ein (► Tab. 3.2).

Tab. 3.2 Benötigte LA-Mengen bei lumbaler PDA.

Alter des Pat. (J.)	ml pro Segment	ml für Th 10–S 2
20	1,5	15
40	1,2	12
60	1,0	10
80	0,7	7

Tab. 3.3 Wirkdauer von Lokalanästhetika bei der PDA.

Wirkstoff	Wirkdauer (h)
Bupivacain 0,125 %, 0,25 %, 0,5 %, (0,75 %)	ca. 2–5
Ropivacain 0,2 %, 0,75 %, 1 %	ca. 3–5
Prilocain 1 %, 2 %	ca. 1–2
Lidocain 1 %, 2 %	ca. 1–2
Mepivacain 1 %, 2 %	ca. 1–2

Cave: Bei Fehllage des Katheters darf dieser nie durch die Periduralkanüle zurückgezogen werden. Es drohen Abschilferungen und Verbleib von Katheterstücken. Immer erst die Kanüle entfernen und dann den Katheter zurückziehen.

Allgemeine Hinweise

- Durch Blockierung der sympathischen Fasern kann distal der Blockade eine bessere Durchblutung und eine Anregung der Darmtätigkeit erreicht werden.
- Je höher die Konz. des LA, desto schneller der Wirkungseintritt.
- Bei der PDA sollten isobare LA verwendet werden.
- Bei der Testdosis wird, außer bei Schwangeren, häufig ein Adrenalinzusatz (5 µg Adrenalin/ml LA) verwendet, um eine evtl. intravasale Fehllage an dem durch den Adrenalinzusatz ausgelösten Herzfrequenzanstieg zu erkennen.
- Unter Tachyphylaxie wird das Phänomen der abnehmenden Wirkdauer, Wirkungsausbreitung und -intensität von LA bei wiederholter Anwendung verstanden. Man vermutet Fibrosierungsprozesse als Ursache. Eine Tachyphylaxie tritt häufig nach einigen Tagen bei kontinuierlicher periduraler LA-Applikation auf und kommt bei kontinuierlichen Spinalanästhesien kaum vor.

Differenzialblock (Walking-PDA/Schmerzkatheter)

Durch Verwendung von niedrigprozentigen LA (z. B. Ropivacain 0,2 % oder Bupivacain 0,25 %) können selektiv nur die dünnen Nervenfasern, die sympathisch Schmerzempfinden und Temp.-Empfinden leiten, „betäubt“ werden. Die Motorik sowie das Druck- und Berührungsempfinden bleiben weitgehend unbeeinflusst. Ein Umhergehen und z. B. „Mitpressen“ während einer Geburt sind so möglich.

Thorakale PDA

- Eine PDA im Bereich der BWS kann z. B. bei großen Oberbauch-OPs, Thorax-OPs sowie zur Schmerztherapie bei Serienrippenfrakturen zum Einsatz kommen.
- Eine thorakale PDA sollte nur von erfahrenen Anästhesisten durchgeführt werden.
- Die Loss-of-Resistance-Methode ist schwieriger durchzuführen, da das Lig. flavum im Bereich der BWS teils nur 3 mm dick ist.
- In der mittleren BWS wird meist ein **paramedianer Zugangsweg** gewählt: Die Nadel auf Höhe der Mitte des gewählten Proc. spinosus ca. 1,5 cm lateral der Mittellinie einstechen und Nadel senkrecht auf die Haut bis zum Knochenkontakt mit dem Querfortsatz des darunterliegenden Wirbelkörpers führen. Hierbei erfolgt das Vorschieben vorsichtig unter Anwendung der Loss-of-Resistance-Methode, um ein evtl. (hier noch nicht geplantes) Eintreten in den Periduralraum zu erkennen. Tiefe des Proc. transversus zur weiteren Orientierung merken. Nadel nun einige mm zurückziehen und ca. 15–30° nach medial und etwa 35° nach kranial kippen. Nun langsames Vorschieben unter Loss-of-Resistance-Methode bis zum Erreichen des Periduralraums.

- Bei der Punktion im BWS-Bereich sollte der Anschliff einer evtl. verwendeten Tuohy-Kanüle nach kranial zeigen, um Duraverletzungen zu vermeiden.
- Für hochthorakale PDAs wird die Reduzierung des LA-Volumens um 50 % empfohlen.
- Für PDAs im Bereich der mittleren BWS wird die Reduzierung des LA-Volumens um 30 % empfohlen.

Geburtshilfliche PDA

- Die Loss-of-Resistance-Methode ist deutlich schwieriger durchzuführen, da die Bandstrukturen in der Schwangerschaft aufgelockert sind.
- Vor dem Anlegen der PDA sollte der Volumenstatus mit ca. 500–1000 ml kristalloider Infusionslösung ausgeglichen werden.
- Es empfiehlt sich die Verwendung von niedrigprozentigen LA (z. B. Ropivacain 0,2 % oder Bupivacain 0,25 %), da so ein Umhergehen und Mitpressen möglich ist. Siehe auch Kap. 3.4.1
- ▶ Tab. 3.4

Geburtshilfliche „Walking-PDA“

Soll die Gebärende noch umhergehen können, hat sich für die „Walking-PDA“ folgendes Schema bewährt, das z. B. an der Universitätsklinik Graz verwendet wird. Hier wird keine CSE, sondern eine reine PDA verwendet. Der PDA-Katheter wird wie bei einer lumbalen PDA gelegt.
Beispieldosierungen für „Walking-PDA“: ▶ Tab. 3.5

Tab. 3.4 Beispieldosierungen für geburtshilfliche PDA.

–	Dosierung
Testdosis (um eine versehentliche intrathekale Lage auszuschließen – Spinalanästhesie)	z. B. 3 ml Bupivacain 0,5 % oder 3 ml Ropivacain 0,75 % (die Verwendung einer Testdosis wird kontrovers diskutiert)
Bolus bei Anlage der PDA	10 µg Sufentanil + 5–10 ml Ropivacain 0,2 % oder 50 µg Fentanyl + 5–10 ml Ropivacain 0,2 %
„Schmerzpumpe” Pumpenfüllung	z. B. 100 ml Ropivacain 0,2 % (z. B. Naropin [D, A, CH]) + 200 µg Fentanyl
„Schmerzpumpe“ Einstellungen	Rate: 3 ml/h, Bolus: 5 ml, Sperrzeit: 20–30 min, 4 h-Maximum: 52 ml
„Top up“, wenn eine Sectio nötig wird	20 ml Ropivacain 0,75 % fraktioniert in 2–4 Einzeldosen (je nach Dringlichkeit)

Tab. 3.5 Beispieldosierungen für geburtshilfliche „Walking-PDA“.

–	Dosierung
Testdosis	z. B. 3 ml Bupivacain 0,5 % oder 3 ml Ropivacain 0,75 % (die Verwendung einer Testdosis wird kontrovers diskutiert)
Bolus bei Anlage der PDA	z. B. 10 µg Sufentanil oder 50 µg Fentanyl + 10 ml Ropivacain 0,2 % + 5 ml NaCl 0,9 % (entspr. Ropivacain 0,125 %)
„Schmerzpumpe“ Pumpenfüllung	z. B. 20 ml Ropivacain 0,75 % + 200 µg Fentanyl + 100 ml NaCl 0,9 % (entspr. Ropivacain 0,12 %)
„Schmerzpumpe“ Einstellungen	Rate: 3 ml/h, Bolus: 5 ml, Sperrzeit: 20–30 min, 4 h-Maximum: 52 ml
„Top up“, wenn eine Sectio nötig wird	20 ml Ropivacain 0,75 % fraktioniert in 2–4 Einzeldosen (je nach Dringlichkeit)

Peridurale Opioidanwendung

- Peridural angewandte Opiate wirken hauptsächlich an den Hinterhornrezeptoren des Rückenmarks und bewirken so eine Unterdrückung der Weiterleitung von Schmerzimpulsen.
- Zum Einsatz kommen meist Morphin, Fentanyl, Sufentanil und Buprenorphin (► Tab. 3.6).
- Hydrophile Opioide verbleiben lange im Liquor, bevor sie ins Rückenmark diffundieren. Es kommt zu einer langsamen Diffusion ins Rückenmark, es ergeben sich niedrigere Plasmakonz. und die Dosierungsbereiche bewegen sich deutlich unter der üblichen systemischen Dosierung. Als unerwünschte Wirkung kann es bei hydrophilen Opioiden eher zur sog. späten Atemdepression (nach ca. 6–12 h) kommen.
- Lipophile Opioide diffundieren schnell ins Rückenmark und haben so einen rascheren Wirkungseintritt. Sie werden schnell resorbiert, es ergeben sich höhere Plasma-

Tab. 3.6 Peridurale Opioide – Dosierung.

Wirkstoff	Dosierung bei Erwachsenen	bei 70 kg KG	Hinweis
Morphin	0,05 mg/kg KG	3,5 mg	hydrophil
Fentanyl	1–2 µg/kg KG	70–140 µg	lipophil
Sufentanil	0,15–0,3 µg/kg KG	10–20 µg	lipophil
Buprenorphin	2–4 µg/kg KG	140–280 µg	lipophil

Zulassungssituation beachten, da teilweise „Off-Label-Use“!

konz. und die Dosierung entspr. annähernd der üblichen systemischen Dosierung. Als unerwünschte Wirkung kann es zur sog. frühen Atemdepression (nach ca. 30–60 min) kommen.

3.1.3 Postpunktioneller Kopfschmerz

Postpunktioneller Kopfschmerz ist eher zu erwarten nach
- Mehrfachpunktion
- Verwendung großkalibriger Nadeln
- Perforation bei PDA/Spinalanästhesie

Klinik

Kopfschmerz, der sich innerhalb von 7d nach einer Spinalpunktion einstellt. Der Kopfschmerz beginnt oder verschlechtert sich binnen 15 min nach Einnahme einer aufrechten Körperhaltung. Typisch nach symptomfreiem Intervall am 2. Tag nach rückenmarknaher Anästhesie von hinten in den gesamten Kopfbereich aufsteigender vernichtender Kopfschmerz. Deutliche Verschlechterung beim Sitzen und Stehen.

Differenzialdiagnosen

Spannungskopfschmerz, Migräne, Hämatom peridural, Meningitis (bakt.), Sinusvenenthrombose

Therapie

Es gibt keine einheitliche Therapieempfehlung. Bewährt hat sich z. B.
- **Stufe 1:**Lagerung nach Pat.-Wunsch, Ruhephasen werden empfohlen. Hydratation mit 2000 ml Vollelektrolytlösung/d; Paracetamol i. v. oder Metamizol i. v. bis zur zulässigen Tageshöchstdosis; zusätzlich: Theophyllin i. v. 3 × tgl. 200 mg Kurzinf. oder Coffein p. o. 3 × tgl. 100 mg; optional: straff angelegte Bauchbinde (erhöht venösen Rückfluss über Periduralvenen und so den Liquordruck)
- **Stufe 2:** Sumatriptan (z. B. Imigran [D, A, CH]) 6 mg s. c. (KI beachten, z. B. KHK); ACTH 1,5 U/kg KG als Kurzinf. (KI beachten)
- **Stufe 3:** Bloodpatch bei schweren Fällen!

Bloodpatch

- Indikation
  - starker, therapieresistenter, postpunktioneller Kopfschmerz
- Vorgehen
  - Gerinnungsstörungen ausschließen. Bei Gerinnungshemmung: Therapiepausen für neuroaxiale Verfahren einhalten!
  - streng sterile Kautelen bei Abnahme und Applikation des Eigenblutes einhalten (Maske, Mundschutz, Handschuhe, Mantel usw.). Ein Assistent wäscht den Unter-

arm des Pat. steril und nimmt venöses Blut mit einer 20 ml-Spritze ab. Der Anästhesist appliziert 15 ml des Eigenblutes in den Epiduralraum möglichst in jenem Segment, in dem die Perforation der Dura mater stattgefunden hat. Hierauf ca. 2 h Flachlagerung

- Erfolgsrate
  - Die Erfolgsrate wird bei korrekter Durchführung mit bis zu 98 % angegeben. Bei Erfolg sofortiges (binnen wenigen Stunden) Nachlassen der Kopfschmerzen. Bei ausbleibendem Erfolg gezielte Bildgebung und Beiziehung Neurochirurgie! (Liquorleck ventral? Hygrom?)

3.2 Periphere Regionalanästhesie

Wirkorte ausgewählter Nervenblockaden: ▶ Abb. 3.2

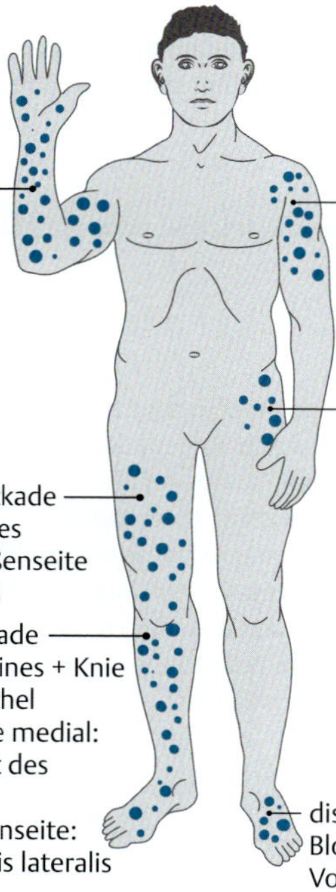

Abb. 3.2 Periphere Regionalanästhesie. Wirkorte ausgewählter Nervenblockaden.

3.2.1 Leitungsanästhesie nach Oberst

Die Leitungsanästhesie nach Oberst (► Abb. 3.3) dient der selektiven Anästhesie einer Phalanx. Sie kann an Fingern und Zehen, z. B. im Rahmen der Wundversorgung, zum Einsatz kommen. 2 etwas kräftigere Nn. digitales volares und 2 grazilere Nn. digitales dorsales versorgen Finger und Zehen. Um sie zu anästhesieren, genügt die Injektion von 0,5–1,5 ml LA ohne Vasokonstriktor (z. B. Adrenalin) unmittelbar distal neben der Interdigitalfalte von dorsal in Richtung Palma manus, jeweils auf der radialen und ulnaren Fingerseite, um eine komplette Anästhesie der Phalanx zu erreichen. Beim 1. Einstich empfiehlt es sich in einer dorsal der Phalanx verlaufenden Stichrichtung ein zusätzliches Depot zu setzen, um eine sichere Anästhesie zu erreichen. Vor der Applikation des Regionalanästhetikums muss immer aspiriert werden, um eine intravasale Lage der Kanüle zu erkennen und eine intravasale Applikation zu vermeiden.

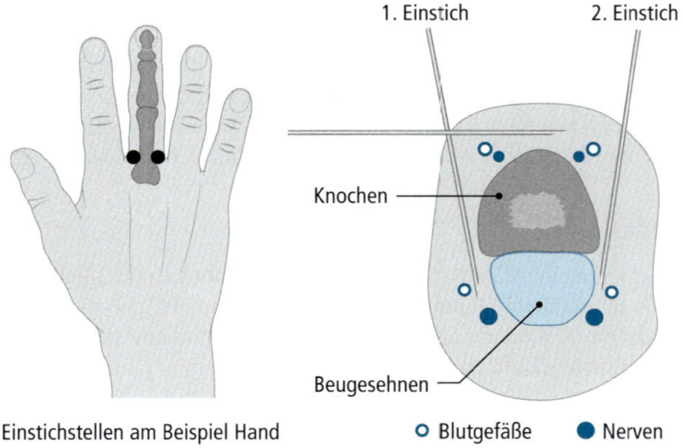

Abb. 3.3 Leitungsanästhesie nach Oberst.

3.2.2 Axilläre Plexusanästhesie (US-gezieltes Vorgehen)

Indikationen

OPs, Analgesie, Sympathikolyse am distalen Oberarm, Ellbogen, Unterarm und Hand

Kontraindikationen

Allgemeine KI, keine speziellen KI

Komplikationen

Hämatom, Verletzung von Nerven des Plexus, Verletzung der A. axillaris, systemische NW bei intravasaler LA-Applikation, Infektion

Vorgehen

- Patient in Rückenlage, Arm 90° (▶ Abb. 3.4) abduziert im Schultergelenk und 90° gebeugt im Ellbogengelenk, sterile Kautelen
- Linearschallkopf (Eindringtiefe ca. 2–4 cm) möglichst weit proximal am Axillarand so positionieren, dass die A. axillaris in der Mitte des Schallfensters ist. Anpressdruck so wählen, dass die Venen komprimiert sind.
- Bei **90° abduziertem Oberarm** findet sich der **N. medianus** meist am oberflächlichsten (schallkopfnah), der **N. radialis** meist unterhalb der A. axillaris und der **N. ulnaris** kaudal (ipsilateral des N. musculocutaneus). Der N. musculocutaneus findet sich bei sehr variablem Verlauf ca. 2 cm cranial der A. axillaris im M. coracobrachialis. Der N. musculocutaneus imponiert spindelförmig gut vom umgebenden Muskel abgegrenzt und hyperechogen. Einstichpunkt in der kurzen Achse über der A. axillaris. 50 mm-Nadel, Einstichwinkel ca. 45° in Richtung proximal. Nadel unter US-Sicht an die Nerv heranführen und **pro Nerv 5–10 ml LA** in direkter Nervnähe positionieren.
- Schematischer Überblick: ▶ Abb. 3.5, ▶ Abb. 3.6, ▶ Abb. 3.7, Sonoanatomie: ▶ Abb. 3.8

Rescueblock

Gelingt es nicht, die einzelnen Nerven darzustellen, bietet sich die Methode nach Pfeiffer et al. [30] an: 30–50 ml LA unter sonografischer Kontrolle zirkulär, zumindest aber „C"-förmig um die A. axillaris applizieren. Mit dieser Methode wurde zu 96,5 % eine vollständige Plexusblockade erreicht.

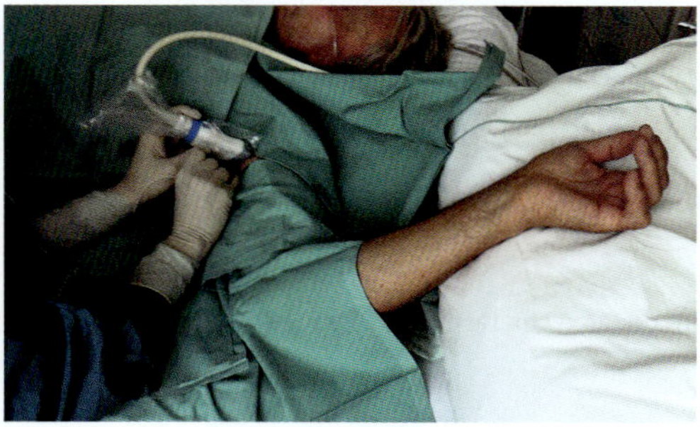

Abb. 3.4 Lagerung für die Plexus-axillaris-Blockade. Patient mit im Schultergelenk 90° abduziertem und im Ellbogengelenk 90° gebeugtem Arm lagern. Evtl. muss unter dem Handgelenk unterpolstert werden. So abdecken, dass die Hand frei und gut sichtbar ist (Stimulationsantwort).

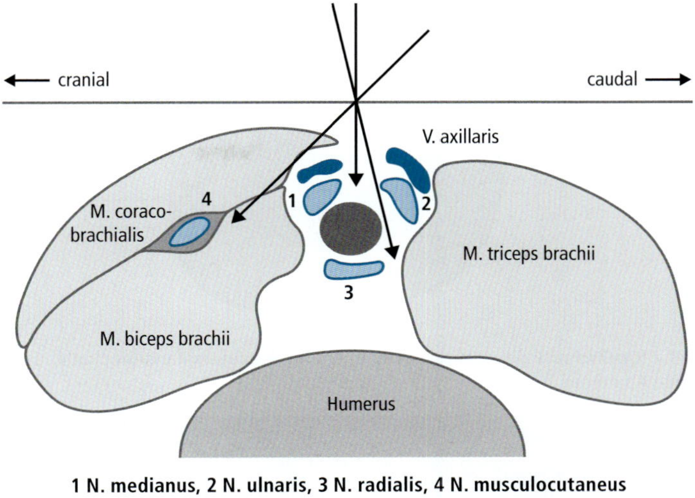

Abb. 3.5 Axilläre Plexusanästhesie. Sonoanatomie schematisch. Rechter Arm 90° abduziert, liegender Pat.
Hinweis: Meistens sind nicht alle Nerven gleichzeitig gut in einer Ebene darstellbar (Schallkopf, wenn nötig, für jeden Nerv umpositionieren [kippen oder drehen um wenige mm]). Im Idealfall sind alle Nerven mit einem Einstich zu erreichen.

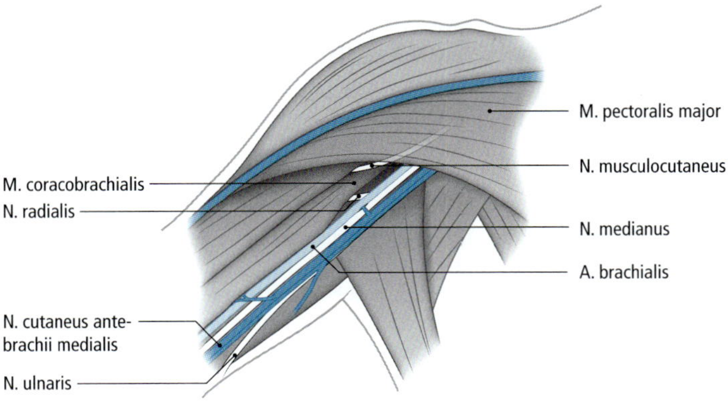

Abb. 3.6 Rechte Schulter für Plexus-axillaris-Blockade. Orientierende Anatomie.

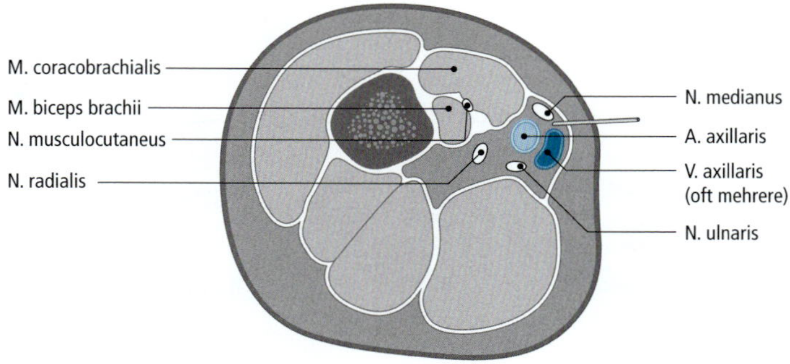

Abb. 3.7 Querschnitt des rechten Oberarmes für Plexus-axillaris-Blockade. Orientierende Anatomie.

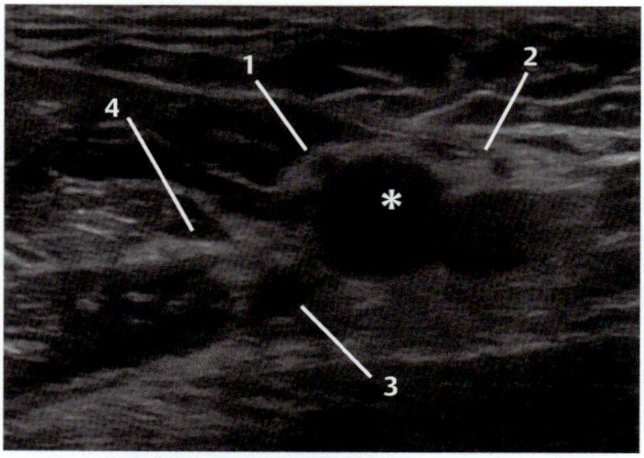

Abb. 3.8 Plexus-axillaris-Blockade. Sonoanatomie: * A. axillaris, 1 N. medianus, 2 N. ulnaris, 3 N. radialis, 4 N. musculocutaneus.

Vorgehen

Mit dem Linearschallkopf die A. axillaris möglichst nahe der Achselfalte aufsuchen. Stichrichtung ca. 30–45° parallel zur A. axillaris.

(Autorenanmerkung: Vorzugsweise zusätzlich unter Nervenstimulation [0,1 ms, 0,5 mA] und unter sonografischer Sicht A. axillaris aufsuchen und nach mehrmaliger Aspirationsprobe unter Sicht 30–50 ml LA unter Schonung von Nervenstrukturen um die A. axillaris applizieren. Streng sterile Kautelen einhalten!)

Literatur

[30] Pfeiffer K et al. Ultraschallgesteuerte perivaskuläre axilläre Plexusanästhesie. Anaesthesist 2008; 57: 670–676

3.2.3 Intraskalenäre Blockade (US-gezieltes Vorgehen)

Indikationen

OPs, Analgesie an der Schulter und am proximalen Oberarm

Kontraindikationen

Kontralaterale Phrenicusparese und/oder Rekurrensparese

Komplikationen

Hämatom, Verletzung des N. phrenicus, Verletzung des N. laryngeus recurrens, Auslösen eines Horner-Syndroms, akzidentelle Gefäßpunktionen, systemische NW bei intravasaler LA-Applikation, Infektion

Vorgehen

Linearschallkopf, Eindringtiefe ca. 2–4 cm. Schallkopf supraklavikulär aufsetzen und das Nervenbündel des Plexus identifizieren. Dieses liegt in enger Nachbarschaft zur A. subclavia, die von supraklavikulär gut geschallt werden kann. Das Nervenbündel wird nun durch langsames Kippen des Schallkopfes nach kranial bis zwischen die Mm. scaleni verfolgt. Die Zielregion ist erreicht, wenn die Wurzeln des Plexus brachialis „leiterförmig" zwischen M. scalenus medius und M. scalenus ant. liegen. Der Bereich, in dem die Zielregion liegt, ist in ► Abb. 3.9 mit einem Doppelpfeil markiert. Er liegt kaudal der Höhe des Krikoids sowie über der Klavikel. Als Orientierungshilfe dient der laterale Rand/Anteil des M. sternocleidomastoideus, der sich über die Skalenuslücke schiebt. Anatomischer Überblick siehe ► Abb. 3.10

Cave: Die Strukturen sind kleiner als man erwartet. Die Eindringtiefe auf den US-Abbildungen beträgt 2 cm, d. h., dass die Wurzeln des Plexus sich auf weniger als 1 cm verteilen!

Lokalanästhetikum

20 ml unter Sicht in den Spalt zwischen den Wurzeln und dem M. scalenus ant. oder in den Spalt zwischen den Wurzeln und dem M. scalenus medius platzieren (also beidseits neben den Wurzeln) (► Abb. 3.11). Hierbei zumindest die oberen Wurzeln (C 5–C 7) mit LA umspülen.

Cave: Absolut zwingend nur unter Sicht (Nadelspitze) vorgehen. Die weiter unten (schallkopffern) liegenden Wurzeln werden aus Sicherheitsgründen nicht mit der Nadel aufgesucht. Das LA diffundiert von allein bis zu den tieferliegenden Wurzeln. Aus diesem Grund in der täglichen Routine nicht wesentlich weniger als 20 ml LA verwenden.

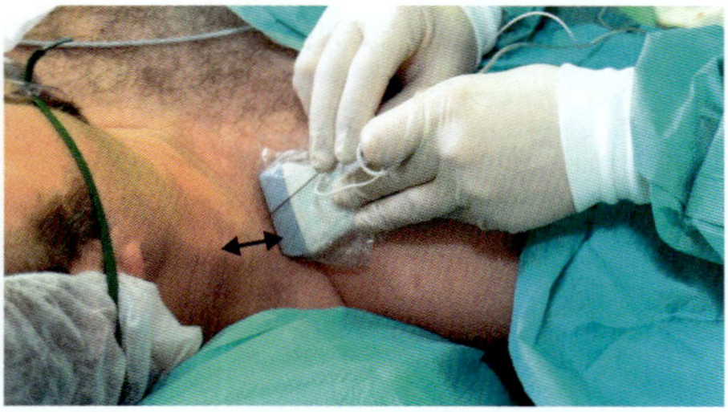

Abb. 3.9 Schallkopfpositionierung für die intraskalenäre Blockade.

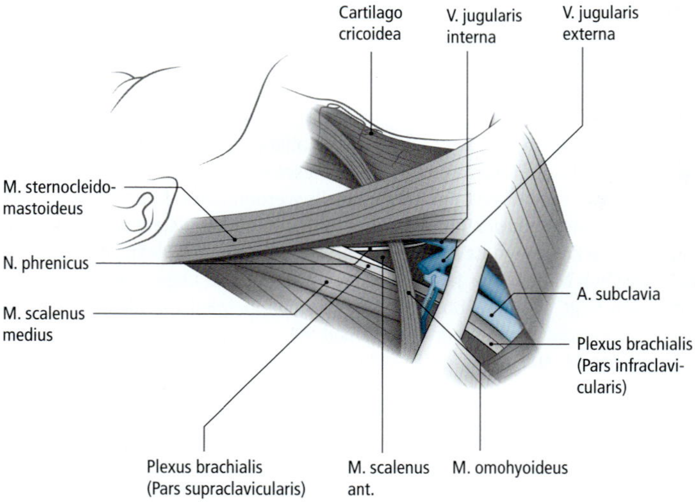

Abb. 3.10 Orientierende Anatomie der rechten Halsregion für die intraskalenäre Blockade.

Katheteranlage

Als Single-Shot-Technik empfohlen. Eine Katheteranlage ist mit dem Risiko einer intravasalen Verlagerung verbunden und sollte nur von in dieser Technik Erfahrenen durchgeführt werden. Patienten mit intraskalenärem Katheter sollten überwacht werden (regelmäßige Visiten) solange der Katheter liegt!

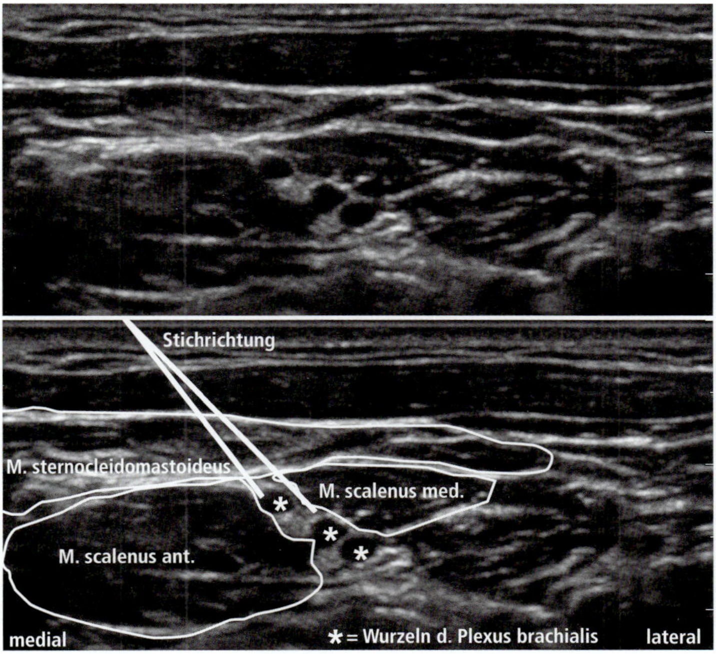

Abb. 3.11 Sonoanatomie für die intraskalenäre Blockade.

Nervenstimulation

Erfolgversprechend ist eine Stimulationsantwort aus dem Truncus superior: M. biceps, M. brachialis, M. deltoideus

3.2.4 N.-femoralis-Blockade (US-gezieltes Vorgehen)

Indikationen

OPs, Analgesie, Sympathikolyse im Versorgungsgebiet des N. femoralis. In Kombination mit einem proximalen N.-ischiadicus-Block sind OPs am gesamten Bein ab ca. Mitte Oberschenkel abwärts bis hin zur Oberschenkelamputation möglich. Bei korrekter Anlage ist für z. B. eine Oberschenkelamputation eine sanfte Sedierung (z. B. mittels Midazolam) in Kombination mit einem Kopfhörer und angenehmer Musik meist ausreichend.

Kontraindikationen

Allgemeine KI, keine speziellen KI

Komplikationen

Gefäßpunktion (V./A. femoralis), Hämatom, systemische NW bei intravasaler LA-Applikation, Infektion

Vorgehen

Patient in Rückenlage. Schallkopf in der Leistenbeuge direkt distal des Leistenbandes parallel zu diesem platzieren. Als Leitstruktur wird die A. femoralis aufgesucht. Orientierung: „IVAN": von innen - Vene - Arterie - Nerv. Der N. femoralis befindet sich in nächster Nähe (< 1 cm, oft auch direkt anliegend) lateral der A. femoralis. Als Orientierung dienen die Spina iliaca ant. superior, das Tuberculum pubicum sowie das dazwischen ausgespannte Leistenband. Die Punktionsstelle befindet sich etwa 3–7 cm distal des Leistenbandes. Wenn der Nerv in Neutralstellung des Beines nicht gut dargestellt werden kann, hilft es oft das Bein leicht zu abduzieren und nach außen zu rotieren. Die Punktion ist „in plane" und „out of plane" möglich. Wenn ein Katheter platziert werden soll, ermöglicht die Out-of-plane-Technik den besseren Winkel. Der N. femoralis befindet sich i. d. R. in einer Tiefe von 2–4 cm.

Übersicht: ▸ Abb. 3.12

Sonoanatomie: ▸ Abb. 3.13

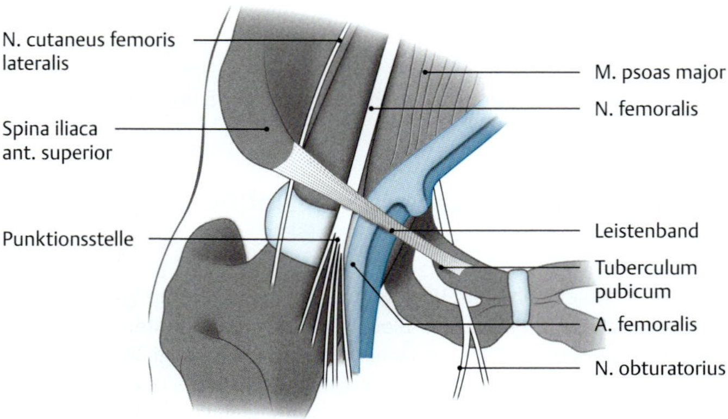

Abb. 3.12 Orientierende Anatomie der rechten Leiste für die N.-femoralis-Blockade.

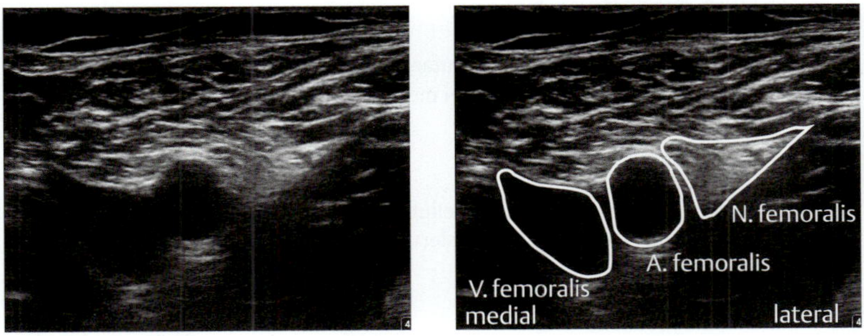

Abb. 3.13 Sonoanatomie für die N.-femoralis-Blockade.

Nervenstimulation

Es ist empfehlenswert die Punktion unter US-Sicht und mit Nervenstimulatorkontrolle durchzuführen.

- 0,1 ms, 0,5 mA
- richtige Stimulationsantwort: „tanzende Patella" (Zucken der Patella)
- falsche Stimulationsantwort: Zucken an der medialen Oberschenkelseite (direkte oder indirekte M.-sartorius-Stimulation)

Lokalanästhetikum

20–40 ml unter Sicht positionieren

Katheteranlage

Katheter ca. 4 cm weit über die Nadelspitze parallel zum N. femoralis platzieren

3.2.5 Anteriore N.-ischiadicus-Blockade

Indikationen

OPs, Analgesie, Sympathikolyse im Versorgungsgebiet des N. ischiadicus. In Kombination mit einem N.-femoralis-Block sind OPs am gesamten Bein ab ca. Mitte Oberschenkel abwärts bis hin zur Oberschenkelamputation möglich. Bei korrekter Anlage ist für die OP eine Sedierung (z. B. mittels Midazolam) in Kombination mit einem Kopfhörer und angenehmer Musik meist ausreichend.

Kontraindikationen

Allgemeine KI, keine speziellen KI

Komplikationen

Gefäßpunktion (V./A. femoralis, Aa./Vv. glutaea), Nervenschädigung (N. femoralis, N. ischiadicus), Hämatom, systemische NW bei intravasaler LA-Applikation, Infektion

Vorgehen

Patient in Rückenlage, Bein in Neutralstellung. Die Punktion erfolgt rein unter Nervenstimulatorkontrolle (schlechte Visualisierungsmöglichkeit mittels US).

Punktionsort

Der Punktionsort befindet sich ca. 8–10 cm distal des Punktionsortes zur N.-femoralis-Blockade in der Muskelloge zwischen M. rectus femoris und M. sartorius. Der N. ischiadicus liegt zwischen Femur und dem Gefäßnervenbündel aus V., A. und N. femoralis in einer Tiefe von 10–15 cm. Die Punktion erfolgt senkrecht und leicht nach kranial geneigt. Schemadarstellung ▶ Abb. 3.14.

- **bei Femurkontakt:** Einstich zu lateral, Nadel zurückziehen und nach medial korrigieren
- **bei oberflächlicher Gefäßpunktion** (A./V. femoralis): Einstich zu medial, Nadel zurückziehen und nach lateral korrigieren
- **bei tiefer Gefäßpunktion** (Aa./Vv. glutaea): Nadel zurückziehen, spülen, Aspirationsprobe und dann nach lateral korrigieren
- **bei Stimulation des N. femoralis:** Nadel zurückziehen und medial oder lateral Weg am Nerv vorbei suchen (vorsichtiges Vorschieben der Nadel – bei N.-femoralis-Stimulation: wieder Nadel zurückziehen und erneut korrigieren)

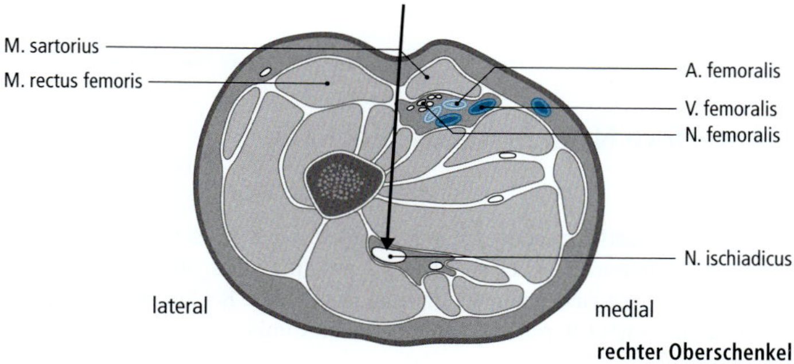

Abb. 3.14 Orientierende Anatomie für die anteriore N.-ischiadicus-Blockade.

Nervenstimulation

- Starte mit 0,1 ms und 1 mA → bei korrekter Reizantwort bis auf 0,5 mA verringern. Wenn mit 0,5–0,4 mA Reizantwort ausgelöst werden kann, LA als Bolus applizieren. Wenn mit 0,3 mA oder darunter noch ein Reiz ausgelöst werden kann, liegt die Nadel wahrscheinlich bereits im Nerv. Nadel zurückziehen! Kann der Nerv so nicht lokalisiert werden: Impulsbreite auf 0,3 ms erhöhen
- richtige Stimulationsantwort: „Wippen" bzw. „Winken" der Fußschaufel durch Stimulation der ischiokruralen Muskulatur (Fuß- bzw. Zehen-Flexoren und -Extensoren)

Lokalanästhetikum

20–30 ml unter mehrmaliger Aspirationskontrolle

Katheteranlage

Katheter ca. 4 cm weit über die Nadelspitze parallel zum N. ischiadicus platzieren

3.2.6 PENG-Block (Pericapsular Nerve Group)

Indikationen

Eingriffe am Hüftgelenk, Schmerztherapie bei Frakturen in Hüftgelenksnähe, schmerztherapeutisch: chronischer Schmerz im Bereich des Hüftgelenks. Eine motorische Blockade des N. femoralis wird bei korrekter Ausführung vermieden und führt zu schnellerer Mobilisation.

Hinweis: Die Analgesie erstreckt sich beim PENG-Block auf die anterioren Anteile der Gelenkskapsel, was fast immer für eine adäquate Schmerztherapie ausreicht. Nicht abgedeckt wird dabei der Hautmantel. Für den Wundschmerz (lateraler Oberschenkel) empfiehlt es sich hierzu zusätzlich eine Blockade des N. cutaneus femoris lateralis.

Kontraindikationen

Allgemeine KI, keine speziellen KI

Komplikationen

- intramuskuläre Ausbreitung des Lokalanästhetikums: Nadelspitze korrekt unter der Iliopsoas-Sehne platzieren
- (sehr) hoher Injektionswiederstand: Nadel evtl. im Lig. iliofemorale, der Psoassehne oder im Periost → Nadel in gleicher Position um etwa 180° drehen = Lageveränderung des Schliffes. Wenn nicht ausreichend: 1–2 mm zurückziehen

Vorgehen

Patient in Rückenlage, Schallkopf: Curved Array, 2–5 MHz (Linearschallkopf möglich bei schlanken Patienten), Nadellänge 80–100 mm, Lokalanästhetika-Menge: 15–20 ml

Auffinden der Punktionsposition

Die Punktion erfolgt von lateral nach medial (in plane) kranial der Leistenfalte und distal des Leistenbandes. Die Psoassehne liegt direkt am Knochen (Ileum) auf.

1. Schallkopf in der Leistenfalte aufsetzen (Position A)
2. V. femoralis, A. femoralis und N. femoralis (▶ Abb. 3.15) am medialen Bildrand darstellen und identifizieren
3. Mit dem Schallkopf etwa 5 cm nach kranial (Position B) gleiten und dabei die A. femoralis und N. femoralis durchgehend dargestellt lassen (▶ Abb. 3.15 und ▶ Abb. 3.17), bis die Psoassehne einige cm lateral vom N. femoralis am Ileumknochen liegend dargestellt werden kann.
4. Die Psoassehne kann besser dargestellt werden, wenn eher etwas nach kaudal geschallt wird. Nicht nach kranial schallen; dies führt zu einer zu hohen Punktion in Richtung kleines Becken ▶ Abb. 3.18, ▶ Abb. 3.19.

Ziel ist es, das Lokalanästhetikum zwischen die Sehne des M. iliopsoas und das darunter liegende Ileum (knöcherne Struktur) zu applizieren. Bei korrekter Lage der Nadel hebt sich während der Injektion die Psoassehne bei Injektion vom Lokalanästhetikum nach oben ab. Der Punktionswinkel ist bei diesem Vorgehen sehr steil. Der Endpunkt der Punktion ist Knochenkontakt unter der Psoassehne (▶ Abb. 3.16).

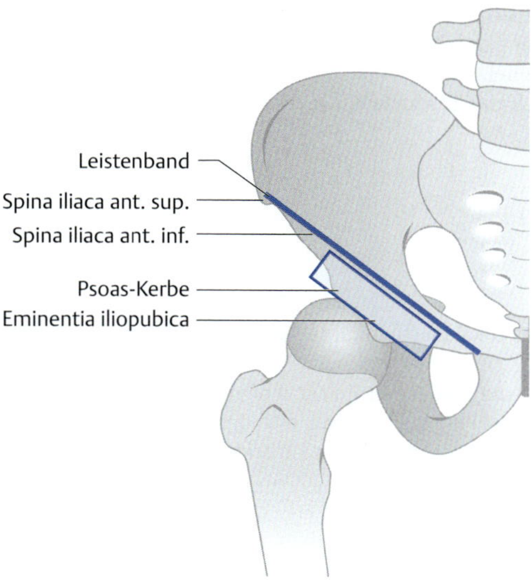

Abb. 3.15 Schallkopf-Startposition beim PENG-Block.

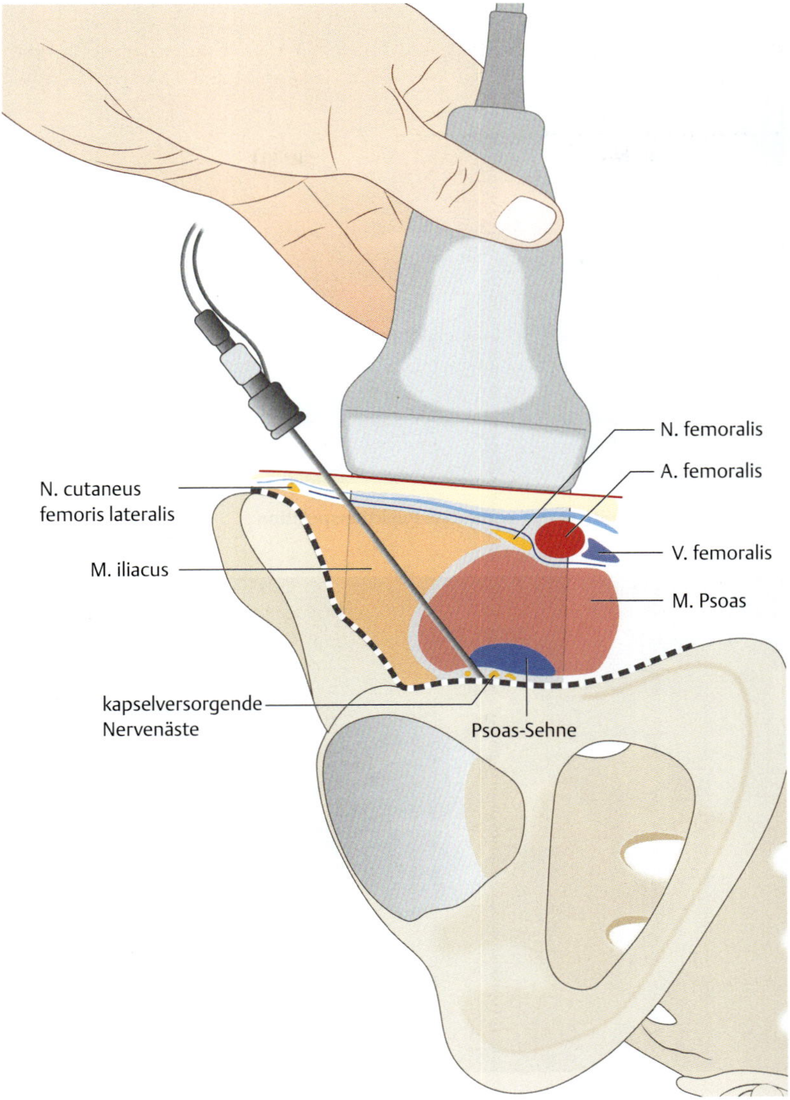

Abb. 3.16 Orientierende Anatomie für den PENG-Block.

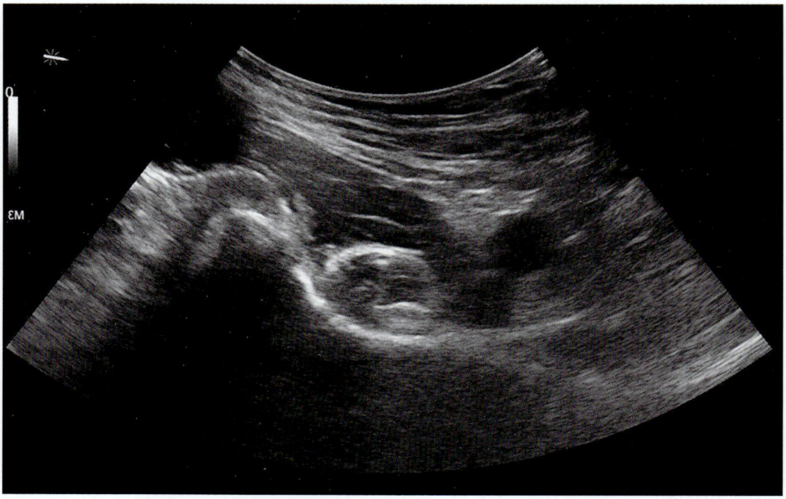

Abb. 3.17 US-Schnitt in der korrekten Punktionsposition.

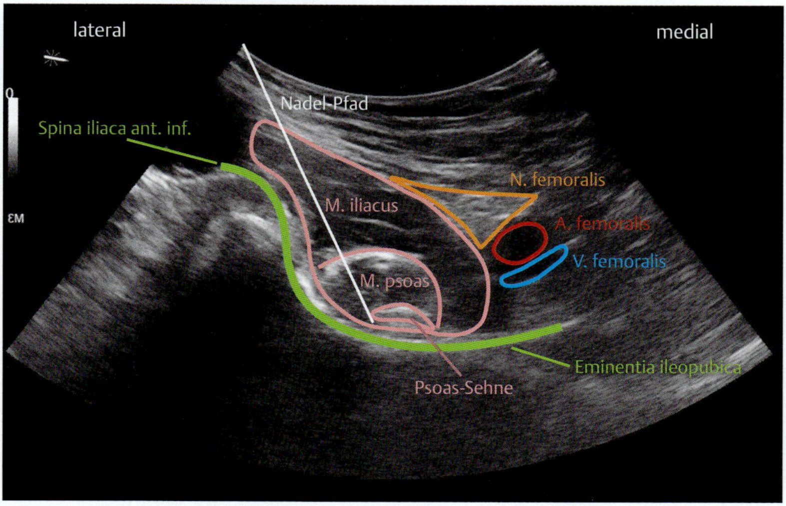

Abb. 3.18 US-Schnitt (beschriftet) in der korrekten Punktionsposition.

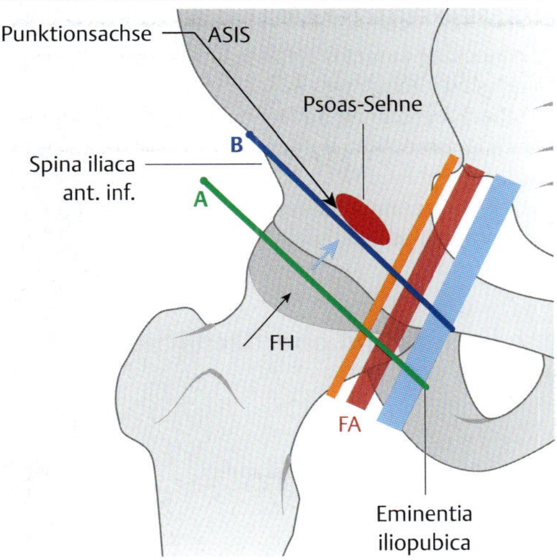

Abb. 3.19 Schallkopfführung zum Auffinden der Punktionsposition beim PENG-Block.

3.3 Regionalanästhesie und Antikoagulation

3.3.1 Einteilung von Nervenblockaden nach Konsequenz einer möglichen Komplikation

Die Distanz zwischen der Körperoberfläche und der Zielregion ist nicht das Kriterium, wonach Blockaden als oberflächliche oder tiefe Blockaden kategorisiert werden, sondern die Konsequenzen, die aus einer durch die Blockadetechnik resultierenden möglichen Blutung erwachsen. Daraus ergibt sich in der Folge die Empfehlung zum Umgang mit der Antikoagulation.

Kategorie: „Tiefe Nervenblockaden" und „neuroaxiale Blockaden"

- Die Konsequenzen einer durch die Blockade ausgelösten Blutung sind klinisch relevant und können in einigen Fällen katastrophal sein.
- Das Management von durch diese Blockadetechniken ausgelösten Blutungskomplikationen kann schwierig sein, weil die Punktionsstelle sehr tief liegt oder nicht komprimierbar ist. Invasive Eingriffe können zum Management von Blutungen nötig werden.
- **klinische Konsequenz:** Das Absetzen von gerinnungshemmenden Arzneimitteln zur Risikoreduktion des blockadespezifischen Blutungsrisikos wird bei diesen Blockaden empfohlen.

Kategorie: „Oberflächliche Nervenblockaden"

- Die Konsequenzen einer durch die Blockade ausgelösten Blutung und einem konsekutiven oberflächlichen Hämatom sind klinisch weniger relevant.
- Das Management von durch diese Blockadetechniken ausgelösten Blutungskomplikationen ist einfach und meist durch Kompression umsetzbar. Die Notwendigkeit invasiver Eingriffe zum Blutungsmanagement ist unwahrscheinlich.
- **klinische Konsequenz:** Das Absetzen von gerinnungshemmenden Arzneimitteln zur Risikoreduktion des blockadespezifischen Blutungsrisikos ist nicht verpflichtend nötig.

Beispiele für die Einteilung in tiefe und oberflächliche Nervenblockaden nach Region

Kopf- und Halsregion

- Beispiele für tiefe Nervenblockaden oder neuroaxiale Blockaden:
  - Ganglion-stellatum-Blockade
  - tiefe zervikale Plexusblockaden
  - zervikale paravertebrale Blockaden
- Beispiele für oberflächliche Nervenblockaden:
  - okzipitale Blockaden
  - peribulbäre Blockaden
  - sub-tenon-Blockaden
  - oberflächliche zervikale Plexusblockaden

Obere Extremität

- Beispiel für tiefe Nervenblockaden oder neuroaxiale Blockaden:
  - infraklavikuläre Blockaden
- Beispiel für oberflächliche Nervenblockaden:
  - interskalenäre Blockaden
    supraklavikuläre Plexus-Blockaden
  - axilläre Plexusanästhesie
  - supraskapuläre Blockaden
  - Einzel-Nervenblockaden auf Unterarm oder Handgelenksebene (N. radialis, N. medianus, N. ulnaris)

Thorax

- Beispiele für tiefe Nervenblockaden oder neuroaxiale Blockaden:
  - Epiduralanästhesie
  - thorakale paravertebrale Blockaden
- Beispiele für oberflächliche Nervenblockaden:
  - parasternale interkostale Blockaden (oberflächlich und tief)
  - Serratus-anterior-Blockade (oberflächlich und tief)

- Errektor-spinae-Blockaden
- interkostale Blockaden
- interpektorale Blockaden

Abdomen und Becken

- Beispiele für tiefe Nervenblockaden oder neuroaxiale Blockaden:
  - keine
- Beispiele für oberflächliche Nervenblockaden:
  - N.-ilioinguinalis-Blockade
  - N.-iliohypogastricus-Blockade
  - Transversus-abdominalis-Block (TAP-Block)
  - Rektusscheidenblock
  - Blockade des genitalen Anteils des N. genitofemorale
  - N.-pudendus-Blockade

Untere Extremität und Rücken

- Beispiele für tiefe Nervenblockaden oder neuroaxiale Blockaden:
  - Plexus lumbalis
  - Psoas-Kompartment-Block
  - lumbale Sympathektomie
  - lumbale paravertebrale Blockaden
  - Quadratus-lumborum-Block
  - Fascia-transversalis-Blockade
  - Plexus-sacralis-Blockaden
  - Pericapsular Nerve Group Block (PENG-Block)
  - N. ischiadicus (proximale Blockadetechniken)
  - Spinalanästhesie
  - Epiduralanästhesie
- Beispiele für oberflächliche Nervenblockaden:
  - N.-femoralis-Blockade
  - Adductor-Kanal-Blockade
  - N. ischiadicus (subgluteal/popliteal)
  - Fascia-iliacus-Block
  - N.-cutaneus-femoris-lateralis-Blockade
  - Blockade des femoralen Anteil des N. genitofemoralis
  - Blockaden am Unterschenkel und Fuß

3.3.2 Empfohlene Karenzzeiten von Antikoagulanzien vor Nervenblockaden

Vorgehen bei Patienten unter Therapie mit Vitamin-K-Antagonisten

Vitamin-K-Antagonisten sollen nicht verabreicht werden, solange Katheter in situ sind.

Vorgehen bei tiefen und neuroaxialen Nervenblockaden

- Nach dem Absetzen muss abgewartet werden, bis die INR wieder im Normbereich ist.
- zu erwartende Dauer, bis die INR nach dem Absetzen wieder in der Norm ist:
  - Phenprocoumon: i. d. R. 7d vor dem Eingriff pausieren
  - Warfarin und Fluindione: i. d. R. 5d vor dem Eingriff pausieren

Vorgehen bei oberflächlichen Nervenblockaden

Keine Karenzzeit, wenn innerhalb oder unter der spezifischen therapeutischen Grenze des Patienten

Vorgehen bei Patienten unter Therapie mit direkten Faktor-Xa-Inhibitoren („Xabane")

Direkte Faktor-Xa-Inhibitoren sollen nicht verabreicht werden, solange Katheter in situ sind.

Vorgehen bei tiefen und neuroaxialen Nervenblockaden

- Vorgehen bei Anwendung im „Low-Dose-Regime":
  - bei normaler Nierenfunktion (Kreatinin-Clearance > 30 ml/min):
    - Rivaroxaban und Edoxaban: 24 h vor dem Eingriff pausieren
    - Apixaban: 36 h vor dem Eingriff pausieren
  - bei eingeschränkter Nierenfunktion (Kreatinin-Clearance < 30 ml/min):
    - Rivaroxaban, Edoxaban und Apixaban: 36 h vor dem Eingriff pausieren
    - Eine Wiederaufnahme der Therapie ist bei komplikationslosen Blockaden 6–8 h postoperativ wieder möglich, wenn es keine eingriffsbedingten Gründe dagegen gibt. Nach „blutigen Punktionen" sollten längere Pausen erwogen werden.
- Vorgehen bei Anwendung im „High-Dose-Regime":
  - bei normaler Nierenfunktion (Kreatinin-Clearance > 30 ml/min):
    - 72 h vor dem Eingriff pausieren oder laborkontrolliert vorgehen
  - bei eingeschränkter Nierenfunktion (Kreatinin-Clearance < 30 ml/min):
    - Laborwert-kontrolliertes Vorgehen. Zielwert bei Spiegelbestimmung: < 30 ng/ml oder Anti-Xa < 0,1 IU/ml

Praxis

Wenn direkte Xa-Inhibitoren im High-Dose-Regime angewendet werden, sollte nach Möglichkeit ein laborkontrolliertes Vorgehen gewählt werden.
Hierzu kann der Spiegel des jeweiligen Arzneimittels (Rivaroxaban, Edoxaban, Apixaban) direkt bestimmt werden. Als sicher gelten Spiegel von < 30 ng/ml.
Ist keine arzneimittelspezifische Spiegelbestimmung möglich, kann zur Orientierung der Anti-Xa-Level verwendet werden (auch die klassischen Spiegelbestimmungen basieren auf dieser Methode!). Als sicher gelten Anti-Xa-Werte von < 0,1 IU/ml.

Vorgehen bei oberflächlichen Nervenblockaden

- keine Karenzzeit
- keine routinemäßige Laborkontrolle
- Laborkontrolle erwägen bei vermuteter Akkumulation des Antikoagulans oder bei Niereninsuffizienz
- Wiederverabreichung: zum routinemäßig vorgesehenen nächsten Zeitpunkt

Vorgehen bei Patienten unter Therapie mit direkten Thrombininhibitoren (Apixaban)

Direkte Thrombin-Inhibitoren sollen nicht verabreicht werden, solange Katheter in situ sind.

Vorgehen bei tiefen und neuroaxialen Nervenblockaden

- Vorgehen bei Anwendung im „Low-Dose-Regime“:
  - 48 h vor dem Eingriff pausieren, keine Laborkontrolle nötig
- Vorgehen bei Anwendung im „High-Dose-Regime“:
  - Laborwert-kontrolliertes Vorgehen. Zielwert bei Spiegelbestimmung: < 30 ng/ml oder alternativ: Thrombinzeit im Normbereich (**cave:** Anti-Xa ist hier nicht aussagekräftig!)
- Eine Wiederaufnahme der Therapie ist 24 h postoperativ möglich, wenn es keine eingriffsbedingten Gründe dagegen gibt.

Vorgehen bei oberflächlichen Nervenblockaden

- keine Karenzzeit
- keine routinemäßige Laborkontrolle
- Laborkontrolle erwägen bei vermuteter Akkumulation des Antikoagulans oder bei Niereninsuffizienz
- Wiederverabreichung: Zum routinemäßig vorgesehenen nächsten Zeitpunkt

Vorgehen bei Patienten unter Therapie mit Low Molecular Weight Heparin (LMWH)

Der Patient erhält ein „Low-Dose-Regime“

- Vorgehen bei tiefen und neuroaxialen Nervenblockaden:
  - Als „Low-Dose-Regime“ gelten LMWH-Dosierungen von < 50 IU anti-Xa/kg KG/d, bei Enoxaparin gilt eine Anwednung von bis zu 40 mg/d als Low-Dose-Regime.
  - Bei normaler Nierenfunktion (Kreatinin-Clearance > 30 ml/min):
    - 12 h vor dem Eingriff pausieren
  - Bei eingeschränkte Nierenfunktion (Kreatinin-Clearance < 30 ml/min):
    - 24 h vor dem Eingriff pausieren
- Vorgehen bei oberflächlichen Nervenblockaden:
  - keine Karenzzeit
  - keine routinemäßige Laborkontrolle
  - Laborkontrolle erwägen bei vermuteter Akkumulation des Antikoagulans oder bei Niereninsuffizienz
  - Wiederverabreichung: zum routinemäßig vorgesehenen nächsten Zeitpunkt

Der Patient erhält ein „High-Dose-Regime“

- LMWH im „High-Dose-Regime“ sollen nicht verabreicht werden, solange Katheter in situ sind.
- Vorgehen bei tiefen und neuroaxialen Nervenblockaden:
  - bei normaler Nierenfunktion (Kreatinin-Clearance > 30 ml/min):
    - 24 h vor dem Eingriff pausieren oder bis Anti-Xa-Level < 0,1 IU/ml (Ziel-Laborwert) erreicht
  - bei eingeschränkter Nierenfunktion (Kreatinin-Clearance < 30 ml/min):
    - 48 h vor dem Eingriff pausieren oder bis Anti-Xa-Level < 0,1 IU/ml (Ziel-Laborwert) erreicht
- Vorgehen bei oberflächlichen Nervenblockaden:
  - keine Karenzzeit, wenn innerhalb oder unter der spezifischen therapeutischen Grenze des Patienten

Vorgehen bei Patienten unter Therapie mit unfraktioniertem Heparin (UFH)

Der Patient erhält ein „Low-Dose-Regime“

- Vorgehen bei tiefen undneuroaxialen Nervenblockaden
  - Als „Low-Dose-Regime“ gilt eine subkutane (s. c.) Verabreichung von bis zu 200 IU/kg KG/d bzw. eine intravenöse (i. v.) Verabreichung von bis zu 100 IU/kg KG/d.
  - 4 h Pause, keine Laborkontrolle notwendig
- Vorgehen bei oberflächlichen Nervenblockaden:
  - keine Karenzzeit
  - keine routinemäßige Laborkontrolle

  - Laborkontrolle erwägen bei vermuteter Akkumulation des Antikoagulans oder bei Niereninsuffizienz
  - Wiederverabreichung: zum routinemäßig vorgesehenen nächsten Zeitpunkt

Der Patient erhält ein „High-Dose-Regime“

- UFH im „High-Dose-Regime“ sollen nicht verabreicht werden, solange Katheter in situ sind.
- Als „High-Dose-Regime“ gilt eine subkutane (s. c.) Verabreichung von über 200 IU/kg KG/d bzw. eine intravenöse (i. v.) Verabreichung von über 100 IU/kg KG/d.
- Vorgehen bei tiefen und neuroaxialen Nervenblockaden:
  - Abwarten, bis Ziellaborwert erreicht!
  - Ziellaborwert: aPTT oder anti-Xa oder ACT im Normalbereich
- zu erwartende Pausenzeit:
  - bei s. c. Anwendung: ca. 12 h, bis Ziellaborwert erreicht
  - bei i. v. Anwendung: ca. 6 h, bis Ziellaborwert erreicht
- Vorgehen bei oberflächlichen Nervenblockaden:
  - keine Karenzzeit, wenn innerhalb oder unter der spezifischen therapeutischen Grenze des Patienten

Vorgehen bei Patienten unter Therapie mit Fondaparinux

Vorgehen bei tiefen und neuroaxialen Nervenblockaden

- Vorgehen bei Anwendung im „Low-Dose-Regime“:
  - Als Low-Dose-Regime gilt eine Verabreichung von bis zu 2,5 mg/d.
  - bei normaler Nierenfunktion (Kreatinin-Clearance > 30 ml/min):
    - 36 h vor dem Eingriff pausieren, keine Laborkontrolle
  - bei eingeschränkte Nierenfunktion (Kreatinin-Clearance < 50 ml/min):
    - 72 h vor dem Eingriff pausieren, keine Laborkontrolle
- Vorgehen bei Anwendung im „High-Dose-Regime“:
  - Als „High-Dose-Regime“ gilt eine Verabreichung von über 2,5 mg/d.
  - Abwarten, bis Ziellaborwert erreicht (etwa 4 Tage)!
  - Ziellaborwert: auf Fondaparinux kalibriertes anti-Xa-Level ≤ 0,1 IU/ml

Vorgehen bei oberflächlichen Nervenblockaden

- keine Karenzzeit
- keine routinemäßige Laborkontrolle
- Laborkontrolle erwägen bei vermuteter Akkumulation des Antikoagulans oder bei Niereninsuffizienz
- Wiederverabreichung: zum routinemäßig vorgesehenen nächsten Zeitpunkt

Vorgehen bei Patienten unter Therapie mit Acetylsalicylsäure (ASS)

Der Patient erhält ein „Low-Dose-Regime“

- Als „Low-Dose-Regime“ gilt eine Verabreichung von bis zu 200 mg/d.
- Vorgehen bei tiefen und neuroaxialen Nervenblockaden:
  - keine Pausenzeit, keine Laborkontrolle, im verschriebenen Intervall weiter einnehmen
- Vorgehen bei oberflächlichen Nervenblockaden:
  - keine Karenzzeit
  - keine routinemäßige Laborkontrolle
  - Laborkontrolle erwägen bei vermuteter Akkumulation des Antikoagulans oder bei Niereninsuffizienz
  - Wiederverabreichung: zum routinemäßig vorgesehenen nächsten Zeitpunkt

Der Patient erhält ein „High-Dose-Regime“

- Als „High-Dose-Regime“ gilt eine Verabreichung von über 200 mg/d.
- Vorgehen bei tiefen und neuroaxialen Nervenblockaden:
  - bei normaler Thrombozytenzahl 3 Tage vor dem Eingriff pausieren, keine Laborkontrolle
    Wiederaufnahme 6 h nach Eingriff möglich. Erwäge eine Thrombozytenfunktionsdiagnostik
  - bei erniedrigter Thrombozytenzahl bis zu 7 Tage vor dem Eingriff pausieren, keine Laborkontrolle
    Wiederaufnahme 6 h nach Eingriff möglich. Erwäge eine Thrombozytenfunktionsdiagnostik
- Vorgehen bei oberflächlichen Nervenblockaden:
  - keine Karenzzeit, wenn innerhalb oder unter der spezifischen therapeutischen Grenze des Patienten

Vorgehen bei Patienten unter Therapie mit P2Y12 -Inhibitoren (z. B. Clopidogrel, Prasugrel, Ticagrelor)

Vorgehen bei tiefen und neuroaxialen Nervenblockaden

- Ticagrelor:
  - 5 Tage vor dem Eingriff pausieren
  - Wiederaufnahme Ticagrelor 2 d nach Eingriff möglich
- Clopidogrel:
  - 5–7 Tage vor dem Eingriff pausieren
  - Wiederaufnahme Clopidogrel 75 mg sofort nach Eingriff möglich
  - Wiederaufnahme Clopidogrel 300 mg 3 d nach Eingriff möglich
- Prasugrel:
  - 7 Tage vor dem Eingriff pausieren
  - Wiederaufnahme Prasugrel 2 d nach Eingriff möglich

Vorgehen bei oberflächlichen Nervenblockaden

- keine Karenzzeit, wenn innerhalb oder unter der spezifischen therapeutischen Grenze des Patienten

Vorgehen bei Patienten unter dualer Therapie (Acetylsalicylsäure (ASS) + 2. Antikoagulans)

Vorgehen bei tiefen und neuroaxialen Nervenblockaden

- ASS: nicht pausieren
- anderes Antikoagulans: gemäß Zeitintervall für dieses pausieren
- wenn vorhanden: spezifischen Labortest für das zum ASS zusätzlich verwendete Antikoagulans durchführen
- Wiederaufnahme: ASS im niedrigen Dosierungsbereich (≤ 200 mg/d): zum nächsten verordneten Zeitpunkt
- anderes Antikoagulans gemäß Leitlinie zur therapeutischen Antikoagulation (i. d. R. etwa 24 h)

Vorgehen bei oberflächlichen Nervenblockaden:

- keine Karenzzeit, wenn innerhalb oder unter der spezifischen therapeutischen Grenze des Patienten

Vorgehen bei Patienten unter dualer Plättchenhemmung (Acetylsalicylsäure (ASS) + 2. Plättchenhemmer)

Vorgehen bei tiefen und neuroaxialen Nervenblockaden

- ASS: nicht pausieren
- 2. Thrombozytenaggregationshemmer gemäß spezifischer Karenzzeit pausieren

Vorgehen bei oberflächlichen Nervenblockaden

- keine Karenzzeit, wenn innerhalb oder unter der spezifischen therapeutischen Grenze des Patienten

Literatur

[31] Kietaibl S, Ferrandis R, Godier A et al. Regional anaesthesia in patients on antithrombotic drugs: Joint ESAIC/ESRA guidelines. Eur J Anaesthesiol 2022; 39 (2): 100–132. DOI: 10.1097/EJA.0000000000001600. PMID: 34980845

3.4 US-gestützte Gefäßpunktion

Unterscheidung von Venen und Arterien:

- Venen sind leicht komprimierbar, Arterien behalten unter mäßigem Anpressdruck ihre Form.
- Bei guter Auflösung ist die Pulsation der Arterie sichtbar.
- Um Gefäße zu identifizieren, kann der Farbdoppler eingesetzt werden.

3.4.1 US-gezielte Punktion peripherer Gefäße

Vorgehen

- Linearschallkopf, Eindringtiefe ca. 2–4 cm, wenn vorhanden: Voreinstellung „Gefäße" wählen
- unter sterilen Kautelen Gefäß „out of plane" (Schallkopf im 90°-Winkel zum Gefäß platzieren; Gefäß wird als kreisrunder Querschnitt dargestellt) aufsuchen (► Abb. 3.20)
- Schallkopf so platzieren, dass das zu punktierende Gefäß in der Mitte des Bildes zur Darstellung kommt (► Abb. 3.21)
- von der Skala am US-Bild ablesen, in welcher Tiefe das Gefäß liegt
- Einstich erfolgt in der Mitte des Schallkopfes ca. 2 cm vor dem Schallkopf. Der Einstichwinkel wird an die Tiefe des Gefäßes angepasst. Das Gefäß kann unter Sicht punktiert werden.

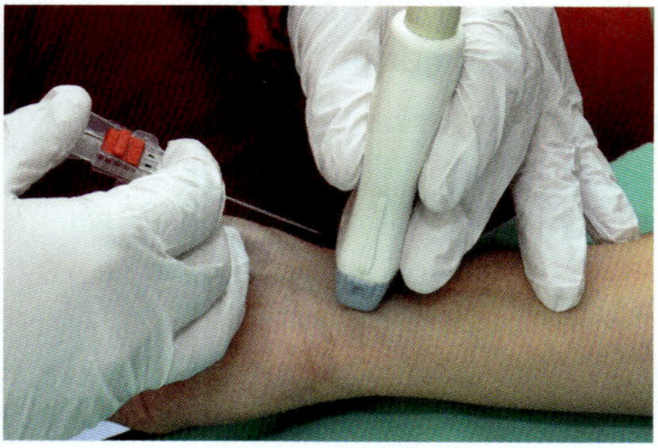

Abb. 3.20 Aufsuchen der rechten A. radialis „out of plane".

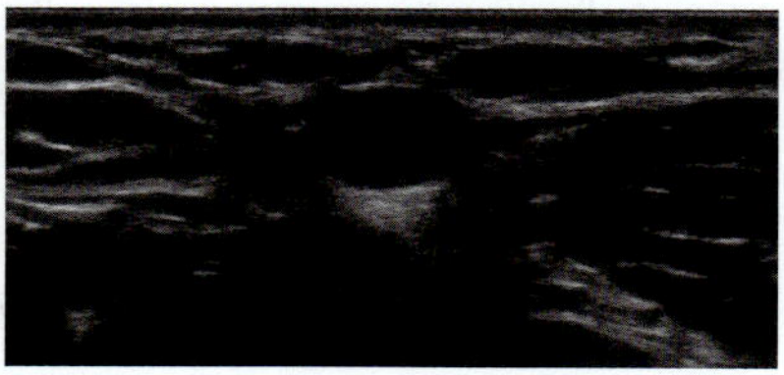

Abb. 3.21 US-Darstellung Gefäß „out of plane".

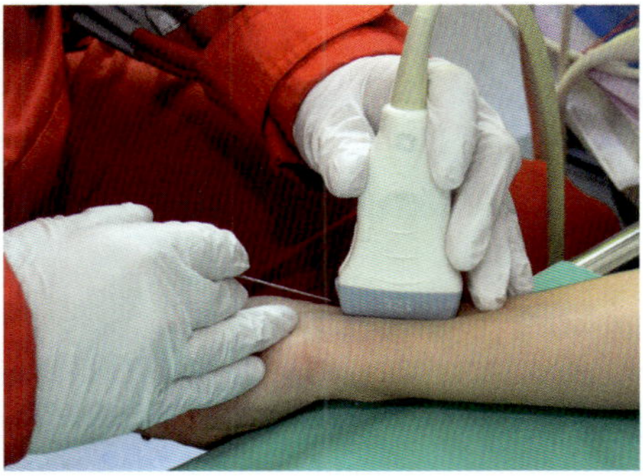

Abb. 3.22 Aufsuchen der rechten A. radialis „in plane".

Gut geeignete Gefäße zur US-gezielten Punktion

- Venen am Unterarm und in der Ellenbeuge (v. a. bei trister Venensituation)
- A. radialis und A. brachialis
- A. femoralis (z. B. arterieller Katheter zur HZV-Messung)
- V. jugularis interna

Anmerkungen

- Meist reicht es schon zu wissen, in welcher Tiefe das Gefäß liegt. Wird es in der Mitte des Bildes dargestellt, kann einfach in der Mitte des Schallkopfes punktiert werden.
- Zur Orientierung (Gefäßverlauf) Punktion unter Sicht oder zur Kontrolle des eingelegten Katheters kann der Schallkopf um 90° gedreht und gemäß der Längenachse des Gefäßes ausgerichtet werden (▸ Abb. 3.22).
- **wichtig:** Hierzu vor dem Drehen Gefäß in der Mitte des Bildes darstellen und Schallkopf stationär rotieren
- **Hinweis:** Bei den nachgestellten Fotos wurde auf sterile Abdeckungen zum Zwecke der besseren Sichtbarkeit verzichtet.

3.4.2 US-gezielte Anlage eines ZVK

Die Anlage eines zentralen Venenzugangs kann mittels US deutlich erleichtert werden. Hier ist das Arbeiten unter streng sterilen Kautelen besonders wichtig. Für US-Geräte stehen entsprechende sterile Überzugsysteme zur Verfügung. In den Anfangszeiten der US-gezielten Punktionstechniken wurde oft ein steriler Handschuh verwendet. Der Handschuh wurde vom steril angezogenen Arzt aufgehalten. Von einer unsterilen Assistenz wurden dann zuerst ein wenig US-Gel und dann der Schallkopf in den Handschuh gesteckt. Dieses Vorgehen kann bei Fehlen von geeigneten Überzügen notfalls immer noch angewendet werden.

Praxis

Als „steriles“ US-Gel eignet sich sehr gut steril verpacktes Kathetergel (für die Anlage von Blasenverweilkathetern), das fast überall vorhanden ist, oder die kommerziell verfügbaren steril verpackten US-Gele.

Vorgehen, allgemein

- Aufsuchen des zu punktierenden Gefäßes unter sterilen Kautelen mittels Linearschallkopf (Eindringtiefe meist 2–4 cm)
- Darstellen des Gefäßes in der Mitte des US-Bildes in „out of plane“-Orientierung
- Tiefe des Gefäßes zur Orientierung ablesen
- Punktion ca. 2 cm vor dem Schallkopf in der Mitte des Schallkopfes unter Aspiration und US-Sicht mit Standard-ZVK-Set (► Abb. 3.23)
- nach Punktion (Flush) Schallkopf steril zur Seite legen und Katheter wie in der konventionellen Technik platzieren
- Lagekontrolle des Drahtes bzw. später des Katheters mittels US („in plane“) gut möglich. Bei Anlage eines V.-subclavia-Katheters kann auch leicht kontrolliert werden, ob der Draht nach kranial in die Halsgefäße umgeschlagen ist. Sowohl Draht als auch Katheter sind gut mittels US darstellbar (► Abb. 3.24).
- bei Punktionen mit potenzieller Pneumothoraxgefahr im Anschluss Pneumothoraxausschluss mittels US

Gut geeignete Gefäße zur US-gezielten ZVK-Anlage

- V. jugularis interna (► Abb. 3.23, ► Abb. 3.25)
- V. femoralis
- V. subclavia (für Geübte; Darstellungstechnik [„in plane“] muss erlernt werden)

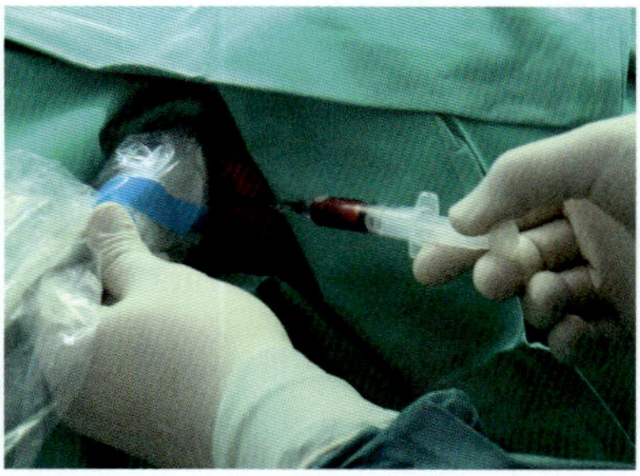

Abb. 3.23 US-gezielte Punktion der V. jugularis interna.

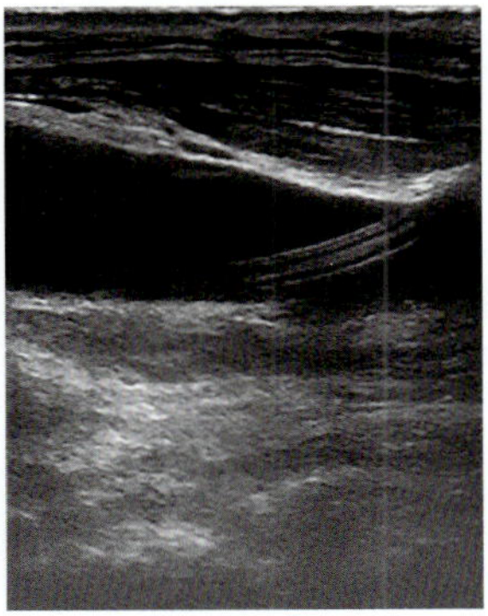

Abb. 3.24 Kontrolle der Katheterlage „in plane".

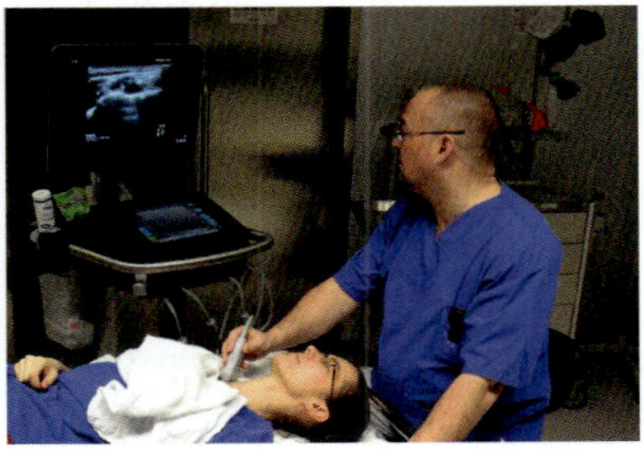

Abb. 3.25 Schallkopfposition zur Anlage eines V.-jugularis-interna-Zugangs.

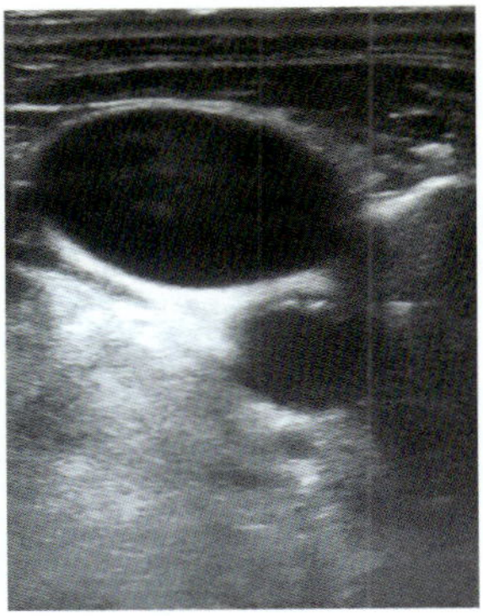

Abb. 3.26 V. jugularis interna über A. carotis.

4 Intraoperatives Vorgehen

4.1 Monitoring

4.1.1 Pulsoxymetrie

Die Pulsoxymetrie ist ein unblutiges Verfahren zur Messung der O_2-Sättigung im arteriellen Blut. Zusätzlich wird die Pulsfrequenz ermittelt. Ein Pulsoxymeter besteht im Wesentlichen aus einer Lichtquelle und einem Fotodetektor. Diese sind in einem Clip (Fingerclip, Ohr/Nasen-Clip), in Einmal-Klebesensoren oder als 2 lose Komponenten (Neonatologie) mit der Messeinheit verbunden. Sie müssen gegenüberliegend so platziert werden, dass ein Kapillarstromgebiet durchstrahlt wird.

Der Sensor kann an folgenden Stellen gut angebracht werden: Finger, Zehen, Ohrläppchen, Nasenflügel. Bei Säuglingen und Kleinkindern eignen sich Handfläche, Fußballen oder bei Spezialsensoren die Stirn.

Referenzbereiche

- 100–94 (92)%: Normoxie
- <92 %: arterielle Hypoxämie

Funktionsprinzip

Oxygeniertes und desoxygeniertes Hb haben einen unterschiedlichen Farbton (d. h., sie absorbieren eine unterschiedliche Wellenlänge des durchstrahlenden Lichts). Aus diesem Unterschied kann der prozentuelle Anteil des mit O_2 beladenen Hb am Gesamt-Hb ermittelt werden. Es wird also errechnet, wie viel Prozent des vorhandenen Hb mit O_2 beladen sind.

Fehlerquellen

Das pulsoxymetrische Verfahren erkennt quasi nur Unterschiede in der Lichtabsorption, es kann aber nie erklären, woher dieser Unterschied kommt. CO-Hb und Met-Hb werden von Standard-Pulsoxymetern nicht erkannt und als oxygeniertes Hb interpretiert, obwohl kein O_2 am Hb gebunden ist. Nur Spezialoxymeter können diese Werte differenzieren. Des Weiteren sind falsche Ergebnisse zu erwarten bei Kunstnägeln, Nagellack (v. a. bei Schwarz- und Grüntönen, weniger bei Rottönen), Zentralisation des Kreislaufs, Zitterartefakten, Farbstoffen (z. B. i. v. appliziertes Methylenblau) und ungeeigneten Messorten (z. B. schlecht durchblutete Akren).

Anmerkungen

Wenn zu wenig Hb vorhanden ist (Anämie), kann auch bei sehr hoher prozentueller Sättigung nicht genug O_2 zur Verfügung gestellt werden. Spezielle Oxymeter können zusätzlich zur O_2-Sättigung auch CO-Hb und Met-Hb messen. Die Messgenauigkeit ist zwischen 90 und 99 % sehr hoch, unter 90 % deutlich geringer.

4.1.2 Kapnometrie

Kapnometrie bezeichnet die Messung des CO_2-Gehalts in der Ausatemluft ($etCO_2$). Die Angabe erfolgt als Konz. (Vol.-%) oder Partialdruck (mmHg oder kPa). Die grafische Darstellung wird als Kapnogramm (Kapnografie) bezeichnet. Der $etCO_2$ korreliert sehr gut mit dem p_aCO_2. Die Differenz beträgt normalerweise max. 5 mmHg. CO_2 wird im Körper ausschließlich durch „Zellatmung" erzeugt. Aus diesem Grund können aus dem $etCO_2$ wichtige Erkenntnisse über den Metabolismus gewonnen werden. Die Messung von regelrechten $etCO_2$-Werten nach der Intub. gilt nach der Intub. unter Sicht als sicherster Hinweis für eine Tubuslage in den Atemwegen.

Referenzbereiche

- > 45 mmHg: Hyperkapnie (→ Azidose zu erwarten)
- 35–45 mmHg: Normokapnie
- < 35 mmHg: Hypokapnie (→ Alkalose zu erwarten)

Funktionsprinzip

Infrarotes Licht wird durch CO_2-Moleküle absorbiert. Daraus resultiert eine dem CO_2-Gehalt proportionale Extinktion des emittierten Lichts. Je höher die CO_2-Konz. im Atemgas, umso geringer wird die Lichtintensität dieser Wellenlänge. Seitenstrom-Messgeräte saugen Messproben (problematisch bei sehr kleinen Pat.) aus der Ausatemluft in den Messsensor ein, Hauptstrom-Messgeräte messen die Absorption des Lichts direkt im Ausatemstrom (nach dem Tubus).

Fehlerquellen

Bei Hauptstrom-Messgeräten erfolgt die Kalibrierung anhand des Inspirationsgemischs. Fehlfunktionen der Ventile, Totraumventilation und Rückatmung werden nicht erkannt.

Anmerkungen

- Umrechnung: mmHg × 0,133 = kPa/kPa × 7,5 = mmHg
- **$etCO_2$-Anstieg bei**
  - akuter Hypoventilation
  - starkem Anstieg des HZV
  - plötzlicher Zunahme der Stoffwechselfunktion (z. B. maligne Hyperthermie, Öffnen einer Blutsperre)
- **$etCO_2$-Abfall bei**
  - Hyperventilation
  - akuter Ventilationsstörung
  - akuter Zirkulationsstörung (HZV-Abfall, Lungenembolie, Kreislaufstillstand usw.)
  - akuter metabolischer Störung (Hypothermie usw.)

Praxis

Bei plötzlichem Abfall des $etCO_2$ auf 0 mmHg denke an Tubusfehllage, Abknicken des Tubus, Diskonnektion oder technischen Defekt.

4.1.3 EKG

Das EKG bildet die Erregungsausbreitung im Reizleitungssystem des Herzens ab. Die entstehenden Potenzialunterschiede im zeitlichen Verlauf können mittels Elektroden erfasst und via EKG als Kurve ausgegeben werden.

Das EKG-Monitoring dient der Überwachung von HF und Herzrhythmus. Hierzu ist die exakte Platzierung der EKG-Elektroden wie beim diagnostischen EKG nicht nötig. Es muss nur mind. eine Ableitung gefunden werden, in der deutliche Kammerkomplexe mit möglichst hoher Amplitude beobachtet werden können. Man verwendet bei der Platzierung der Elektroden das Schema nach Einthoven oder Goldberger, je nachdem, wie viele Elektroden an den EKG-Monitor angeschlossen werden können (▶ Abb. 4.1). Die Platzierung analog zu bekannten Schemata ermöglicht eine bessere Orientierung an den Ableitungen. Für ein **diagnostisches EKG** ist eine exakte Positionierung der

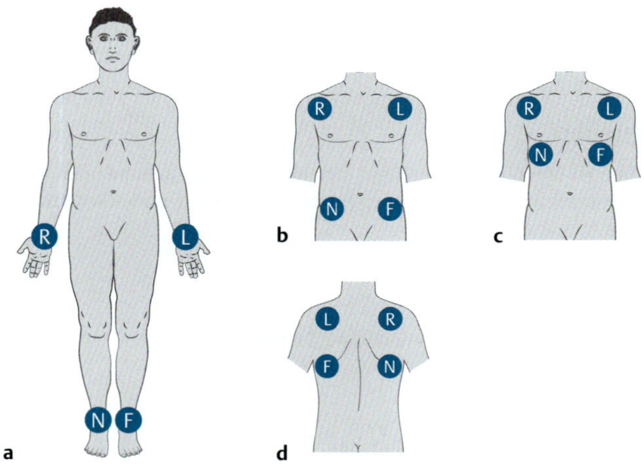

Abb. 4.1 Anbringung von Elektroden.

a Korrekte Positionierung für die Ableitungen nach Einthoven und Goldberger.

b Alternative Positionierung für die Ableitungen nach Einthoven und Goldberger.

c Mögliche Elektrodenpositionen zum Monitoring.

d Mögliche Elektrodenpositionen zum Monitoring am Rücken.

Tab. 4.1 EKG – Elektrodenbezeichnung und -farbe.

Elektrodenbezeichnung	Standardfarbe
R (RA) – rechter Arm	rot
L (LA) – linker Arm	gelb
F – Fuß/Bein	grün
N – Neutralelektrode	schwarz

Elektroden an den jeweils definierten Punkten (Einthoven-, Goldberger-, Wilson-, Nehb-Ableitungen) unerlässlich.

Welche Informationen können am EKG-Monitoring erkannt werden?

- HF (Tachykardie, Normokardie, Bradykardie, Asystolie)
- Breite der Kammerkomplexe (Schmalkomplextachykardie/Breitkomplextachykardie)
- Rhythmusstörungen
- Extrasystolen

Praxis

Beachte:

- Die Elektroden müssen so positioniert werden, dass das OP-Gebiet sachgerecht abgedeckt werden kann.
- Alternativ können die Elektroden bei Bauchlagerung auch am Rücken positioniert werden, wenn eine ausreichende Signalqualität erreicht wird.
- Wenn nötig können die Elektroden auch an den Flanken oder gemischt ventral und dorsal platziert werden, sofern eine ausreichende Signalqualität erzielbar ist.
- Bei Notfallpat. sind die Elektroden immer so anzubringen, dass eine Defibrillation möglich ist.

✔ **Merke**

Merkregel zum Anbringen der Elektroden

Die Elektroden werden im Uhrzeigersinn in der Reihenfolge der Farben der Ampel angebracht: rot – gelb – grün, dann bleibt nur noch eine Position für schwarz übrig. Man beginnt immer mit rot rechts (▶ Tab. 4.1).

4.1.4 Entropie (spektrale Entropie)

- Die Entropiemessung liefert Informationen zum Status des ZNS während der Anästhesie. Die Skala reicht von 0 (keine Hirnaktivität) bis 100 (wach). Während Allgemeinnarkosen wird ein Bereich von 40–60 angestrebt (▶ Tab. 4.2).

Tab. 4.2 Entropiemessung.

Parameter	Frequenzbereich (Hz)	Anzeigebereich
RE	0–47	0–100
SE	0–32	0–91

- Alle Angaben hier beziehen sich auf das Entropiemodul von GE Healthcare (Datex-Ohmeda Entropie-Monitor). Gemessen werden Unregelmäßigkeiten im EEG und FEMG. EEG und FEMG werden mit zunehmender Anästhesietiefe gleichmäßiger. Als Parameter werden die Response-Entropie (RE) und die State-Entropie (SE) verwendet. Die SE ergibt sich aus der Entropie, die aus EEG-Frequenzen unter 32 Hz berechnet wird, die RE ergibt sich aus der Entropie, die aus EEG-Frequenzen bis 47 Hz berechnet wird (► Tab. 4.2). Die schnellen FEMG-Signale bewirken somit ein schnelles Ansprechen (binnen 2 s) der RE.

Interpretation der Werte

Zur Interpretation der Werte s. ► Tab. 4.3.

- Anstiege der RE weisen auf wahrgenommene Schmerzreize und Aufwachtendenzen hin.
- Die SE spiegelt als reiner EEG-Parameter die Hypnosetiefe wider.
- Burst-Suppression-Muster treten bei sehr tiefer Anästhesie, Hypothermie und Ischämien auf. Sie stellen sich durch periodische Bursts dar (steile schnelle Wellenmuster mit hoher Amplitude), die in einem EEG mit sehr geringer Amplitude (RE und SE < 40) auftreten. Das Burst-Suppression-Verhältnis gibt den prozentuellen Anteil der Suppressionsphase während 1 min an.

Anmerkungen

Bei Verwendung von Ketamin/Esketamin oder N_2O sind sowohl die spektrale Entropie als auch der Bispektralindex nicht aussagekräftig.

Tab. 4.3 Interpretation der Entropiemesswerte.

RE	SE	Interpretation
60–100	60–90	wach
40–60	40–60	geringe Wahrscheinlichkeit für Erinnerung; adäquate Anästhesie für die meisten OPs
0–40	0–40	tiefe Anästhesie bis unterdrücktes EEG

4.1.5 Relaxometrie

Mittels der Relaxometrie (auch neuromuskuläres Monitoring) wird die neuromuskuläre Reizübertragung an der motorischen Endplatte kontrolliert. Die Relaxometrie wird während Allgemeinanästhesien zur Überwachung der Wirksamkeit von Muskelrelaxanzien eingesetzt. Mittels zweier Elektroden wird ein peripherer Nerv stimuliert und seine „Zuckungsantwort“ gemessen. Es wird i. d. R. eine Reizstromstärke von 40–60 mA, eine rechteckige Impulsform und eine Impulsdauer von 0,2 ms verwendet. Meist wird der N. ulnaris (Kennmuskel: M. adductor pollicis) oder der M. orbicularis oculi (direkte Stimulation) gewählt.

4

Train-of-Four-Stimulation (TOF-Stimulation)

Die TOF-Stimulation ist das Standardverfahren zur Überwachung von Muskelrelaxanzien. Für die TOF-Stimulation werden 4 Reize mit der Frequenz von 2 Hz abgegeben (► Abb. 4.2).

Bei der Relaxierung mit nicht depol. Muskelrelaxanzien wird die Reizantwort (die Zuckungsstärke) von der ersten bis zur vierten vermindert. Die Anzahl der Reizantworten (Zuckungen) wird als TOF-Zahl angegeben, das Verhältnis von der vierten zur ersten Reizantwort (Zuckungsstärke) wird als TOF-Quotient oder TOF-Ratio bezeichnet. Diese ist beim nicht relaxierten gesunden Muskel 1. Mit zunehmender Relaxierungsstärke wird der TOF-Quotient kleiner. Bei adäquater Relaxierung können nur noch einzelne oder gar keine Reizantworten provoziert werden.

✔ Merke
Eine Extubation ist erst ab einem TOF von 90 % sicher möglich!

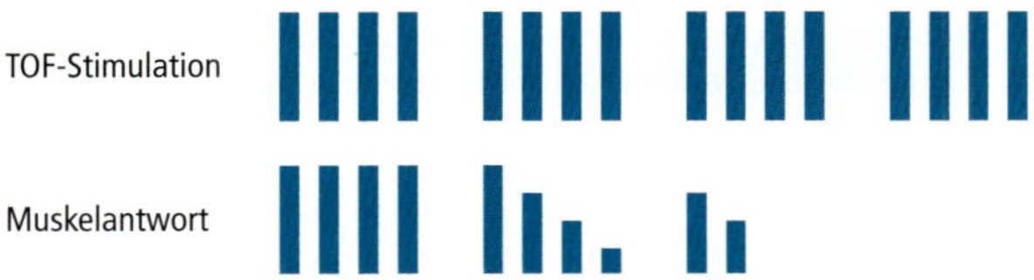

neuromuskuläre Blockade	0 %	70–80 %	80–95 %	100 %
TOF-Quotient	1,0	0,25	–	–
TOF-Anzahl	4	4	2	0

Abb. 4.2 Stimulationsantwort bei der Train-of-Four-Stimulation, Relaxometrie.

Bei einer Relaxierung mit depol. Muskelrelaxanzien werden alle 4 Reizantworten gleichmäßig vermindert. Ein Relaxanzienüberhang kann durch neuromuskuläres Monitoring weitgehend vermieden werden.

4.2 Patientenmanagement

4.2.1 Narkoseverfahren

Vor jeder Auswahl eines Narkoseverfahrens sollten folgende Punkte in die Entscheidungsfindung mit einbezogen werden:

- Wahl des Narkoseverfahrens nach:
  - Steuerbarkeit
  - kurzer Wirkdauer = bessere Kontrollmöglichkeit
  - schneller, schmerzfreier Erholung und Mobilisierung
  - Abstimmung des Anästhesiekonzepts auf Pat., Vorerkrankungen und geplante OP
- Ziele:
  - kurze Aufwachzeit
  - kurze Überwachungszeit
  - rascher oraler Nahrungsaufbau
  - schnelle Mobilisierung
  - geringer postop. Opiatbedarf durch Kombination mit Regionalanästhesieverfahren
  - hoher Komfort für den Pat.

4.2.2 Antiemetische Therapie perioperativ

Das Auftreten von postoperativer Übelkeit sowie von postoperativem Erbrechen (PONV – Post operative Nausea and Vomiting) ist für Patienten ein hoch relevantes Ereignis, dem subjektiv oft eine ähnliche Bedeutung wie postoperativem Schmerz und Kältegefühl zugewiesen wird. Risikofaktoren sollen identifiziert werden und das PONV-Risiko durch Einsatz einer medikamentösen Prophylaxe möglichst begrenzt werden. Die aktuellen Empfehlungen sprechen sich für den liberalen Einsatz einer medikamentösen Prophylaxe aus. Alle Dosierungen im Kapitel beziehen sich auf Erwachsene.

PONV-Risiko identifizieren

Als Risikofaktoren für das Auftreten von PONV wurden weibliches Geschlecht, PONV oder Reisekrankheit in der Anamnese, Nichtraucherstatus, jüngeres Alter, Allgemeinanästhesie als Narkoseform, der Einsatz von inhalativen Anästhetika und Lachgas, die perioperative Opioidgabe identifiziert. Auch die Dauer der Anästhesie sowie die Art des operativen Eingriffs haben einen Einfluss. Zur Prophylaxe von PONV wird die liberale Anwendung einer medikamentösen Prophylaxe jedenfalls ab einem Alter von 3 Jahren liberal empfohlen. Die Unterlassung einer adäquaten medikamentösen PONV-Prophylaxe sollte sich auf begründete Einzelfälle beschränken.

Vereinfachter Apfel-Score

Der vereinfachte Apfel-Sore enthält 4 Faktoren und ist einfach, rasch anwendbar und hat sich zur Einschätzung des PONV-Risikos bewährt (▶ Tab. 4.4) [32].

Risikofaktoren

- weibliches Geschlecht
- Nichtraucherstatus
- PONV oder Reisekrankheit in der Anamnese
- voraussichtlicher Einsatz von Opioidschmerzmitteln

4

Tab. 4.4 Vereinfachter Apfel-Score.

zutreffende Faktoren	PONV-Wahrscheinlichkeit (%)
0	10
1	20
2	40
3	60
4	80

Möglichkeiten zur Senkung des Basis-PONV-Risikos

- Einsatz von Regionalanästhesie
- Einsatz von Propofol (TIVA) anstatt volatiler Anästhetika
- Verzicht auf Lachgas
- Anwenden von opioidfreien schmerztherapeutischen Möglichkeiten

Medikamentöse PONV-Prophylaxe

Zur Anwendung kommen 5-HT_3-Rezeptor-Antagonisten (v. a. Ondansetron, Granisetron) sowie Dexamethason und Droperidol als Mono- oder in einer Kombinationstherapie.

NK_1-Rezeptorantagonisten als aktuell potenteste Wirkstoffklasse (z. B. Aprepitant, Fosaprepitant, Netupitant, Rolapitant) haben sich auch als Einzelmedikation ähnlich wirksam wie die Kombinationstherapien gezeigt; sie werden aktuell aufgrund der Kosten- und Zulassungssituation noch selten zur Behandlung von PONV eingesetzt.

Beispielhafte Empfehlung zur Prophylaxe von PONV

Die Basisprophylaxe für jeden Patienten sollte aus zumindest einem, besser aus der Kombination von 2 antiemetisch wirkenden Substanzen bestehen. Bei erhöhtem PONV-Risiko können diese durch eine zweite oder dritte weitere antiemetische Intervention (Medikamente, TIVA als Narkoseverfahren, Regionalanästhesie statt Allgemeinanästhesie, ...) ergänzt werden. Eine Unterlassung der PONV-Prophylaxe sollte nur in begründeten Ausnahmefällen erfolgen.

Basisprophylaxe

- Dexamethason 4–8 mg i. v. zu Beginn, nach Anästhesieeinleitung
- Ist Dexamethason als Kortikosteroid kontraindiziert, kann alternativ ein Antihistaminikum (H1-Antagonist) wie z. B. Dimenhydrinat 62 mg i. v. eingesetzt werden. Auch Dimetinden 4 mg i. v. hat sich bewährt.
- Ondansetron 4 mg i. v. oder Granisetron 1–3 mg i. v. am Ende des Eingriffs, vor Anästhesieausleitung

Zusätzlich bei hohem PONV-Risiko

- Aprepitant 80 mg p. o. präoperativ bei Abruf zur Operation

und/oder

- Droperidol 0,625–1,25 mg i. v. 30–60 min vor Anästhesieausleitung

und/oder

- totale i. v. Anästhesie mit Propofol als Anästhesieverfahren bei Allgemeinanästhesien

Beispielhafte Empfehlung zur Therapie von PONV

Kommt es zu PONV, muss eine bereits verabreichte Prophylaxe in der Therapieentscheidung berücksichtigt werden. So hat sich z. B. gezeigt, dass bei Verabreichung von 5-HT_3-Antagonisten innerhalb von 6 h nach der letztmaligen Gabe (z. B. im Rahmen der Prophylaxe) mit einer geringeren Wirksamkeit gerechnet werden muss, als wenn die Substanz in den letzten 6 h noch nicht verabreicht wurde.

Mögliche Therapieoptionen

- 5-HT_3-Rezeptorantagonisten
  Ondansetron 4–8 mg i. v.
  Granisetron 1–3 mg i. v.

und/oder

- D 2-Rezeptorantagonisten
  Droperidol 0,625–1,25 mg i. v.

und/oder

- NK1-Rezeptorantagonisten
  Fosaprepitant 150 mg i. v.

Literatur

[32] Apfel CC, Greim CA, Haubitz I et al. A risk score to predict the probability of postoperative vomiting in adults. Acta Anaesthesiol Scand 1998; 42: 495–501. https://doi.org/10.1111/j.1399-65761998.tb05157.x

[33] Gan TJ, Belani KG, Bergese S et al. Fourth consensus guidelines for the management of postoperative nausea and vomiting. Anesth Analg 2020; 131: 411–448. https://doi.org/10.1213/ANE.0000000000000483

[34] Kienbaum P, Schaefer MS, Weibel S et al. Update PONV – Was gibt es Neues bei der Prophylaxe und Therapie von postoperativer Übelkeit und postoperativem Erbrechen? Anaesthesist 2022; 71: 123–128. https://doi.org/10.1007/s00101-021-01045-z

4.2.3 Temperaturmanagement

Bei nahezu jeder OP vermindert sich die Körpertemp. des Pat. Die vorhandenen Wärmesysteme werden oft nicht ausreichend genutzt. Eine Wärmedecke, die nur Teile des Brustkorbes bedeckt, kann nicht ausreichend wärmen. Dennoch wird aus Kostengründen oft auf die 2. Wärmedecke für den Unterkörper verzichtet.

Mögliche Folgen einer Hypothermie (allgemein)

- verminderter Komfort für den Pat.
- Veränderung der Pharmakokinetik
- vermehrt kardiozirkulatorische Komplikationen
- Beeinträchtigung der Blutgerinnung
- höhere Wundinfektionsraten
- längere Krankenhausaufenthalte
- in Extremfällen: Tod

Intraoperative Maßnahmen zur Vermeidung einer Hypothermie

- Pat. mit Wärmesystemen warmhalten (Anwendung so rasch als möglich!)
- Infusionen vorwärmen bzw. Infusionswärmesystem verwenden
- Wärmelampen

Postoperative Maßnahmen zur Vermeidung einer Hypothermie

- gewärmte Leintücher: Direkt in/nach der Aufwachphase erhöhen sie den Komfort für den Pat. enorm!
- vorgewärmtes Bett
- **cave:** Kinder und alte Menschen sind extrem hypothermiegefährdet. Eine Hypothermie kann im Extremfall letal enden und muss daher unbedingt vermieden werden. Es gilt: „Immer vorausdenken und nicht hinterherhinken“.

4.2.4 Intraoperativer Flüssigkeitsbedarf

Bei jeder OP sollte die Flüssigkeitsbilanz des Pat. ausgeglichen werden. Hierbei muss der Flüssigkeitsbedarf, der sowohl durch die Nüchternheit vor der OP als auch durch die Verluste während der OP entstanden ist, berücksichtigt werden. Auch ein evtl. vorliegender Flüssigkeitsbedarf wegen vorliegender Grund- und/oder Vorerkrankungen muss berücksichtigt werden.

✔ **Merke**
Gesamtbedarf = Erhaltungsbedarf + Flüssigkeitsverlust + Nachholbedarf

Flüssigkeitsverlust durch die OP

(Verlust durch Sequestration/Verdunstung)
- bei mäßiger Gewebstraumatisierung: 1–4 ml/kg/h (z. B. Tonsillektomie)
- bei mittlerer Gewebstraumatisierung: 5–7 ml/kg/h (z. B. Appendektomie)
- bei ausgeprägter Gewebstraumatisierung: 8–10 (15) ml/kg/h (z. B. offene Bauch-OP)

Starke Blutverluste müssen zusätzlich nach tatsächlicher Menge kalkuliert werden.

Flüssigkeitsbedarf

- Durch Grund- und Vorerkrankung kann schon vor der OP ein erhöhter Flüssigkeitsbedarf bestehen.
  Siehe auch Flüssigkeitserhaltungsbedarf bei Kindern: Kap. 10.9
- ► Tab. 4.5

4.3 Perioperative Antibiotikaprophylaxe (PAP)

Als PAP wird meist die einmalige Gabe eines Antibiotikums vor (in Ausnahmefällen während) einer OP bezeichnet.

Ziel: Reduktion postop. „Surgical Site Infections“ (SSI) durch Vermeidung der Vermehrung von Erregern, die das OP-Gebiet kontaminiert haben. Während der OP muss ein ausreichender Wirkspiegel im OP-Gebiet gewährleistet sein. Als gewünschtes Prophylaxefenster gilt der Zeitraum zwischen OP-Beginn und OP-Ende.
Zur PAP empfohlenen Wirkstoffe (HWZ, Standarddosierung): ► Tab. 4.6

Tab. 4.5 Basis-/Erhaltungsbedarf (nach Nüchternheit)*. Wenn nötig nach Krankheitsbild modifizieren!

Pat.	Gewicht (kg)	Bedarf/h und kg (ml)	Bedarf/h (ml)	Nüchternheit	in der 1. OP-h (%)
Erwachsene	70	1,5	105	nach 6 h 630 ml	100
14 J.	50	2,0	100	nach 6 h 600 ml	100
6 J.	20	3,5	70	nach 6 h 420 ml	50
2 J.	13	4,0	52	nach 4 h 208 ml	50
1 J.	10	5,0	50	nach 4 h 200 ml	50
ab 5. Lebenstag	3	5,5	6,5	nach 4 h 66 ml	50
4. Lebenstag	3	4,5	13,5	nach 4 h 54 ml	50
3. Lebenstag	3	3,5	10,5	nach 4 h 42 ml	50
2. Lebenstag	3	3,0	9,0	nach 4 h 36 ml	50
1. Lebenstag	3	2,5	7,0	nach 4 h 28 ml	50

**mod. nach Prof. Dr. Hans Walter Striebel*

4.3.1 Allgemeines

Zeitpunkt der Antibiotikumapplikation

- **Applikation:** 30–60 min vor Hautschnitt (Beginn der Narkoseeinleitung); rechtzeitige Applikation, um bei OP-Beginn einen ausreichenden Wirkstoffspiegel im OP-Gebiet zu erreichen
- **spätester Zeitpunkt:** intraop. Auftreten von Komplikationen
- **bei Eingriffen in Blutleere:** 10 min vor Anlage der Blutsperre und eine Folgedosis nach Eröffnung der Blutsperre

Tab. 4.6 HWZ und Standarddosierung für Erwachsene der von der Paul-Ehrlich-Gesellschaft zur PAP empfohlenen Wirkstoffe.

Antibiotikum	HWZ	Standarddosierung
Ampicillin	60 min	5 g
Ampicillin/Sulbactam	60 min	2 g/1 g
Amoxicillin	60 min	2 g
Amoxicillin/Clavulansäure	60 min	2 g/0,2 g
Cefazolin	94 min	2 g
Cefotaxim	60 min	2 g
Cefotiam	45 min	2 g
Ceftriaxon	7–8 h	2 g
Cefuroxim	70 min	1,5 g
Ciprofloxacin	3–5 h	400 mg
Clindamycin	2,5 h	600 mg
Gentamicin	1,5–2 h	240 mg (bis zu 5 mg/kg KG)
Imipenem	60 min	500 mg
Levofloxacin	7–8 h	500 mg
Meropenem	60 min	1 g
Metronidazol	7 h	500 mg
Piperacillin	60 min	4 g
Piperacillin/Tazobactam	45 min	4 g/0,5 g
Tobramycin	1,5–2 h	3–5 mg/kg/d in 1–2 Dosen
Vancomycin	6 h	1 g

Notwendigkeit einer Wiederholungsdosis

- bei starkem Blutverlust (> 1 l)
- bei länger dauernden OPs in Abhängigkeit von der HWZ des applizierten Antibiotikums (wenn der Eingriff länger dauert als die doppelte HWZ des Antibiotikums)
- bei Eingriffen in Blutleere (2. Dosis nach Eröffnen der Blutsperre)

Risikofaktoren

= Grad der bakt. Besiedelung des OP-Gebietes

- saubere (aseptische) Eingriffe:
  - z. B. primär sterile Eingriffe, ohne Eröffnung eines kontaminierten Hohlraumsystems (Respirations-, Gastrointestinal- und Urogenitaltrakt), aseptisches OP-Gebiet, atraumatische OP-Technik, Verschluss der Wunde durch Primärnaht
- sauber-kontaminierte (bedingt aseptische) Eingriffe:
  - z. B. Eingriffe mit Eröffnung des Gastrointestinal-, Respirations- und Urogenitaltrakts ohne signifikante Kontamination, Wundverschluss ohne Drainage
- kontaminierte Eingriffe:
  - z. B. Eröffnung des infizierten Respirations- oder Urogenitaltrakts, Darmeröffnung, traumatische Wunden
- verschmutzte (infizierte) Eingriffe:
  - z. B. Eingriffe mit akuten bakt. Infektionen, traumatische Wunden mit devitalisiertem Gewebe, purulente Entzündung im OP-Gebiet Fremdkörperentfernungen, Eröffnung von Abszessen, Eingriffe nach Darmperforation, nach verspäteter Behandlung (älter als 4 h), Wundverschluss mit anschließender Drainage

Indikationen

- hohe Erregerexposition des OP-Gebiets: Risiko einer intraop. Kontamination mit nachfolgender SSI durch systemischen Erregereintrag (meist bei Vorliegen der Wundklassifikationen sauber-kontaminiert, kontaminiert und schmutzig)
- bei sauberen Eingriffen mit Vorliegen eines zusätzlichen Risikofaktors:
  - Notfall-OPs
  - Osteosynthese
  - Hochrisiko-OPs
  - Rückenmarkchirurgie
  - offene Reposition und interne Fixation von Frakturen
  - OPs an großen Gelenken und bei offenen Frakturen
  - Einbau jeglicher Implantate/alloplastischer Materialien sowie deren Ersatz
- bei sauberen Eingriffen mit Infektionsgefährdung aufgrund Pat.-eigener Risiken und als Folge erheblicher Morbidität oder Letalität:
  - Eingriffe bei immunsupprimierten Pat.
  - Eingriffe bei Pat. mit schweren Grunderkrankungen
  - Eingriffe bei Pat. mit hohem ASA-Score
  - Eingriffe bei Vorbestrahlung
  - Eingriffe bei Unterkühlung

Nichtnotwendigkeit einer PAP

Eine PAP erübrigt sich i. d. R. bei:

- Anlage oder Entfernung von Gefäß- und Blasenkathetern sowie Wunddrainagen
- Versorgung aseptischer Wunden und aseptischen Eingriffen
- lokal beherrschbarem Infektionsrisiko

In diesen Fällen kann auf lokale Antiinfektiva zurückgegriffen werden.

Sonderfälle

- Penicillin/Cephalosporin – Allergie des Pat.
  - hier alternativ z. B. Clindamycin verwendbar
- Methicillin-/Oxacillin-resistenter*Staphylococcus aureus*: Antibiogramm!
  - wenn nicht vorhanden: Vancomycin andenken

Erreger und ihr Vorkommen

Staphylococcus aureus

Wundinfektionen, Abszesse, Endokarditiden, Osteomyelitis, katheterassoziierte Infektionen (durch MRSA)

Koagulasenegative Staphylokokken

Besiedelungskeime, die zur Normalflora von Haut und Schleimhäuten gehören. Fakultativ pathogen (Immunschwäche usw.), z. B. *Staphylococcus epidermidis*, *Staphylococcus saprophyticus* (Dysurie-Syndrom, Urethritis). Biofilmbildung möglich: Katheterinfektionen, Infektionen künstlicher Herzklappen usw.

Vergrünende Streptokokken

Endokarditiden

Enterobakterien (z. B. *E. coli*)

Ubiquitär im Darm vorhanden; fakultativ pathogen; Peritonitis, Cholangitis, Harnwegsinfekte bis Urosepsis (meist durch UPEC)
Bei Neonaten: *E. coli* (NMEC – kann Blut-Hirn-Schranke überwinden) → Meningitis, Sepsis
Cave wenn ESBL-Bildner: massive Resistenzen – Antibiogramm und Infektiologe!

Enterokokken (z. B. *Enterococcus faecalis* und *Enterococcus faecium*)

Harnwegsinfekte, Peritonitis, Endokarditis

Pseudomonaden (*Pseudomonas aeruginosa*)

Gramneg. Stäbchen: ventilatorassoziierte Pneumonie, Wundinfektionen, Katheterinfektionen, Urosepsis, Schwerbrandverletzte, Enterokolitis, Meningitis, Otitis externa (Swimmer's Ear)
Problemkeim für AIDS- und Zystische-Fibrose-Pat.

Candida und Pilze

Systemisch bei immungeschwächten Pat.; Beta-D-Glucan-Test zum Ausschluss einer Pilzinfektion!

4.3.2 PAP in der Allgemeinchirurgie

Dickdarmchirurgie

(periop. Prophylaxe obligat)
- Wirkstoffe der 1. Wahl: Ampicillin/Sulbactam, Amoxicillin/Clavulansäure
- alternativ: Cefazolin oder Cefuroxim 1 × 1,5 g i. v. oder Cefotiam + Metronidazol oder Cefoxitin
- Risikopat.: Ceftriaxon + Metronidazol

Appendektomie

(gangränöse Appendizitis, perityphlitischer Abszess ± Perforation)
- Wirkstoffe der 1. Wahl: Ampicillin/Sulbactam, Amoxicillin/Clavulansäure
- alternativ: Cefazolin + Metronidazol
- bei Perforation Therapie über 3–5 d erforderlich!

Eingriffe an Gallenwegen

- Wirkstoffe der 1. Wahl: Ampicillin/Sulbactam, Amoxicillin/Clavulansäure
- alternativ: Cefazolin oder Cefuroxim oder Cefotiam
- Risikopat. (< 60 J., Diabetes, Ikterus, komplizierter Verlauf, Cholangitis): Piperacillin/Tazobactam oder Ceftriaxon + Metronidazol als Therapie über mehrere Tage

Eingriffe am Magen/Duodenum

(Risikopat.: Malignom, Anazidität, Alter > 70 Lj., schwere Magenblutung, voroperierter Magen)
- Wirkstoffe der 1. Wahl: Ampicillin/Sulbactam, Amoxicillin/Clavulansäure
- alternativ: Cefazolin oder Cefotiam oder Cefuroxim
- Pat. mit hohem Risiko (blutendes Duodenalulkus, Magenkarzinom, Adipositas): Ceftriaxon + Metronidazol

Leber-, Pankreas-, Ösophagusresektion

- Wirkstoffe der 1. Wahl: Cefazolin oder Cefuroxim oder Cefotiam ± Metronidazol
- alternativ: Clindamycin + Gentamicin
- Risikopat.: Ceftriaxon + Metronidazol

4.3.3 PAP in der Thorax- und Gefäßchirurgie

Herz-, Gefäß-, Implantationschirurgie

- Wirkstoffe der 1. Wahl: Cefazolin oder Cefuroxim oder Cefotiam
- alternativ: Vancomycin ± Gentamicin
- Prophylaxe > 1 d führt nicht zur Senkung der Infektionsrate.

Lungenchirurgie

(Risikopat.: Alter > 60 Lj., chron. Bronchitis, starke Raucher, Adipositas, Emphysem, Malignom)

- Wirkstoffe der 1. Wahl: Cefazolin oder Cefuroxim oder Cefotiam
- alternativ: Vancomycin

Gefäßchirurgie

(Eingriffe an peripheren Gefäßen, Gefäßprothesen, Mehrfacheingriffe)

- Wirkstoffe der 1. Wahl: Cefazolin oder Cefuroxim oder Cefotiam
- alternativ: Vancomycin, v. a. bei hohen Infektionsraten

Beinamputation

- Wirkstoffe der 1. Wahl: Ampicillin/Sulbactam, Amoxicillin/Clavulansäure
- alternativ: Cefuroxim oder Cefotiam + Metronidazol

4.3.4 PAP in der Unfallchirurgie und bei orthopädischen Eingriffen

Arthroalloplastik

- Wirkstoffe der 1. Wahl: Cefazolin oder Cefuroxim oder Cefotiam + Metronidazol
- alternativ: Clindamycin + Gentamicin
- Wirksamkeit von antibiotikahaltigem Zement ähnlich systemischer Antibiotikatherapie

Offene Fraktur

- Wirkstoffe der 1. Wahl: Ampicillin/Sulbactam, Amoxicillin/Clavulansäure
- alternativ: Cefazolin oder Cefuroxim oder Cefotiam + Metronidazol
- bei komplizierten offenen Frakturen Therapie bis zu 10 d

Plastische Chirurgie, Handchirurgie

- Wirkstoffe der 1. Wahl: Cefazolin oder Cefuroxim oder Cefotiam
- alternativ: Ampicillin/Sulbactam, Amoxicillin/Clavulansäure

4.3.5 PAP in der Neurochirurgie, HNO- und Augenheilkunde

Liquor-Shunt-Operationen

- Wirkstoffe der 1. Wahl: Cefazolin oder Cefuroxim oder Cefotiam
- alternativ: Vancomycin – indiziert nur bei Infektionsraten > 10 %

Kraniotomie

- Wirkstoffe der 1. Wahl Cefazolin oder Cefuroxim oder Cefotiam
- alternativ Vancomycin – indiziert nur bei Eingriffen mit hohem Risiko

Oropharynx-, Larynxchirurgie

- Wirkstoffe der 1. Wahl: Ampicillin/Sulbactam, Amoxicillin/Clavulansäure
- alternativ: Cefazolin oder Cefuroxim oder Cefotiam + Metronidazol

Augenchirurgie

- topische Instillation vor OP Aminoglykosid; Fluorchinolon; Neomycin/Gramicidin/Polymyxin B
- subkonjunktival Cefazolin (optional), Tobramycin (optional)

Bissverletzungen Mensch, Tier

- Wirkstoffe der 1. Wahl: Ampicillin/Sulbactam, Amoxicillin/Clavulansäure

4.3.6 PAP bei urologischen Eingriffen

Eingriffe an Harnwegen mit Eröffnung des Darmsegments

- Wirkstoffe der 1. Wahl:Ampicillin/Sulbactam, Amoxicillin/Clavulansäure
- alternativ: Cefuroxim oder Cefotiam + Metronidazol
- bei antibiotischer Vorbehandlung oder vorheriger permanenter Harnableitung Ceftriaxon

Eingriffe an Harnwegen ohne Eröffnung des Darmsegments

- Wirkstoffe der 1. Wahl Ampicillin/Sulbactam, Amoxicillin/Clavulansäure
- alternativ Ciprofloxacin; Cefuroxim oder Cefotiam nur bei Risikopat.
- bei antibiotischer Vorbehandlung oder vorheriger permanenter Harnableitung Ceftriaxon

Endoskopisch-urologische Eingriffe inkl. externe Steinzertrümmerung

- Wirkstoffe der 1. Wahl: Ampicillin/Sulbactam, Amoxicillin/Clavulansäure
- alternativ: Ciprofloxacin; Cefuroxim oder Cefotiam nur bei Risikopat.
- bei antibiotischer Vorbehandlung oder vorheriger permanenter Harnableitung Ceftriaxon

4.3.7 PAP bei gynäkologischen Eingriffen und in der Geburtshilfe

Sectio

- Wirkstoffe der 1. Wahl: Cefazolin oder Cefuroxim oder Cefotiam
- alternativ: Ampicillin/Sulbactam, Amoxicillin/Clavulansäure, Clindamycin + Ceftriaxon
- keine Prophylaxe bei geplanten, unkomplizierten Eingriffen

Kürettage, Abort im 2. Trimenon

- Wirkstoffe der 1. Wahl: Cefazolin oder Cefuroxim oder Cefotiam
- alternativ: Ampicillin/Sulbactam, Amoxicillin/Clavulansäure
- keine Prophylaxe bei unkomplizierter Kürettage

Induzierter Abort im 1. Trimenon; anamnestisch Adnexitis

- Wirkstoff der 1. Wahl: Doxycyclin
- alternativ: Cefazolin oder Cefuroxim oder Cefotiam

Abdominale oder vaginale Hysterektomie

- Wirkstoffe der 1. Wahl: Cefazolin oder Cefuroxim oder Cefotiam
- alternativ: Doxycyclin

4.3.8 PAP in der Traumatologie

Stark verschmutzte Wunden und verspätete Wundversorgung

- zu erwartende Keimsituation: Clostridien (Gasbrandgefahr!), Streptokokken
- Wirkstoffe der 1. Wahl: Penicillin G oder Penicillin V

Offene Frakturen, traumatische Eröffnung von Gelenken oder Körperhöhlen

- zu erwartende Keimsituation: aerob/anaerobe Mischflora, Clostridien (Gasbrandgefahr!)
- Wirkstoffe der 1. Wahl: Ampicillin/Sulbactam, Amoxicillin/Clavulansäure, Cefoxitin, Cefotaxim + Metronidazol, Carbapenem (Imipenem/Cilastatin oder Meropenem)

Schuss- oder Stichverletzungen

- zu erwartende Keimsituation: aerob/anaerobe Mischflora
- Wirkstoffe der 1. Wahl: Ampicillin/Sulbactam, Amoxicillin/Clavulansäure, Cefoxitin, Cefotaxim + Metronidazol, Carbapenem (Imipenem/Cilastatin oder Meropenem)

Tierbisse

- zu erwartende Keimsituation: *Pasteurella multocida*, *Capnocytophaga*, Streptokokken, Anaerobier, Staphylokokken
- Wirkstoffe der 1. Wahl: Penicillin G oder Penicillin V, Ampicillin/Sulbactam, Amoxicillin/Clavulansäure, Doxycyclin, Carbapenem (Imipenem/Cilastatin oder Meropenem)

Literatur

[35] Österreichische Gesellschaft für Antimikrobielle Chemotherapie. https://www.infektionsnetz.at/InfektionenPerioperativeProhylaxe.phtml
[36] Perioperative Antibiotikaprophylaxe. Empfehlungen einer Expertenkommission der Paul-Ehrlich-Gesellschaft für Chemotherapie e. V. Chemother J 2010; 19: 70–84
[37] S 1-Leitlinie Perioperative Antibiotikaprophylaxe des Arbeitskreises „Krankenhaus- und Praxishygiene“ der AWMF 2012. AWMF-Register Nr. 029/022

4.4 Atemwegssicherung

4.4.1 Intubation

Checkliste Intubationsvorbereitung

- Überprüfung des Narkosegeräts
- Überprüfung der Ausrüstung am Narkosewagen auf Vollständigkeit
- Vorbereitung der Intubationsutensilien
  - Tubus in entsprechender Größe bereitlegen (Cuff geprüft, Gleitmittel an der Spitze)
  - immer in Griffweite:
    - nächstgrößerer und -kleinerer Tubus
    - Alternative Atemwege müssen in Griffweite sein.
  - Laryngoskop bereitlegen (Lichtquelle jedes Mal geprüft, diverse alternative Spateln in Griffweite)
  - Blockerspritze (10 ml oder 20 ml)
  - Magill-Zange
  - Guedel-Tubus
  - Tubusfixation
  - Medikamente aufziehen und bereitlegen; immer auch Atropin aufgezogen in Griffweite haben (Vagusreiz)
  - Absaugeinheit (überprüft, in Griffweite)

Standardgrößen

- erwachsene Frau: Tubus 7 mm ID, Spatel # 3
- erwachsener Mann: Tubus 8 mm ID, Spatel # 4

Checkliste Intubation

- Vorbereitung lt. „Checkliste Intubationsvorbereitung“
- Lagerung des Pat. in „verbesserter Jackson-Position“ bzw. „Schnüffelstellung“. Hierzu wird ein ca. 10 cm hohes Polster unter den Hinterkopf gelegt (→ bessere Intubationsachse). Ziel: Äußerer Gehörgang auf Höhe des Manubrium Sterni!
- Handschuhe nicht vergessen
- Mund des Pat. öffnen, z. B. „Kreuzgriff“: re. Hand → Daumen an die untere Zahnreihe, Zeigefinger an die obere Zahnreihe
- Laryngoskop im re. Mundwinkel des Pat. einführen. Zunge nach links verdrängen und vorsichtig tiefer gleiten, bis die Epiglottis oder ihre Spitze sichtbar wird
- Macintosh-Spatel (gebogen): Spatelspitze wird über der Epiglottis (in der Falte zwischen Epiglottis und Zungengrund) positioniert.
- Miller-Spatel (gerade): Epiglottis wird mit der Spatelspitze angehoben. (**Cave:** Vagusreiz kann Bradykardie, Laryngospasmus usw. auslösen, da die Epiglottis an der Unterseite von Vagusfasern innerviert ist → Atropin bereithalten.)

- Stimmritze (Glottis) einstellen durch maßvollen Zug am Laryngoskop Richtung Füße des Pat.; nicht Hebeln!
- Tubus vom re. Mundwinkel her einführen, bis Cuff die Stimmritze passiert hat bzw. bis die Markierung die Stimmritze passiert hat. Bei Kindern: altersentsprechende Tiefe lt. Formel als Richtwert
- Lagekontrolle
- Blocken
- Fixieren

4.4.2 Alternativen zur Intubation

Larynxmaske (LMA)

- Die LMA (▸ Abb. 4.3; Frauen: Größe 4; Männer Größe 5) ist ein supraglottischer Atemweg ohne Aspirationsschutz. Die Auswahl der Größe richtet sich nach dem Patientengewicht (▸ Tab. 4.7)
- Platzierung: Die LMA wird entcufft und am harten Gaumen entlang eingeführt. Bei richtiger Platzierung ist ein federnder Widerstand zu spüren. Nun wird die LMA ge-

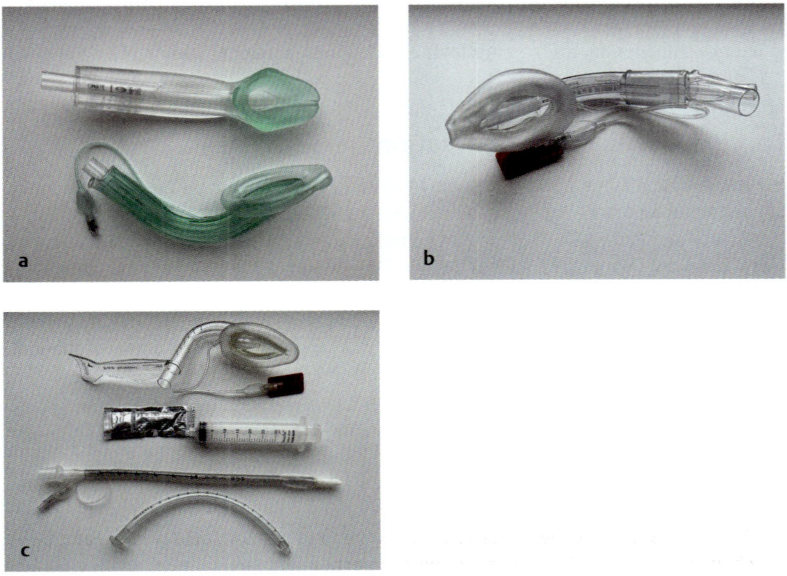

Abb. 4.3 Larynxmasken (LMA).
a Larynxmaske (LMA) Standard, iGel(TM)airway device.
b LMA Supreme(TM), Einweglarynxmaske mit Absaugkanal.
c Intubationslarynxmaske (Fastrach(TM)).

Tab. 4.7 Wahl der Larynxmaskengröße.

Gewicht (kg) des Pat.	Größe LMA	Cuff blocken mit (ml)
<5	1	ca. 4
5–10	1,5	ca. 7
10–20	2	ca. 10
20–30	2,5	ca. 14
30–50	3	ca. 20
50–70	4	ca. 30
70–100	5	ca. 40
>100	6	ca. 50

cufft. Ein evtl. undichter Sitz lässt sich durch „blubbernde“ Geräusche bei der Beatmung erkennen. Auch ergibt sich bei undichtem Sitz eine Differenz zwischen insuffliertem Gasvolumen und exspiratorischem Gasvolumen. In diesem Fall nachjustieren oder eine andere Größe verwenden.

- Bei maschineller Beatmung empfiehlt es sich, einen Beatmungsdruck von < 17–18 cm H_2O zu wählen.

Larynxmasken der 2. Generation

- Die LMA der 2. Generation bieten die Möglichkeit der Platzierung einer Magensonde über einen separaten Kanal, der an der „Spitze“ der LMA endet. Dadurch kommt es zu einer Entlastung des Magens und konsekutiv zu geringerer Aspirationsgefahr während der OP. Beispiel: LMA Supreme(TM), (▸ Abb. 4.3b).
- Höhere Beatmungsdrücke sind möglich (bis ca. 30 cm H_2O).

Praxis

Der Kanal für die Magensonde muss immer mit Gleitmittel versehen werden, bevor eine Magensonde eingeführt wird, ansonsten ist ein „Steckenbleiben“ quasi garantiert.

Intubationslarynxmasken

Hierbei handelt es sich um eine vorgeformte Intubations-LMA (ähnlich geformt wie LMA Supreme oder ProSeal mit Einführhilfe), durch die nach der Platzierung ein spezieller Endotrachealtubus vorgeschoben werden kann. Eine „Blindintubation“ gelingt so in den meisten Fällen. Der Tubus wird dann (nach Entfernen des Konnektors) mit einer speziellen Führungsbougie durch die LMA Fastrach geführt, während die LMA

Fastrach entfernt wird. Empfohlen wird das Platzieren des Tubus mithilfe einer Fiberoptik!

Spiraltubus

- Spiraltuben sind extrem flexible Endotrachealtuben, bei denen eine in die Wand eingearbeitete Drahtspirale ein Abknicken bei Verbiegung verhindert. Das Lumen bleibt auf diese Weise offen (► Abb. 4.4).
- Anwendung: wie normalen Endotrachealtubus; wird i. d. R. mit Mandrin/Bougie eingeführt, da der Tubus zu flexibel ist, um ihn sonst zu dirigieren.
- Einsatzgebiete: OPs mit Bauchlagerung und anderen spezielle Lagerungsarten

Larynxtubus

- Tubus mit einem Lumen und laryngealem sowie pharyngealem Cuff (► Abb. 4.5)
- Alternative zur LMA
- wird am harten Gaumen entlang bis zur „Zahnreihe"-Markierung eingeführt und mit zugehöriger für die Tubusgrößen farbcodierter Spritze geblockt
- bietet keinen Aspirationsschutz
- Platzierung der Tubusspitze im Ösophagus (auch mit Drainagekanal erhältlich (LTS-D))

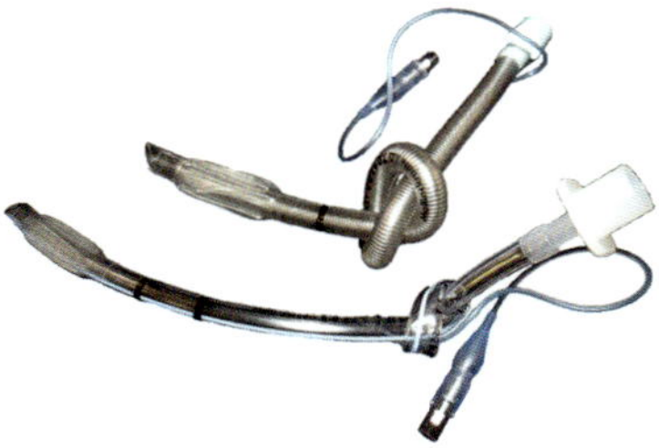

Abb. 4.4 Spiraltubus, regulärer Endotrachealtubus. Spiraltubus (oben): Das Lumen bleibt auch bei Verformung offen. Regulärer Endotrachealtubus (unten): Das Lumen wir bei Verformung verschlossen.

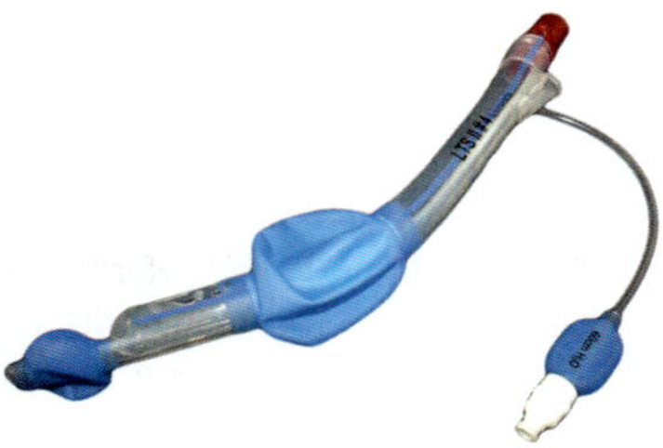

Abb. 4.5 Larynxtubus.

Praxis

Leichte Rotationsbewegungen erleichtern das Einführen. Tubus nach dem Einführen beim Blocken nicht festhalten; er positioniert sich beim Blocken von selbst.

i-gel

- supraglottische Atemhilfe (▶ Abb. 4.6), Einmalprodukt
- großer Vorteil: muss nicht geblockt werden, da i-gel aus einem wärmeadaptiven Material gefertigt ist und sich selbstständig anpasst
- verfügt über einen Kanal für eine Magensonde und in der Version IGel Plus über einen Intubationskanal
- kostengünstig
- v. a. für kurze Eingriffe geeignet
- sehr einfach und effektiv in der Anwendung
- Standardgrößen: ▶ Tab. 4.8

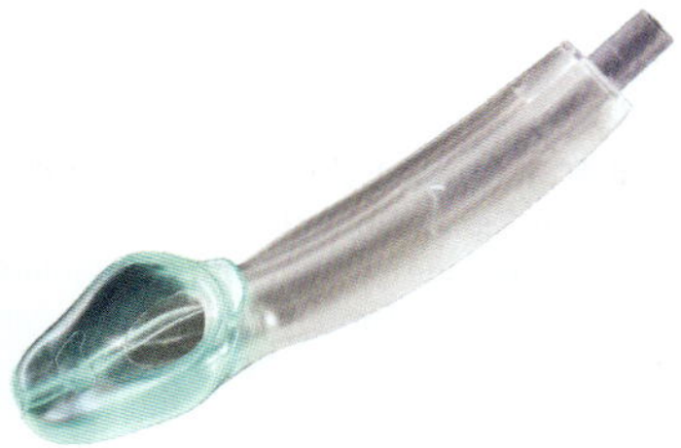

Abb. 4.6 i-gel.

Tab. 4.8 i-gel – Standardgrößen.

Typ	Gewicht (kg)	Größe	Farbe
Neugeborene	2–5	1	rosa
Kleinkind	5–12	1,5	blau
Kind/small	10–25	2	grau
Kind/large	25–35	2,5	weiß
Erwachsene/small	30–60	3	gelb
Erwachsene/medium	50–90	4	grün
Erwachsene/large	> 90	5	rot

Airtraq

Das Airtraq ist eine vorgeformte Optik und wird auch als Einmalprodukt angeboten (► Abb. 4.7). In das Airtraq kann ein Standardtubus eingespannt werden. Durch die Form kann intubiert werden, ohne die HWS zu überstrecken. Es gibt verschiedene Größen (mögliche Tubusgrößen in mm ID in Klammern):

- infant (grau) – Size 0 (Tubus ID: 2,5–3,5 mm); Mindestmundöffnung: 11 mm
- pediatric (rosa) – Size 1 (Tubus ID: 3,5–5,5 mm); Mindestmundöffnung: 12 mm
- small (grün) – Size 2 (Tubus ID: 6–7,5 mm); Mindestmundöffnung: 15 mm
- regular (blau) – Size 3 (Tubus ID: 7–8,5 mm); Mindestmundöffnung: 16 mm
- Spezial-Airtraq für nasotracheale Intub. und Doppellumenintub. ebenfalls erhältlich. Auch als Airtraq Plus erhältlich (Videolaryngoskop mit Standard, hyperangulierten und Channeled „Airtraq"-Spateln) ► Abb. 4.7

Autorenanmerkung: Bei Erwachsenen und Jugendlichen eignet sich bei schwierigen Bedingungen meist die Größe Small – Size 2 (grüne Farbcodierung) am besten.

Verwendung

Airtraq eignet sich besonders gut bei:

- HWS – immobilisierte Pat.
- als alternativer Atemweg bei schwieriger Intub.
- bei (sehr) adipösen Pat.
- als Notfallalternative an Arbeitsplätzen, wo ein Bronchoskop nicht sofort verfügbar ist

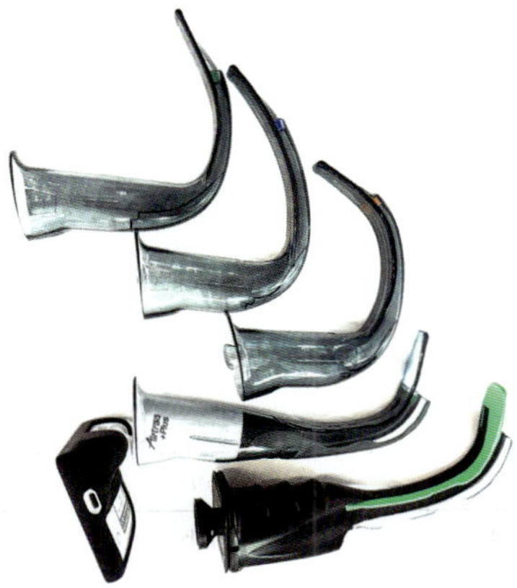

Abb. 4.7 Airtraq.

Vorgehen

- Tubus mit Gleitmittel versehen und „einspannen"
- in der Mittellinie anhand der natürlichen Krümmung oral einführen
- alternative Einführmethode (adipöse Pat.): von der Seite kommend einführen und im Mund um 90° nach vorne rotieren
- so einstellen, dass die Stimmritze in der Mitte des Bildes ist – Tubus wird immer in Richtung Bildmitte geführt.
- Techniken zur Platzierung:
  - Airtraq nach dem Einführen immer vorsichtig nach oben (in Richtung Zimmerdecke) ziehen, um freie Sicht auf die Stimmritze zu bekommen
  - Airtraq kann nach links und rechts rotiert werden, um die Stimmritze in die Bildmitte einzustellen.
  - Einführtiefe adjustieren – wenn keine Sicht auf die Stimmritze: meist zu tief eingeführt
  - Tubus kann im Airtraq rotiert werden (Gleitmittel!), um die Richtung der Tubusspitze zu beeinflussen
- Tubus unter Sicht vorschieben und Blocken
- Airtraq in Position belassen und durch Beatmung Tubuslage überprüfen (Kapnometrie!)
- erst nach Überprüfung der korrekten Tubuslage den Tubus seitlich aus dem Airtraq lösen und das Airtraq entsprechend seiner Krümmung vorsichtig entfernen

4.5 Narkoseschemata

Folgende Narkoseschemata haben sich bewährt. Die Schemata müssen immer individuell an Situation und Pat. angepasst werden. Sie eignen sich aber hervorragend als „Kochrezepte" für viele Fälle. Dosierungsangaben in den Schemata beziehen sich auf Erwachsene mit 70 kg KG. KI und Dosierungsanpassungen an Alter und Gewicht sind unbedingt zu beachten.

4.5.1 TIVA

Zusammenfassung

Für TIVA-Narkosen hat sich nachfolgendes Vorgehen bewährt.

Prämedikation

Midazolam 1–2 mg i. v. oder 3,5–7,5 mg p. o.

Alternativen zur Prämedikation: ► Tab. 2.9

Narkoseeinleitung

- **Analgetikum:**
  - Remifentanil (z. B. Ultiva [D, A, CH]): 0,3–0,5 µg/kg KG/min für einige Minuten *oder*
  - Fentanyl: (50–)100–200 µg i. v.
- **Einleitungshypnotikum:**
  - Propofol: 1,5–2–2,5 mg/kg KG bzw. nach Wirkung *oder*
  - Etomidat (Erwachsene): 20–30(–40) mg
- **Relaxans:**
  - Rocuronium (z. B. Esmeron [D, A, CH]): 0,3–0,6 mg/kg KG (wirkt ca. 50–60 min) *oder*
  - Cisatracurium (z. B. Nimbex [D, A, CH]): 0,15–0,2 mg/kg KG (wirkt ca. 50–60 min)
- **Antihypotension:**
  Volumenstatus vor Narkoseinduktion ausgleichen, wenn nötig je nach Grunderkrankung Vasopressoren/Inotropika einsetzen: Cafedrin/Theodrenalin (Akrinor [D]), Ephedrin oder Phenylephrin

Narkoseaufrechterhaltung

- **Hypnotikum:**
  Propofol: Start mit 10–12 mg/kg KG/h; nach ca. 1 h reduzieren auf 6–8 mg/kg KG/h
- **Analgetikum:**
  Remifentanil: 0,1–0,5 µg/kg KG/min
- **evtl. Relaxans:**
  - Rocuronium (z. B. Esmeron [D, A, CH]): 0,15 mg/kg KG (wirkt ca. 13–20 min) *oder*
  - Cisatracurium (z. B. Nimbex [D, A, CH]): 0,03 mg/kg KG (wirkt ca. 20 min)

Schmerzmanagement

Spätestens 30 min vor dem Ausleiten, je nach zu erwartender Schmerzintensität:

- **Opiat:**
  - Morphinhydrochlorid (z. B. Morphin [D, CH], Vendal [A]): 0,05–0,1 mg/kg KG i. v. *oder*
  - Piritramid (z. B. Dipidolor [D, A]): 0,1–0,2 mg/kg KG i. v.

  \+
- **Nichtopiat-Analgetikum:**
  - Diclofenac (z. B. Voltaren [D, A, CH]): 1 mg/kg KG als Kurzinf. i. v. (max. 150 mg/24 h) *oder*
  - Paracetamol (z. B. Perfalgan [D, A, CH]): 1000 mg i. v. *oder*
  - Metamizol (Novalgin [D, A, CH]) 1 g langsam als Kurzinf. i. v.

4.5.2 Balancierte Anästhesie

Zusammenfassung

Prämedikation

Midazolam 1–2 mg i. v. oder 3,5–7,5 mg p. o.

Alternativen zur Prämedikation: ▸ Tab. 2.9

Narkoseeinleitung

- **Analgetikum:**
  - Remifentanil (z. B. Ultiva [D, A, CH]): 0,3–0,5 µg/kg KG/min für einige min *oder*
  - Fentanyl: (50–)100–200 µg i. v.
- **Einleitungshypnotikum:**
  - Propofol: 1,5–2–2,5 mg/kg KG bzw. nach Wirkung *oder*
  - Etomidat (Erwachsene): 20–30(–40) mg
- **Relaxans:**
  - Rocuronium (z. B. Esmeron [D, A, CH]): 0,3–0,6 mg/kg KG (wirkt ca. 50–60 min) *oder*
  - Cisatracurium (z. B. Nimbex [D, A, CH]): 0,15–0,2 mg/kg KG (wirkt ca. 50–60 min)
- **Antihypotension:**
  Volumenstatus vor Narkoseinduktion ausgleichen, wenn nötig je nach Grunderkrankung Vasokonstriktoren/Inotropika einsetzen: Cafedrin/Theodrenalin (Akrinor [D]), Ephedrin oder Phenylephrin

Narkoseaufrechterhaltung

- volatiles Anästhetikum:
  - Sevofluran: 1,5–2,5 % endtidal, Ziel: ca. 0,7 MAC, altersangepasst *oder*
- Analgetikum:
  - Remifentanil: 0,1–0,5 µg/kg KG/min
- evtl. Relaxans:
  - Rocuronium (z. B. Esmeron [D, A, CH]): 0,15 mg/kg KG (wirkt ca. 13–20 min) *oder*
  - Cisatracurium (z. B. Nimbex [D, A, CH]): 0,03 mg/kg KG (wirkt ca. 20 min)

Schmerzmanagement

Spätestens 30 min vor dem Ausleiten, je nach zu erwartender Schmerzintensität:

- **Opiat:**
  - Morphinhydrochlorid (z. B. Vendal [A], Morphin [D, CH]): 0,05–0,1 mg/kg KG i. v. *oder*
  - Piritramid (z. B. Dipidolor [D, A]): 0,1–0,2 mg/kg KG i. v.

  \+
- **Nichtopiat-Analgetikum:**
  - Diclofenac (z. B. Voltaren [D, A, CH]): 1 mg/kg KG als Kurzinf. i. v. (max. 150 mg/24 h) *oder*
  - Paracetamol (z. B. Perfalgan [D, A, CH]): 1000 mg i. v. *oder*
  - Metamizol (z. B. Novalgin [D, A, CH]) 1 g langsam als Kurzinf. i. v.

4.5.3 Analgosedierung

Zusammenfassung

Prämedikation

Midazolam 1–2 mg i. v. (Pat. nach Applikation immer überwachen) oder 3,5–7,5 mg p. o.

Alternativen zur Prämedikation: ▸ Tab. 2.9

Analgosedierung – Einleitung

- Midazolam (z. B. Dormicum [D, A, CH]): 0,05–0,1(–0,2) mg/kg KG titriert

  \+
- Esketamin (z. B. Ketanest S [D, A]): 0,1–0,25 mg/kg KG

Analgosedierung – Aufrechterhaltung

- Midazolam titriert in 1- bis 2-mg-Schritten nach Wirkung
- Esketamin in 5- bis 10- (bis 25-)mg-Schritten nach Wirkung

Vorzeitiges Beenden der Analgosedierung

Zur Antagonisierung des Midazolams kann Flumazenil (z. B. Anexate [D, A, CH]) eingesetzt werden:

- initial 0,25 mg bis zum Aufklaren repetitiv alle 60–90 s
- max. 1(–2) mg Gesamtdosis
- **cave:**
  - Flumazenil antagonisiert nur das Midazolam, nicht aber das Esketamin! NW des Esketamin (v. a. „Albträume") können nach der Antagonisierung des Midazolams stärker zutage treten.
  - KI von Esketamin beachten!

Während Kurznarkose/Analgosedierung immer alles zum Umstieg auf Allgemeinnarkose in Griffweite haben!

Patienten immer monitorisieren (EKG, $etCO_2$, SpO2) und O_2 via Inhalationsmaske mit Reservoir (mind. 6–8 l/min!) verabreichen.

4.5.4 Maskennarkose

Bei der Maskennarkose wird während der gesamten Narkose auf die Intub. verzichtet. Der Pat. wird für die Dauer der Narkose mit einer dicht sitzenden Beatmungsmaske beatmet. Eine Maskennarkose darf nur bei unkomplizierten und kurzen (< 30 min) Eingriffen durchgeführt werden.

Immer alles bereithalten, um auf eine Intubationsnarkose umsteigen zu können! Die Verwendung von Narkosegasen ist wegen der Umgebungskontamination sehr umstritten.

Maskennarkose als TIVA

- Einleitungshypnotikum: z. B. Propofol oder Etomidat
- Opiatkomponente: z. B. Sufentanil, Remifentanil oder Fentanyl
- Hypnotikum: z. B. Propofol

Maskennarkose als Inhalationsnarkose (cave: Narkosegaskontamination)
- Einleitungshypnotikum: z. B. Propofol oder Etomidat
- Narkoseaufrechterhaltung: mit Inhalationsanästhetikum, z. B. Sevofluran

Maskennarkose als balancierte Anästhesie (cave: Narkosegaskontamination)
- Einleitungshypnotikum: z. B. Propofol oder Etomidat
- Opiatkomponente: z. B. Sufentanil, Remifentanil oder Fentanyl
- Inhalationsanästhetikum: z. B. Sevofluran

Kontraindikationen

Nicht nüchterne Pat., Schwangere nach der 14. SSW

Mögliche Anwendungsbereiche

Kürettagen (KI beachten), Abszessspaltungen

5 Anästhesie in speziellen Situationen und bei speziellen Erkrankungen

5.1 Long-QT-Syndrom

Durch eine verzögerte Repolarisation (= Verlängerung der Plateauphase) kommt es zu einer Prädisposition für das Auftreten von lebensbedrohlichen tachykarden Herzrhythmusstörungen. Es besteht die Gefahr der Erregungsweiterleitung in der vulnerablen Phase, die zu ventrikulären Tachykardien und Torsade-de-Pointes-Tachykardien führen kann. Im EKG kann eine verlängerte QTc-Zeit (> 440 ms) beobachtet werden. Ursache für das LQTS sind bei der familiären (vererbbaren) Form genetisch veränderte Ionenkanäle (Na^+, K^+) in der Herzmuskelzellmembran oder bei der erworbenen Form Arzneimittel-NW. Die Prävalenz liegt bei etwa 1 : 2 000.

5

5.1.1 Auslösende Trigger für kardiale Ereignisse

Alle Faktoren, die zu einer Tachykardie führen, sind potenzielle Auslöser eines kardialen Ereignisses:

- Stress, Furcht, Angst
- sportliche Tätigkeiten

5.1.2 Diagnostik

- verlängerte QTc-Zeit (> 440 ms bei Männern, > 450 ms bei Frauen)
- Schwartz-Score:

Tab. 5.1 Schwartz-Score zur Diagnostik eines LQTS.

Kriterium	Punkte
EKG-Veränderungen	
QTc > 480 ms (Formel nach Bazett)	3
QTc 460–469 ms (Formel nach Bazett)	2
QTc 450–459 ms bei männlichem Geschlecht (Formel nach Bazett)	1
Torsade-de-Pointes-Tachykardie	2
T-Wellen-Alternanz (T-Wellen-Morphologie ändert sich von Welle zu Welle)	1
T-Wellen-Kerbung in mind. 3 Ableitungen (Einkerbung im auf- oder absteigenden Schenkel der T-Welle)	1
Bradykardie (alterskorrigierter Normwert)	0,5

Tab. 5.1 Fortsetzung

Kriterium	Punkte
eigenanamnestische Faktoren	
Synkope, stressinduziert	2
Synkope, andere Ursache	1
Innenohrtaubheit, angeboren	0,5
Familienanamnese	
LQTS bei einem Blutsverwandten	1
ungeklärter plötzlicher Herztod bei einem Blutsverwandten < 30 J.	0,5

Wahrscheinlichkeit für vorliegendes LQTS:
- 0–1 Punkt: gering
- 1,5–3 Punkte: mittel
- ≥ 3,5 Punkte: sehr hoch

5.1.3 Therapie und perioperatives Management

Die wichtigste therapeutische Option beim **angeborenen LQTS** ist der Einsatz von β-Rezeptor-Blockern. Weitere Optionen sind LCSD und Implantation eines ICD.

Die wichtigste therapeutische Option bei **erworbenem LQTS** ist das Absetzen des/der auslösenden Medikamente(s).

5.1.4 Präoperatives Management

- QTc-verlängernde Medikamente nach Möglichkeit absetzen/ersetzen (interdisziplinäre Abstimmung)
- wenn möglich: kardiologisches Konsilium (Genotyp, Behandlungsoptionen)
- β-Rezeptor-Blockade fortführen
- Elektrolyte (v. a. K^+, Mg^{2+}, Ca^{2+} und Na^+) im Normbereich halten
- wenn ein ICD implantiert ist: Funktionsüberprüfung vor der OP durchführen
- Prämedikation (Anxiolyse, Abschirmung, Stressreduktion)

5.1.5 Intraoperatives Management

- größtmögliche Stressabschirmung, alle Tachykardie-auslösenden Trigger vermeiden
- Alle standardmäßig verwendeten Opioide sind einsetzbar.
- Therapie mit β-Rezeptoren-Blocker fortführen, bei Bedarf zusätzlich β-Rezeptoren-Blocker
- keine volatilen Anästhetika (verlängern das QT-Intervall)! TIVA anwenden!

- Einleitungshypnotikum: Propofol bevorzugen (Thiopental und Etomidat umstritten); wenn Propofol nicht möglich: Midazolam oder Lorazepam; bei fehlender Alternative: Thiopental
- Defibrillator griffbereit halten (evtl. Klebepads appliziert)
- Magnesium Gluconicum griffbereit halten (Therapieoption bei Torsade-de-Pointes-Tachykardie)
- Relaxanzien: Pancuronium, Atracurium und Vecuronium verändern die QT-Zeit nicht, werden aber kaum noch eingesetzt. Bis dato existieren keine Publikationen, die gegen den Einsatz von Cisatracurium oder Rocuronium bei Pat. mit LQTS sprechen [40].
- Antagonisierung von Muskelrelaxanzien vom Aminosteroidtyp: Sugammadex (Bridion [D, A, CH]) gilt als Mittel der Wahl. Acetylcholinesterase-Hemmer und Anticholinergika (QTc-verlängernd) sollen nicht verwendet werden.
- PONV-Prophylaxe nur mit Dexamethason (5-HT_3-Rezeptor-Antagonisten, Metoclopramid und Droperidol können QT-Zeit-verlängernd wirken)
- Tachykardie-auslösende Substanzen meiden
- Hypotension primär mit Phenylephrin (Neo-Synephrine HCl [CH]) behandeln
- bei Lokal-/Regionalanästhesie: Adrenalinzusatz meiden, Spinalanästhesie wegen geringer LA-Menge bevorzugen, zusätzlich Sedierung/Abschirmung
- gute Analgesie (Tachykardievermeidung)
- Extubation in Narkose andenken (Tachykardieprophylaxe)
- Lokalanästhesie: kein Adrenalinzusatz! Verschiedene Unterformen des LQTS könnten ein erhöhtes Risiko für Arrhythmien aufweisen. Eine vitale Bedrohung durch nicht systemisch wirkende LA ist äußerst gering [40].

✔ Merke

Therapie von Torsade-de-Pointes-Tachykardien
- wenn instabil: Defibrillation und ggf. Reanimation + Mg^{2+}!
- wenn stabil/kurze „Bursts“: Mg^{2+} i. v.
- Dosierung von Mg-Sulfat (ERC 2015):
  Erwachsene: 2 g Mg-Sulfat (≙ 16,6 mmol ≙ 403,8 mg Mg^{2+}) über 10 min i. v.
  2 g Mg-Sulfat ≙ 10 ml Cormagnesin 400 mg [D, A]; 20 ml Cormagnesin 200 mg [D, A]; 20 ml Magnesiumsulfat „Bichsel“ 10 % [A, CH]!
- bei Torsade-de-Pointes-Bursts unter bradykarder Grundfrequenz: evtl. Frequenzsteigerung mit Atropin oder Overdrive Pacing
- Elektrolytentgleisungen (v. a. Hypokaliämie) aggressiv therapieren

Literatur

[38] Booker PD et al. Long QT syndrome and anaesthesia. Br J Anaesth 2003; 90: 349–366

[39] Kaye AD et al. QT interval abnormalities: risk factors and perioperative management in long QT syndromes and Torsades de Pointes. J Anest 2013; 27: 575–587

[40] Krönauer T, Friederich P. Perioperative Betreuung von Patienten mit Long-QTSyndrom. Anästhesist 2015; 64: 625–639

[41] Schwartz PJ et al. Diagnostic criteria for the long QT syndrome: an update. Circulation 1993; 88: 782–784

[42] Schwartz PJ et al. Practical issues in the management of the long QT syndrome: focus on diagnosis and therapy. Swiss Med Wkly 2013; 143: w13843

5.2 Porphyrie

Porphyrien sind eine heterogene Gruppe von Stoffwechselerkrankungen, bei denen es durch Enzymdefekte in der Häm-Biosynthese zu einer exzessiven Anhäufung von Porphyrinen oder deren Präkursoren Delta-(δ-)Aminolävulinsäure und Porphobilinogen kommt. Es gibt verschiedene Formen, bei denen jeweils ein anderes Enzym der Häm-Biosynthese betroffen ist und dadurch jeweils ein anderes Substrat angehäuft wird. Die Prävalenz für Europa wird mit 1 : 20 000 angegeben, wobei es lokale Häufungen (z. B. Lappland 1 : 1000, Südafrika bis 1 : 300) gibt. Zum Auftreten von Symptomen kommt es erst im akuten Schub. In der latenten Phase sind die Pat. symptomfrei.

✔ Merke

Für die Anästhesie relevant sind nur die akuten hepatischen Formen, wie:

- akute intermittierende Porphyrie (autosomal-dominant)
- hereditäre Koproporphyrie (autosomal-dominant)
- Porphyria variegata (autosomal-dominant)
- Plumboporphyrie (Doss-Porphyrie; extrem selten)

Die chron. Porphyrien, wie z. B. die Porphyria cutanea tarda, sind kaum anästhesierelevant.

Der 1. Schritt der Häm-Biosynthese wird durch die δ-Aminolävulinsäure-Synthase katalysiert. Das Enzym unterliegt dabei einer direkten Feedbackregulation (je mehr freies Häm, desto mehr Hemmung und umgekehrt). Da rund 65 % des entstehenden Häms zur Synthese von CYP verwendet werden, hat das CYP-System direkten Einfluss auf die Häm-Biosynthese (Induktion von CYP z. B. durch Barbiturate verbraucht freies Häm und führt über Feedback zu akuter Steigerung der Häm-Biosynthese und somit zur Anhäufung von Porphyrinen und Präkursoren).

5.2.1 Auslösende Trigger

- Hunger (Hypoglykämie vermeiden; in der Nüchternphase präop.: Glukose-Infusion)
- Stress, Alkohol
- Medikamente (► Tab. 5.2)

Tab. 5.2 Sichere Arzneimittel und Triggersubstanzen bei Porohyrie.

sichere und wahrscheinlich* sichere Wirkstoffe	Triggersubstanzen
Anästhetika	
Propofol, Ketamin*	Thiopental, Etomidat
Analgetika	
Morphin, Fentanyl, Remifentanil, Buprenorphin, Naloxon, ASS, Paracetamol, Alfentanil*, Sufentanil*, Pethidin*, Ketamin*	Diclofenac, Pentazocin
Narkosegase	
N_2O, Halothan, Xenon, Sevofluran*, Desfluran*, Isofluran*	Enfluran
Sedierung	
Promethazin, Diazepam, Midazolam*, Clonidin*	–
Muskelrelaxanzien und ihre Antagonisten	
Succinylcholin, Neostigmin, Atracurium*, Cisatracurium*, Rocuronium*, Vecuronium*	Pancuronium
Lokalanästhetika	
Procain, Bupivacain*, Prilocain*, Ropivacain???	Lidocain
Antibiotika	
Penicilline, Cephalosporine	Sulfonamide, Erythromycin, Griseofulvin
Antihypertensiva, Antihypotensiva und Antiarrhythmika	
β-Rezeptoren-Blocker, Nitroglycerin, Adrenalin, Dopamin, Clonidin*	Verapamil, Phenytoin, Nifedipin
weitere anästhesierelevante Arzneimittel	
Glukokortikoide, Thyroxin, Oxytocin, Heparin, Cimetidin*	Theophyllin, Sulfonylharnstoffe, Östrogene, Danazol, Alkohol

5.2.2 Procedere bei Patienten mit Porphyrie

- **präop.**: Hypoglykämie vermeiden (kohlenhydratreiche Mahlzeit am Vorabend, Glukose-Infusion)
- **Prämedikation:** Midazolam oder Clonidin
- Porphyrie-Zentrum kontaktieren

Lokal-/Regionalanästhesie bevorzugen

- Erlaubt sind Bupivacain, Prilocain und Procain (kontraindiziert: Lidocain, Mepivacain; keine Daten zu Ropivacain).
- Spinalanästhesie besser als PDA, da weniger LA nötig

Bei Allgemeinanästhesie

- **Einleitungshypnotikum:**Propofol (absolut kontraindiziert: Thiopental, Etomidat); Alternative: Ketamin/Esketamin (Einstufung als wahrscheinlich sicher)
- **Relaxanzien:** Cisatracurium, Atracurium; keine eindeutigen Daten für Rocuronium (kontraindiziert: Pancuronium)
- **Opiate:** Remifentanil, Fentanyl, Morphin, Buprenorphin (kontraindiziert: Tramadol, Tilidin)
- **Narkosegase:** Sevofluran, Isofluran, Desfluran, N_2O (kontraindiziert: Enfluran)
- **Nichtopioide:** Paracetamol (absolut kontraindiziert: Diclofenac)
- **allgemein:** Substanzen mit primär extrahepatischem Metabolismus (Remifentanil, Cisatracurium) bevorzugen XE "Adrenalin:Porphyrie"

5.2.3 Sichere und unsichere Medikamente (DGAI-Empfehlung 2008)

Bei vitaler Bedrohung sollte als Ultima Ratio jedes lebensrettende Medikament gegeben werden!
Sichere und unsichere Medikamente: ► Tab. 5.2

5.2.4 Akuter Porphyrieschub

Ein akuter Porphyrieschub wird ausgelöst durch eine akute Aktivitätssteigerung der δ-Aminolävulinsäure-Synthase. Durch den vorliegenden Enzymdefekt kommt es zur Anhäufung eines Substrates (je nach Porphyrieform ist ein anderes Enzym betroffen) im Stoffwechselweg der Häm-Biosynthese.

Symptome

- kolikartige Bauchschmerzen (in ca. 90 % das vorherrschende Symptom)
- Tachykardie und Hypertension (in ca. 75 % der Fälle)
- motorische Ausfälle (bis zur aufsteigenden Paralyse Typ Guillain-Barré)
- Enzephalopathien (Verwirrtheit, Unruhe, Krampfanfälle, Psychosen)

Therapie

- symptomatische Behandlung: Vermeidung von Triggersubstanzen
- Schmerzen: Morphin, Pethidin, Fentanyl, Paracetamol
- Sedierung und Krampfanfall: Midazolam (Dormicum [D, A, CH]), Diazepam (Diazepam-ratiopharm [D], Gewacalm [A], Valium [A, CH]), Clonazepam (Rivotril [D, A, CH])
- Hypertension/Tachykardie: langsam titriert Propranolol (Dociton [D], Inderal [D, A, CH]), Atenolol (Tenormin [D, A, CH]), Metoprolol (Beloc [D, A, CH])
- Obstipation: Macrogol, Sennapräparate, Prostigmin
- Hypoglykämie: Vorbeugen (Glukose-Infusion); wenn vorhanden, aggressiv therapieren

Literatur

[43] Arzneimittelinformationen im Zusammenhang mit Porphyrie im Internet: https://www.porphyria-europe.org (European Porpyhria Network)

[44] Koch T, Bürkle H. Empfehlung zur Durchführung von Anästhesien bei Patienten mit Porphyrie. DGAI-Empfehlungen 2008

[45] Thadani H et al. Diagnosis and management of porphyria. BMJ 2000; 320: 1647–1651

5.3 Glukose-6-phosphat-Dehydrogenase-Mangel

Der G6PDH-Mangel wird auch Favismus oder Favabohnenkrankheit genannt. Er führt zu einer erhöhten Vulnerabilität von Erythrozyten (Mangel an NADPH → Glutathion kann nicht regeneriert werden → vulnerable Zellmembran → Denaturierung von Hb) und evtl. in weiterer Folge zu hämolytischen Anämien. Die Prävalenz für Europa wird mit 1 : 200 angegeben. In Afrika ist die Prävalenz weit höher (1 : 20 bis 1 : 4), da der G6PDH-Mangel einen Selektionsvorteil gegen Malaria bietet (höhere Resistenz gegen *Plasmodium falciparum*). Von den schweren/symptomatischen Formen ist primär das männliche Geschlecht betroffen.

5.3.1 Symptome

- Ikterus
- Anämie
- hämolytische Anämie (Maximalform)

Zur Beurteilung des Schweregrades der Hämolyse wird meist die LDH herangezogen. Leberenzyme sollten bestimmt werden, um hepatische Ursachen für den Ikterus auszuschließen.

Die Diagnosestellung kann bei Vorliegen der Symptome erfolgen und wird erhärtet durch eine pos. Familienanamnese und/oder die Angehörigkeit zu einer stärker betroffenen ethnischen Gruppe. Der Nachweis erfolgt über die Bestimmung der G6PDH-Aktivität; mikroskopisch können im Blutausstrich Heinz-Innenkörperchen nachweisbar sein. Zur Bestätigung kann 2–3 Wo. nach einer hämolytischen Episode ein Beutler-Test (Fluorescent Spot Test) durchgeführt werden.

5.3.2 Auslöser hämolytischer Krisen

- **Analgetika:** ASS, Metamizol, Paracetamol, Phenazon
- **Antibiotika:** Penicilline, Levofloxacin, Moxifloxacin, Sulfonamide, Streptomycin, Chloramphenicol, Cotrimoxazol, Isoniazid, Nitrofurantoin
- **Lokalanästhetika:** Lidocain, Prilocain
- **weitere:** Methylenblau, Metoclopramid, Dapson, Sulfasalazin, Ascorbinsäure, Malariamittel

5.3.3 Therapie der hämolytischen Krise

- Auslösersubstanzen meiden und oxidativen Stress so gut als möglich mindern
- meist selbstlimitierend
- symptomatische Therapie
- bei schwerer Anämie: EK
- Nephroprotektion (Volumengabe [Kristalloide], Harn alkalisieren)

6 Schmerztherapie und Schmerzen

6.1 Postoperative Schmerztherapie

Zur postop. Schmerztherapie werden eingesetzt:
- Nichtopioide
- Opioide
- Kombination eines Opioids mit einem antipyretischen Analgetikum
- andere Medikamente

Alle Dosierungsangaben sind auf Erwachsene bezogen. Die jeweilige Fachinformation ist zu beachten.

6.1.1 Antipyretische Analgetika

NSAR

Antipyretische Analgetika (NSAR) (► Tab. 6.1) werden hauptsächlich über die Niere ausgeschieden und können diese, v. a. bei Langzeitanwendung, massiv schädigen. Nur ein geringer Teil wird über die Leber metabolisiert.
Bei Niereninsuffizienz möglichst nicht anwenden. Bei allen COX-Hemmern an Magenschutz denken!

Anilinderivat

Paracetamol (► Tab. 6.2) hat nur eine geringe bis keine schädliche Wirkung auf die Niere und wird hauptsächlich über die Leber verstoffwechselt. Bei Leberschäden möglichst nicht anwenden. Kaum entzündungshemmend. Gut verträglich auch bei Kindern und Schwangeren. Bei Überdosierung: toxischer Leberschaden bis zum Leberversagen.
Cave: Es gibt Hinweise, dass 5-HT_3-Rezeptor-Antagonisten („Setrone" wie Granisetron: z. B. Kevatril [D], Kytril [A, CH]; Tropisetron: z. B. Navoban [D, A, CH]; Ondansetron: z. B. Zofran [D, A, CH]) die analgetische Potenz von Paracetamol bei gleichzeitiger Anwendung stark vermindern.

Pyrazolonderivat

Metamizol (► Tab. 6.3) kann bei Leber- und Nierenschäden am ehesten verwendet werden. Wirkt auch spasmolytisch. Langsame Applikation (> 15–30 min), da sonst massive RR-Abfälle drohen. Kann anaphylaktische Reaktionen und Agranulozytose (sehr selten) auslösen.

Tab. 6.1 Antipyretische Analgetika (NSAR).

Wirkstoff	Handelsname (Beispiele)	Applikationsform	Einzeldosis i. v.	Wirkdauer (h)	Standarddosierung	Tageshöchstdosis
Ibuprofen	Dolgit [D], Brufen [A, CH]	p. o.	–	8	3–4 × 400–600 mg/d	2400 mg
Diclofenac	Voltaren [D, A, CH]	p. o.	50–75 mg	8	1–4 × 50 mg/d	150 (–200) mg
Diclofenac/Orphenadrin	Neodolpasse [A]	i. v.	75/30 mg	8–12	1–2 × 250 ml/d	150 mg/60 mg
Naproxen	Aleve [D], Vimovo* [D, A, CH], Miranax [A]	p. o.	–	8–12	2 × 550 mg/d	1100 mg
Ketoprofen	Gabrilen [D], Profenid [A]	p. o. i. v.	100 mg	6–8	3 × 100 mg/d	300 mg
Celecoxib	Celebrex [D, A, CH], Celecoxib Pfizer [A]	p. o.	–	12	1–2 × 100–200 mg/d	400 mg
Parecoxib	Dynastat [D, A]	i. v.	40 mg	6–12	–	80 mg

**Fixkombination mit dem Protonenpumpenhemmer Esomeprazol*

Tab. 6.2 Paracetamol.

Wirkstoff	Handelsname (Beispiele)	Applikationsform	Einzeldosis i. v. (mg)	Wirkdauer (h)	Standarddosierung p. o./rektal (mg)	Tageshöchstdosis (mg)
Paracetamol	Mexalen [A]	p. o.	–	6	4(–6) × 500–1000	4000
	ben-u-ron [D, CH]	Supp.		6	4(–6) × 500–1000	4000
	Mexalen [A]	Supp.		6	4(–6) × 500–1000	4000
	Perfalgan [D, A, CH]	i. v.	500–1000	6	–	4000

Tab. 6.3 Metamizol.

Wirkstoff	Handelsname (Beispiel)	Applikationsform	Einzeldosis i. v. (g)	Wirkdauer (h)	Standarddosierung p. o. (mg)	Tageshöchstdosis (mg)
Metamizol	Novalgin [D, A, CH]	p. o., i. v.	1–2	4	4–6 × 500–1000	5000 (–6000)

Merke

Die Therapie mit antipyretischen Analgetika sollte schon präop. begonnen werden, spätestens aber zu OP-Beginn.

6.1.2 Opioide

Stark wirksame Opioide – i. v. Bolusapplikation

→ periop., im Aufwachraum, bei starken Schmerzen

Cave: Atemdepression. Opioide werden nach Wirkung dosiert. Für äquipotente Wirkstärke bei der i. v. Bolusgabe hat sich z. B. folgendes Vorgehen bewährt:

- **Morphinhydrochlorid** (z. B. Vendal [A], Morphin [D, CH])
  - für Bolusgabe verdünnen auf 1 mg/ml (z B. 1 ml = 10 mg Morphin + 9 ml NaCl 0,9 %)
  - Dosistitration mit Boli à 2 mg i. v. oder 5 mg als Kurzinf.
  - Wirkbeginn nach ca. 5–10 min; Wirkmax. nach ca. 30 min; Wirkdauer ca. 4(–6) h
- **Piritramid** (Dipidolor [D, A])
  - für Bolusgabe verdünnen auf 1 mg/ml (z. B. 2 ml = 15 mg Piritramid + 13 ml NaCl 0,9 %)
  - Dosistitration mit Boli à 3 mg i. v. oder 7,5 mg als Kurzinf.
  - Wirkbeginn nach ca. 1–3 min; Wirkmax. nach ca. 10 min; Wirkdauer ca. 4–6 h
- **Hydromorphon** (Hydal [A], Palladon [D, CH])
  - für Bolusgabe verdünnen auf 0,2 mg/ml (z. B. 1 ml = 2 mg Hydromorphon + 9 ml NaCl 0,9 %)
  - Dosistitration mit Boli à 0,4 mg i. v. oder 1 mg Kurzinf.
  - Wirkbeginn nach ca. 1 min; Wirkmax. nach ca. 10 min; Wirkdauer ca. 3–4 h
- **Oxycodon** (Oxygesic injekt [D], Oxynorm Inject [A])
  - für Bolusgabe verdünnen auf 1 mg/ml (z. B. 1 ml = 10 mg Oxycodon + 9 ml NaCl 0,9 %)
  - Dosistitration mit Boli à 2 mg i. v. oder 5 mg als Kurzinf.
  - Wirkbeginn nach ca. 1–3 min; Wirkmax. nach ca. 10 min; Wirkdauer ca. 4(–6) h

Opioide i. v. – „Schnelleinstellung“

In seinem Buch „Schmerztherapie“ beschreibt Univ.-Prof. Dr. Rudolf Likar folgende simple Methode zur schnellen Einstellung einer Therapie mit Morphinhydrochlorid:

- Morphinhydrochlorid Boli à 2 mg/5 min bis Erreichen von VAS/NRS ≤ 3
- verabreichte Menge × 6 ergibt die i. v. Tagesdosis
- i. v. Tagesdosis × 3 ergibt die orale Tagesdosis

Ausgehend von der Morphin-Tagesdosierung kann in der Folge mithilfe der Äquivalenztabelle auch auf jedes andere Opiat umgestellt werden.

Stark wirksame Opioide – p. o.

→ postop. Schmerztherapie auf Station, z. B.:

- **Oxycodon**
  - z. B. Oxycodon 5–10 mg in ret. Form alle 12 h
  - bei Durchbruchschmerzen zusätzlich:
    Oxycodon 5–10 mg in der unret. Form bis zu 4–6-stdl.
  - alternativ:
    Targin = Fixkombination Oxycodon + Naloxon 10/5 mg – weniger Darmträgheit durch Naloxon, das fast ausschließlich im Darm wirkt
- **Hydromorphon**
  - z. B. 2–4 mg Hydromorphon in der ret. Form alle 12 h
  - bei Durchbruchschmerzen zusätzlich:
    1,3–2,6 mg Hydromorphon in unret. Form bis zu 4–6-stdl.
  - unret. Form im Handel: 1,3/2,6 mg; ret. Form im Handel: 2/4/8/16/24 mg
    Die Wirkstärke ist ca. 7,5 × so stark wie Morphin. Hydromorphon wird nicht über das CYP-System abgebaut; dadurch weniger WW mit anderen Arzneimitteln. Hydromorphon besitzt keinen relevant wirksamen Metaboliten und kann deshalb auch bei Niereninsuffizienz gut eingesetzt werden (keine Kumulation).
    Als Startdosis beim opiatnaiven Pat. haben sich 4 mg 12-stdl. bewährt. Bei alten und gebrechlichen Pat. sollte mit 2 mg 12-stdl. begonnen werden.

Mittelstark wirksames Opioid – p. o.

→ postop. Schmerztherapie auf Station bei kleineren Eingriffen/mäßigen Schmerzen

- **Tramadol**
  - z. B. 100 mg Tramadol in ret. Form alle 12 h
  - bei Durchbruchschmerzen zusätzlich:
    50 mg Tramadol in unret. Form bis zu 4–6-stdl.
  - Ab ca. 300 mg/d wird ein Ceiling-Effekt beschrieben.
  - Bei der Zubereitungsform als Tropf. wird aufgrund des schnellen Anflutens deutlich häufiger eine opiatbedingte Übelkeit beobachtet als bei den ret. Formen.

6.1.3 Antiemetische Therapie bei Opioidanwendung

Zu Beginn einer Therapie mit stark wirksamen Opiaten sollte immer auch eine Prophylaxe gegen Übelkeit und Erbrechen für ca. 7–10 d angedacht werden. Im Normalfall ist spätestens nach 10 d ein Ausschleichen der Prophylaxe möglich.

Für die Prophylaxe eignen sich Metoclopramid (kostengünstig) und Dimenhydrinat. Diese können unter Berücksichtigung von Grunderkrankung, WW und NW (v. a. mit bestehenden Vortherapien) auch untereinander kombiniert werden. Unter Beachtung von WW und strenger Indikationsstellung können auch mit Haloperidol (Haldol [D, A, CH]) gute Erfolge erzielt werden. Hier muss die Zulassungssituation im jeweiligen Land besonders beachtet werden.

Zur Therapie einer bereits bestehenden Übelkeit haben sich 5-HT_3-Rezeptor-Antagonisten bewährt. Vor allem Ondansetron kann als schnell wirksame Schmelztabl. (Zofran, Zydis [D, A, CH]) s. l. gut eingesetzt werden. Eine Dexamethason-Einmalgabe i. v. kann mit 5-HT_3-Rezeptor-Antagonisten kombiniert werden. Midazolam ist aufgrund seines Wirkspektrums eher als Ultima Ratio in der Therapie von Übelkeit und Erbrechen anzusehen.

- **Metoclopramid** (Paspertin [A, CH])
  - 10 mg Filmtabl. bis zu 3 × tgl.
  - **cave:** KI (z. B. Parkinson-Syndrom, prolaktinbildende Tumoren, Mammatumoren)
- **5-HT_3-Antagonisten**
  - Ondansetron (z. B. Zofran [D, A, CH]) i. v. oder als schnell wirksame Schmelztabl. s. l.
    - Prophylaxe: 4 mg i. v./s. l.; Therapie: 8 mg i. v. oder s. l. bis zu 6-stdl.
  - Granisetron (z. B. Kevatril [D], Kytril [A, CH]):
    - Prophylaxe und Therapie: 1 mg i. v.
    - bei Wirkungslosigkeit: alle 10 min bis zur max. Tagesdosis von 3 g wiederholen
  - Tropisetron (Navoban [D, A, CH]) 5 mg alle 24 h i. v. oder p. o. (Inhalt aus Amp. kann auch getrunken werden)
- Droperidol (z. B. PONVeridol [D, A], Xomolix [D, A])
  - Prophylaxe und Therapie: 1,25 mg langsam i. v. oder als Kurzinf.
- Haloperidol (Haldol [D, A, CH])
  - 1,5–3 mg/d (entsprechend 0,75–1,5 ml bzw. 15–30 Tropf.) p. o. = 3 × 5 bis 3 × 10 Tropf./d – nur kurzfristig (1–2 d) anwenden
- Dexamethason (z. B. Fortecortin Inject [D, A, CH])
  - Prophylaxe: 4 mg i. v.; Therapie: 4–8 mg i. v.
- Dimenhydrinat (z. B. Vertirosan-Tropf. [A])
  - 3 × 50–100 mg (20–40 Tropf.); max. Tagesdosis: 400 mg
- Midazolam (z. B. Dormicum [D, A, CH])
  - 5–10 mg/d

Die Präparate werden einzeln gegeben und können bei unzureichender Wirkung kombiniert werden. Auswahl erfolgt nach Grunderkrankung und evtl. vorliegenden KI.

6.1.4 Therapieschemata

Durch Kombination von Opioiden und Nichtopioiden in der postop. Schmerztherapie können die pos. Effekte beider Substanzklassen genutzt und NW gering gehalten werden, da von jedem Einzelpräparat nur eine submax. Dosierung benötigt wird. Die Auswahl erfolgt nach den Bedürfnissen des Pat. (Schmerzintensität? Niereninsuffizienz? Lebererkrankung? Allergie? Unverträglichkeit? usw.).

Bewährte Schemata in der postoperativen Schmerztherapie

Es sollte immer Opioid + Nichtopioid + Rescue-Medikation verordnet werden.

Möglichkeiten zur postoperativen Schmerztherapie

Ziel: VAS/NRS in Ruhe ≤ 3 und bei Bewegung/Belastung (z. B. Husten) < 6

- **Opioid**
  - Piritramid (Dipidolor [D, A]): 7,5 mg als Kurzinf. i. v. 4–6-stdl. *oder*
  - Morphinhydrochlorid (Vendal [A], Morphin [D, CH]): 5 mg als Kurzinf. i. v. oder 10 mg s. c. alle 4–6 h *oder*
  - Oxycodon ret. (Oxygesic [D], Oxycontin [A, CH]): 5–10 mg p. o. 12-stdl. *oder*
  - Hydromorphon ret. (Palladon [D, CH], Hydal [A]): (2–)4 mg p. o. 12-stdl. *oder*
  - Tramadol ret. (Tramal [D, A, CH]): 100 mg 12-stdl.

  \+
- **Nichtopioid**
  - Ibuprofen (Dolgit [D], Brufen [A, CH]): 600 mg 6-stdl. p. o. *oder*
  - Diclofenac (Voltaren [D, A, CH]): 75 mg i. v. alle 12 h oder 50 mg p. o. alle 8 h *oder*
  - Metamizol (Novalgin [D, A, CH]): 1 g i. v. alle 6 h oder 500–1000 mg p. o. alle 6 h (Filmtab. à 500 mg oder Tropf.: 1 Tropf. = 25 mg; 20 Tropf. = 500 mg; 40 Tropf. = 1 g) *oder*
  - Paracetamol (ben-u-ron [D, CH], Mexalen [A]): 1 g bis zu 6-stdl. i. v.

  \+
- **Rescue-Medikation**
  - Piritramid (Dipidolor [D, A]): 3 mg i. v. Bolus
  - Hydromorphon (Palladon [D, CH], Hydal [A]): 1,3–2,6 mg p. o. max. alle 4–6 h
  - Oxycodon (Oxygesic acut [D], Oxynorm [A, CH]): 5–10 mg alle 4–6 h
  - Tramadol (Tramal [D, A, CH]): 50 mg unret. Form. 50 mg entspricht 20 gtt (Kapsel oder Tropf.) 4–6-stdl.

Schmerztherapie bei Niereninsuffizienz

- **Opioid**
  - Hydromorphon in ret. Form p. o., z. B. beim Opiatnaiven 4–0–4 mg
  - Hydromorphon auch i. v. und kontinuierlich via PCA/Perfusor (Überwachung!) möglich
- **Nichtopioid**
  - Metamizol (Novalgin [D, A, CH]) bis zu 4 × 1 g tgl. i. v. als Kurzinf. oder 4 × 500 mg–1000 mg p. o. (Tropf./Tabl.) *oder*
  - Paracetamol (Perfalgan [D, A, CH]) 1 g bis zu 6-stdl. i. v. oder 4 × 500 mg p. o.
- **Rescue-Medikation**
  - Hydromorphon (Palladon [D, CH], Hydal [A]) nicht ret. 1,3 mg oder 2,6 mg bis zu 6-stdl.

6.1.5 Adjuvanzien in der Schmerztherapie

Clonidin

- Clonidin (Catapresan [D, A, CH]) ist ein α2-Rezeptor-Agonist mit analgetischer Wirkkomponente ohne atemdepressive Wirkung.
- Medikament der Wahl bei postop. Shivering (Kältezittern), sedierende Wirkung ähnlich ausgeprägt wie bei Midazolam (Dormicum [D, A, CH])
  Bei **Shivering** kann bei erwachsenen Pat. mit stabilem Kreislauf und ohne KI mit Clonidin in einer Dosierung von ½–1 Amp. (0,075–0,15 mg = 75–150 µg) i. v. meist eine sehr gute Wirkung erreicht werden.
- **NW:** RR-Abfall, Bradykardie, Arrhythmien

Esketamin

- Esketamin (Ketanest S [D, A]) hat sich sehr bewährt als Rescue-Medikation bei postop. starken Schmerzen bzw. Hyperalgesie nach Opiatanwendung.
- Eine minimale Dosierung (5 mg, 10 mg ad 100 ml NaCl 0,9 % als KI) wirkt einer opiatbedingten Hyperalgesie hervorragend entgegen. Eine höhere Dosierung von 12,5–25 (–50) mg kann als Rescue-Medikation ausgezeichnete Dienste leisten, weil sie zusätzlich entkoppelnd wirkt, kaum atemdepressiv ist und bei i. v. Gabe binnen ca. 40 s wirkt. Albträumen kann mit einer vorherigen Gabe von 1–2 mg Midazolam (Dormicum [D, A, CH]) vorgebeugt werden. Der Pat. muss gut geführt werden, da sich eine neg. Einstellung zum Zeitpunkt der Applikation oft in Albträumen widerspiegelt.
- Nach Esketamin-Anwendung ist eine Überwachung nötig, da es zu Halluzinationen kommen kann. In Kombination mit Midazolam sind auch Apnoephasen möglich.
- Wirkdauer bei Einmalgabe: starke Analgesie ca. 10–30 min; Sedierung: 15–45 min

6.1.6 Opiat-Äquivalenztabelle

Um bei Opiatumstellungen oder Umstellung der Applikationsform die äquipotente Dosierung abschätzen zu können, haben sich Äquivalenztabellen durchgesetzt. Die hier angeführte (► Tab. 6.4) hat sich aus eigener Erfahrung bewährt. Die gängigsten in der Literatur zitierten Äquivalenztabellen sind ähnlich, aber nicht gleich. Verwiesen sei hier auch auf die Übersichtsarbeit von André Aeschlimann et al., Schweiz Med Forum 2005; 5: 1107–1113. Hier werden die gängigsten Äquivalenztabellen verglichen: Micromedex, Ferrante, Goodman, IASP, Patt, Foley, Bruera.
Cave: Die Äquivalenztabelle dient nur der groben Orientierung!

> ✔ **Merke**
>
> Bei einem Präparatewechsel (Opiatrotation) sollte immer mit einer um ca. ⅓ niedrigeren Äquivalenzdosis des neuen Präparats begonnen werden, da die Potenz aufgrund des möglichen Rezeptorpolymorphismus nicht exakt abgeschätzt werden kann.
> Um einer Unterdosierung vorzubeugen, muss zusätzlich eine ausreichend starke und schnell wirksame Rescue-Medikation verordnet werden.

Tab. 6.4 Opiat-Äquivalenztabelle.*

Wirkstoff	Dosis (mg)								
Morphin p. o.	10	20	30	60	100	120	180	200	240	400
Morphin parenteral	3,3	6,6	10	20	33,3	40	60	66,6	80	133,3
Morphin epidural	0,6	1,3	2	4	6,6	8	12	13,3	16	26,6
Morphin spinal	0,03–0,06	0,06–0,13	0,1–0,2	0,2–0,4	0,3–0,6	0,4–0,8	0,6–1,2	0,6–1,3	0,8–1,6	1,3–2,6
Tramadol p. o.	50	100	150	300	–	–	–	–	–	–
Tramadol parenteral	33	66	100	200	333	400	600	–	–	–
Dihydrocodein p. o.	40	80	120	240	–	–	–	–	–	–
Oxycodon p. o.	5	10	15	30	50	60	90	100	120	200
Hydromorphon p. o.	1,3	2,6	4	8	13	16	24	27	32	53
Hydromorphon parenteral	0,5	1	1,5	3	5	6	9	10	12	20
Buprenorphin s. l.	0,1	0,2	0,4	0,8	1,2	1,6	2,4	–	3,2	–
Buprenorphin parenteral	0,1	0,2	0,3	0,6	1	1,2	1,8	2	2,4	4
Buprenorphin transdermal (μg/h)	–	–	35	35	52,5	70	105	122	140	–
Pethidin transdermal	25	50	75	150	250	300	–	–	–	–
Piritramid parenteral	5	10	15	30	50	60	90	100	120	200
Fentanyl transdermal (μg/h)	–	–	–	25	25	50	75	75	100	–

**Basierend auf der Opiat-Umrechnungstabelle, modifiziert nach Prof. Dr. E. Beubler, Institut für experimentelle und klinische Pharmakologie der Universität Graz.*

6

6.1.7 Hydromorphon-Umrechnung

Hydromorphon: 10 mg p. o. ≙ 5 mg s. c. ≙ 3,3 mg i. v.

- Umstellung von **i. v. auf p. o.:** i. v. Dosis × 3
- Umstellung von **p. o. auf i. v.:** p. o. Dosis/3

Literatur

[46] Umrechnungstabelle der Mundipharma Gesellschaft m.b.H.

6.1.8 Dosisäquivalente häufig verwendeter Opioid-Analgetika

Analgetische Äquipotenz – „Faustregel" für die Praxis (Näherungswerte!):

- 1 Amp. Morphinhydrochlorid (z. B. Morphin [D, CH], Vendal [A]) mit 1 ml = 10 mg
  ≙
- 1 Amp. Piritramid (z. B. Dipidolor [D, A]) mit 2 ml = 15 mg
  ≙
- 1 Amp. Hydromorphon (z. B. Palladon [D, CH], Hydal [A]) mit 1 ml = 2 mg
  ≙
- 1 Amp. Fentanyl mit 2 ml = 100 µg

Literatur

[47] Modifiziert nach Umrechnungstabelle der Mundipharma Gesellschaft m.b.H.

6.1.9 Obstipationsprophylaxe bei Opiat-Dauertherapie

Bei einer Behandlung mit stark wirksamen Opiaten ist i. d. R. eine Obstipationsprophylaxe notwendig!
Ziel: mind. 1 × alle 48 h ausreichend Stuhl.
KI der einzelnen Präparate beachten!

Stufe I (1 Präparat der Stufe I)

- Na-Picosulfat
  z. B. Dulcolax [D, CH], Guttalax Tropf. [A]: 10–20 Tropf. abends, steigerbar auf 2 × 10–20 Tropf. oder Agaffin Abführgel [A]: 3–8 ml abends, steigerbar auf 16 ml/d
- Lactulose
  z. B. Lactuflor [D], Laevolac [A], Duphalac [CH]
  - Obstipation: initial 1–2 Esslöffel tgl.
  - Langzeiteinnahme: ½–1 Esslöffel tgl.
- Macrogol
  z. B. Macrogol beta plus [D], Movicol Pulver [A], Molaxole Pulver [A, CH]: 1–3 Beutel tgl.; bei Koprostase bis 8 Beutel in 1 l Wasser binnen 6 h

Stufe II (1 Präparat der Stufe I + 1 Präparat der Stufe II)

- Sennapräparate
  - Pursennid [D, A, CH] 12 mg Dragees; Einzeldosis 2–4 Dragees; max. Tagesdosis: 6 Dragees *oder*
  - Colonorm [A] 2–4 Filmtabl./d

Stufe III (1 Präparat der Stufe I + 1 Präparat der Stufe III)

- Na-Citrat/Na-Laurylsulfoacetat – Klistier
  z. B. Microlax [D, CH], microklist [A] 1–2 Tuben
- Einläufe
- feuchte Wärme

6.2 Neuropathischer Schmerz

Neuropathischer Schmerz ist ein Schmerz, der als direkte Konsequenz aus einer primären Läsion oder Erkrankung des somatosensorischen Systems entweder auf peripherer oder zentraler Ebene entsteht [49], [51]. Um die Definition für neuropathischen Schmerz zu erfüllen, muss eine Schädigung somatosensorischer Nervenstrukturen vorausgegangen sein. Die Unterscheidung zwischen peripherem und zentralem neuropathischem Schmerz wird anhand der Lokalisation getroffen, an der die Schädigung auftrat.

6.2.1 Definition lt. NeuPSIG

Definition gemäß NeuPSIG: Sichere neuropathische Schmerzen sind Schmerzen,
- die eine plausible neuroanatomische Verteilung zeigen (entsprechend dem zentralen/peripheren Innervations-/Repräsentationsterritorium),
- bei denen anamnestisch Hinweise auf eine Läsion oder zugrunde liegende Erkrankung bestehen, die das somatosensorische System schädigen kann und
- bei denen ein klinischer oder apparativer Nachweis der oben genannten Punkte erfolgt ist.

6.2.2 Charakteristik des neuropathischen Spontanschmerzes

Neuropathischer Spontanschmerz (Schmerz, der ohne äußere Reizung entsteht) wird als stechend, brennend, einschießend, scharf und teilweise als juckend beschrieben. Es treten häufig auch schmerzlose Parästhesien („Ameisenlaufen“) auf.

6.2.3 Charakteristik des neuropathischen evozierten Schmerzes

- **mechanisch dynamische Allodynie:** Normalerweise nicht schmerzhafte Reize (z. B. Wattebausch oder Pinsel) lösen Schmerzen aus.
- **mechanisch statische Allodynie:** Normalerweise nicht schmerzhafter Druck löst Schmerzen aus.
- **mechanische Pin-Prick-Hyperalgesie:** Normalerweise „stupfender" Reiz (Zahnstocher, Fadenfilament) löst stärkere bis starke Schmerzen aus.
- **Hitze-Hyperalgesie:** Normalerweise nicht schmerzhafter Wärmereiz (Wasserglas mit 40 °C) wird als stärkerer bis starker Schmerzreiz empfunden.
- **Kälte-Hyperalgesie:** Normalerweise nicht schmerzhafter Kältereiz (Wasserglas mit etwa 20 °C) wird als stärkerer bis starker Schmerzreiz empfunden.

6.2.4 Charakteristik der neuropathischen Negativsymptome

- **Hypalgesie:** reduzierte Schmerzempfindung im betroffenen Gebiet
- **Hypästhesie:** reduzierte Empfindung nicht schmerzhafter Reize im betroffenen Gebiet
- **Pallhypästhesie:** reduziertes Vibrationsempfinden (Stimmgabel auf Knochen) im betroffenen Gebiet
- **Thermhypästhesie:** reduziertes Empfinden von Warm oder Kalt im betroffenen Gebiet

6.2.5 Klassifikation nach Ätiologie

Klassifikation: [48]

Fokale oder multifokale Läsionen des peripheren Nervensystems

- Engpasssyndrome (z. B. Karpaltunnelsyndrom)
- Stumpf- und Phantomschmerz
- posttraumatische Neuralgie
- Schmerz nach Mastektomie, Thorakotomie, Narbenschmerz
- Postzosterneuralgie
- Trigeminusneuralgie
- diabetische Mononeuropathie
- ischämische Neuropathie
- Polyarteriitis nodosa

Generalisierte Läsionen des peripheren Nervensystems (Polyneuropathien)

- Diabetes
- Alkoholabusus
- Amyloid (Amyloidose)
- Plasmozytom
- HIV-Neuropathie
- Hypothyroidismus
- hereditäre sensorische Neuropathien
- Fabry-Syndrom
- Bannwarth-Syndrom (Neuroborreliose)
- Vitamin-B-Mangel
- Toxine (Arsen, Thallium, Chloramphenicol, Metronidazol, Nitrofurantoinisoniazid, Vinca-Alkaloide, Taxoide, Gold)

ZNS-Läsionen

- Rückenmarkverletzung
- Infarzierung im Gehirn (im Speziellen Thalamus und Hirnstamm)
- Infarzierung im Rückenmark
- Syringomyelie
- multiple Sklerose

Komplexe neuropathische Syndrome

- CRPS I
- CRPS II

6.2.6 Medikamentöse Therapie bei neuropathischen Schmerzen

Medikamentöse Therapie: ► Tab. 6.5

Tab. 6.5 Neuropathischer Schmerz: medikamentöse Therapie [50].

Wirkstoffgruppe und Wirkstoff	Startdosis, Dosisintervall	wirksame Dosis	Maximaldosis, Verteilung der Einzelgaben	Besonderheiten
Antidepressiva				
TCA (5-HT, NA) z. B. Amitriptylin (Saroten [D, A, CH])	10–25 mg 0–0–1	50–75 mg/d	150 mg/d 0–0–1	sedierend **cave:** AV-Block, Glaukom, Miktionsstörungen, Hypo tension CYP-Interaktionen
TCA (NA) z. B. Clomipramin (Anafranil [D, A, CH])	10–25 mg 1–0–0	50–75 mg/d	150 mg/d 1–0–1	Antriebssteigernd, sonst wie Amitriptylin
SSNRI				
Duloxetin (Cymbalta [D, A, CH])	30 mg 1–0–0	60 mg/d	120 mg/d 1–0–0	antriebssteigernd, Übelkeit, BZ-Anstieg, CYP-Interaktionen, Raucher!
Antikonvulsiva (Ca-Kanal)				
Gabapentin (Neurontin [D, A, CH])	100 mg 1–1–1	1200–2400 mg/d	3600 mg/d 1–1–1	Müdigkeit, Schwindel, Ödeme, keine Interaktionen, Dosis an Nierenfunktion anpassen
Pregabalin (Lyrica [D, A, CH])	50–75 mg 0–0–1	150–250 mg/d	600 mg/d 1–0–1	Müdigkeit, Schwindel, Ödeme, keine Interaktionen, lineare Plasmakonz., Dosis an Nierenfunktion anpassen
Antiepileptika (Na-Kanal)				
z. B. Carbamazepin (Tegretal [D], Tegretol [A, CH])	100–200 mg ret. 0–0–1	600–1200 mg/d ret.	1400 mg/d 1–0–1	effektiv bei Trigeminusneuralgie, häufig: BB-Veränderungen, Leberwerterhöhungen, Hyponatriämie, Medikamenteninteraktionen wegen Enzyminduktion

Tab. 6.5 Fortsetzung

Wirkstoffgruppe und Wirkstoff	Startdosis, Dosisintervall	wirksame Dosis	Maximaldosis, Verteilung der Einzelgaben	Besonderheiten
Opioid-Analgetika				
z. B. Tramadol	50–100 mg ret. 0–0–1	*	600 mg 1–0–1	Übelkeit, Hypotension, keine Kombination mit serotonergen Substanzen
z. B. Morphin ret.	10–30 mg ret. 1–0–1	*	keine 1–0–1	Kumulation bei Niereninsuffizienz im Alter
z. B. Oxycodon ret.	10–20 mg ret. 1–0–1	*	keine 1–0–1	duale Galenik, anticholinerg
Opioidagonist + Noradrenalin-Wiederaufnahmehemmer				
Tapentadol (Palexia [D, A, CH])	50 mg ret. 0–0–1/ 1–0–1	*	500 mg/d 1–0–1	übliche Opioid-NW
topische Therapie				
Lidocain (Versatis wirkstoffhaltiges Pflaster [D, A])	5 %/700 mg 10 × 14 cm 1 × tgl. mind. 12 h Pause	1–3 Pflaster tgl.	–	im Applikationsareal: Erythem, Unverträglichkeitsreaktionen, keine systemischen NW, keine Interaktionen
Capsaicin (kutanes Pflaster Qutenza 8 % patch [D, A, CH])	8 %/179 mg 1 × 30 bzw. 60 min mind. 90 Tage Pause	1–4 Pflaster alle 3 Mon. oder später	–	im Applikationsareal: Erythem, Unverträglichkeitsreaktionen, keine systemischen NW, keine Interaktionen
Capsaicin Salbe	0,025–0,075 % 3–4 × tgl.	3–4 × tgl.		anfängliches Hautbrennen

**Startdosis – dann Titration bis Wirkeintritt oder Erreichen der max. Dosis*

Literatur

[48] Baron R. Mechanisms of disease: neuropathic pain – a clinical perspective. Nat Clin Pract Neurol 2006; 2: 95–106

[49] Haanpää et al. NeuPSIG guidelines on neuropathic pain assessment. Pain 2011; 152: 14–27

[50] Schlereth T. S 2k-Leitlinie: Diagnose und nicht interventionelle Therapie neuropathischer Schmerzen. DGNeurologie 2020; 3: 21–40. DOI: 10.1007/s42451-019-00139-8

[51] Tredee et al. Neuropathic pain: redefinition and a grading system for clinical and research purposes. Neurology 2008; 70: 1630–1635

[52] Wasner G, Heskamp M-L. Kleines Kompendium Peripherer neuropathischer Schmerz. München: Astellas Pharma GmbH; 2014

[53] Ziegelmeier M, Spies C. Die wichtigsten Arzneimittelinteraktionen bei der Therapie neuropathischer Schmerzen. Therapietabellen Sonderpublikation. Pentenried: Westermayer Verlags-GmbH; 2013

7 Arzneimittel in der Anästhesie

Die Angaben über angeführte Arzneispezialitäten wurden auf den Gebrauch im Fachgebiet Anästhesie abgestimmt. Dosierungen, Anwendungsmöglichkeiten und angeführte KI erheben keinen Anspruch auf Vollständigkeit, sondern fassen lediglich das aus Sicht der Autoren Wichtigste zusammen. Dieses Buch ersetzt nicht die jeweilige Fachinformation des Herstellers, die immer zu berücksichtigen ist. Da eine bekannte Unverträglichkeit eines Präparates immer eine KI darstellt, wurde nicht immer explizit darauf hingewiesen.

Wie jede Wissenschaft ist die Medizin ständigen Veränderungen und Weiterentwicklungen unterworfen. Neue klinische Erkenntnisse, Forschungsergebnisse und Entwicklungen erweitern unsere Erfahrung ständig, v. a. was Behandlungsweisen und medikamentöse Verfahren betrifft. Bei allen in diesem Werk erwähnten Dosierungen und Applikationsarten darf der Leser darauf vertrauen, dass Autoren und Herausgeber größte Sorgfalt darauf verwendet haben, dass diese Angaben dem Wissensstand bei Fertigstellung des Werkes entsprechen. Dennoch kann für diese Angaben keine Gewähr übernommen werden. Jeder Benutzer ist angewiesen, vor der Anwendung eines Präparats den aktuellen Beipackzettel sorgfältig zu lesen und zu prüfen oder ggf. einen Spezialisten zurate zu ziehen, v. a. wenn die Angaben differieren. Jede Anwendung erfolgt auf eigene Gefahr. Wir bitten alle Leser, Herausgeber und Autoren auf etwaige Ungenauigkeiten oder Unstimmigkeiten aufmerksam zu machen.

Alle Handelsnamen in diesem Werk sind exemplarisch ausgewählt und erheben keinen Anspruch auf Vollständigkeit. Geschützte Warennamen (Warenzeichen) werden nicht kenntlich gemacht. Aus dem Fehlen eines solchen Hinweises kann also nicht geschlossen werden, dass es sich um freie Warennamen handelt.

7.1 Adrenalin 1 : 10 000 (1 mg = 10 ml)

7.1.1 Handelsnamen und Darreichungsform

- L-Adrenalin Fresenius [A]
  - Amp. (1 : 10 000) z. B.: 20 ml = 2 mg
- Adrenalin [D, A, CH]
  - in verschiedenen Konz. Erhältlich
- ► Tab. 7.2

7.1.2 Art

Catecholamin

7.1.3 Indikationen und Dosierung

- Reanimation lt. ERC-Richtlinien
  - Erwachsene: 1 mg = 10 ml/Bolus i. v., Wh. alle 3–5 min
  - Kinder: 0,01 mg/kg KG = 1 ml/10 kg KG i. v., Wh. alle 3–5 min

Tab. 7.1 i. v. Dosierung Erwachsene: z. B. Adrenalin 1 : 10 000 (1 mg/10 ml).

KG	CPR	kardiogener Schock	Anaphylaxie
70 kg	10 ml	3–5(–10) ml/h	1 ml

- kardiogener Schock (► Tab. 7.1)
  - 0,025–0,03 µg/kg KG/min i. v. (über ZVK!)
  - Pat. mit 70 kg: 1–10(–20) µg/min i. v.
  - Adrenalin 1 : 10 000 Perfusor (1 mg/10 ml): 3–5(–10) ml/h i. v. nach Wirkung anpassen!
- Anaphylaxie III°, schweres:, Status asthmaticus
  - Erwachsene: 0,1 mg i. v. oder 0,3–0,5 mg i. m., Wh. nach Bedarf
  - Kinder: 0,01 mg/kg KG i. m. (≙ der i. v. CPR-Dosis)
  - als Push Dose Pressors (Bolusgabe i. v. aus der Hand): 1 mg ad 100 ml NaCl 0,9 % → 1–2 ml-weise i. v. Boli

7.1.4 Kontraindikationen

- im lebensbedrohlichen Notfall: keine
- sonstige KI: Hypertonie, KHK, Glaukom, Tachyarrhythmien, Hyperthyreose, Phäochromozytom

7.1.5 Bemerkungen

- temperaturlabil
- verstärkte Wirkung bei gleichzeitiger Gabe von Ca^{2+}-Präparaten
- Inaktivierung möglich, wenn über gleiche Leitung NaBi verabreicht wird
- bei Pat. mit β-Rezeptoren-Blocker-Medikation hauptsächlich α-Rezeptor-Wirkung

7.2 Adrenalin 1 : 1000 (1 mg = 1 ml)

7.2.1 Handelsnamen und Darreichungsform

- Suprarenin [D, A]
  - Amp. (1 : 1000) z. B.: 1 ml = 1 mg
- Adrenalin 1 : 1000 Infectopharm [D]
- ► Tab. 7.2

Tab. 7.2 Vergleich handelsüblicher Konz. von Adrenalinzubereitungen.

Dosierung	Adrenalin 1 : 10 000	Suprarenin 1 : 1000
1 mg	10 ml	1 ml
0,1 mg	1 ml	0,1 ml

7.2.2 Art

Catecholamin

7.2.3 Indikationen und Dosierung

- Vernebeln bei Anaphylaxie, Pseudokrupp
  - 1 : 2 verdünnt bis 1 mg/10 kg KG
  - 1 ml verdünnt ad 10 ml NaCl 0,9 % = 1 : 10 000 → verwendbar wie L-Adrenalin 1 : 10 000
- als **Push Dose Pressors** (Bolusgabe i. v. aus der Hand):
  - 1 mg ad 100 ml NaCl 0,9 % → hiervon 1–2 ml-weise i. v. Boli

7.2.4 Kontraindikationen

Siehe Kap. 7.1

7.2.5 Bemerkungen

Siehe Kap. 7.1

7.3 Ajmalin

7.3.1 Handelsnamen und Darreichungsform

- Gilurytmal [D, A]
  - Amp. z. B.: 10 ml = 50 mg

7.3.2 Art

Antiarrhythmikum

7.3.3 Indikationen und Dosierungen

- ventrikuläre und supraventrikuläre Tachyarrhythmien, paroxsysmale Tachykardien, WPW-Syndrom, LGL-Syndrom
  - Erwachsene: 50 mg langsam (über mind. 5 min) i. v., Wh. 50 mg nach 30 min möglich
  - ▶ Tab. 7.3

Tab. 7.3 i. v. Dosierung Erwachsene: z. B. Gilurytmal 10 ml = 50 mg.

KG (kg)	initial (ml)	Wh. (ml)
70	10	10

7.3.4 Kontraindikationen

- Bradykardie, AV-Block II° und III°, Schenkelblock, Herzinsuffizienz (wenn nicht durch die zu behandelnde Arrhythmie ausgelöst), bakt. Endokarditis
- Schwangerschaft
- Kinder

7.3.5 Bemerkungen

- nur unter Monitorkontrolle anwenden
- Abbruch, wenn sich QRS-Komplexe unter Ajmalingabe um mehr als 25 % verbreitern
- wirkt neg. auf alle Herzqualitäten (kann Bradykardie, AV-Block, RR-Abfall, Herzinsuffizienz auslösen)
- **cave:** Kombination mit anderen antiarrhythmisch wirkenden Medikamenten nur durch sehr erfahrene Anwender empfohlen. Kann bei voll digitalisierten Pat. schon in geringen Dosen zu kritischer Einwirkung auf Reizbildung und -weiterleitung führen. Temperaturlabil.

7.4 Alfentanil

7.4.1 Handelsnamen und Darreichungsform

- Rapifen [D, A, CH], Alfentanil-hameln 0,5 mg/ml [D]
  - Amp. zu 2 ml (1 mg) und 10 ml (5 mg)

7.4.2 Art

Opiat-Analgetikum

7.4.3 Indikationen und Dosierungen

- kurze Eingriffe (< 10 min):
  - Erwachsene: i. v.: 7–15 µg/kg KG (1–2 ml bei 70 kg KG), Wh. alle 10 min möglich
- mittlere Eingriffe (10–60 min):
  - initiale i. v. Bolusdosis: ▶ Tab. 7.4
- lange Eingriffe (> 60 min): langsamer initialer Bolus von 10 mg i. v., dann Perfusor: 1 µg/kg KG/min (≙ 0,14 ml/70 kg KG/min ≙ 8,4 ml/h) bis 10 min vor OP-Ende

Tab. 7.4 Alfentanil: initiale i. v. Bolusdosis bei mittleren Eingriffen.

Dauer des Eingriffs (min)	µg/kg KG	ml/70 kg KG
10–30	20–40	3–6
30–60	40–80	6–12

7.4.4 Kontraindikationen

- bekannte Überempfindlichkeit gegen Alfentanil oder Morphinomimetika
- Nutzen-Risiko-Abwägung in der Schwangerschaft: tritt in die Muttermilch über (24 h strenges Stillverbot nach Anwendung), in der Geburtshilfe nicht empfohlen

7.4.5 Bemerkungen

- letzte Dosis 10 min vor OP-Ende
- bei Thoraxrigidität: relaxieren!
- Bei langsamer i. v. Anwendung von 7 µg/kg KG bleibt die Spontanatmung meist aufrecht. Ab 20 µg/kg KG i. v. ist fast immer eine assistierte oder kontrollierte Beatmung nötig.
- in der Geburtshilfe: Naloxon (Narcanti [A]) für das Kind bereithalten

7.5 Amoxicillin/Clavulansäure

7.5.1 Handelsnamen und Darreichungsform

- Augmentan [D], InfectoSupramox [D], Augmentin [A, CH]
  - diverse Amp. z. B.: Amoxicillin : Clavulansäure = 10 : 1
  - Trockenstechamp.: 500 mg/50 mg (550 mg); 1 g/100 mg (1,1 g) sowie 2 g/200 mg (2,2 g) Amoxicillin/Clavulansäure

7.5.2 Art

Penicillinantibiotikum mit Clavulansäure als β-Laktamase-Hemmer

7.5.3 Indikation und Dosierung

- PAP
  - Erwachsene: bei Eingriffen, die kürzer als 1 h dauern, 2,2 g bei Einleitung der Anästhesie. Bei länger dauernden Eingriffen können zusätzlich bis zu 4 weitere Dosen à 2,2 g im Abstand von 4 h verabreicht werden.
  - Kinder: Als Orientierung kann die Dosierung bei schweren Infektionen dienen. Grundsätzlich ist die Dosierung mit den behandelnden Kollegen abzustimmen.
- Standarddosierung
  - Erwachsene/Kinder > 12 J.: 1,1 g alle 8 h; bei schweren Infektionen 2,2 g alle 12 h bis max. 2,2 g alle 4 h
  - Kinder von 3 Mon. bis 12 J.: 27,5 mg/kg KG alle 6 h; bei schweren Infektionen bis zu 55 mg/kg KG alle 6 h
  - Säuglinge bis zum 3. Mon.: bis max. 55 mg/kg KG; < 4 kg KG alle 12 h, > 4 kg KG alle 8 h; Infusionsdauer: 30 min

- Erwachsene mit eingeschränkter Nierenfunktion:
  - Cl_{Kr} 70–30 ml/min: initial 2,2 g, dann alle 12 h 1,1–2,2 g
  - Cl_{Kr} 30–10 ml/min: initial 1,1 g, dann 550 mg alle 12 h
  - $Cl_{Kr} < 10$ ml/min: initial 1,1 g, dann 550 mg alle 24 h
- Kinder von 4 Wo. bis 12 J. mit eingeschränkter Nierenfunktion:
  - Cl_{Kr} 30–10 ml/min: initial 27,5 mg/kg KG, Erhaltungsdosis: 13,75 mg/kg KG alle 12 h
  - $Cl_{Kr} < 10$ ml/min: initial 27,5 mg/kg KG, Erhaltungsdosis: 13,75 mg/kg KG alle 24 h

7.5.4 Kontraindikationen

- bekannte Überempfindlichkeit oder Unverträglichkeit von β-Laktam-Antibiotika (z. B. Penicilline, Cephalosporine)
- **cave:** Anaphylaxie, Leberschäden bei früherer Anwendung (Gelbsucht, Erhöhung der Transaminasen)

7.5.5 Bemerkungen

- vor der Anwendung immer evtl. Allergien abklären. Bei Pat. mit allergischer Diathese, Asthma bronchiale, „Heuschnupfen" oder Urtikaria ist besondere Vorsicht geboten.
- Leichte allergische Reaktionen sprechen gut auf Antihistaminika und Kortikosteroide an.
- Bei ausgeprägten Reaktionen sind die erforderlichen Notfallmaßnahmen (Kap. 1.15) unverzüglich zu treffen.

7.6 Ampicillin/Sulbactam

7.6.1 Handelsnamen und Darreichungsform

- Ampicillin/Sulbactam IBI [D], Ampicillin + Sulbactamratiopharm [D], Unasyn [A]
  - Amp. z. B.: standardmäßig als Trockenstechamp. mit Ampicillin : Sulbactam = 2 : 1 z. B. Trockenstechamp. mit 500 mg Ampicillin und 250 mg Sulbactam; 1 g/500 mg oder 2 g/1 g

7.6.2 Art

Penicillinantibiotikum mit Sulbactam als β-Laktamase-Hemmer

7.6.3 Indikationen und Dosierung

- PAP in der Abdominalchirurgie, Gallengangschirurgie, bei ERCP, Hysterektomie u. a.
  - Erwachsene:
    - Initialdosis: 1,5 g (1 g Ampicillin, 500 mg Sulbactam) bis 3 g (2 g Ampicillin, 1 g Sulbactam; max. Tagesdosis: 12 g)
    - Wh. in gleicher Dosierung alle 6–8 h bis max. 24 h nach dem Eingriff
    - weitere Gaben nur, wenn eine Therapie angezeigt ist
  - Kleinkinder und Kinder:
    - 150 mg/kg KG/d in 3–4 Einzelgaben/d (100 mg/kg KG/d Ampicillin + 50 mg/kg KG/d Sulbactam)
  - Frühgeborene und Neugeborene in der 1. Lebenswo.:
    - 75 mg/kg KG/d in 2 Einzelgaben/d (50 mg/kg KG/d Ampicillin + 25 mg/kg KG/d Sulbactam)

7

7.6.4 Kontraindikationen

- Überempfindlichkeit gegen einen Bestandteil, Überempfindlichkeit gegen Penicilline, durch Herpesviren verursachte Infektionen, bei infektiöser Mononukleose und bei lymphatischer Leukämie.
- Die i. m. Verabreichung bei Kindern ist kontraindiziert.
- Während Schwangerschaft und Stillzeit ist eine Injektion zusammen mit Lidocain kontraindiziert.

7.6.5 Bemerkungen

- inaktiviert Aminoglykoside bei Vermischung oder Infusion über gleichen Zugang, reduziert die Wirksamkeit oraler Kontrazeptiva (Pat. darauf hinweisen und andere Verhütungsmethoden empfehlen!), ASS und Indometacin reduzieren die Ausscheidung, Allopurinol führt in Kombination zu gehäuften Hautreaktionen, die renale Clearance von Methotrexat wird verringert (erhöhte Toxizität!).
- soll nicht mit bakteriostatischen Arzneimitteln kombiniert werden
- Nutzen-Risiko-Abwägung in Schwangerschaft und Stillzeit (kaum Daten für das 1. Trimenon, im 2. und 3. Trimenon derzeit keine neg. Wirkungen bekannt, im Tierversuch nicht teratogen), geht in geringen Mengen in die Muttermilch über

7.7 Atracurium

7.7.1 Handelsnamen und Darreichungsform

- Atracurium-hameln [D]
  - Amp. z. B.: 10 mg/ml; 2,5 ml = 25 mg und 5 ml = 50 mg Atracuriumbesilat

7.7.2 Art

Nicht depolarisierendes Muskelrelaxans

7.7.3 Indikationen und Dosierung

- Muskelrelaxation zur Intub. und während einer OP
  - Initialdosis: 0,3–0,6 mg/kg KG
    - ergibt eine Relaxationsdauer von ca. 15–35 min
    - gute Intubationsbedingungen nach ca. 90 s
  - Wh.-Dosis: 0,1–0,2 mg/kg KG (wirkt ca. 20 min)
- Muskelrelaxation über längere Zeiträume auf einer ITS
  - Kinder > 1 Mon./Erwachsene: 0,65–0,78 mg/kg KG/h = 11–13 µg/kg KG/min kontinuierlich via Perfusor

7.7.4 Kontraindikationen

- Überempfindlichkeit gegen einen Bestandteil
- Bei Kindern < 1 Mon. wird die Anwendung aufgrund der fehlenden Datenlage nicht empfohlen.
- Anwendung in der Schwangerschaft nur nach sorgfältiger Nutzen-Risiko-Abwägung. In der Stillperiode: 24 h strenges Stillverbot nach Anwendung

7.7.5 Bemerkungen

- überwiegender Abbau unabhängig von Leber- und Nierenfunktion, da Abbau durch Hofmann-Eliminierung und Esterhydrolyse. Bei Langzeittherapie auf einer ICU sind oft individuelle Dosisanpassungen im Bereich von 0,27–1,77 mg/kg KG/h = 4,5–29,5 µg/kg KG/min nötig.
- Atracurium ist in der empfohlenen Dosis für die Aufrechterhaltung der Muskelrelaxation bei einer Schnittentbindung nach der Intub. geeignet, da es die Plazentaschranke nur in nicht klinisch relevanten Mengen überschreitet.
- Bei allen nicht depol. Muskelrelaxanzien können folgende Substanzen die Wirkdauer verlängern und eine Dosisreduktion nötig machen: Antibiotika (Polymyxine, Spectinomycin, Tetracycline, Lincomycin, Clindamycin), Antiarrhythmika (Propranolol, Ca^{2+}-Rezeptor-Antagonisten, Lidocain, Chinidin), Diuretika (Furosemid, Thiazide, Mannitol, Acetazolamid), Mg-Salze, Ketamin, Li-Salze.
- **cave:** Histaminfreisetzung, Relaxierung nicht mit depol. Muskelrelaxanzien verlängern

7.8 Atropin

7.8.1 Handelsnamen und Darreichungsform

- diverse Handelsnamen (z. B. Atropinsulfat B. Braun [D], Atropinum sulfuricum Nycomed [A], Atropinsulfat Amino [CH])
  - Amp.: 1 ml = 0,5 mg

7.8.2 Art

Parasympatholytikum

7.8.3 Indikationen und Dosierung

- symptomatische Bradykardie:
  - Erwachsene: 0,5 mg i. v., Wh. bis max. 3 mg
  - Kinder: 0,01–0,02 mg/kg KG i. v. = 0,2–0,4 ml/10 kg KG
- Alkylphosphatintoxikation:
  - initial: 2–4 mg i. v., dann 0,5 mg alle 10 min (evtl. höhere Dosen nötig)
  - Dosierung nach Pupillenweite und Schweißsekretion richten

7.8.4 Kontraindikationen

- im lebensbedrohlichen Notfall: keine
- sonstige KI: Glaukom, Fieber, Hyperthyreose, Tachyarrhythmie, Prostatahypertrophie, Ileus, Lungenödem, Myasthenia gravis

7.8.5 Nebenwirkungen

Mundtrockenheit, Tachykardie, Mydriasis, Harnverhalt

7.8.6 Bemerkungen

- paradoxer Effekt bei Unterdosierung möglich. Immer 1 Amp. mehr als benötigt aufziehen und vorhalten
- endotracheal: doppelte i. v. Dosis
- Kinder: kann zur Unterbindung der Salivation bei Verwendung von z. B. Ketamin/Esketamin eingesetzt werden (0,01 mg/kg KG)

7.9 Biperiden

7.9.1 Handelsnamen und Darreichungsform

- Akineton [D, A, CH]
  - Amp. z. B.: 1 ml = 5 mg Biperidenlaktat

7.9.2 Art

Parasympatholytikum mit ausgeprägter ZNS-Wirkung

7.9.3 Indikationen und Dosierung

- medikamentös bedingte EPMS
  - Erwachsene und Kinder ab 10 J.: 2,5–5 mg; max. Tagesdosis: 10–20 mg i. v.
  - Kinder bis 1 J.: 1 mg (0,2 ml); bis 6 J.: 2 mg (0,4 ml); bis 10 J.: 3 mg (0,6 ml) langsam injizieren; wenn Symptome aufhören, nicht weiter injizieren; Wh. nach 30 min bei Bedarf möglich
- Parkinsonismus
  - Erwachsene: 10–20 mg = 2–4 Amp. über den Tag verteilt je nach Indikation

7.9.4 Kontraindikationen

- Überempfindlichkeit gegen einen Bestandteil
- unbehandeltes Engwinkelglaukom, mechanische Stenosen im Bereich des Magen-Darm-Kanals, Megakolon, Ileus, Tachyarrhythmien

7.9.5 Bemerkungen

- kann die Krampfbereitschaft erhöhen; Dyskinesien unter Levodopa können durch Biperiden verstärkt werden, so auch durch Neuroleptika ausgelöste tardive Dyskinesien.
- in der Schwangerschaft und Stillzeit nur bei strenger Indikation; geht in die Muttermilch über.
- Mundtrockenheit, Harnverhalt, Obstipation und erhöhter Augeninnendruck (Engwinkelglaukom) möglich → Dosisreduktion und spezifische Therapie
- starke ZNS-Wirkung und verglichen mit Atropin geringere periphere Wirkung
- **Vergiftung/Überdosierung** gleicht einer Atropinvergiftung (Tachykardie, Überwärmung); Antidot: CHE-Hemmer, z. B. Physostigmin (liquorgängig!) langsam i. v.

7.10 Bupivacain

7.10.1 Handelsnamen und Darreichungsform

- Bucain, Carbostesin [D, A, CH]
  - Amp. z. B. 0,25 %: 1 ml = 2,5 mg; 0,5 %: 1 ml = 5 mg; 0,125 %: 1 ml = 1,25 mg (0,125 %ige Lösung: je 1 ml Bupivacain 0,25 % + 1 ml Wasser für Injektionszwecke)

7.10.2 Art

Lokalanästhetikum

7.10.3 Indikation und Dosierung

- Erwachsene:
  - Die max. Einzeldosis von 2 mg/kg KG oder 150 mg darf nicht überschritten werden. Die heute vorliegenden Erfahrungen weisen darauf hin, dass 400 mg/24 h von durchschnittlichen Erwachsenen gut vertragen werden. Kann auch intraartikulär angewandt werden
  - Anästhesie in der Chirurgie: ▶ Tab. 7.5
  - akute Schmerzzustände: ▶ Tab. 7.6
- Kinder (1–12 J.):
  - bis zu 2 mg/kg KG
  - akute Schmerzzustände: ▶ Tab. 7.6

7

Tab. 7.5 : Bupivacain: Anästhesie in der Chirurgie (Erwachsene).

Art der Blockade	Konz. (%)	ml	mg	Wirkeintritt (min)	Wirkdauer (h)
lumbal-epidural (auch Sectio) (ca. 0,7–1,5 ml/Segment)	0,5	15–30	75–150	15–30	2–3
thorakal epidural	0,25	5–15	12,5–37,5	10–15	1,5–2
	0,5	5–10	25–50	10–15	2–3
große Nervenblockaden (z. B. Plexus brachialis)	0,5	10–30	50–150	15–30	4–8
kleine Nervenblockade/ Feldblockade/Infiltration (z. B. Ulnarisblockade am Ellbogen)	0,5	2–15	10–75	variabel	

Tab. 7.6 Bupivacain bei akuten Schmerzzuständen.

Art der Blockade	Konz. (%)	ml	mg	Wirk-eintritt	Wirk-dauer
Erwachsene: lumbal-epidurale Verabreichung (postop. Schmerztherapie)					
Initialdosis und intermittierende Injektion	0,25	6–15 (mind. 30-min-Intervall zwischen 2 Injektionen)	15–37,5 (mind. 30-min-Intervall zwischen 2 Injektionen)	2–5 min	1–2 h
kontinuierliche Infusion	0,125	6–10/h	7,5–12,5/h	–	–
	0,25	5–7,5/h	12,5–18,8/h	–	–
kontinuierliche Infusion bei Wehenschmerzen	0,125	5–10/h	6,25–12,5/h	–	–
thorakoepidurale Verabreichung					
kontinuierliche Infusion	0,125	5–10/h	6,25–12,5/h	–	–
Kinder (1–12 J.): akute Schmerzzustände per- und postop.					
kaudal-epidurale, lumbal-epidurale, thorakal-epidurale Verabreichung	0,25	0,6–0,8	1,5–2	20–30 min	2–6 h

7.10.4 Kontraindikationen

- Überempfindlichkeit
- Parazervikalblockaden in der Geburtshilfe
- Kinder < 1 J.
- Bradykardie, AV-Block II° und II°, Überleitungsstörungen im Myokard, Herzinsuffizienz, Hypotonie, kardiogener Schock
- i. v. Regionalanästhesie

7.10.5 Bemerkungen

- sorgfältige Aspiration zur Vermeidung versehentlicher intervasaler Injektion
- Dosierung nach Idealgewicht; wirkt additiv mit anderen Antiarrhythmika
- kann am Herz Überleitungsstörungen bis zum AV-Block II° und III° und auch bis zur Asystolie verursachen
- Äquivalenzdosen und Kardiotoxizität: siehe Lidocain (Kap. 7.48)

- erhöht die Krampfbereitschaft (auch in niedrigen Dosen); **cave** bei bekanntem Anfallsleiden
- bei Überdosierung oder i. v. Injektion: Krämpfe (Diazepam) und Rhythmusstörungen bis zum Kreislaufstillstand möglich → sehr lange Reanimation (Stunden!), Azidoseausgleich, 100 % O_2, kein Lidocain während CPR!
- kumuliert bei Leberfunktionsstörungen
- je höher die Konz., desto neurotoxischer

7.11 Butylscopolamin (Hyoscin-N-butylbromid)

7.11.1 Handelsnamen und Darreichungsform

- Buscopan [D, CH], Buscapina [A]
  - Amp. z. B.: 1 ml = 20 mg Butylscopolaminiumbromid

7.11.2 Art

Acetylcholinrezeptorblocker für Acetylcholinrezeptoren vom muskarinischen Typ

7.11.3 Indikationen und Dosierung

- akute Spasmen und spastische Schmerzzustände, Motilitätsminderung bei diagnostischen Eingriffen (Gastroskopie usw.)
  - Erwachsene und Kinder > 12 J.: 20–40 mg i. v., i. m., s. c.; max. Tagesdosis: 100 mg
  - Kinder > 6 J.: 0,3–0,6 mg/kg KG; max. Tagesdosis: 1,5 mg/kg KG
- palliatives präfinales Lungenödem („präfinales Rasseln“) (Off-Label Use)
  - 20–40 mg (1–2 Amp.) s. c. ca. alle 12 h

7.11.4 Kontraindikationen

- Überempfindlichkeit gegen einen Bestandteil
- unbehandeltes Engwinkelglaukom, mechanische Stenosen im GI-Trakt, Tachykardie oder wenn diese unbedingt vermieden werden muss, Megakolon, Myasthenia gravis

7.11.5 Bemerkungen

- Hyoscin-N-butylbromid = N-Butylscopolaminbromid wirkt motilitätsmindernd und krampflösend auf die glatte Muskulatur des GI-Trakts, der Gallenwege und des Urogenitalsystems.
- Wirkeintritt binnen 1–2 min nach i. v. Applikation; verstärkt die Wirkung von β-Mimetika. Wird p. o. schlecht resorbiert – bei parenteraler/rektaler Anwendung deutlich wirksamer
- ist ein quaternäres Ammoniumderivat und passiert die Blut-Hirn-Schranke nicht (kein zentrales anticholinerges Syndrom in therapeutischer Dosierung!)

- **Therapie bei Überdosierung:** spricht auf Parasympathomimetika an (z. B. Neostigmin 0,5–2,5 mg i. v./i.m)!
- bei Harnverhalt: evtl. Harnkatheter, sonst symptomatische Therapie

7.12 Cafedrin/Theodrenalin

7.12.1 Handelsnamen und Darreichungsform

- Akrinor [D]
  - Amp. z. B.: 2 ml = 200 mg Cafedrinhydrochlorid + 10 mg Theodrenalinhydrochlorid

7.12.2 Art

Sympathomimetikum

7.12.3 Indikationen und Dosierungen

- Therapie anästhesiebedingter klinisch relevanter RR-Abfälle sowie Therapie einer klinisch relevanten Hypotension in der Notfallmedizin
  - Erwachsene:
    - Dosierung nach Wirkung; Titration!
    - 1 Amp. = 2 ml Boli a 0,5 ml, Wh. nach Wirkung
    - i. m. Anwendung möglich

7.12.4 Kontraindikationen

- Mitralstenose, Engwinkelglaukom, Hyperthyreose, Phäochromozytom
- Sulfitüberempfindlichkeit

7.12.5 Bemerkungen

- primärer Wirkmechanismus = β-Rezeptor-agonistisch
- Cafedrin und Theodrenalin sind unselektive Phosphodiesterasehemmer. Sie erhöhen intrazellulär die cAMP-Konz. und wirken so pos. inotrop.
- Cafedrin wird zu Norephedrin (α- und β-Rezeptor-agonistisch) und anderen Metaboliten abgebaut. Theodrenalin wird zu Noradrenalin (Norepinephrin) abgebaut und wirkt dann primär α-Rezeptor-agonistisch.

7.13 Carbetocin

7.13.1 Handelsnamen und Darreichungsform

- Pabal [D, A, CH]
  - Amp. z. B.: 1 ml = 100 µg

7.13.2 Art

Uterotonikum

7.13.3 Indikationen und Dosierung

- zur Prävention einer Uterusatonie bei Sectio unter Epidural- oder Spinalanästhesie
  - 100 µg über 1 min i. v. unmittelbar nach der Geburt vorzugsweise noch vor Entfernung der Plazenta
  - nicht wiederholen! Maximaldosis: 100 µg
- bei anhaltender Uterusatonie oder Uterushypotonie
  - Oxytocin andenken (Arrhythmiegefahr erhöht!)

7.13.4 Kontraindikationen

- Überempfindlichkeit gegen Oxytocin oder einen Inhaltsstoff
- Nieren-, Leberschäden, (Prä-)Eklampsie, schwere Herz-Kreislauf-Erkrankungen, Epilepsie
- kontraindiziert zur Einleitung der Wehentätigkeit

7.13.5 Bemerkungen

- Wirkung hält im Gegensatz zu Oxytocin (Syntocinon [D, A, CH]) einige Stunden nach der Injektion an.
- in Tierstudien antidiuretischer Effekt (Vasopressin-Aktivität: < 0,025 IE/Amp.) → Hyponatriämie theoretisch möglich
- Anwendung bei vaginaler Geburt nicht untersucht

7.14 Cefazolin

7.14.1 Handelsnamen und Darreichungsform

- Cefazolin-saar [D], Kefzol [A, CH], Basocef-Actavis 1 g/2 g [D]
  - Dstfl., meist 1000 mg (1 g) oder 2000 mg (2 g) Cefazolin

7.14.2 Art

Antibiotikum

7.14.3 Indikationen und Dosierung

- breites Spektrum: viele gramneg. und -pos. Erreger; periop. Prophylaxe bei Eingriffen mit erhöhtem Infektionsrisiko; Staphylokokken-Infektionen, leichte Wundinfektionen, statt Penicillin G bei Allergie
  allgemeine Dosierung:
  - Erwachsene:
    - leichte Infektionen, unkomplizierte HWI: 1 g 2 × tgl. (insgesamt: 2 g)
    - mäßige bis schwere Infektionen: 1 g alle 6–8 h (insgesamt: 3–4 g)
    - lebensbedrohliche Infektionen: 1–1,5 g alle 6 h (insgesamt: 4–6 g)
  - Kinder: 25–100 mg/kg KG/d (2–4 Einzeldosen)
- periop. Prophylaxe
  - ½–1 h vor OP: 1–2 g i. v./i. m.
  - bei OPs > 2 h: während der OP 0,5–1 g i. v./i. m.
- postop.:
  - > 24 h 0,5–1 g i. v./i. m. alle 6–8 h (bei hohem Infektionsrisiko bis zu 48 h)
  - reduzierte Cl_{Kr}: 11–34 ml/min: ½ Dosis; < 10 ml/min: ¼ Dosis

7.14.4 Kontraindikationen

- absolute KI: Allergie gegen Betalaktame, Penicillin
- relative KI: reduzierte Nierenfunktion; Stillzeit/Schwangerschaft

7.14.5 Wechselwirkungen

- bakteriostatische Antibiotika (Tetracycline, Erythromycin usw.): Antagonismus
- schnell wirksame Diuretika (Furosemid usw.); Aminoglykoside: Steigerung Nephrotoxizität möglich

7.14.6 Nebenwirkungen

- allergische Reaktionen (Fieber, Exanthem, Urtikaria)
- selten: Anaphylaxie und Schock, reversible allergische Neutropenie, Anstieg der Transaminasenaktivität, Blutungsneigung bei reduzierter Nierenfunktion, Coombs-Test möglicherweise falsch pos.
- **Überdosierung:** ZNS-NW (Krampfanfälle)

7.15 Cefuroxim

7.15.1 Handelsnamen und Darreichungsform

- Cefuroxim-saar [D], Curocef [A], Elobact [D]
  - Trockenstechamp. zu 250 mg bzw. 750 mg Cefuroxim

7.15.2 Art

Antibiotikum

7.15.3 Indikationen und Dosierung

- breites Spektrum: viele gramneg. und -pos. Erreger; periop. bei Eingriffen mit erhöhtem Infektionsrisiko; breite Therapie von Organinfektionen (Pneumonie, HNO-Infektionen, HWI, Meningitis-Wundinfektionen), *Haemophilus*-Infektionen, Gonorrhoe allgemeine Dosierung:
  - Erwachsene:
    - mäßig schwere Infektionen: 750 mg 3 × tgl.
    - schwere Infektionen: 1,5 mg 3 × tgl. (bis zu max. 3–6 g in 4 Einzeldosen i. m./i. v. in 24 h)
  - Kinder: 30–100 mg/kg KG/d in 3 Einzeldosen
- periop. Prophylaxe
  - Erwachsene: 1,5 g i. v.; Orthopädie, Abdomen- und Becken-OPs: 750 mg 8 h und 16 h später; Herz-, Ösophagus- und Lungen-OP: bis zu 750 mg i. m. 3 × tgl. für 24–48 h
  - reduzierte Cl_{Kr}: Reduktion durch Intervallverlängerung

7

7.15.4 Kontraindikationen

- relative KI: reduzierte Nierenfunktion; Asthma bronchiale: eher allergische Reaktionen möglich; Stillzeit/Schwangerschaft

7.15.5 Wechselwirkungen

- bakteriostatische Antibiotika (Tetracycline, Erythromycin usw.): Antagonismus
- schnell wirksame Diuretika (Furosemid usw.); Aminoglykoside: Steigerung Nephrotoxizität

7.15.6 Nebenwirkungen

- allergische Reaktionen (Fieber, Exanthem, Urtikaria)
- selten: Anaphylaxie und Schock, reversible allergische Neutropenie, Anstieg Transaminasenaktivität, Coombs-Test möglicherweise falsch pos.
- **Überdosierung:** ZNS-NW (Krampfanfälle)

7.16 Cisatracurium

7.16.1 Handelsnamen und Darreichungsform

- Nimbex [D, A, CH]
  - Amp. z. B.: 2,5 ml = 5 mg; 5 ml = 10 mg; 10 ml = 20 mg

7.16.2 Art

Nicht depolarisierendes Muskelrelaxans

7.16.3 Indikationen und Dosierung

- Relaxierung im Rahmen einer Narkose
  - Erwachsene: 0,2 mg/kg KG i. v. = 1 ml/10 kg KG (Intub. nach ca. 2,5 min möglich); Wh.: 0,03 mg/kg KG i. v. = 0,15 ml/10 kg KG, wirkt ca. 20 min
  - Aufrechterhaltung mit Perfusor: Konz. 1 mg/ml, Dosierung: 0,09 mg/kg KG/h; Infusionsende etwa 30–45 min vor Extubation (Relaxometrie)
  - Kinder (1 Mon.–12 J.): 0,15 mg/kg KG i. v. = 0,75 ml/10 kg KG; Wh.: 0,02 mg/kg KG i. v. = 0,1 ml/10 kg KG, wirkt ca. 9 min, bei Kindern < 2 J. bis zu 25 min

7.16.4 Kontraindikationen

- Schwangerschaft
- Pat. mit bekannter Überempfindlichkeit gegen Cisatracurium, Atracurium oder Benzolsulfonsäure
- **cave:** Dosisanpassung bei Myasthenia gravis, neuromuskulären Erkrankungen

7.16.5 Bemerkungen

- kaum Histaminausschüttung
- Intubationsbedingungen nach ca. 2–2,5 min, Relaxationsdauer nach 1. Gabe ca. 50–60 min
- Abbau durch Hofmann-Eliminierung und unspezifische Esterasen unabhängig von Leber- und Nierenfunktion
- Substanzen, die die Relaxationsdauer potenziell verlängern: Antibiotika (Polymyxine, Spectinomycin, Tetracycline, Lincomycin, Clindamycin), Antiarrhythmika (Propranolol, Ca^{2+}-Rezeptor-Antagonisten, Lidocain, Procainamid, Chinidin), Diuretika (Furosemid, evtl. Thiazide, Mannitol, Acetazolamid), Mg-Salze, Ketamin, Li-Salze
- Antagonisierung ab mind. einer TOF-Antwort mit Standarddosis eines CHE-Hemmers möglich (Erholung in ca. 2–9 min): z. B. 2,5 mg Neostigmin + 0,6 mg Glykopyrrolat oder 1 mg Atropin

7.17 Clevidipin

7.17.1 Handelsnamen und Darreichungsform

- Cleviprex [D, A, CH]
  - Dstfl. (0,5 mg/ml): 50 ml = 25 mg, 100 ml = 50 mg

7.17.2 Art

Kalziumkanalblocker

7.17.3 Indikationen und Dosierung

- periop. rasche RR-Senkung
  - Erwachsene:
    - Titration bis zur gewünschten Wirkung! Initial: 2 mg/h = 4 ml/h, alle 90 s verdoppeln bis gewünschter Effekt
    - Erhaltungsdosis meist: 4–6 mg/h = 8–12 ml/h
    - Maximaldosis: 32 mg/h = 64 ml/h (in Studien bis zu 120 ml/h und mehr)
  - bei **Überdosierung:** absetzen → Wirkdauer 5–15 min

7.17.4 Kontraindikationen

- Schwangerschaft und Stillzeit: nur bei zwingender Indikation
- keine Daten zur Anwendung an Kindern und Jugendlichen vorliegend
- Überempfindlichkeit auf Soja und Sojaprodukte sowie Eier und Eiprodukte
- **cave:** Lipidbelastung
- senkt die Nachlast: **cave** bei Aortenstenose, hypertropher obstruktiver Kardiomyopathie, MK-Stenose

7.17.5 Nebenwirkungen

- Vorhofflimmern, Sinustachykardie, Hypotonie, Hypoxie, Ödeme, Kopfschmerzen, Polyurie
- Überempfindlichkeit Magen/Darm (z. B. Übelkeit, Erbrechen, Ileus)

7.17.6 Bemerkungen

- **cave:** optisch nicht von Propofol-Lipuro und Etomidat-Lipuro zu unterscheiden!
- keine Dosisanpassung bei Leber- oder Niereninsuffizienz notwendig
- wenn nach Clevidipinanwendung keine weitere/andere antihypertensive Therapie erfolgt: mind. 8 h Überwachung (Rebound-Hypertonie)
- auf streng aseptische Technik achten (Phospholipide in der Emulsion fördern Mikroorganismen-Wachstum)
- Vorsicht bei Linksschenkelblock
- enthält 0,2 g Lipid/ml (8,4 kJ/2 kcal).

7.18 Clindamycin

7.18.1 Handelsnamen und Darreichungsform

- Clindamycin-ratiopharm [D], Dalacin [A, CH]
  - Amp.: 1 ml = 150 mg; 2 ml = 300 mg; 4 ml = 600 mg; 6 ml = 900 mg

7.18.2 Art

Antibiotikum

7.18.3 Indikationen und Dosierung

- vorwiegend grampos. aerobe und anaerobe Erreger, gramneg. großteils resistent; MRSA-Infektionen mit nekrotisierender Pneumonie bzw. Fasziitis, Anaerobier-Infektionen, Staphylokokken-Infektionen und andere empfindliche grampos. Kokken als Alternative bei Allergie gegenüber β-Laktam-Antibiotika
  - Erwachsene und Jugendliche (ab 14 J.):
    - max. Tagesdosis: 4800 mg in 2–4 Einzeldosen
    - mäßig schwere Infektion: 1200–1800 mg/d in 2–4 Einzeldosen
    - schwere Infektion: 2400–2700 mg/d in 2–4 Einzeldosen
  - Kinder (4 Wo.–14 J.): 20–40 mg/kg KG in 3–4 Einzeldosen, i. v. Gabe langsam und mit ausreichend Flüssigkeit
  - Niereninsuffizienz verlängert die Eliminationshalbwertszeit. Bei schwerer NINS oder Anurie: Plasmaspiegel überwachen und bei Bedarf Dosierungsintervall auf 8–12 h verlängern. Nicht dialysierbar.
  - schwere Leberfunktionsstörung: Dosisreduktion individuell

7.18.4 Kontraindikationen

- absolute KI: Allergie gegen Lincomycin; Störungen der neuromuskulären Übertragung (Morbus Parkinson, Myasthenia gravis); SG < 1 Mon.
- relative KI: eingeschränkte Leber- und Nierenfunktion

7.18.5 Wechselwirkungen

- Makrolidantibiotika (z. B. Erythromycin): antagonistischer Effekt
- Muskelrelaxanzien: Potenzierung der Muskelrelaxation
- orale Kontrazeptiva: können wirkungslos werden

7.18.6 Nebenwirkungen

- v. a. GI-NW: Diarrhoe, Bauchschmerzen, Emesis, Übelkeit
- Antibiotika-assoziierte Kolitis
- schnelle i. v. Injektion: RR-Abfall bis zum Herz-Kreislauf-Stillstand
- selten: allergische Reaktionen

7.19 Clonidin

7.19.1 Handelsnamen und Darreichungsform

- Catapresan [D, A, CH]
  - Amp. z. B.: 1 Amp. = 1 ml = 0,15 mg, Dstfl. = 10 ml = 1,5 mg Clonidin 0,015 %
- Paracefan [D] i. v.
  - Amp. zu 1 ml = 0,15 mg und 5 ml = 0,75 mg

7.19.2 Art

Antihypertensivum mit ausgeprägt sedierender Komponente (α2-Rezeptor-Agonist)

7.19.3 Indikationen und Dosierung

7

- Hypertension (Hochdruckkrise)
  - Erwachsene: 0,15 mg = 1 Amp. bis zu 4 × tgl. langsam als Kurzinf. (mind. 2 min) i. v.
- postop. Shivering (Off-Label Use):
  - Erwachsene: 0,75–0,15 mg = ½–1 Amp. langsam (1 min) i. v.; Empfehlung: 1 Amp. à 0,15 mg + 9 ml NaCl 0,9 % verdünnen, dann applizieren
  - Kinder:
    - 1–2 µg/kg KG i. v.
    - Zubereitung zur Anwendung bei Säuglingen (Off-Label Use): wenn 1 ml = 0,15 mg: 1 ml-Spritze: 1 TS Clonidin + 9 TS NaCl 0,9 %: 1 TS = 1,5 µg
    - Zubereitung zur Anwendung bei Kleinkindern (Off-Label Use): wenn 1 ml = 0,15 mg: 1 ml-Spritze pur: 1 TS (0,1 ml) = 15 µg oder 0,15 mg + 9 ml NaCl 0,9 %: 1 ml = 15 µg
- Durchgangssyndrom, Alkoholentzugsdelir (Off-Label Use)
  - Erwachsene:
    - Perfusor: 1,5 mg Clonidin ad 50 ml NaCl 0,9 % → 1 ml = 0,03 mg = 30 µg; 2–6 ml/h in Abhängigkeit von Unruhe und RR

7.19.4 Kontraindikationen

- Überempfindlichkeit/Allergie gegenüber einem Inhaltsstoff
- Erregungsbildungs- oder Leitungsstörungen des Herzens (Sick-Sinus-Syndrom, AV-Block II° oder III°), Bradykardie (< 50/min)
- Depression
- Stillzeit
- darf nicht gemeinsam mit Methylphenidat bei Kindern mit ADHS angewandt werden → schwere NW inkl. Todesfälle!
- **cave** bei zerebralen und peripheren Durchblutungsstörungen, Polyneuropathie, Obstipation, leichten bis mittelgradigen Bradyarrhythmien
- in der Schwangerschaft nur nach sorgfältiger Nutzen-Risiko-Abwägung und wenn möglich in oraler Form

- erhöht bei gemeinsamer Anwendung mit Haloperidol die Wahrscheinlichkeit einer QT-Zeit-Verlängerung

7.19.5 Bemerkungen

- kaum dialysierbar
- muss nach kontinuierlicher Anwendung ausgeschlichen werden: Sonst drohen RR-Krisen.
- bei zu schneller Applikation: initial RR-Anstieg

7.20 Dantrolen

7.20.1 Handelsnamen und Darreichungsform

- Dantrolen i. v. [D, A, CH]
  - Amp. z. B.: 1 Dstfl. Trockensubstanz enthält 20 mg Dantrolen-Na 3,5 H_2O
  - Agilus [D, A, CH] 1 Dstfl. enthält 120 mg Dantrolen mit Hydroxypropyl beta-Cyclodextrin zur besseren Löslichkeit

7.20.2 Art

Muskelrelaxans

7.20.3 Indikationen und Dosierung

- Maligne Hyperthermie (MH), V. a. Maligne Hyperthermie (MH)
  - 2,5 mg/kg KG innerhalb 5 min
  - in 5 min-Abständen bis zu 8 × wiederholen (Gesamtdosis: 20 mg/kg KG); Diagnose prüfen, wenn nach diesen Wh. kein eindeutiger Effekt erzielt

7.20.4 Kontraindikationen

- im Notfall: keine
- bei Schwangeren nur bei vitaler Indikation; stillende Mütter: Nach Therapie ist Abstillen erforderlich.

7.20.5 Bemerkungen

- siehe auch Kap. 1.13
- Dantrolen ist ein Muskelrelaxans, der Pat. muss entsprechend beatmet werden. Kalium überwachen, da Dantrolen massive Hyperkaliämien auslösen kann.
- Bei der MH kommt es zu übermäßiger Ca-Freisetzung aus dem sarkoplasmatischen Retikulum ins Myoplasma. Dantrolen verhindert die weitere Freisetzung von Ca aus dem sarkoplasmatischen Retikulum. Es wirkt also nur, wenn noch nicht alles Ca freigesetzt wurde. Schnellstmögliche Applikation bei MH notwendig!

7.21 Desfluran

7.21.1 Handelsnamen und Darreichungsform

- Suprane [D, A, CH]
  - 1 Fl.: 240 ml Desfluran

7.21.2 Art

Inhalationsnarkotikum

7.21.3 Indikationen und Dosierung

- vereinfachtes Dosierschema (lt. Dosierkarte Fa. Baxter)
  - i. v. Einleitung (z. B. Opioid + Propofol)
  - Anfluten mit Desfluran:
    - 3–4 l Frischgasfluss
    - Vaporeinstellung: 4–6 Vol.-%
    - Zielkonz.: 6 Vol.-% (beim 45-jährigen Pat., sonst nach Tab.)
  - Aufrechterhalten:
    - 1–3 l Frischgasfluss
    - 0,8–1,3 MAC Desfluran
  - Ausleiten:
    - Verdampfer aus
    - 8–10 l Frischgasfluss
- MAC Desfluran: ► Tab. 7.7

Tab. 7.7 MAC Desfluran.

Alter	100 % O_2	60 % N_2O/40 % O_2
2 Wo.	9,2	–
10 Wo.	9,4 ± 0,4	–
9 Mon.	10 ± 0,7	7,5 ± 0,8
2 J.	9,1 ± 0,6	–
3 J.	–	6,4 ± 0,4
4 J.	8,6 ± 0,6	–
7 J.	8,1 ± 0,6	–
25 J.	7,3	4 ± 0,3
45 J.	6 ± 0,3	2,8 ± 0,6
70 J.	5,2 ± 0,6	1,7

7.21.4 Kontraindikationen

- absolut KI: Einleitung bei Kindern, da Laryngospasmus, Sekretionssteigerung, Husten, Apnoe und Atemdepression auftreten können; Pat. mit Hinweisen oder Anamnese auf MH; Pat. mit Leberfunktionsstörungen, unklaren Fieberzuständen oder Leukozytose nach Inhalationsnarkose mit halogenierten Anästhetika
- relative KI: bei kardial vorgeschädigten Pat. (KHK, arterieller Hypertonie usw.) Suprane nur in Kombination mit anderen Inhalationsanästhetika; Schwangerschaft (keine ausreichenden Daten verfügbar)

7.21.5 Wechselwirkungen

- Potenzierung von Muskelrelaxanzien
- Potenzierung von sedierender/narkotischer Wirkung bei Kombination mit Opiaten und/oder Benzodiazepinen oder anderen Sedativa

7.21.6 Nebenwirkungen

- dosisabhängig: RR-Senkung, Atemdepression, Hirndrucksteigerung, tachykarde Herzrhythmusstörungen, Myokardischämie
- dosisunabhängig: Apnoe, Speichelfluss (v. a. Kinder), Husten, Laryngospasmus, Bronchospasmus, Übelkeit/Erbrechen, Hepatitis, vorübergehende Leukozytose

7.21.7 Bemerkung

- schnellere An- und Abflutung, vgl. andere Inhalationsnarkotika
- Auf Grund der Treibhausgaswirkung ab 2026 in der EU nur noch erlaubt, wenn aus med. Gründen alternativenlos

7.22 Desmopressin

7.22.1 Handelsnamen und Darreichungsform

- Octostim [D, A, CH]
  - Amp. z. B.: 1 ml = 15 µg
- Minirin [D, A, CH]
  - Amp. z. B.: 1 ml = 4 µg

7.22.2 Art

Antihämorrhagikum

7.22.3 Indikationen und Dosierung

- Blutungsprophylaxe während OPs bei leichter Hämophilie A, vWS (außer Subtyp IIb), bei angeborener oder medikamentös induzierter Thrombozytenfunktionsstörung
  - 0,3 µg/kg KG; als Kurzinf. in NaCl 0,9 % ca. 15–30 min vor dem Eingriff oder s. c. 30 min vor dem Eingriff
  - Wh. nach 12 h unter Überwachung des Faktor-VIII-Spiegels möglich; Wirkung bei jeder Wh. geringer, aber individuell verschieden

7.22.4 Kontraindikationen

- Überempfindlichkeit gegen einen Bestandteil
- habituelle oder psychogene Polydipsie
- instabile Angina pectoris, dekomp. Herzinsuffizienz (Flüssigkeitsretention!)
- vWS IIb, schwere Form des vWS Subtyp I
- Faktor-VIII-Strukturanomalie, Vorliegen von Faktor-VIII-Ak
- Hämophilie B
- Schwangerschaftstoxikosen

7.22.5 Bemerkungen

- Die antidiuretische Wirkung kann durch Glibenclamid und Carbamazepin verkürzt werden. Besondere Vorsicht zur Vermeidung von Hyponatriämie und Flüssigkeitsüberladung ist geboten. Bei zu starker Flüssigkeitsretention kann mit Furosemid (Lasix [D, A, CH]) therapiert werden.
- mit Tranexamsäure kombinieren! Desmopressin begünstigt die Fibrinolyse
- Bei Elektiveingriffen ist es empfehlenswert, das Ansprechen auf Desmopressin im Voraus zu testen (PFA-100/-200, Kap. 8.2.5)

7.23 Dexmedetomidin

7.23.1 Handelsnamen und Darreichungsform

- Dexdor [D, A, CH]
  - Amp. z. B.: 2 ml = 200 µg; 4 ml = 400 µg; 10 ml = 1000 µg. Die gebrauchsfertige Zubereitung sollte 4 oder 8 µg/ml enthalten.

7.23.2 Art

Selektiver α2-Rezeptor-Agonist mit sympathikolytischer Wirkung

7.23.3 Indikationen und Dosierung

- Sedierung erwachsener Intensivpat. für eine Sedierungstiefe, die ein Erwecken durch verbale Stimulation noch erlaubt
  - initial: 0,7 µg/kg KG/h (Wirkbeginn nach ca. 15–20 min, max. Wirkung nach ca. 1 h)
  - dann: 0,2–1,4 µg/kg KG/h; Maximaldosierung: 1,4 µg/kg KG/h

7.23.4 Kontraindikationen

- AV-Block II° oder III° ohne Schrittmacher, unkontrollierte Hypotonie
- akute zerebrovaskuläre Ereignisse

7.23.5 Nebenwirkungen

- Schwerwiegende NW traten bei 0,9–1,7 % der Pat. auf.
- Verteilung der NW: Hypotonie (25 %), Hypertonie (15 %), Bradykardie (13 %), Magen/Darm (z. B. Übelkeit, Erbrechen), Entzugssymptome, Hyperthermie

7.23.6 Bemerkungen

- bei Bedarf bis zum Wirkeintritt mit Midazolam, Propofol oder anderem Sedativum sedieren
- keine Bolusgabe zur Aufsättigung! Nicht bei muskelrelaxierten Pat. einsetzen!
- bei Bradykardie: Dosisreduktion oder symptomatische Behandlung
- bei Asystolie: CPR nach gültigen Leitlinien
- Unter Dexmedetomidin wurde eine Reduktion des Opiatbedarfs beobachtet.

7.24 Diazepam (Injektionslösung)

7.24.1 Handelsnamen und Darreichungsform

- Diazepam-Lipuro [D], Gewacalm [A], Valium [A, CH]
  - Amp. z. B.: 2 ml = 10 mg

7.24.2 Art

Benzodiazepin

7.24.3 Indikationen und Dosierung

- Sedierung
  - Erwachsene: 5–10 mg langsam i. v., dann in 2,5 mg-Boli mit jeweils 30 s Pause bis zur gewünschten Wirkung (angezeigt durch z. B. „Schließen der Augen“) bis max. 20 mg i. v.

  - Kinder ab 1 Mon.: 0,1–0,2 mg/kg KG i. v. (= 2–4 ml/10 kg KG)
  - **cave:** Injektionslösung enthält Alkohol (Ausnahme: Lipuro-Zubereitung).
- Krampfanfall (Epilepsie, Eklampsie)
  - Erwachsene: 10 mg i. v.; Wh. bis max. 20 mg möglich
- Prämedikation
  - Erwachsene: 10 mg i. m. 1 h vor Narkoseeinleitung (heute kaum noch in Verwendung)

7.24.4 Kontraindikationen

- chronische Hyperkapnie (z. B. COPD), Myasthenia gravis, Intoxikation mit zentral dämpfenden Substanzen

7.24.5 Bemerkungen

- HWZ 20–45(–100) h!!! → **cave:** Kumulation
- Patienten, die Diazepam i. v. erhalten, müssen überwacht werden. **Cave:** Atemdepression
- löst eine antegrade Amnesie nach Injektion aus
- für Kinder Diazepam-Rektiolen bevorzugen (Injektionslösung enthält Benzylalkohol)
- Antagonist: Flumazenil (z. B. Anexate [D, A, CH])

7.25 Diazepam (rektal)

7.25.1 Handelsnamen und Darreichungsform

- Diazepam Desitin [D, CH], Stesolid Rectiole [A, CH]
  - z. B.: Rektaltuben und Zäpfchen zu 5 mg und 10 mg erhältlich

7.25.2 Art

Benzodiazepin

7.25.3 Indikationen und Dosierung

- Sedierung, Epilepsie, Fieberkrämpfe
  - Kinder bis 15 kg (ca. 3 J.): 5 mg
  - Kinder ab 15 kg: 10 mg

7.25.4 Kontraindikationen

- chronische Hyperkapnie, Myasthenia gravis, Intoxikation mit zentral dämpfenden Substanzen

7.25.5 Bemerkungen

- Anwendung der Rektaltube: Kind in Bauchlage bringen. Rektaltube bis zur Gewichtsmarkierung einführen. Zusammendrücken und zusammengedrückt wieder entfernen. Der in der Tube verbleibende Rest ist miteinkalkuliert.
- Im Notfall kann z. B. ein wenig Xylocain Gel [D, A, CH] als Gleitmittel verwendet werden.
- HWZ: 20–45(–100) h!!! → **cave:** Kumulation
- Patienten, die Diazepam erhalten, müssen überwacht werden. **Cave:** Atemdepression
- löst eine antegrade Amnesie nach Verabreichung aus
- Antagonist: Flumazenil (z. B. Anexate [D, A, CH])

7.26 Diclofenac

7.26.1 Handelsnamen und Darreichungsform

- Voltaren [D, A, CH]
  - Amp. z. B.: 3 ml = 75 mg

7.26.2 Art

NSAR

7.26.3 Indikationen und Dosierung

- postop. Analgesie, v. a., wenn eine abschwellende Wirkung erwünscht ist
  - Erwachsene: 1 mg/kg KG (bis max. 75 mg) i. v. als Kurzinf. über ca. 30 min; max. 2 × /24 h

7.26.4 Kontraindikationen

- NSAR-Unverträglichkeit
- Ulcus ventriculi, Ulcus duodeni
- Störungen der Hämatopoese, Porphyrie, hämorrhagische Diathese
- Herzinsuffizienz (NYHA II–IV)

7.26.5 Bemerkungen

- i. v. Gabe nur per infusionem (z. B. in 100 ml oder 500 ml NaCl 0,9 %) empfohlen
- wirkt antirheumatisch, analgetisch, antiphlogistisch, antipyretisch
- Wirkungseintritt nach ca. 20 min; für rechtzeitigen Wirkungseintritt Infusion intraop. starten
- Magenschutz andenken

7.27 Diclofenac/Orphenadrin

7.27.1 Handelsnamen und Darreichungsform

- Neodolpasse [A]
  - Amp. z. B.: 250 ml enthalten 75 mg Diclofenac-Na, 30 mg Orphenadrincitrat; Osmolarität ca. 303 mosmol/l

7.27.2 Art

NSAR und muskelrelaxierende Komponente

7.27.3 Indikationen und Dosierung

- akute Schmerz- und Entzündungszustände (überall, wo Diclofenac eingesetzt werden kann und eine muskelentspannende Komponente sinnvoll ist)
  - Erwachsene und Jugendliche ab 14 J.:
    - 1 × 250 ml/d; in Ausnahmefällen 2 × 250 ml/d (Abstand zwischen Infusionen mind. 8 h)
    - Infusionsdauer für 250 ml: 1,5–2 h
  - Kinder ab 10 kg KG (Off-Label Use): 3 ml/kg KG 12-stdl.

7.27.4 Kontraindikationen

- Überempfindlichkeit, Unverträglichkeit von NSAR oder anderen Prostaglandinsynthesehemmern
- Blutbildungsstörungen, hämorrhagische Diathese, zerebrovaskuläre Blutungen oder andere Blutungsstörungen
- Myasthenia gravis, Bulbärparalyse
- Engwinkelglaukom
- Herzinsuffizienz (NYHA II–IV), Tachyarrhythmien
- aktive oder wiederkehrende peptische Ulzera oder Blutungen, Stenosen im GI-Trakt, Megakolon, paralytischer Ileus, schwere Leber- oder Nierenschäden, Harnverhalt bei Prostatahypertrophie/-adenom, Blasenhalsstenose
- letztes Trimenon einer Schwangerschaft

7.27.5 Bemerkungen

- bei nicht schweren Nierenfunktionsstörungen unter Kontrolle der Nierenfunktion mit der niedrigsten wirksamen Dosis anwenden, ebenso bei nicht schweren Leberfunktionsstörungen unter Kontrolle der Leberfunktion
- **cave:** kann bei SLE wie auch andere NSAR sehr selten schwerste Hautreaktionen (exfoliative Dermatitis, Stevens-Johnson-Syndrom) auslösen
- in der Schwangerschaft (1. und 2. Trimenon) nur bei strenger Indikation. Kleine Mengen Diclofenac treten in die Muttermilch über.

7.28 Dimetinden

7.28.1 Handelsnamen und Darreichungsform

- Fenistil [D, A]
  - Amp. z. B.: 4 ml = 4 mg Dimetindenmaleat

7.28.2 Art

Antihistaminikum

7.28.3 Indikationen und Dosierung

- symptomatische Akutbehandlung der allergischen Reaktion Stadium I–II
  - 1–2 Amp./d lt. Fachinformation; in der Praxis 0,4 mg/kg KG
- Prophylaxe von allergischen Reaktionen vor Anästhesien oder Anwendung von Rö.-KM oder Plasmaersatzmitteln
  - 0,4 mg/kg KG = 1 ml/10 kg KG mit einem H_2-Rezeptoren-Blocker und Kortikosteroid kombinieren! (2 min-Abstand zwischen den Injektionen)

7.28.4 Kontraindikationen

- Überempfindlichkeit gegen einen Bestandteil
- gleichzeitige Behandlung mit MAO-Hemmern
- Kinder < 1 J. (Schlafapnoegefahr)

7.28.5 Bemerkung

- Im Notfall und als Adjuvans beim anaphylaktischen Schock wird oft dieselbe Dosierung wie zur Prophylaxe von allergischen Reaktionen verwendet.
- nicht mit anderen Injektionslösungen mischen
- Es liegen keine Untersuchungen zur Anwendung an Kindern und Jugendlichen vor. Fenistil wird aber in der Kinderheilkunde häufig eingesetzt.
- verstärkt die hypnotische Wirkung von ZNS-dämpfenden Substanzen
- Fruchtschädigende Wirkungen wurden weder im Tierversuch noch in der langjährigen therapeutischen Anwendung beobachtet. Gezielte Studien zur Anwendung in der Schwangerschaft fehlen aber.

7.29 Dobutamin

7.29.1 Handelsnamen und Darreichungsform

- Dobutamin Carino [D], Dobutrex [A, CH]
  - Amp. z. B.: 20 ml = 250 mg; 50 ml = 250 mg; 50 ml = 500 mg

7.29.2 Art

Catecholamin

7.29.3 Indikationen und Dosierung

- kardiogener Schock mit Rückwärtsversagen (Stauung, $RR_{syst.}$ > 90 mmHg)
  - Erwachsene: 2,5–10(–20) µg/kg KG/min i. v. nach Wirkung!
  - Heute kaum noch eingesetzt!
- ► Tab. 7.8

7.29.4 Kontraindikationen

- Tachyarrhythmie, Dehydratation, Hypertonie, Sulfitallergie, Aortenstenose

7.29.5 Bemerkungen

- Monitoring und RR-Kontrolle
- **cave:** bei betablockierten Pat.: vorwiegend α-Rezeptor-Wirkung
- Inaktivierung durch NaBi über gleiche Leitung
- Kombination mit Dopamin kann sinnvoll sein.

7.30 Dopamin

7.30.1 Handelsnamen und Darreichungsform

- Dopamin Carino [D], Giludop [A], Dopamin Sintetica [CH]
  - Amp. z. B.: 5 ml = 50 mg; 10 ml = 200 mg; 50 ml = 250 mg

7.30.2 Art

Catecholamin

Tab. 7.8 Dopamin: wenn 1 ml = 5 mg (z. B. 250 mg ad 50 ml) gilt:

µg/kg KG/min	40 kg	50 kg	60 kg	70 kg	80 kg	90 kg	100 kg	110 kg	120 kg
2,5	1,2	1,5	1,8	2,1	2,4	2,7	3	3,3	3,6
5	2,4	3	3,6	4,2	4,8	5,4	6	6,6	7,1
10	4,8	6	7,2	8,4	9,6	10,8	12	13,2	14,4
15	7,2	9	10,8	12,6	14,4	16,2	18	19,8	21,6
20	9,6	12	14,4	16,8	19,2	21,6	24	26,4	28,6

errechneter Wert in ml/h

Tab. 7.9 Dobutamin: wenn 1 ml = 5 mg (z. B. 200 mg ad 40 ml) gilt:

µg/kg KG/min	40 kg	50 kg	60 kg	70 kg	80 kg	90 kg	100 kg	110 kg	120 kg
2,5	1,2	1,5	1,8	2,1	2,4	2,7	3	3,3	3,6
5	2,4	3	3,6	4,2	4,8	5,4	6	6,6	7,1
10	4,8	6	7,2	8,4	9,6	10,8	12	13,2	14,4
15	7,2	9	10,8	12,6	14,4	16,2	18	19,8	21,6
20	9,6	12	14,4	16,8	19,2	21,6	24	26,4	28,6

errechneter Wert in ml/h

7.30.3 Indikationen und Dosierung

- kardiogener Schock mit Vorwärtsversagen ($RR_{syst.}$ < 90 mmHg)
  - Erwachsene: 2,5–10(–20) µg/kg KG/min i. v. nach Wirkung!
- ► Tab. 7.9
- andere Indikationen: siehe Lehrbücher der Pharmakologie und Beipackzettel

7.30.4 Kontraindikationen

- Tachyarrhythmie, Dehydratation, Hypertonie, Sulfitallergie, Hyperthyreose, Phäochromozytom

7.30.5 Bemerkungen

- Monitoring und RR-Kontrolle

7.31 Droperidol

7.31.1 Handelsnamen und Darreichungsform

- Xomolix [D, A]
  - Amp. z. B.: 1 ml = 2,5 mg
- PONVeridol [D, A]
  - Amp. z. B.: 1 ml = 1,25 mg

7.31.2 Art

Neuroleptikum

7.31.3 Indikationen und Dosierung

- Neuroleptanalgesie
  - Erwachsene: 0,1–0,3 mg/kg KG i. v.
- Prämedikation
  - Erwachsene: 0,25 mg/kg KG i. m. max. 5 mg (heute kaum noch)
- PONV-Prophylaxe:
  - Erwachsene: 1,25 mg i. v.
  - Kinder (Off-Label Use): 0,01–0,0375 mg/kg KG i. v. = 10–37,5 µg/kg KG

7.31.4 Kontraindikationen

- akute Intoxikation mit zentral dämpfenden Substanzen (Alkohol, Sedativa), Analgetika-Intoxikation, Psychopharmaka-Intoxikation
- relative KI: Schwangerschaft (nur bei zwingender Indikation)

7.31.5 Bemerkungen

- Vor allem bei Hypovolämie ist mit einem RR-Abfall zu rechnen.
- potenziert die Wirkung aller zentral wirkenden Pharmaka
- wirkt hervorragend gegen opiatbedingte Übelkeit, z. B. postop.

7.32 Elektrolytlösung

7.32.1 Handelsnamen und Darreichungsform

- Elozell spezial [A]
  - Amp. z. B.: 1 Infusionsfl. enthält 250 ml fertig zubereitete Infusionslösung

7.32.2 Art

Elektrolytlösung mit primär hohem Kaliumanteil: ► Tab. 7.10

Tab. 7.10 Elektrolytlösung mit primär hohem Kaliumanteil.

Ionen	mmol/1000 ml
K	96
Mg	24
Cl	64
Aspartat	80
Osmolarität	264 mosmol/l

7.32.3 Indikationen und Dosierung

- Elektrolyttherapie (vorwiegend Kaliumausgleich)
  - 250 ml/d, initial teilweise mehr (-500 ml) nötig
  - Maximaldosierung: nicht > 20 mmol Kalium/h und nicht > 120 mmol Kalium/d
  - Infusionsgeschwindigkeit: bei MCI ca. 1 ml/min (4 h für 250 ml); bei anderen Indikationen bis zu 2,5 ml/min (100 min für 250 ml)

7.32.4 Kontraindikationen

- Hyperkaliämie, Hypermagnesiämie, Hyperchlorämie, Alkalose, schwere metabolische und respiratorische Azidosen, hypotone Dehydratation, Niereninsuffizienz, AV-Block, Exsikkose, Lungenstauung, Myasthenia gravis, Schock, NNR-Insuffizienz, Aminosäurenstoffwechselstörungen – v. a. angeborene Enzymdefekte
- allgemeine KI, die gegen eine Infusionstherapie sprechen

7.32.5 Bemerkungen

- Elozell spezial [A] reizt die Venen und schmerzt („brennt“) bei der Infusion. Durch Herabsetzen der Infusionsgeschwindigkeit kann das „Brennen“ deutlich verringert werden.
- Die Anwendungsdauer ist abhängig vom K- und Mg-Spiegel im Serum.
- Über die Anwendung bei Kindern liegen keine Daten vor.

7.33 Ephedrin

7.33.1 Handelsnamen und Darreichungsform

- Ephedrin Carino [D], Ephedrin Amino [CH], Ephedrin Meduna [A]
  - Amp. z. B.: 1 ml = 50 mg; 5 ml = 50 mg; 1 ml = 30 mg

7.33.2 Art

Direktes und indirektes Sympathomimetikum

7.33.3 Indikationen und Dosierung

- Hypotonie während einer Anästhesie
  - Erwachsene:
    - fraktionierte Gabe von Boli zu 5–10 mg i. v. alle 5–10 min bis zur Normalisierung des RR
    - Maximaldosierung: 10–25 mg/Bolus bzw. 150 mg/24 h (empfohlene Verdünnung: 5 mg/ml mit NaCl 0,9 %)
  - Kinder: Boli à 0,1–0,2 mg/kg KG (Off-Label Use)
- adjuvante Therapie bei Bronchospasmus
  - Erwachsene: initial 12,5–25 mg; weitere Dosierung gemäß Reaktion des Pat.

7.33.4 Kontraindikationen

- darf bei Hypovolämie nicht als Einzeltherapie eingesetzt werden
- Primär muss eine Substitution mit Blutderivaten, kristalloiden und kolloiden Infusionslösungen erfolgen.
- Nur in absoluten Notfällen darf Ephedrin parallel mit der primären Volumengabe oder zur Aufrechterhaltung koronarer und zerebraler Perfusion bei Volumendepletion gegeben werden.
- Hyperthyreose

7.33.5 Bemerkungen

- Ephedrin stimuliert α- und β-Rezeptoren.
- Es setzt Noradrenalin aus den adrenergen Speichervesikeln frei und hemmt kompetitiv dessen Wiederaufnahme.

7.34 Eptacog alfa

7.34.1 Handelsnamen und Darreichungsform

- NovoSeven [D, A, CH]
  - erhältlich in Dstfl. zu: ► Tab. 7.11

7.34.2 Art

Blutgerinnungsfaktor VIIa (rFVIIa) mit einem Molekulargewicht von ungefähr 50 000 Dalton, hergestellt durch rekomb. DNA-Technologie

Tab. 7.11 Eptacog alfa (NovoSeven), in Durchstechflaschen à

mg	kIE	IE
1	50	50 000
1,2	60	60 000
2	100	100 000
2,4	120	120 000
4,8	240	240 000
5	250	250 000
8	400	400 000

1 kIE entspr. 1000 IE

7.34.3 Indikationen und Dosierung

- Hämophilie A oder B mit Hemmkörpern oder zu erwartender starker anamnestischer Reaktion, Thrombasthenie Glanzmann, Hemmkörperhämophilie
  - initial: 90 µg/kg KG i. v.; Wh. alle 2(–3) h, bis Hämostase erreicht ist
  - alternative Empfehlung für die Heimselbstbehandlung bei Hämophilie mit Hemmkörpern: eine Einmalgabe von 270 µg/kg KG bei leichten bis mittelschweren Blutungen
  - nach Erreichen der Hämostase: Behandlungsintervalle sukzessive auf 4, 6, 8, 12 h verlängern, solange eine Behandlung als nötig erachtet wird
  - Empfehlung bei auf Thrombozytengabe therapierefraktärer Thrombasthenie Glanzmann: mind. 3 Wh.-Dosen
- Faktor-VII-Mangel
  - 15–30 µg/kg KG alle 4–6 h bis zum Erreichen der Hämostase
  - schwere postpartale Blutung (Zugelassen): 90 mcg/kg KG

7.34.4 Bemerkungen

- Off-Label Use bei schweren, unstillbaren Blutungen nach Optimierung der Hämostasebedingungen mit 90 µg/kg KG i. v. (Ultima Ratio)

7.35 Esketamin

7.35.1 Handelsnamen und Darreichungsform

- Ketanest S [D, A]
  - Amp. z. B.: 2 ml = 50 mg; 10 ml = 250 mg; 5 ml = 25 mg; **cave:** verschiedene Konz. im Handel!
- **cave:** Ketamin (Racemat) und Esketamin (S[+]-Enantiomer) im Handel! Für Ketamin ist die doppelte Dosierung nötig.

7.35.2 Art

Hypnoanalgetikum

7.35.3 Indikationen und Dosierung

- Analgesie
  - Erwachsene: 0,125–0,25 mg/kg KG i. v.
  - Kinder: 0,5(–1) mg/kg KG i. v.
- Anästhesie
  - Erwachsene: (0,5–)1–2,5 mg/kg KG i. v.
  - Kinder: 1–2 mg/kg KG i. v.; Wh.: ½ Initialdosis ca. alle 15 min
- therapierefraktärer Bronchospasmus
  - Erwachsene: 1–2,5 mg/kg KG i. v.

- i. m. Anwendung im Notfall:
  - i. m. Applikation in allen Anwendungsgebieten prinzipiell möglich → bewährt: doppelte i. v. Dosis (Wirkeintritt nach ca. 8–12 min)

7.35.4 Kontraindikationen

- therapieresistenter Hypertonus
- kardiale Dekompensation, KHK, frischer MCI
- penetrierende Augenverletzungen (Nystagmus)
- Präeklampsie, Eklampsie, Schwangerschaft (strenge Nutzen-Risiko-Abwägung, plazentagängig), Situationen, die einen entspannten Uterus erfordern (z. B. drohende Ruptur, Nabelschnurvorfall)

7.35.5 Nebenwirkungen

- RR-Anstieg, Albträume, Flush, Hyperkinesie, Hypersalivation

7.35.6 Bemerkungen

- große therapeutische Breite! Mit Benzodiazepin (z. B. Midazolam) kombinieren, um Albträume und Missempfindungen zu reduzieren. Schluckreflex und Eigenatmung bleiben erhalten. Schnelle Injektion kann kurzfristigen Atemstillstand auslösen. Führt zu vermehrtem O_2-Verbrauch am Myokard. Die Krampfschwelle wird nicht gesenkt. Plazentagängig.
- bei Kindern Kombination mit Atropin oder Glycopyrroniumbromid (Robinul [D, A, CH]) empfehlenswert (Hypersalivationsprophylaxe)
- Es gibt aktuell keine relevante Studie, die auf einen ICP-Anstieg durch Ketamin hinweist!

Literatur

[54] Zeiler FA et al. The ketamine effect on ICP in traumatic brain injury. Neurocritical Care 2014; 21: 163–173

7.36 Esmolol

7.36.1 Handelsnamen und Darreichungsform

- Brevibloc [D, A, CH]
  - Amp. z. B.: 1 Amp. à 10 ml = 100 mg oder 2500 mg (**cave!**) Esmololhydrochlorid

7.36.2 Art

β-Rezeptoren-Blocker mit kurzer Wirkdauer

7.36.3 Indikationen und Dosierung

- universelles Titrationsschema für die Motorspritze nach Prof. Schreiber und Prof. Domanovits (Univ.-Klinik f. Notfallmedizin, AKH Wien)
  - Motorspritze: 2500 mg Esmolol mit NaCl 0,9 % ad 50 ml
  - Start: i. v. Bolus 50–100 mg über 5 min → dann 4 ml/h
  - bis Zielfrequenz/Ziel-RR erreicht: alle 30 min um 4 ml/h steigern (Start mit 4 ml; nach 30 min: 8 ml; nach 60 min: 12 ml usw.)
- Behandlung und Prävention von Tachykardien und/oder Hypertonie vor, während und nach OPs und in anderen Notfällen (siehe Fachinformation).
  Für ein besonders schnelles Erreichen des therapeutischen Effektes bei dieser Indikationsstellung kann folgende Dosierung verwendet werden:
  - Einleitungsdosis: 500 µg/kg KG/min bzw. bei Erwachsenen: Bolus 80 mg über 2–3 min
  - Erhaltungsdosis: i. d. R. 100–200 µg/kg KG/min (selten bis 300 µg/kg KG/min)
- schnelle Senkung der Ventrikelfrequenz (z. B. bei Vorhofflimmern, Vorhofflattern, Sinustachykardie) (siehe Fachinformation)
  - Einleitungs- und Erhaltungsdosis: Bis zum Erreichen der Zielfrequenz wird alle 5 min eine Einleitungsdosis (500 µg/kg KG) über die Dauer von 1 min gegeben und dann die Erhaltungsdosis um 50 µg/kg KG gesteigert. Die Erhaltungsdosis startet mit 50 µg/kg KG/min.
  - Dosierungstabellen: ▸ Tab. 7.12, ▸ Tab. 7.13

7.36.4 Kontraindikationen

- Überempfindlichkeit
- Bradykardie, AV-Block II° und III°, Sick-Sinus-Syndrom, SA-Block, kardiogener Schock, dekompensierte Herzinsuffizienz
- pulmonale Hypertonie
- akuter Asthmaanfall (vorsichtige Anwendung bei Pat. mit bronchospastischen Erkrankungen im anfallsfreien Intervall möglich → „Antidot“: β2-Rezeptor-Agonisten)
- bei Psoriasis Nutzen-Risiko-Abwägung
- **cave:** β-Rezeptoren-Blocker können bei Diabetikern eine durch Hypoglykämie verursachte Tachykardie überdecken.
- Bei gestörter Nierenfunktion ist eine Akkumulation des sauren Metaboliten möglich.

7.36.5 Nebenwirkungen

- schwere Nekrosen bei i.a. Injektion!

7.36.6 Bemerkungen

- Antidot: β2-Rezeptor-Agonisten; Wirkdauer: ca. 30 min

Tab. 7.12 Esmolol 1 ml = 10 mg/10 ml = 100 mg.

kg KG →	40 kg	50 kg	60 kg	70 kg	80 kg	90 kg	100 kg
Bolus über 1 min: 500 µg/kg KG/min	2 ml	2,5 ml	3 ml	3,5 ml	4 ml	4,5 ml	5 ml
Bolus/Erhaltungsdosis: Bis zum Erreichen der Zielfrequenz wird alle 5 min 1 Bolus (500 µg/kg KG) über die Dauer von 1 min gegeben und dann die Erhaltungsdosis um 50 µg/kg KG gesteigert. Start = Bolus über 1 min und dann 50 µg/kg KG Erhaltungsdosis für 4 min							
50 µg/kg KG/min	12 ml/h	15 ml/h	18 ml/h	21 ml/h	24 ml/h	27 ml/h	30 ml/h
100 µg/kg KG/min	24 ml/h	30 ml/h	36 ml/h	42 ml/h	48 ml/h	54 ml/h	60 ml/h
150 µg/kg KG/min	36 ml/h	45 ml/h	54 ml/h	63 ml/h	72 ml/h	81 ml/h	90 ml/h
200 µg/kg KG/min	48 ml/h	60 ml/h	72 ml/h	84 ml/h	96 ml/h	108 ml/h	120 ml/h
250 µg/kg KG/min	60 ml/h	75 ml/h	90 ml/h	105 ml/h	120 ml/h	135 ml/h	150 ml/h
300 µg/kg KG/min	72 ml/h	90 ml/h	108 ml/h	126 ml/h	144 ml/h	162 ml/h	180 ml/h

Tab. 7.13 Esmolol 1 ml = 50 mg/50 ml = 2500 mg (1 Amp. 2500 mg mit NaCl 0,9 % ad 50 ml).

kg KG →	40 kg	50 kg	60 kg	70 kg	80 kg	90 kg	100 kg
Bolus über 1 min: 500 µg/kg KG/min	24 ml/h	30 ml/h	36 ml/h	42 ml/h	48 ml/h	54 ml/h	60 ml/h
Bolus/Erhaltungsdosis: Bis zum Erreichen der Zielfrequenz wird alle 5 min 1 Bolus (500 µg/kg KG) über die Dauer von 1 min gegeben und dann die Erhaltungsdosis um 50 µg/kg KG gesteigert. Start = Bolus über 1 min und dann 50 µg/kg KG Erhaltungsdosis für 4 min							
50 µg/kg KG/min	2,4 ml/h	3 ml/h	3,6 ml/h	4,2 ml/h	4,8 ml/h	5,4 ml/h	6 ml/h
100 µg/kg KG/min	4,8 ml/h	6 ml/h	7,2 ml/h	8,4 ml/h	9,6 ml/h	10,8 ml/h	12 ml/h
150 µg/kg KG/min	7,2 ml/h	9 ml/h	10,8 ml/h	12,6 ml/h	14,4 ml/h	16,2 ml/h	18 ml/h
200 µg/kg KG/min	9,6 ml/h	12 ml/h	14,4 ml/h	16,8 ml/h	19,2 ml/h	21,6 ml/h	24 ml/h
250 µg/kg KG/min	12 ml/h	15 ml/h	18 ml/h	21 ml/h	24 ml/h	27 ml/h	30 ml/h
300 µg/kg KG/min	14,4 ml/h	18 ml/h	21,6 ml/h	25,2 ml/h	28,8 ml/h	32,4 ml/h	36 ml/h

7.37 Etomidat

7.37.1 Handelsnamen und Darreichungsform

- Etomidat-Lipuro [D, A, CH], Hypnomidate [D, A]
  - Amp. z. B.: 10 ml = 20 mg

7.37.2 Art

Hypnotikum

7.37.3 Indikationen und Dosierung

- Kurzhypnotikum zur Narkoseeinleitung und Intub.
  - Erwachsene: 0,2–0,3 mg/kg KG i. v. (1–2 Amp. à 20 mg)
  - Kinder: 0,15–0,30 mg/kg KG i. v. (rechne mit 0,2 mg/kg KG = 2 mg/10 kg KG → 1 ml/10 kg KG; Maximaldosis: 1,5 ml/10 kg KG)

7.37.4 Kontraindikationen

- im lebensbedrohlichen Notfall: keine
- sonstige KI: Kinder < 6 Mon., strenge Indikationsstellung in der Schwangerschaft

7.37.5 Bemerkungen

- Wirkungseintritt nach ca. 30 s, Wirkdauer ca. 3–5 min.
- bei zu schneller Injektion Myokloni und Masseterkrampf möglich → Narkose vertiefen oder Muskelrelaxation andenken. Eine Opiatgabe (z. B. Fentanyl) vor der Etomidatgabe vermindert die Wahrscheinlichkeit von Myokloni. Sehr kreislaufstabiles Hypnotikum
- **cave:** Etomidat hemmt die 11β-Hydroxylase in der Nebenniere und verursacht (auch nach einmaliger Bolusinjektion) eine 48–72 h andauernde Suppression der Kortisolsynthese. Etomidat sollte aus diesem Grund nicht bei Pat. mit suspizierter oder erwiesener Sepsis eingesetzt werden.
- Der Einsatz bei Traumapat. wird kontrovers diskutiert. Esketamin stellt hier eine sichere Alternative dar.

7.38 Faktor-XIII-Präparat

7.38.1 Handelsnamen und Darreichungsform

- z. B. Fibrogammin [D, A, CH]
  - Trockenstechamp. zu 250 IE und 1250 IE
    → gelöst mit 4 ml pro 250 IE: 1 ml entspr. 62,5 IE bzw. 100 IE entspr. 1,6 ml

7.38.2 Art

Gerinnungsfaktorkonzentrat aus menschlichem Plasma

7.38.3 Indikationen und Dosierung

- kongenitaler Faktor-XIII-Mangel
  - Prophylaxe Kinder und Erwachsene: 40 IE/kg KG alle 28 Tage, um einen Talspiegel von etwa 5–20 % aufrechtzuerhalten. Dosisanpassungen ergeben sich aus der Talspiegelbestimmung.
  - Prophylaxe im periop. Setting:
    - Bei größeren Eingriffen oder Blutungskomplikationen sollte ein Faktor-XIII-Spiegel von 70–140 % angestrebt werden (entspr. dem Normwert für Gesunde).
    - Innerhalb von 7 Tagen nach der letzten Gabe ist i. d. R. keine weitere Gabe nötig.
    - Zwischen 8 und 21 Tagen nach der letzten Gabe kann eine zusätzliche Gabe voll oder teilweise vor der OP verabreicht werden. Die nächste Prophylaxegabe erfolgt 28 Tage danach.
    - Zwischen 21 und 28 Tagen nach der letzten Gabe wird eine volle Gabe vor der OP verabreicht. Die nächste Prophylaxegabe erfolgt 28 Tage danach.
- Behandlung von Blutungskomplikationen (z. B. im operativen Setting), bedingt oder mitbedingt durch Faktor-XIII-Mangel
  - Es werden 15–20–30 IE/kg KG bis zur Besserung der Symptome bzw. bis zur Normalisierung des Faktor-XIII-Spiegels verabreicht.
- zur supportiven Therapie bei Wundheilungsstörungen (v. a. Ulcus cruris und ausgedehnte OPs und Verletzungen)
  - 10–(20) IE/kg KG i. v. am Tag der OP und einmal tgl. an den folgenden 3 Tagen

7.38.4 Kontraindikationen

- Bekannte Überempfindlichkeit gegen einen Bestandteil; CAVE bei frischen Thrombosen – Faktor XIII stabilisiert Fibrin!

7.38.5 Nebenwirkungen

- Allergische Reaktionen wurden selten beobachtet.
- Die Entstehung von Inhibitoren gegen Faktor XIII wurde sehr selten beobachtet.

7.39 Fentanyl

7.39.1 Handelsnamen und Darreichungsform

- z. B. Fentanyl-Janssen [D, A, CH]
  - handelsübliche Konz.: 50 µg/ml
  - Amp. z. B.: 2 ml = 100 µg = 0,1 mg sowie zu 10 ml = 500 µg = 0,5 mg

7.39.2 Art

Opioidanalgetikum

7.39.3 Indikationen und Dosierung

- opiatanalgetische Komponente bei Allgemein- und Lokalanästhesien
  - Erwachsene:
    - Anästhesie initial: 0,1–0,5(–0,6) mg
    - Erhaltungsdosis: 0,1–0,2 mg alle 25–30 min
  - Kinder: 1–2(–5) µg/kg KG = 0,2–0,4(–1) ml/10 kg KG
- Notfallanalgesie bei starken und stärksten Schmerzen (Off-Label Use!)
  - Erwachsene: 1–2 µg/kg KG i. v.
  - Kinder: 2–3 µg/kg KG i. v. (= 0,1 ml/2 kg KG) Intubationsbereitschaft!

7.39.4 Kontraindikationen

- im lebensbedrohlichen Notfall: keine
- sonstige KI: Behandlung mit MAO-Hemmern, akute hepatische Porphyrie, Stillzeit, Säuglinge, Geburtshilfe, Myasthenia gravis
- **cave:** Asthma bronchiale

7.39.5 Nebenwirkungen

- ausgeprägte Atemdepression, Bradykardie, Übelkeit, Hypotonie, Histaminfreisetzung (von Nasenjucken bis Anaphylaxie); Antagonist: Naloxon (z. B. Naloxon B. Braun [D, A], Naloxon-Actavis [D, CH])

7.39.6 Bemerkungen

- nur bei gutem Volumenstatus verwenden (vorher ausgleichen, da sonst massive RR-Abfälle zu erwarten sind)
- Dosisreduktion bei alten Menschen sowie Leber- und Nierenkranken

7.40 Fibrinogen

7.40.1 Handelsnamen und Darreichungsform

- Haemocomplettan P [D, A, CH]
  - Amp. z. B.: Dstfl. mit Lyophilisat zu 1 g und 2 g

7.40.2 Art

Gerinnungsfaktorenpräparat, Hämostyptikum/Antihämorrhagikum

7.40.3 Indikationen und Dosierung

- Behandlung oder Verhütung einer Blutung bei Fibrinogenmangel, erhöhtem Verbrauch oder Verlust
  - bei Hyperfibrinolyse zuerst Tranexamsäure (Cyklokapron [D, A, CH]) verabreichen
  - initial: 1–2 g, weitere Dosierung nach Bedarf/Thrombelastometrie (ROTEM, TEG) und Klinik
  - bei schweren/schwersten Blutungen: sofort 4–8 g, weitere Gaben nach Thrombelastometrie (ROTEM, TEG) und Klinik
  - Kinder: 20–30 mg/kg KG, weitere Gaben nach Thrombelastometrie (ROTEM, TEG) und Klinik
  - wenn kein thrombelastometrisches Verfahren (ROTEM, TEG) zur Verfügung steht: Orientierung am ehesten am Laborwert Plasmafibrinogen (Messmethode nach Clauss), mind. > 100 mg/dl anstreben; Normwert Fibrinogen: 200–450 mg/dl

7.40.4 Kontraindikationen

- im lebensbedrohlichen Notfall: keine
- Thrombosen, MCI

7.40.5 Nebenwirkungen

- Anaphylaxie, Thrombosen (MCI, Lungenembolie)

7.41 Flumazenil

7.41.1 Handelsnamen und Darreichungsform

- Anexate [D, A, CH]
  - Amp. z. B.: 5 ml = 0,5 mg; 10 ml = 1 mg

7.41.2 Art

Benzodiazepinantagonist

7.41.3 Indikationen und Dosierung

- Benzodiazepinintoxikation, Antagonisieren von Benzodiazepinen
  - Erwachsene:
    - initial: 0,1–0,3 mg
    - Wh.: 0,2 mg Boli bis max. 2 mg (Gesamtdosis)
    - Perfusor: 0,1–0,4 mg/h (0,5 mg ad 50 ml NaCl → 10–40 ml/h)
  - Kinder:
    - initial: 0,01 mg/kg KG
    - Wh.: bis 0,05 mg/kg KG Gesamtdosis möglich
  - Wh.-Gaben alle 60 s bis zur gewünschten Wirkung; Bolus-Nachinjektionen/Perfusor je nach Zustand des Pat.

7.41.4 Kontraindikationen

- erhöhter ICP (SHT)
- mit Benzodiazepinen behandelte Epilepsie
- Intoxikation mit TCA

7.41.5 Nebenwirkungen

- Übelkeit, Erbrechen, Angst, Entzugssymptomatik

7.41.6 Bemerkung

- **cave:** Benzodiazepine können länger als Flumazenil wirken.

7.42 Furosemid

7.42.1 Handelsnamen und Darreichungsform

- Lasix [D, A, CH], Furosemid-ratiopharm [D], Furon [A]
  - Amp. z. B.: 2 ml = 20 mg; 4 ml = 40 mg; für Perfusor: 25 ml = 250 mg

7.42.2 Art

Diuretikum

7.42.3 Indikationen und Dosierung

- Lungenödem, hypertensive Krise
  - Erwachsene: 20–40 mg Furosemid langsam (max. 4 mg = 0,4 ml/min)
  - Kinder < 15 J. (auch Säuglinge): 0,5 mg (bis max. 1 mg)/kg KG nur bei bedrohlichen Zuständen

- Perfusor-Dosierung (kontinuierliche Erhöhung der Diurese)
  - Perfusor-Konz.: 250 mg/50 ml
  - 1 Dstfl. Lasix = 250 mg = 25 ml + 25 ml 0,9 % NaCl → 1 ml = 5 mg Perfusor: initial 5–10(–20) mg/h = 1–2(–4) ml/h, dann nach Ausscheidung steuern

7.42.4 Kontraindikationen

- Überempfindlichkeit gegenüber einem Inhaltsstoff oder Sulfonamide
- Nierenversagen mit Anurie
- Coma und Praecoma hepaticum
- schwere Hypokaliämie, schwere Hyponatriämie, Hypovolämie oder Dehydratation
- Stillzeit
- Besondere Vorsicht und strenge Nutzen-Risiko-Abwägung ist bei Hypotonie geboten.
- Bei mechanischen Abflussbehinderungen aus der Harnblase (z. B. Prostatahypertrophie, Ureterstenose) darf Furosemid nur angewandt werden, wenn vorher der freie Harnabfluss sichergestellt wurde (z. B. funktionierender Harnkatheter).
- Die Anwendung bei FG sollte Experten unter strenger Nutzen-Risiko-Abwägung vorbehalten bleiben.
- Der Effekt von Furosemid beim Lungenödem wird aktuell kontrovers diskutiert.

7.42.5 Bemerkungen

- nicht als Mischinjektion verabreichen
- Bei den Indikationen „Ödeme und/oder Aszites infolge von Erkrankungen des Herzens, der Niere oder der Leber" erfolgt die Dosisfindung von Furosemid i. v. bei Erwachsenen nach folgendem Schema: 1. Dosis 20–40 mg – bei unzureichender Wirkung jeweils nach 2 h Dosis um 20 mg erhöhen, bis die effektive Dosis ermittelt wurde. Die so ermittelte Einzeldosis kann dann 1–2 × tgl. als Bolus oder kontinuierlich via Perfusor verabreicht werden.
- Wenn Dosen über 50–100 mg/Bolus bzw. 100–200 mg/d benötigt werden, wird eine Konsultation der Fachinformation und evtl. eine Therapieanpassung mit anderen Substanzen dringend angeraten.
- Unter Furosemid-Therapie sind die Nierenfunktionswerte und Elektrolyte laufend zu kontrollieren.
- Furosemid kann besonders bei zu schneller Applikation zu Gehörstörungen und/oder Ohrgeräuschen führen, die meist reversibel sind.
- Furosemid ist schwer löslich und fällt bei Verdünnung oder Mischung mit anderen Lösungen leicht aus. Nicht mit Glukoselösungen verdünnen
- Elimination: ⅔ renal; ⅓ Galle und Faeces

7.43 Glycopyrroniumbromid

7.43.1 Handelsnamen und Darreichungsform

- Robinul [D, A, CH]
  - Amp. z. B.: 1 ml = 0,2 mg

7.43.2 Art

Synthetisches Anticholinergikum

7.43.3 Indikation und Dosierung

- Antagonisieren von nicht depol. Muskelrelaxanzien
  - Erwachsene: 0,2 mg Glycopyrroniumbromid pro 1 mg Neostigmin oder pro 5 mg Pyridostigmin i. v. (in der Schweiz als Fixkombination Glycopyrroniumbromid + Neostigmin erhältlich; siehe unten: Bemerkungen)
- Prophylaxe/Therapie von Bradykardien, Hypersalivation (intraop. Gebrauch)
  - Erwachsene: 0,1–0,4 mg (= 0,5–2 ml)
  - Kinder: 0,004 mg = 4 µg/kg KG (= 0,2 ml/10 kg KG) bis max. 0,1 mg/Bolus; Wh. in Intervallen von 2–3 min möglich

7.43.4 Kontraindikationen

- Überempfindlichkeit
- mechanische GI-Stenosen, mechanische Obstruktion der Harnwege, obstruktive Uropathien
- Tachykardie, Tachyarrhythmie
- Engwinkelglaukom
- Asthma bronchiale
- Myasthenia gravis
- Darmatonie, paralytisher Ileus, Colitis ulcerosa
- Hypovolämie

7.43.5 Bemerkungen

- Im Gegensatz zu Atropin und Scopolamin keine zentrale Wirkung. Wirkungseintritt ca. 1 min nach i. v. Injektion. **Cave** bei KHK, Hypertonie, zystischer Fibrose, Hyperthyreose
- Fixkombination Glycopyrroniumbromid/Neostigmin: Robinul-Neostigmine Inj Lösung [CH] zur Aufhebung der Wirkung nicht depol. Muskelrelaxanzien:
  - Erwachsene: 1 ml oder 0,02 ml/kg KG i. v. über 10–30 s, evtl. wiederholen bis max. 2 ml Gesamtdosis
  - Kinder: 0,02 ml/kg KG i. v. über 10–30 s

7.44 Heparin

7.44.1 Handelsnamen und Darreichungsform

- Heparin-Natrium Braun [D], Heparin Gilvasan [A], Heparin Bichsel [CH]
  - Amp. z. B.:
    - 1 Dstfl. Heparin 5000 IE/ml: 5 ml = 25 000 IE
    - 1 Dstfl. Heparin 1000 IE/ml: 5 ml = 5000 IE
  - **cave:** verschiedene Konz. am Markt!

7.44.2 Art

Antikoagulans

7.44.3 Indikationen und Dosierung

- therapeutische Vollheparinisierung (z. B. bei venöser Thromboembolie, während Dialyseverfahren) mit dem Ziel eine aPTT-Verlängerung auf das 2–3-Fache (in ca. 45–75 s) zu erreichen
  - Gabe eines Bolus nach dem tatsächlichen KG: 80 IE/kg KG → 50 kg: 4000 IE, 70 kg: 5600 IE, 100 kg: 8000 IE
  - anschließende kontinuierliche Gabe über Perfusor: 18 IE/kg KG/h
    - 25 000 IE/50 ml: 1 Dstfl. 25 000 IE Heparin = 5 ml + 45 ml 0,9 % NaCl → 1 ml = 500 IE (die häufigste Dosierung!)
      18 IE/kg KG/h: 50 kg: 1,8 ml/h; 70 kg: 2,52 ml/h; 100 kg: 3,6 ml/h
    - 10 000 IE/50 ml: 2 Dstfl. 1000 IE/ml Heparin = 10 000 IE = 10 ml + 40 ml NaCl 0,9 → 1 ml = 200 IE
      18 IE/kg KG/h: 50 kg: 4,5 ml/h; 70 kg: 6,3 ml/h; 100 kg: 9 ml/h
    - 5000 IE/50 ml: 1 Dstfl. Heparin 1000 IE/ml = 5000 IE = 5 ml + 45 ml NaCl 0,9 % → 1 ml = 100 IE
      18 IE/kg KG/h: 50 kg: 9 ml/h; 70 kg: 12,6 ml/h; 100 kg: 18 ml/h
  - ► Tab. 7.14

Tab. 7.14 aPTT-Kontrolle 6 h nach Beginn der Therapie – Anpassung nach folgendem Schema.

aPTT (s)	Zwischenbolus	Perfusor
< 35	80 IE/kg KG	um 4 IE/kg KG/h erhöhen
35–45	40 IE/kg KG	um 2 IE/kg KG/h erhöhen
45–75	–	belassen
75–90	–	um 2 IE/kg KG/h erniedrigen
> 90	–	1 h Pause, dann Perfusor um 3 IE/kg KG/h erniedrigen

aPTT-Kontrolle 6 h nach jeder Dosisanpassung! Wenn aPTT hintereinander 2 × im therapeutischen Bereich (45–75), dann genügt eine Kontrolle 1 × tgl. aPTT soll auf das 1,5–2,5-Fache des Pat.-Ausgangswerts erhöht sein.

7.44.4 Kontraindikationen

- Allergie/Überempfindlichkeit, Überempfindlichkeit gegenüber Chlorbutanol
- HIT aktuell oder anamnestisch, hämorrhagische Diathese, aktive Blutung, floride Ulzera im Verdauungstrakt, operative Eingriffe am ZNS sowie am Auge, proliferative Retinopathia diabetica, Enzephalomalazie, unkontrollierte schwere Hypertonie, Pat. mit erhöhter kapillarer Permeabilität, bakt. Endokarditis, aktive Tbc

7.44.5 Bemerkungen

- Blutabnahme zur aPTT-Bestimmung nicht vom Infusionsarm!
- zur Heparindosierung das tatsächliche KG verwenden. Es empfiehlt sich zur Kontrolle immer die IE/ml auszurechnen.

Literatur

[55] Raschka RA. The weight-based heparin dosing nomogram compared with a „standard care" nomogram. A randomized controlled trial. Ann Intern Med 1993; 119: 874–881

7.45 Isofluran

7.45.1 Handelsnamen und Darreichungsform

- Isofluran Baxter [D, CH], Forane [A, CH]
  - 1 Fl.: 100 ml oder 250 ml Isofluran

7.45.2 Art

Inhalationsnarkotikum

7.45.3 Indikationen und Dosierung

- alle Arten der Inhalationsnarkosen, Sedierung beatmeter Pat. bis zu 48 h
  - Einleitung: 1,5–3 % Isofluran für 7–10 min
    - Kombination mit ultrakurz wirksamem Barbiturat: vermeidet reflektorisches Husten, Laryngospasmus, Atemstillstand
  - Aufrechterhaltung:
    - in Kombination mit N_2O (70 %): 1–2,5 % Isofluran
    - in Kombination mit reinem O_2: 1,5–3,5 % Isofluran
    - Sectio: bis zu 0,75 % sicher und wirksam
    - Sedierung bis zu 48 h: individuelle Dosierung (allgemein: 0,1–1 % Isofluran)
    - auch einsetzbar bei Kindern < 2 J. und Neugeborenen

7.45.4 Kontraindikationen

- absolute KI: Pat. mit Veranlagung zur MH; Pat. mit Vorgeschichte von Leberfunktionsstörungen, unklaren Fieberzuständen oder Leukozytose nach Inhalationsnarkose mit halogenierten Anästhetika; unbehandelte kardiale Dekompensation
- relative KI: kardial vorgeschädigte Pat.; Schwangerschaft (keine ausreichenden Studien verfügbar)

7.45.5 Wechselwirkungen

- Potenzierung von Muskelrelaxanzien, Potenzierung von sedierender/narkotischer Wirkung bei Kombination mit Opiaten und/oder Benzodiazepinen oder anderen Sedativa
- nicht selektive MAO-Hemmer: periop. Kollaps. α- und β-Sympathomimetika (Adrenalin, Noradrenalin, Isoprenalin). **Cave:** schwere ventrikuläre Arrhythmien

7.45.6 Nebenwirkungen

- dosisabhängig: RR-Senkung, Atemdepression, tachykarde Herzrhythmusstörungen
- dosisunabhängig: Leberfunktionsstörungen; Husten, Apnoe und Laryngospasmus bei Einleitung; Leukozytose; Übelkeit und Erbrechen bei Ausleitung

7.45.7 Bemerkungen

- RR(-Senkung) ist umgekehrt proportional zur Isoflurankonz. in Einatemluft.
- dramatischer RR-Abfall = zu große Narkosetiefe oder Komplikation (Blutung usw.)

7.46 Levofloxacin

7.46.1 Handelsnamen und Darreichungsform

- Tavanic [D, A, CH]
  - Infusionslösung: 5 mg/ml (Dstfl. 100 ml = 500 mg Levofloxacin)

7.46.2 Art

Antibiotikum

7.46.3 Indikationen und Dosierung

- aerobe grampos. und -neg. Bakterien, Chlamydien, Mykoplasmen (Pneumonie, komplizierte Urogenitaltrakt-Infektionen inkl. Pyelonephritis, Infektion von Haut und Weichteilen)
  - Erwachsene: 1 × 250–500 mg p. o./i. v. tgl.
  - reduzierte Cl_{Kr}: Intervallverlängerung, Dosisreduktion

7.46.4 Kontraindikationen

- absolute KI: Kinder und Jugendliche in der Wachstumsphase; Epilepsie; Schwangerschaft, Stillzeit
- relative KI: eingeschränkte Nierenfunktion; anamnestisch Sehnenbeschwerden nach Fluorchinolon-Therapie

7.46.5 Wechselwirkungen

- Theophyllin (u. Ä.): Senkung der Krampfschwelle
- Vitamin-K-Antagonisten (z. B. Warfarin): evtl. Blutungen
- Ciclosporin: Verlängerung der HWZ
- Medikamente, die QT-Zeit-Verlängerungen hervorrufen (Antiarrhythmika IA, III, TCA, Makrolide): Verstärkung der QT-Zeit-verlängernden Wirkung

7.46.6 Nebenwirkungen

- gastrointestinale Reaktionen, zentralnervöse Störungen (Krampfanfälle), psychotische Zustände, Vigilitätsstörungen, allergische Reaktionen (Exanthem), Fototoxizität, Tendinitis, Achillessehnenabriss
- Überdosierung: Bewusstseinsstörungen, Krampfanfälle, QT-Zeit-Verlängerung

7.46.7 Bemerkung

- kann bei Opiatscreening zu falsch pos. Ergebnissen führen

7.47 Levosimendan

7.47.1 Handelsnamen und Darreichungsform

- Simdax [D, A, CH]
  - Dstfl. 5 ml = 12,5 mg, 10 ml = 25 mg

7.47.2 Art

Kalziumsensitizer (Inotropikum)

7.47.3 Indikationen und Dosierung

- Kurzzeitbehandlung bei akut dekompensierter schwerer chron. Herzinsuffizienz
  - Erwachsene:
    - initial 6–12 µg/kg KG über 10 min (mit 6 µg/kg KG starten, wenn gleichzeitig Vasodilatator und/oder Inotropikum als Therapie etabliert ist), dann 0,1 µg/kg KG/min
    - Dosisanpassung nach Bedarf (0,05–0,2 µg/kg KG/min)
    - Infusionsdauer 24 h
    - Dosierung: ► Tab. 7.15, ► Tab. 7.16

Tab. 7.15 Levosimendan-Zubereitung: 0,05 mg/ml = 50 µg/ml.

Gewicht (kg) des Pat.	Initialdosis über 10 min (ml/h)		kontinuierliche Infusionsrate (ml/h)		
–	6 µg/kg KG	12 µg/kg KG	0,05 µg/kg KG/min	0,1 µg/kg KG/min	0,2 µg/kg KG/min
40	29	58	2	5	10
50	36	72	3	6	12
60	43	86	4	7	14
70	50	101	4	8	17
80	58	115	5	10	19
90	65	130	5	11	22
100	72	144	6	12	24
110	79	158	7	13	26
120	86	173	7	14	29

Tab. 7.16 Levosimendan-Zubereitung: 0,025 mg/ml.

Gewicht (kg) des Pat.	Initialdosis über 10 min (ml/h)		kontinuierliche Infusionsrate (ml/h)		
–	6 µg/kg KG	12 µg/kg KG	0,05 µg/kg KG/min	0,1 µg/kg KG/min	0,2 µg/kg KG/min
40	58	115	5	10	19
50	72	144	6	12	24
60	86	173	7	14	29
70	101	202	8	17	34
80	115	230	10	19	38
90	130	259	11	22	43
100	144	288	12	24	48
110	158	317	13	26	53
120	173	346	14	29	58

7.47.4 Kontraindikationen

- schwere Niereninsuffizienz (Cl_{Kr} < 30 ml/min), schwere Leberinsuffizienz (bei leichter bis mäßiger Leberinsuffizienz keine Dosisanpassung nötig)
- mechanische Behinderung der Ventrikelfüllung oder des ventrikulären Ausstroms, Torsade-de-Pointes-Tachykardien in der Anamnese
- Kinder/Jugendliche < 18 J.

7.47.5 Nebenwirkungen

- Herzrhythmusstörungen, Hb ↓, Hypokaliämie
- Schwindel, Erbrechen, Kopfschmerzen

7.47.6 Bemerkungen

- initial oft RR-Abfall. **Cave** bei niedrigem Ausgangsdruck und Hypotonieneigung. Schwere Hypovolämie vor Behandlung ausgleichen
- Hämodynamische Wirkung hält ca. 7–10 d an. Nicht invasive Überwachung bis 5 d nach der Infusion bzw. bis die RR-Senkung ihr Maximum erreicht hat und der RR wieder zu steigen beginnt. Bei hämodynamisch stabilen Pat. auch kürzer

7.48 Lidocain

7.48.1 Handelsnamen und Darreichungsform

- Xylocain [D, A], Xylanaest [A], Xyloneural [D, A, CH], Lidocorit [A], Xylesin [CH]
  - Amp. in verschiedenen Größen, z. B.: 0,5 % = 5 mg/ml; 1 % = 10 mg/ml; 2 % = 20 mg/ml; 4 % = 40 mg/ml; 5 % = 50 mg/ml

7.48.2 Art

Lokalanästhetikum, Antiarrhythmikum

7.48.3 Indikationen und Dosierung

- Lidocain 2 % – Anwendung als Antiarrhythmikum (Gruppe 1B) (z. B. Lidocorit 2 % [A]):
  - Erwachsene:
    - Bolusgabe: 50–100 mg = 2,5–5 ml der 2 %igen Lidocainlösung, Wh. bis zu 2 × im Abstand von 5–10 min möglich
  - Kinder:
    - Bolusgabe: 1 mg/kg KG i. v.
- Lidocain – Anwendung als LA:
  - Erwachsene:
    - max. Einzeldosis bei s. c. Anwendung, wenn ohne Vasokonstriktor verwendet: 300 mg

Tab. 7.17 Lidocain: häufige Anwendungsgebiete und Dosierungen in Lokal- und Regionalanästhesie.

Art der Blockade	Konz. (%)	Dosierung (ml)	Dosierung (mg)	Wirkeintritt (min)	Wirkdauer (h)
lumbal-epidural (ca. 0,7–1,6 ml/ Segment)	2	15	300	10–15	1,5–2
thorakal-epidural	2	10–15	200–300	10–20	1,5–2
Infiltration und kleine Nervenblockaden	0,5	max. 60	max. 300	1–2	1,5–2
	1	max. 30	max. 300	1–2	1,5–2
Digitalblockade	1	1–5	10–50	1–5	1,5–2
Kaudal-epidural (Kinder)	1	0,5 (pro kg KG)	5 (pro kg KG)	10–15	1,5–2

- Kinder:
  - max. 5 mg/kg KG, max. 1 %ige Lösung verwenden
- **cave** alle Altersgruppen: Bei Anwendung im Schleimhautbereich darf max. ½ der s. c. erlaubten Maximaldosis angewandt werden (starke Durchblutung!). Bei i. v. Applikation darf max. ¼ der s. c. erlaubten Maximaldosis verabreicht werden.
- Dosierung: ► Tab. 7.17

7.48.4 Kontraindikationen

- Überempfindlichkeit
- Kinder < 1 J.
- Bradykardie, AV-Block II° und III°, Überleitungsstörungen im Myokard, Herzinsuffizienz, Hypotonie, kardiogener Schock
- 2 %ige Lösung in Geburtshilfe
- Bei drohender oder bestehender Blutung ist eine Epiduralanästhesie mit Lidocain kontraindiziert. Generelle KI für eine Epiduralanästhesie sind zu beachten.
- **cave:** Lösungen aus Dstfl. können Konservierungsmittel enthalten und dürfen dann keinesfalls für Spinalanästhesien und PDAs verwendet werden.

7.48.5 Bemerkungen

- sorgfältige Aspiration zur Vermeidung versehentlicher intravasaler Injektion, Dosierung nach Idealgewicht, wirkt additiv mit anderen Antiarrhythmika. Kann am Herz Überleitungsstörungen bis zum AV Block II° und III° sowie bis zur Asystolie verursachen

- erhöht die Krampfbereitschaft (auch in niedrigen Dosen). **Cave** bei bekanntem Anfallsleiden
- kumuliert bei Leberfunktionsstörungen
- wirkt wahrscheinlich porphyrinogen. Bei Pat. mit Porphyrie ist eine sorgfältige Nutzen-Risiko-Abwägung durchzuführen. Entsprechende Vorkehrungen sind zu treffen.
- Lidocain ist auch als hyperbare („schwere") Lösung erhältlich. Hyperbare Lösung ist schwerer als Liquor und sinkt im Liquorraum der Schwerkraft folgend nach unten. Die Lagerung kann so den Wirkungsort des LA mitbestimmen. Je höher die Konz., desto neurotoxischer
- bei **Überdosierung** oder akzidentieller i. v. Injektion: Krämpfe (Therapiemöglichkeit: Diazepam) und Rhythmusstörungen bis zum Kreislaufstillstand möglich → sehr lange Reanimation (h!), Azidoseausgleich, 100 % O_2, kein Lidocain während CPR!
- **Äquivalenzdosen** [56]: Procain 3 % ≙ Lidocain 2 % ≙ Ropivacain 1 % ≙ Bupivacain 0,75 %
- **Kardiotoxizität** [56]: Bupivacain : Ropivacain : Lidocain = 4 : 3 : 1

Literatur

[56] Müller R, Sandner Kiesling A, Prause G. Medikamente und Richtwerte in der Anästhesiologie. Gablitz: Krause und Pachernegg; 1998

7.49 Lormetazepam

7.49.1 Handelsnamen und Darreichungsform

- Sedalam [D], Sedalor [A]
  - Amp. z. B.: 10 ml = 2 mg

7.49.2 Art

Benzodiazepin, mittellange Wirkdauer (ähnlich Diazepam)

7.49.3 Indikationen und Dosierung

- Erwachsene: Der Dosierungsbereich bewegt sich je nach Indikation zwischen 0,4 mg, 1 mg und 2 mg ≙ 2 ml, 5 ml und 10 ml (Injektion mit max. 5 ml/min).
- Dosierung nach Indikation bei Erwachsenen:
  - Prämedikation:
    - 0,4–1 mg (2–5 ml)
  - Sedierung bei OPs in Allgemeinnarkose:
    - 0,006–0,03 mg/kg KG = 0,4–2 mg (2–10 ml)
  - Sedierung (Schlafinduktion) während diagnostischer Eingriffe:
    - 0,015–0,03 mg/kg KG = 1–2 mg (5–10 ml)
  - Basissedierung bei Eingriffen in Regionalanästhesie:
    - 0,4–1 mg (2–5 ml) und zusätzlich während des Eingriffs bis 2 mg (10 ml)

  - akute Spannungszustände während diagnostischer Eingriffe:
    - 0,6–1 mg (3–5 ml) ≙ 0,009–0,015 mg/kg KG
  - Basissedierung in der Intensivmedizin:
    - 0,2–0,4 mg (1–2 ml)
- ältere Pat.: vorsichtig dosieren! Dosierungsbereich: Boli à 0,2–1 mg (2–5 ml)
- Kinder (2–10 J.): nur zugelassen vor diagnostischen und operativen Maßnahmen
  - 0,1–0,8 mg (0,5–4 ml) ≙ 0,0015–0,012 mg/kg KG

7.49.4 Bemerkungen

- typische Benzodiazepin-NW und -KI
- Überwachung für 6–12 h nach Verabreichung empfohlen
- Lormetazepam wird (wie auch Oxazepam und Lorazepam) nicht über CYP verstoffwechselt. Es sind keine WW mit Hemmstoffen oder Induktoren von CYP zu erwarten. Keine aktiven Metaboliten. Keine Anreicherung im Fettgewebe. Kein Rebound zu erwarten
- während Schwangerschaft und Stillzeit nur bei zwingender Indikation
- bei **Überdosierung:** Flumazenil (Anexate [D, A, CH])
- Hämodialyse und forcierte Diurese sind nutzlos! Eliminations-HWZ: ca. 12 h

7.50 Lornoxicam

7.50.1 Handelsnamen und Darreichungsform

- Xefo [A, CH] 4 mg/ml
  - Amp. z. B.: Trockenstechamp. + Lösungsmittel: 2 ml = 8 mg Lornoxicam

7.50.2 Art

Analgetikum

7.50.3 Indikationen und Dosierung

- Anwendung bei leichten bis mäßig starken Schmerzen
  - Erwachsene: 8 mg i. v. oder i. m.
  - i. v. über mind. 15 s oder i. m. über mind. 5 s
  - Tageshöchstdosis: 16 mg (2 × 8 mg)

7.50.4 Kontraindikationen

- Überempfindlichkeit gegen einen Bestandteil, Überempfindlichkeitsreaktionen auf andere NSAR inkl. ASS
- Thrombozytopenie
- schwere Herzinsuffizienz

- zerebrovaskuläre Blutungen, andere Blutungsstörungen
- gastrointestinale Blutungen, anamnestisch gastrointestinale Blutungen mit und ohne Perforation im Zusammenhang mit einer NSAR-Therapie
- schwere Leberfunktionseinschränkung, schwere Nierenfunktionseinschränkung (Kreatininwert im Serum > 700 µmol/l)
- 3. Schwangerschaftstrimenon

7.50.5 Bemerkungen

- nicht bei Personen < 18 J. anwenden!
- engmaschige Kontrolle bei bekannten Blutgerinnungsstörungen. Bei Langzeitbehandlungen (> 3 Mon.) wird eine engmaschige regelmäßige hämatologische Laborkontrolle angeraten.
- Bei Pat. > 65 J. wird eine Überwachung von Leber- und Nierenfunktion und besondere Vorsicht bei der Anwendung nach OPs empfohlen.
- Lornoxicam muss beim ersten Auftreten von Hautausschlag, Schleimhautläsionen oder anderen Zeichen einer Überempfindlichkeitsreaktion sofort abgesetzt werden.
- Lornoxicam ist kompatibel mit 0,9 %iger NaCl-Lösung, 5 %iger Glukoselösung und Ringer-Lösung.

7

7.51 Mepivacain

7.51.1 Handelsnamen und Darreichungsform

- Scandicain [D], Mepi-„WELK" [D], Mepinaest purum [A], Scandonest [CH]
  - Amp.: in verschiedenen Größen in den Konz. 0,5 %, 1 % und 2 %

7.51.2 Art

Lokalanästhetikum

7.51.3 Indikationen und Dosierung

- Erwachsene:
  - empfohlene Höchstdosis: 300 mg ≙ 4,5 mg/kg KG (= 60 ml 0,5 % oder 30 ml 1 % oder 15 ml 2 %)
  - im HNO-Bereich: ca. 200 mg (= 40 ml 0,5 % oder 20 ml 1 % oder 10 ml 2 %)
  - aufgrund der Konservierungsmittel bei Verwendung der Dstfl. mit Konservierungsmitteln: max. Dosis = 15 ml
  - Infiltrationsanästhesie: ▶ Tab. 7.18
  - Leitungsanästhesie: ▶ Tab. 7.19
- Kinder:
  - max. 3 mg/kg KG, keine 2 %ige Lösung verwenden
- PDA im Lumbalbereich: ▶ Tab. 7.20

Tab. 7.18 Mepivacain: Infiltrationsanästhesie bei Erwachsenen.

Beispiele	Konz. (%)	ml
Tonsillektomie, pro Tonsille	0,5 oder 1	5–10
Dammnaht	0,5	≤ 20
Herniotomie	0,5	40–60
Frakturreposition	0,5 oder 1	5–20

Tab. 7.19 Mepivacain: Leitungsanästhesie bei Erwachsenen.

Beispiele	Konz. (%)	ml
Oberst-Anästhesie	1 oder 2	1–2
Plexus-brachialis-Blockade	1	10–30
Plexus-brachialis-Blockade	2	10–15
Interkostalblockade pro Segment	1 oder 2	2–4
Paravertebralanästhesie	0,5 oder 1	5–10
Sakralanästhesie	2	10–15
Periduralanästhesie	2	10–15
Parazervikalblock pro Seite	1	6–10
Pudendusanästhesie pro Seite	1	7–10

Tab. 7.20 Mepivacain: Periduralanästhesie im Lumbalbereich mit 2 %iger Lösung (nicht aus Dstfl. wegen Konservierungsmittel!).

Alter (J.)	2 %ig (ml/Segment)
5	0,5
10	0,9
15	1,3
20	1,5
40	1,3
60	1
80	0,7

7.51.4 Kontraindikationen

- Überempfindlichkeit gegen Bestandteile oder LA vom Säureamid-Typ
- Parazervikalblockade in der Geburtshilfe
- Bradykardie, AV-Block II° und III°, Überleitungsstörungen im Myokard, Herzinsuffizienz, Hypotonie
- Injektion in entzündetes Gewebe
- bei PDA: nicht korrigierter Mangel an Blutvolumen, erhebliche Störungen der Blutgerinnung, erhöhter Hirndruck
- Bei Überempfindlichkeit gegen Alkyl-4-Hydroxybenzoate (Parabene) kann Mepinaest purum [A] verwendet werden, da dies kein Konservierungsmittel enthält.
- Mepivacainlösungen aus Dstfl. dürfen wegen des Konservierungsmittels nicht intrathekal bzw. retrobulbär oder parabulbär verwendet werden.

7.51.5 Bemerkungen

- Aspirationskontrolle zur Vermeidung intravasaler Injektion
- wirkt additiv mit anderen Antiarrhythmika
- kann am Herz Überleitungsstörungen bis zu AV-Block II° und III° sowie Asystolie verursachen
- bei **Überdosierung** oder i. v. Injektion zu erwarten: Krämpfe (Diazepam/Midazolam) und Herzrhythmusstörungen bis zum Kreislaufstillstand → sehr lange Reanimation (h!) indiziert, Azidoseausgleich, 100 % O_2. Kein Lidocain als CPR-Medikament verwenden!

7.52 Meropenem

7.52.1 Handelsnamen und Darreichungsform

- Meronem [D, CH], Merinfec [A], Optinem [A]
  - Amp. z. B.: Trockenstechamp. zu 500 mg und 1 g

7.52.2 Art

β-Laktam-Antibiotikum

7.52.3 Indikationen und Dosierung

- Pneumonie, komplizierte intraabdominale Infekte, komplizierte Infekte von Nieren und Harnwegen, komplizierte Haut- und Weichteilinfektionen, intra- und postpartale Infektionen
  - 0,5–1 g alle 8 h i. v. (1 g mind. 5 min)
  - Kinder ≥ 3 Mon.: 10–20 mg/kg KG alle 8 h

Tab. 7.21 Meropenem: Dosisanpassung bei Niereninsuffizienz.

Cl_{Kr} (ml/min)	Dosierungseinheit	Dosierungsintervall (h)
26–50	1	alle 12
10–25	½	alle 12
< 10	½	alle 24

- Behandlung von Fieberepisoden bei neutropenischen Pat.
  - 1 g alle 8 h i. v. (1 g mind. 5 min)
  - Kinder ≥ 3 Mon.: 20 mg/kg KG alle 8 h
- bronchopulmonale Infektionen bei zystischer Fibrose, akute bakt. Meningitis
  - 2 g alle 8 h i. v. (1 g mind. 5 min)
  - Kinder ≥ 3 Mon.: 40 mg/kg KG alle 8 h
- Kinder < 3 Mon.
  - 20 mg/kg KG alle 8 h (allerdings liegen nur wenige Daten vor!)
- Dosisanpassung (▶ Tab. 7.21)
  - Meropenem ist dialysierbar! Bei Anwendung unter Dialyse: Wirkungsverlust möglich. Keine Dosisanpassung bei Cl_{Kr} > 50 ml/min, keine Dosisanpassung bei bestehender Leberinsuffizienz notwendig.
    Meropenem kann lebertoxisch (Leberfunktionsstörung mit Cholestase und Zytolyse) wirken. Während der Behandlung: Leberparameter engmaschig kontrollieren. Informationen zur Dosisanpassung bei Niereninsuffizienz: https://www.dosing.de

7.52.4 Kontraindikationen

- Überempfindlichkeit gegen ein anderes Carbapenem-Antibiotikum
- schwere Überempfindlichkeit (z. B. anaphylaktische Reaktion, schwere Hautreaktion) gegen andere β-Laktam-Antibiotika (z. B. Penicillin oder Cephalosporine)

7.52.5 Wichtige Wechselwirkungen

- unter Meropenem-Therapie 60- bis 100 %iger Serumspiegelabfall von Valproinsäure binnen 1–2 d! Da Serumspiegel unkontrollierbar und unvorhersagbar sind, Meropenem nicht mit Valproinsäure kombinieren
- OAK können in ihrer Wirkung verstärkt werden!

7.53 Metamizol

7.53.1 Handelsnamen und Darreichungsform

- Novalgin [D, A, CH], Novaminsulfon[D, CH], Analgin [D], Mialgin [CH]
  - Amp. z. B.: 2 ml = 1 g Metamizol; 5 ml = 2,5 g Metamizol

7.53.2 Art

NSAR

7.53.3 Indikationen und Dosierung

- analgetisch, antipyretisch, spasmolytisch, antiphlogistisch
  - Erwachsene: 1–2,5 g = 2–5 ml als Einzeldosis langsam i. v. (Kurzinf. [!] z. B. in NaCl 0,9 %) oder i. m. (bis zu 4 × tgl.)
  - Kinder (4 Mon.–15 J.): 10 mg/kg KG i. v. langsam als Kurzinf. (!) bis zu 6 × tgl. (► Tab. 7.22)
  - Metamizol-Tropf. (Novalgin): 1 Tropf. = 25 mg
  - Einzelgabe = ½–1 Tropf./kg KG = 12,5–25 mg/kg KG; Verabreichung 1–4 × tgl.

7

7.53.4 Kontraindikationen

- Allergie, Überempfindlichkeit, Pyrazolonallergie (z. B. Metamizol-, Isopropylaminophenazon-, Propyphenazon-, Phenazon- oder Phenylbutazon-haltige Arzneimittel)
- hepatische Porphyrien
- angeborener G6PDH-Mangel (hämolytische Anämie)
- Kollapszustände
- **cave** bei instabilem Kreislauf (z. B. MCI), vorgeschädigter Blutbildung (z. B. nach Chemotherapie), Asthma, Überempfindlichkeit gegen andere NSAR

Tab. 7.22 Dosierungsübersicht (Novalgin) bei Kindern lt. Hersteller: 1 ml ≙ 500 mg.

Gewichtsbereich (kg)	i. v. (ml)	i. m. (ml)
5–8 (ca. 4–11 Mon.)	–	0,1–0,2
9–15 (ca. 1–3 J.)	0,2–0,5	0,2–0,5
16–23 (ca. 4–6 J.)	0,3–0,8	0,3–0,8
24–30 (ca. 7–9 J.)	0,4–1	0,4–1
31–45 (ca. 10–12 J.)	0,5–1,5	0,5–1,5
46–53 (ca. 13–14 J.)	0,8–1,8	0,8–1,8

7.53.5 Nebenwirkungen

- Wichtigste NW ist die anaphylaktische Reaktion (→ klassische Anaphylaxietherapie; kein spezifisches Antidot) sowie mögliche Blutzellschädigungen (Agranulozytose, Leukopenie, Thrombozytopenie). Beide NW können auch nach mehrmaliger problemloser Anwendung auftreten. Bei geringsten Anzeichen oder Verdacht Metamizol sofort absetzen und Labor abwarten.
- Die gelegentlich beobachtete Rot- oder Orangefärbung des Harns ist harmlos (Abbauprodukte).

7.53.6 Bemerkungen

- immer langsam als Kurzinf. verabreichen!
- extreme anaphylaktische Reaktionen selten, aber möglich, deshalb nur liegenden Pat. unter Überwachung verabreichen.
- manchmal empfohlen: 0,1–0,2 ml als „Testdosis" – dann 2 min beobachten und erst danach die restliche Dosis verabreichen. Möglichst körperwarme Lösung injizieren. Sollte i. v. nur angewandt werden, wenn p. o. oder als Supp. nicht möglich
- nicht bei geringfügigen Schmerzen oder Fieberzuständen anwenden
- Schwangerschaft: im 1. Trimenon nur bei zwingender Indikation, nicht in den letzten 6 Wo. vor Geburtstermin (vorzeitiger Verschluss des Ductus arteriosus Botalli), geht nur in geringem Maß in die Muttermilch über
- bei Kolikschmerzen Kombination mit Butylscopolamin andenken

7.54 Metoclopramid

7.54.1 Handelsnamen und Darreichungsform

- MCP-ratiopharm [D], Paspertin [A, CH]
  - Amp. z. B.: 2 ml = 10 mg Metoclopramidhydrochlorid

7.54.2 Art

Antiemetikum, motilitätssteigernd

7.54.3 Indikationen und Dosierung

- Übelkeit, Erbrechen, Migräne, Refluxösophagitis, Gastritis, nervöser Reizmagen, Ulcus ventriculi/duodeni (nach Blutungsausschluss), Motilitätsstörungen des oberen GI, funktioneller Pylorusstenose, diabetische Magenparese
  - Erwachsene und Jugendliche > 14 J.: 1–3 × tgl. 1 Amp. (10 mg)
  - Kinder von2–14 J.: 0,1 mg/kg KG (= 0,02 ml/kg KG) zur besseren Dosierung mit NaCl 0,9 % auf 10 ml verdünnen (= 1 mg/ml → 0,1 ml/kg KG); max. Tagesdosis: 0,5 mg/kg KG
  - Kinder < 6 J.: Nur die i. m. Injektion wird empfohlen.

7.54.4 Kontraindikationen

- Überempfindlichkeit gegen einen Inhaltsstoff
- gastrointestinale Blutungen, Perforation oder Obstruktion, Phäochromozytom, Epilepsie (Erhöhung der Anfallsbereitschaft), Pat. mit EPMS, Parkinson-Syndrom, prolaktinabhängige Tumoren (z. B. Mammakarzinom, Hypophysenadenom), Kinder < 2 J. (erhöhtes Dyskinesierisiko)
- **cave** bei gleichzeitiger Behandlung mit Serotonin-Reuptake-Hemmern (Dyskinesien, Serotoninsyndrom) und Neuroleptika (EPMS)

7.54.5 Bemerkungen

- bei Niereninsuffizienz Dosis reduzieren
- stimuliert die Darmmotilität (cave bei Blutungen → Verschlimmerung)
- bei malignem Neuroleptikasyndrom: Behandlung mit Dantrolen und Bromocriptin (kirim [D], Pravidel [D], Parlodel [A, CH])
- Dyskinesien: Behandlung mit Biperiden (Akineton [D, A, CH])
- bei **Überdosierung:** Aktivkohle, Biperiden (Akineton)

7.55 Metoprolol

7.55.1 Handelsnamen und Darreichungsform

- Beloc [D, A, CH]
  - Amp. z. B.: 5 ml = 5 mg Metoprololtartrat

7.55.2 Art

β-Rezeptoren-Blocker (β1-selektiv)

7.55.3 Indikationen und Dosierung

- Herzrhythmusstörungen, die auf β-Rezeptoren-Blocker ansprechen
  - Erwachsene:
    - 5 mg als Bolus langsam über ca. 3 min i. v.
    - Wh. alle 5 min bis zum gewünschten Erfolg
    - Dosissteigerung > 20 mg: kein zusätzlicher Nutzen
- MCI
  - Dosisanpassung an die hämodynamische Situation des Pat.!
  - Erwachsene: 3 × 5 mg als Bolus im Abstand von ca. 2 min (insgesamt: 15 mg)
  - beim Auftreten von unerwünschten Wirkungen Dosis nicht weiter steigern
  - wenn i. v. Gabe gut vertragen: Therapie nach 15 min mit Metoprolol p. o. fortführen (50 mg alle 6 h für die Dauer von 48 h)
  - wenn i. v. Gabe nicht gut vertragen: evtl. vorsichtiger Versuch mit Metoprolol p. o. in halber Dosierung (25 mg alle 6 h) mgl.

7

7.55.4 Kontraindikationen

- Unverträglichkeit des Wirkstoffs oder anderer β-Rezeptoren-Blocker
- AV-Block II° und III°, Sick-Sinus-Syndrom, SA-Block (außer bei Herzschrittmacher), Bradykardie (< 50/min), $RR_{syst.}$ < 90 mmHg, nicht kompensierte Herzinsuffizienz, kardiogener Schock
- schwere periphere Durchblutungsstörungen, Asthma bronchiale/Bronchospasmen in der Anamnese, unbehandeltes Phäochromozytom, metabolische Azidose, MAO-Hemmer, gleichzeitige i. v. Anwendung von Kalziumkanalblocker vom Verapamil-/ Diltiazem-Typ (Asystolie!), PQ-Intervall > 0,24 s, Kinder (fehlende Datenlage)
- Anwendung in der Schwangerschaft nur bei vitaler Indikation (kann zu intrauterinem Fruchttod, Fehl- oder Frühgeburt führen)

7.55.5 Bemerkungen

- Asthmatiker sollten bei Behandlung mit Metoprolol gleichzeitig β2-Rezeptor-Agonisten erhalten. Bei **Überdosierung:** β-Mimetika in hoher Dosierung: symptomatische Therapie
- Behandlung einer Überdosierung:
  - Atropin: 0,5–2 mg i. v.
  - initial Glucagon: 2–5(–10) mg i. v.
  - zusätzlich β-Mimetika nach Wirkung, evtl. in Dosen, die über den therapeutischen Empfehlungen liegen
- bei therapieresistenter Bradykardie: temporäre Schrittmacheranwendung
- bei Bronchospasmen/Asthma bronchiale: β-Mimetika i. v. und/oder inhalativ sowie Theophyllin (z. B. Aminophyllin [D], Respicur [A], Euphyllin [CH]) i. v. andenken
- bei Krampfanfällen: langsame Gabe von Diazepam oder Midazolam

7.56 Metronidazol

7.56.1 Handelsnamen und Darreichungsform

- Anaerobex [A], Metrolag [CH]
  - 100 ml Infusionslösung mit 500 mg Metronidazol

7.56.2 Art

Antibiotikum

7.56.3 Indikationen und Dosierung

- Anaerobier, einige Protozoen, *Gardnerella*, *Campylobacter* (Amöbendysenterie, Amöbenabszess Leber)
  - Erwachsene:
    - 3–4 × 500 mg/d p. o. oder langsam i. v. (30 min)
    - 1,5 g/d nur in Ausnahmefällen überschreiten; absolutes Tagesmax.: 4 g/24 h
  - Kinder: 7,5 mg/kg KG 3 × /d; max. Tagesdosis: 40 mg/kg KG
- reduzierte Cl_{Kr}
  - erst ab 10 ml/min Intervallverlängerung
- schwere Leberfunktionsstörung
  - kritische Indikationsstellung, Halbierung der Dosis, evtl. Intervallverlängerung

7.56.4 Kontraindikation

- absolute KI: 1. Trimenon Schwangerschaft; akute ZNS-Erkrankungen; Erkrankungen des blutbildenden Systems; Stillperiode
- relative KI: Hepatopathien; 2. und 3. Trimenon nur unter strengster Indikationsstellung und Monitoring

7.56.5 Wechselwirkungen

- Alkohol, alkoholische Lösungen: Flush, Übelkeit, Erbrechen, RR-Abfall
- OAK: Verstärkung der Gerinnungshemmung

7.56.6 Nebenwirkungen

- allergische und toxische Reaktionen
- gastrointestinale Störungen, periphere Neuropathie, metallischer Geschmack, zentralnervöse Störungen, reversible Neutropenie, Urinverfärbung

7.56.7 Bemerkungen

- bei längerer Behandlung regelmäßige BB-Kontrollen
- Absetzen bei zentralen oder peripheren neurologischen Symptomen

7.57 Midazolam

7.57.1 Handelsnamen und Darreichungsform

- Dormicum [D, A, CH], Buccolam [D] (Lösung zur Anwendung in der Mundhöhle)
  - Amp. z. B.: 1 mg/ml: 5 ml = 5 mg; 5 mg/ml: 3 ml = 15 mg; für Perfusor: 10 ml = 50 mg
  - **cave:** verschiedene Konz. erhältlich

7.57.2 Art

Benzodiazepin

7.57.3 Indikationen und Dosierung

- Sedierung/Verwendung als Sedoanalgesiekomponente
  - Erwachsene < 60 J.:
    - initial 2,5 mg i. v. langsam, dann 1 mg-Boli bis gewünschter Sedierungsgrad erreicht ist
    - durchschnittlich: 2,5–7,5 mg
  - Kinder:
    - bis 6 J.: 0,1 mg/kg KG i. v.
    - 6–12 J.: 0,05–0,1 mg/kg KG i. v.
- orale Prämedikation
  - Erwachsene: 7,5 mg Tabl. ca. 1 h vor dem Eingriff p. o.; ältere Pat.: halbieren
  - Kinder > 6 Mon.: 0,25 bis max. 1 mg/kg KG p. o. – frühestens 20 min nach Einnahme von der Mutter trennen!
- zerebraler Krampfanfall
  - Erwachsene: 5 mg i. v.
  - Kinder:
    - bis 6 J.: 0,1 mg/kg KG i. v.
    - 6–12 J.: 0,05–0,1 mg/kg KG i. v.
- Narkoseeinleitung/Status epilepticus
  - Erwachsene: 10–15 mg i. v. (max. 2,5 mg/10 s)
  - Kinder: 0,1–0,2 mg/kg KG i. v.
- Sedierung von Erwachsenen auf einer Intensivstation via Perfusor
  - Sedierung: 0,03–0,1 mg/kg KG/h
  - Anästhesie: 0,1–0,3 mg/kg KG/h
  - Konz.: 50 mg/50 ml
    - 1 Dstfl. Dormicum = 50 mg/10 ml + 40 ml 0,9 % NaCl → 1 ml = 1 mg
    - Dosierung: 2,5–5–10(–20) mg/h = 2,5–5–10(–20) ml/h
  - Konz.: 100 mg/50 ml
    - 2 Dstfl. Dormicum 50 mg/10 ml + 30 ml 0,9 % NaCl → 1 ml = 2 mg
    - Dosierung: 2,5–5–10(–20) mg/h = 1,25–2,5–5(–10) ml/h
  - Konz.: 250 mg/50 ml
    - 5 Dstfl. Dormicum 50 mg/10 ml pur → 1 ml = 5 mg
    - Dosierung: 2,5–5–10(–20) mg/h = 0,5–1–2(–4) ml/h

7.57.4 Kontraindikationen

- Allergie, Überempfindlichkeit
- Schock, Koma, Alkoholvergiftung oder Vergiftungen mit ZNS-dämpfenden Substanzen (ausgenommen bei Krampfzuständen)

7.57.5 Bemerkungen

- kann auch in therapeutischen Dosen unerwartet stark wirken und zu tiefer Sedierung, Muskelrelaxation, Atemdepression bis zur Apnoe sowie Hypotension führen
- wirkt evtl. stärker oder auch paradox bei Pat. > 60 J.
- Bei Langzeitsedierung auf einer ITS ist mit einer Kumulation zu rechnen.
- Das Ausschleichen eines Dormicum-Perfusors sollte über ca. 1–2 d erfolgen. Das Aufwachen der Pat. kann bis zu 24 h, in seltenen Fällen bis 48 h nach Abschalten des Perfusors dauern.

7.58 Morphin

7.58.1 Handelsnamen und Darreichungsform

- Morphinsulfat-GRY [D], Vendal [A]
  - Amp. z. B.: 1 Amp. = 10 mg = 1 ml, auch Stechamp. à 100 mg/10 ml bzw. 200 mg/10 ml erhältlich

7

7.58.2 Art

Opiat

7.58.3 Indikation und Dosierung

- starke und stärkste Schmerzen
  - Erwachsene: 0,1 mg/kg KG i. v. → langsame und fraktionierte Gabe! 10 mg (max. 30 mg – Überwachung!) s. c. (10 mg s. c. ≙ 3 mg i. v.)
  - Kinder: 0,05–0,1 mg/kg KG i. v./s. c.

7.58.4 Kontraindikationen

- Allergie, Überempfindlichkeit, Abhängigkeit
- Asthma bronchiale (Vorsicht), Zustände mit Dämpfung des Atemzentrums, akute hepatische Porphyrie, Pankreatitis, GI-Stenosen, erhöhter ICP, Prostatahypertrophie (Blasenruptur), Colitis ulcerosa (Steigerung der Darmmotilität), Epilepsie, Intoxikationen, Steinkoliken der Gallen- und Harnwege (Einklemmung)
- Säuglinge < 6 Mon., strenge Indikationsstellung bei Kindern < 1 J.
- Schwangerschaft (nur bei strengster Indikationsstellung), Stillzeit (relative KI)

7.58.5 Bemerkungen

- Gabe i. v.: max. Wirkung nach 20–30 min; Wirkdauer 2–5 h; Anwendung i. v., s. c., i. m., epidural, intrathekal möglich
- zur besseren Dosierbarkeit mit NaCl 0,9 % ad 10 ml = 1 mg/ml. Individuelle Dosisanpassung notwendig

- bei Erstverabreichung Überwachung (Apnoegefahr)
- verstärkt andere zentral dämpfende Pharmaka. Bei gleichzeitiger Gabe von MAO-Hemmern oder Cimetidin (Ulcostad [A]) einschleichen! Wirkt RR-senkend (v. a. in Kombination mit Antihypertensiva). Wirkt u. a. vorlastsenkend (**cave** bei „Rechtsherzinfarkt"! – Vorteil z. B. beim Lungenödem)
- wirksamer Metabolit Morphin-6-glucuronid: Kumulationsgefahr v. a. bei Niereninsuffizienz

7.59 Nalbuphin

7.59.1 Handelsnamen und Darreichungsform

- Nalpain Stragen [D]
  - Amp. z. B.: 10 mg/ml
- Nalbuphin [A]
  - Amp. z. B.: 20 mg/2 ml

7.59.2 Art

Opioid, stark wirksames Analgetikum

7.59.3 Indikationen und Dosierung

- Anwendung bei mittelstarken bis stärksten Schmerzen (intra-/postop., Geburt, MCI), Aufhebung von opiatinduzierter Atemdepression (z. B. nach Fentanyl-Kombinationsnarkosen → partieller Antagonismus am µ-Rezeptor)
- Analgesie/Aufhebung opiatinduzierter Atemdepression
  - Erwachsene:
    - 0,15–0,30 mg/kg KG (70 kg: 10–20 mg) i. v., i. m. oder s. c.
    - Wh. alle 3–6 h möglich
    - max. Tagesdosis: 2,4 mg/kg KG
  - Kinder:
    - 0,1–0,25 mg/kg KG i. v., i. m. oder s. c.
    - Wh. alle 3–6 h möglich
    - max. Tagesdosis: 2 mg/kg KG
- Kombinationsnarkose
  - Erwachsene:
    - Einleitung: 1–2 mg/kg KG i. v.
    - Aufrechterhaltung: 0,3–0,6 mg/kg KG
  - Kinder:
    - Einleitung: 0,1–1 mg/kg KG
    - Aufrechterhaltung: 0,1–0,3 mg/kg KG

7.59.4 Kontraindikationen

- Allergie, Überempfindlichkeit
- Schwangerschaft (nur bei strenger Indikationsstellung → passiert die Plazentaschranke, keine ausreichende Datenlage)
- **cave** bei SHT, erhöhtem ICP, eingeschränkter Leber- und Nierenfunktion, Atemdepression

7.59.5 Bemerkungen

- Wirkungseintritt nach ca. 3 min bei i. v. Gabe, nach ca. 15 min bei s. c./i. m. Gabe. Wirkdauer ca. 3–6 h. Wirkstärke gewichtsbezogen vergleichbar mit Morphin.
- Stillzeit: tritt nur in niedrigen Konz. in die Muttermilch über. Unerwünschte Effekte für den Säugling nicht zu erwarten.

7.60 Naloxon

7.60.1 Handelsnamen und Darreichungsform

- Naloxon B. Braun [D, A], Naloxon-Actavis [D, CH]
  - Amp. z. B.: 0,4 mg/1 ml

7.60.2 Art

Opiat- bzw. Opioidantagonist

7.60.3 Indikationen und Dosierung

- Aufhebung der Opiatwirkung, z. B. wenn eine Intub. verhindert werden soll; Neugeborene von Opiatsüchtigen mit opiatinduzierter Atemdepression
  - Erwachsene:
    - 0,4 mg i. v. Bolus (= 1 Amp.) bzw. bis zum gewünschten Effekt titrieren
    - mehrmalige Wh. alle ca. 90 s bis zum Erwachen möglich
    - wenn völlig wirkungslos: Diagnose überprüfen
  - Kinder:
    - 0,01 mg/kg KG i. v. ggf. mehrmalige Wh. nötig (alle 2–3 min)
    - im klinischen Alltag: oft initial 0,1 mg/kg KG i. v.

7.60.4 Kontraindikationen

- Atemdepression, die nicht durch Opiate ausgelöst wurde
- **cave** bei Pat. mit vorbestehenden Herzerkrankungen
- Wäge bei V. a. Aspiration Intub. und Beatmung gegen das Antagonisieren ab!

7.60.5 Bemerkungen

- Kinder: Narcanti 0,4 mg/ml → ad 4 ml mit NaCl = 0,1 mg/ml → 0,01 mg/0,1 ml (bei 1 ml-Spritze gilt 1 TS/kg KG = Kinderdosierung).
- Das schnelle Aufheben der Opiatwirkung kann zum schlagartigen Erwachen des Pat. (rabiater Pat.; Davonlaufen usw.), aber auch zum abrupten Entzug führen (RR-Anstieg, Tachykardie, Tremor, Schwindel, Übelkeit, Krampfanfälle, Asystolie).
- kann auch bei Geburten eingesetzt werden (abhängige Mutter) → **cave:** Entzugssymptomatik beim Neugeborenen möglich
- Wirkdauer von Naloxon liegt unter der vieler Opiate! Evtl. Nachinjektion nach ca. 30–60 min nötig
- Das Antagonisieren von Buprenorphin erfordert sehr hohe Naloxon-Dosen. Hohe therapeutische Breite. Gabe i. v., s. c., e.t. und i. m. möglich.

7.61 Natriumhydrogencarbonat 8,4 %

7.61.1 Handelsnamen und Darreichungsform

- Natriumhydrogencarbonat 8,4 % B. Braun [D], Natriumbicarbonat „Fresenius“ 8,4 % Konzentrat [A], Natrium Bicarbonicum „Bichsel“ 8,4 % [CH]
- chemisch: NaBi ($NaHCO_3$)
  - Amp. z. B.: 2 ml, 10 ml, 50 ml, 100 ml

7.61.2 Art

Puffer

7.61.3 Indikationen und Dosierung

- schwere metabolische Azidose
  - Erwachsene:
    - nach BGA-Puffern:
      Formel*: ml 8,4 %ige Lösung = (neg. BE [mmol/l] × 0,3 × kg KG)
      Initial sollten 50 % der berechneten Menge verabreicht und danach der Säuren-Basen-Haushalt nochmals kontrolliert werden (BGA).
    - Beispiel:
      BE = –6 mmol/l, Pat.: 70 kg KG → 6 × 70 × 0,3 = 126 → 126 ml 8,4 %ige Lösung
      (*Erklärung zu den Formeln: Der Faktor 0,3 entspr. dem Anteil der extrazellulären Flüssigkeit im Verhältnis zur Gesamtflüssigkeit.)
    - Blind-Puffern bei prolongierter Reanimation nach ca. 20 min (umstritten!): 0,5–1 mmol/kg KG i. v.
  - Kinder:
    - Die Dosierung muss individuell angepasst werden.
    - Zu Beginn kann eine Dosierung von bis zu 1 mmol/kg KG gewählt werden.

- Neugeborene und Kinder < 2 J.:
  - Die Dosierung muss individuell angepasst werden. 5 mmol/kg KG/d sollten nicht überschritten werden. In dieser Altersgruppe sollte eine geringer konzentrierte Lösung (z. B. 4,2 %) verwendet werden.

7.61.4 Kontraindikationen

- Alkalose, Hypernatriämie, Hypokaliämie

7.61.5 Bemerkungen

- Maximale Infusionsgeschwindigkeit = 1,5 ml/kg KG/h!
- Bei Kindern, v. a. bei Früh- und Reifgeborenen, muss der hohe Na-Gehalt berücksichtigt werden! **Cave:** Hypernatriämie kann ausgelöst werden! Bei metabolischer Azidose und Hypernatriämie z. B. T-Puffer (Trometamol) verwenden.
- Aufgrund der hohen Osmolarität (2000 mosmol/l) verursacht ein evtl. Paravasat Nekrosen! Intraarterielle Applikation kann zum Verlust der Extremität führen!

7.62 Neostigmin

7.62.1 Handelsnamen und Darreichungsform

- Neostig 0,5 mg Carino [D], Neostigmin-Rotexmedica [D]
  - Amp. z. B. 1 ml = 0,5 mg Neostigminmetilsulfat
- Normastigmin [A]
  - Amp. z. B.: 1 ml = 2,5 mg Neostigminmethylsulfat

7.62.2 Art

Cholinesterasehemmer

7.62.3 Indikationen und Dosierung

- Aufhebung der Wirkung von nicht depol. Muskelrelaxanzien
  - Erwachsene:
    - 1–2,5 mg langsam i. v. oder i. m.; Gesamtdosis: max. 5 mg
    - Kombination mit Atropin (0,5–1,5 mg) einige Minuten vorher oder mit Glykopyrrolat 0,2–0,6 mg empfohlen, um einer Bradykardie vorzubeugen
  - Kinder: 0,05 mg Neostigmin/kg KG
- Prophylaxe/Therapie der postop. Darmatonie
  - Erwachsene:
    - Prophylaxe: 0,25 mg s. c. oder i. m.
    - Therapie: 0,5 mg s. c., i. m. oder langsam i. v.
  - Kinder: 0,125–0,25 mg s. c. oder i. m.

- postop. Harnretention
  - Erwachsene: 0,5 mg s. c., i. m. oder langsam i. v.
  - Kinder: 0,125–0,25 mg s. c. oder i. m.
  - wenn nach 1 h kein ausreichender Effekt → Harnkatheter

7.62.4 Kontraindikationen

- Überempfindlichkeit
- mechanischer Verschluss des Darmes/der Harnwege
- Peritonitis
- schwere Herzinsuffizienz, frischer MCI, Herzrhythmusstörungen, Bradykardien, AV-Block
- **cave** bei Asthma bronchiale, Magen-Darm-Geschwüren, Koliken, Parkinsonismus, Kleinkindern und Neugeborenen

7.62.5 Bemerkungen

- nicht mit depol. Muskelrelaxanzien verwenden (wirkt potenzierend)
- in Schwangerschaft und Stillzeit nur bei strengster Indikationsstellung, Metaboliten gehen in die Muttermilch über.
- **Überdosierung** verursacht Bradykardie, RR-Abfall, Bronchospasmus und Lähmung (cholinerge Krise).
- Wirkeintritt nach wenigen Minuten für etwa 2–4 h

7.63 Nitroglycerin (Glyceroltrinitrat)

7.63.1 Handelsnamen und Darreichungsform

- Nitrolingual [D, A, CH]
  - Amp. z. B.: Pumpspray; 1 Sprühstoß entspr. 0,4 mg; Kapseln z. B.: 0,8 mg/Kapsel
- im Handel auch Infusionskonzentrate: Nitrolingual infus. [D], Nitro Pohl [A], Perlinganit [CH] in der Konz. 1 mg/ml

7.63.2 Art

NO-Donator

7.63.3 Indikationen und Dosierung

- akute Angina-pectoris-Anfälle, koronare Durchblutungsstörungen, Koronarsklerose, Asthma cardiale, Notfallbehandlung des hypertensiven Lungenödems, Gallenkolik (Spasmolyse), Pankreatitis (Spasmolyse)
  - Erwachsene:
    - 1–2 Sprühstöße (0,4 mg/Sprühstoß) bzw. 1 Kapsel (0,8 mg)
    - wiederholte Gaben unter RR-Kontrolle in kurzen Abständen (5–10 min) möglich

- stationäre Intensivtherapie bei akutem Herzinfarkt, akuter Linksherzinsuffizienz sowie schwerer Angina pectoris, hypertensive Krise mit kardialer Dekompensation, kontrollierte Hypotension
  - Erwachsene:
    - Start mit 0,5–1 mg/h i. v. via Perfusor, Dosierung nach Wirkung und unter Intensivüberwachung! Maximaldosis: etwa 8(–10) mg/h

7.63.4 Kontraindikationen

- Unverträglichkeit
- Behandlung mit Phosphodiesterasehemmern (eingesetzt bei erektiler Dysfunktion, z. B. Viagra [D, A, CH], Levitra [D, A, CH])
- $RR_{syst.}$ < 90 mmHg, kardiogener Schock (außer auf einer ICU bei Anwendung einer IABP o. Ä.), Linksherzinsuffizienz mit niedrigen Füllungsdrücken, obstruktive Herzinsuffizienz (z. B. bei Aortenstenose, Mitralstenose, konstriktive Perikarditis), Fehlbildungen der kleinen Atemwege
- bei akutem MCI mit niedrigen Füllungsdrücken nur mit Vorsicht anwenden
- Anwendung bei „Rechtsherzinfarkt" nicht ratsam, da eine Vorlastsenkung hier fatal wirken kann.

7.63.5 Wechselwirkungen

- NSAR können die Wirkung von Nitroglycerin herabsetzen.
- Nitroglycerin setzt die Wirkung von Heparin herab.

7.63.6 Bemerkungen

- In der Schwangerschaft nur bei strenger Indikation
- Toleranzentwicklung möglich. Kurze Pausen in der Anwendung (ab ca. 12 h) heben die Toleranz wieder auf.
- Bei Überdosierung ist primär darauf zu achten, den RR adäquat anzuheben → Volumengabe
- sehr kurze Wirkdauer
- Bei Anwendung über Perfusor kann durch Dosisreduktion binnen weniger Minuten eine Abschwächung der hypotensiven Wirkung erzielt werden.

7.64 Noradrenalin (Norepinephrin)

7.64.1 Handelsnamen und Darreichungsform

- Arterenol [D, A, CH], Noradrenalin Bichsel [CH]
  - Amp. z. B.: 1 ml = 1 mg; 5 ml = 5 mg; 25 ml = 25 mg

7.64.2 Art

Catecholamin (primär α-adrenerg)

7.64.3 Indikationen und Dosierung

- Zustände mit niedrigem perivaskulärem Widerstand
  - Erwachsene:
    - 0,01–0,1–1 µg/kg KG/min
    - Dosis am besten vom Mittelwert ausgehend anpassen; z. B. starte mit: 5 mg ad 50 ml NaCl 0,9 % → 4,2 ml/h (entspr. 0,1 µg/kg KG/min bei 70 kg)
    - nach Wirkung titrieren!
    - bei Langzeitanwendung (ICU): 25 mg ad 50 ml NaCl 0,9 % → 1 ml = 0,5 mg
  - Bolusgabe aus der Hand: 1 mg ad 100 ml NaCl 0,9 % (1 ml = 10 µg) → 1–5(–10) ml Boli nach Wirkung
  - Kinder:
    - 0,01–0,1–1 µg/kg KG/min
    - Dosis am besten vom Mittelwert ausgehend anpassen; z. B. für 0,1 µg/kg KG/min gilt pro 10 kg KG: 5 mg ad 50 ml NaCl 0,9 % → 0,6 ml/h
    - nach Wirkung titrieren!

7.64.4 Kontraindikationen

- Hypertonie, Tachykardie
- **cave** Cor pulmonale, KHK, Gravidität, Hyperthyreose, Glaukom

7.64.5 Bemerkungen

- bei Azidose oder Volumenmangel: stark eingeschränkte Wirkung bis Wirkungsverlust (vorher ausgleichen!)
- wirkt v. a. durch Erhöhung des peripheren Widerstandes (α-Rezeptor-Wirkung)
- Starke Vasokonstriktion kann zu Nekrosen führen (Darm, Akren).
- bei zu schneller Applikation starker RR-Anstieg möglich

7.65 Ondansetron

7.65.1 Handelsnamen und Darreichungsform

- Zofran [D, A, CH], Ontronovo [A], Ondansan [A]
  - Amp. z. B.: 2 ml = 4 mg, 4 ml = 8 mg; Tabl. zu 4 mg und 8 mg sowie Schmelztabl. (Setofilm [D], Zofran Zydis [D, A, CH]): 4 mg und 8 mg

7.65.2 Art

Hochselektiver, kompetitiver 5-HT_3-Rezeptor-Antagonist

7.65.3 Indikationen und Dosierung

- Prophylaxe von PONV
  - Erwachsene: 4 mg i. v. bei Anästhesieausleitung
  - Kinder: 0,1 mg/kg KG i. v. bis max. 4 mg bei Anästhesieausleitung
- Behandlung von PONV
  - Erwachsene: 4 mg i. v. (oft auch 8 mg nötig)
  - Kinder: 0,1 mg/kg KG i. v. bis max. 4 mg

7.65.4 Kontraindikationen

- Überempfindlichkeit gegen das Präparat
- darf nicht bei Kindern < 2 J. angewandt werden, da keine Daten vorliegen
- nicht bei LQTS anwenden (FDA-Warnung 09/2011)

7.65.5 Nebenwirkungen

- Kopfschmerzen, Flush, RR-Abfälle, Obstipation, selten auch Krampfanfälle

7.65.6 Wechselwirkungen

- **cave:** vermindert wie alle 5-HT_3-Rezeptor-Antagonisten die analgetische Wirkung von Paracetamol (Perfalgan [D, A, CH], ben-u-ron [D, CH], Mexalen [A]) stark!

7.65.7 Bemerkungen

- wird oft additiv bei Notfallanalgesien mit Opiaten eingesetzt
- Bei der Anwendung im Rahmen von Chemotherapien und Bestrahlungen sind teils weit höhere Dosen notwendig (siehe Fachinformation).
- verlängert die Dickdarmpassage (**cave** bei Subileus)
- in der Schwangerschaft nur unter strenger Nutzen-Risiko-Abwägung; reichert sich in der Muttermilch an

7.66 Oxytocin

7.66.1 Handelsnamen und Darreichungsform

- Oxytocin Rotexmedica [D] zu 3 IE und 10 IE, Syntocinon [D, A, CH] zu 5 IE – Lösung zur Injektion
  - Amp. z. B.: 1 ml = 3 IE, 1 ml = 5 IE und 1 ml = 10 IE synthetisches Oxytocin

7.66.2 Art

Synthetisches Hormon (Oxytocin)

7.66.3 Indikationen und Dosierung

- Therapie einer postpartalen Uterusatonie und -hämorrhagie
  - 5 IE langsam i. v. oder 5–10 IE i. m.
  - in schweren Fällen gefolgt von 5–20 IE i. v. in 500 ml Glucose 5 %, NaCl 0,9 % oder Ringer-Lösung mit einer Geschwindigkeit, die nötig ist, um die Uterusatonie zu beherrschen
- für alle anderen Indikationen: Fachinformation und/oder Experten konsultieren

7.66.4 Bemerkungen

- Bei einer postpartalen Uterusatonie und -hämorrhagie handelt es sich um ein lebensbedrohliches Krankheitsbild und eine vitale Indikation, wenn keine Alternativen zur Verfügung stehen, bis eine gynäkologische Versorgung gewährleistet ist.

7.67 Paracetamol i. v.

7.67.1 Handelsnamen und Darreichungsform

- Perfalgan [D, A, CH]
  - Amp. z. B.: 50 ml = 500 mg, 100 ml = 1000 mg

7.67.2 Art

Analgetikum

7.67.3 Indikationen und Dosierung

- Kurzzeitbehandlung mittelstarker Schmerzen und Fieber (so hier eine i. v. Behandlung gerechtfertigt ist)
  - Erwachsene/Jugendliche > 50 kg KG: 1000 mg (= 100 ml) bis zu 4 × tgl., mind. 2 h Abstand zwischen den Anwendungen
  - Kinder:
    - 10–50 kg KG: 15 mg/kg KG (= 1,5 ml/kg KG) bis zu 4 × tgl.
    - reifgeborene/Kinder ≤ 10 kg KG: 7,5 mg/kg KG (= 0,75 ml/kg KG) bis zu 4 × tgl.
    - Bei Kindern müssen zwischen 2 Applikationen mind. 4 h liegen.

7.67.4 Kontraindikationen

- Überempfindlichkeit gegen einen Bestandteil oder Paracetamolhydrochlorid (Vorstufe von Paracetamol)
- schwere Leberinsuffizienz
- **cave:** Kreuzreaktion bei Sulfonamidallergie möglich!

7.67.5 Wechselwirkungen

- 5-HT_3-Rezeptor-Antagonisten (z. B. Ondansetron: Zofran [D, A, CH]) vermindern die analgetische Wirkung von Paracetamol.

7.67.6 Bemerkungen

- Bei schwerer Niereninsuffizienz ($Cl_{Kr} \leq 30$ ml/min) wird empfohlen, die Zeit zwischen 2 Verabreichungen auf mind. 6 h zu verlängern.
- Verdünnung mit NaCl 0,9 % und Glucose 5 % möglich
- Infusionsdauer sollte 15 min betragen.
- **cave:** nicht überdosieren (Leberschäden!)

7.68 Phenylephrin

7

7.68.1 Handelsnamen und Darreichungsform

- Neo-Synephrine HCl [CH], in [D] und [A] als Importarzneimittel
  - Amp. z. B.: 1 ml = 10 mg

7.68.2 Art

Sympathomimetikum mit teilweise indirekter Wirkung, hauptsächlich α-Rezeptor-Wirkung

7.68.3 Indikationen und Dosierung

- zur Vorbeugung und Behandlung von periop. hypotensiven Zuständen während Anästhesie, v. a. wenn eine Beschleunigung der HF vermieden werden soll
  - Erwachsene:
    - Boli à 100–200 µg, nach Wirkung bis zu 1–5-minütlich
    - Beispiel: 1 Amp. à 10 mg ad 100 ml NaCl 0,9 %(= 100 µg/ml) → initial Boli à ½–1–2 ml, nach Wirkung anpassen und wiederholen
    - per infusionem: 1 mg ad 500 ml Vollelektrolytlösung → Tropfgeschwindigkeit nach Wirkung anpassen
- international auch Einsatz bei Schockzuständen, SVT, medikamenteninduzierter Hypotension und als Vasokonstriktor bei Regionalanalgesien

7.68.4 Kontraindikationen

- bekannte Überempfindlichkeit
- Hypertension, ventrikuläre Tachykardie
- **cave:** verlangsamt die HF (nicht bei Bradykardie anwenden)
- Vasopressor-Effekt kann durch Wehenmittel extrem verstärkt werden.
- enthält Sulfite, die allergen wirken können

7.68.5 Wechselwirkungen

- verursacht evtl. schwere Arrhythmien während Halothangabe
- (stark) potenzierte Wirkung, wenn gleichzeitig MAO-Hemmer verabreicht werden

7.68.6 Bemerkungen

- Wirkung am ehesten mit Noradrenalin vergleichbar
- wirkt länger als Epinephrin/Adrenalin und Ephedrin: bis zu etwa 20 min bei i. v. Injektion, ca. 50 min bei s. c. Injektion. Wirkung unterscheidet sich von Epinephrin/Adrenalin und Ephedrin stark, da es die HF senkt (**cave:** Bradykardien) und gleichzeitig die Auswurfleistung steigert. Phenylephrin verursacht kaum Arrhythmien.
- Wiederholte Gaben wirken in etwa gleich und sind gleich zu dosieren wie die initiale Gabe, mit der der gewünschte Effekt erzielt wurde.
- in der Schwangerschaft nur unter strengster Nutzen-Risiko-Abwägung (unzureichende Datenlage). Es ist nicht bekannt, ob Phenylephrin in die Muttermilch übergeht.
- bei **Überdosierung:** symptomatische Therapie und α-Rezeptor-Blocker

7.69 Piperacillin/Tazobactam

7.69.1 Handelsnamen und Darreichungsform

- Tazobac [D, CH], Tazonam [A]
  - Amp. z. B.: 2 g/0,25 g; 4 g/0,5 g

7.69.2 Art

Antibiotikum

7.69.3 Indikationen und Dosierung

- schwere Pneumonien, auch nosokomiale und ventilatorassoziierte, sowie bei neutropenischen Pat. mit Fieber bei V. a. bakt. Infektion
  - Erwachsene/Jugendliche: 4 g/0,5 g alle 6 h
- komplizierte Harnwegsinfektionen (inkl. Pyelonephritis), komplizierte intraabdominale Infektionen, komplizierte Infektionen der Haut und des Weichteilgewebes (inkl. Infektionen bei diabetischem Fuß)
  - Erwachsene/Jugendliche: 4 g/0,5 g alle 8 h
- Dosisanpassung bei Niereninsuffizienz: ► Tab. 7.23, ► Tab. 7.24
  - Erwachsene Hämodialysepat. sollten nach jeder Dialyse eine zusätzliche Dosis Piperacillin/Tazobactam 2 g/0,25 g erhalten, da bei Hämodialyse innerhalb von 4 h 30–50 % des Piperacillins dialysiert werden.
  - Kinder unter Hämodialysebehandlung sollten nach jeder Dialyse eine zusätzliche Dosis von 40 mg Piperacillin/5 mg Tazobactam/kg KG erhalten.

Tab. 7.23 Piperacillin/Tazobactam: Dosisanpassung bei Erwachsenen.

Cl_{Kr} (ml/min)	Anpassung der Dosierung
> 40	keine Dosisanpassung
20–40	Dosierungsinterval: 8-stündlich
< 20	Dosierungsinterval: 12-stündlich

Tab. 7.24 Piperacillin/Tazobactam: Dosisanpassung bei Kindern.

Cl_{Kr} (ml/min)	Anpassung der Dosierung
> 50	keine Dosisanpassung
≤ 50	70 mg Piperacillin/8,75 mg Tazobactam/kg KG alle 8 h

- neutropenische Pat. mit Fieber bei V. a. bakt. Infektion
  - Kinder von 2–12 J. (für Kinder < 2 J.: keine Daten aus kontrollierten Studien): 80 mg Piperacillin/10 mg Tazobactam/kg KG 6-stdl.
- komplizierte intraabdominale Infektionen
  - Kinder von 2–12 J. (für Kinder < 2 J.: keine Daten aus kontrollierten Studien): 80 mg Piperacillin/10 mg Tazobactam/kg KG 8-stdl.

7.69.4 Kontraindikationen

- anamnestisch bekannte Allergie auf andere β-Laktam-Wirkstoffe (z. B. Penicilline, Cephalosporine, Monobaktame oder Carbapeneme)

7.69.5 Bemerkungen

- nicht wirksam gegen *Clostridium difficile* (pseudomembranöse Colitis)
- Gerinnungsbeeinflussung und Blutungen möglich (manchmal mit abnormaler Gerinnungszeit, Thrombozytenaggregation und PTZ): häufiger bei Pat. mit Nierenversagen.
- Sobald Blutungen auftreten, sollte die Antibiotikatherapie abgebrochen und geeignete Gegenmaßnahmen eingeleitet werden. Regelmäßige BB-Kontrollen, da es zu Leukopenie und Neutropenie kommen kann.
- Wie auch bei anderen Penicillinen kann es bei Anwendung von hohen Dosen zu Konvulsionen kommen, v. a. bei Pat. mit Nierenfunktionsstörungen.
- hoher Na-Gehalt (z. B. Zubereitung Fa. Sandoz [4 g/0,5 g] enthält 9,44 mmol = 217 mg Na)!

7.70 Piritramid

7.70.1 Handelsnamen und Darreichungsform

- Dipidolor [D, A]
  - Amp. z. B.: 2 ml = 15 mg

7.70.2 Art

Opiat-Analgetikum

7.70.3 Indikationen und Dosierung

- starke Schmerzen – Wirkdauer 5–8 h
  - Erwachsene:
    - Kurzinf.: 7,5–22,5 mg i. v. (= 1–3 ml) (z. B. als Kurzinf. in 100 ml NaCl 0,9 %)
    - bewährte Dosierungen für Bolusgaben: akute Schmerztherapie: Boli à 3 mg alle 3–5 min bis gewünschte Wirkung
    - als Analgetikum bei Narkose-Induktion: Boli à 5–7,5(–15) mg
  - Kinder (2–18 J.): 0,05–0,1 mg/kg KG i. v. (periop. als Bolus, auf Station als Kurzinf. oder PCA)

7.70.4 Kontraindikationen

- Säuglinge (< 1 J.)
- akute hepatische Porphyrie; Erkrankungen, bei denen eine Dämpfung des Atemzentrums zu vermeiden ist (wenn nicht ohnehin beatmet); MAO-Hemmer, arterielle Hypotonie bei Hypovolämie, erhöhter Hirndruck
- Erkrankungen der Gallenwege, Pankreatitis, obstruktive und chron. Darmerkrankungen, Nebenniereninsuffizienz

7.70.5 Bemerkungen

- Atemdepression besonders ausgeprägt bei alten Pat. sowie bei Kombination mit Sedativa und Hypnotika. Wirkungseintritt bei i. v. Gabe nach ca. 2–3 min, Wirkdauer ca. 5–8 h.
- hohe Dosen nur verabreichen, wenn Intubations- und Beatmungsmöglichkeit vorhanden
- Antidot bei Überdosierung: Naloxon
- nur mit NaCl 0,9 % oder Glucose 5 % verdünnen – kann sonst ausfällen

7.71 Prednisolon

7.71.1 Handelsnamen und Darreichungsform

- Solu-Decortin H [D], Prednisolut [D, A], Solu-Dacortin [A]
  - Trockenstechamp. z. B.: 25 mg, 250 mg, 500 mg und 1 g jeweils mit Lösungsmittel

7.71.2 Art

Glukokortikoid

7.71.3 Indikationen und Dosierung

- anaphylaktischer Schock (nach lebensrettenden Sofortmaßnahmen und Adrenalingabe)
  - Erwachsene: 1 g (500–1000 mg) i. v., Prednisolon als Adjuvans
  - Kinder: 10–15 mg/kg KG
- akuter schwerer Asthmaanfall
  - Erwachsene: 100–500 mg i. v.
  - Kinder: initial 1–2 mg/kg KG, i. v. evtl. Wh. nach 6, 12 und 24 h
- Prophylaxe oder Behandlung des akuten Hirnödems
  - Erwachsene: 250–1000 mg i. v., wenn kein Dexamethasondihydrogenphosphat p. o. vorhanden ist
- Addison-Krise
  - Erwachsene: initial 25–50 mg i. v., dann Prednison oder Prednisolon p. o. + evtl. Mineralokortikoid
- Pseudokrupp:
  - Kinder: initial 3–5 mg/kg KG i. v., evtl. Wh. nach 2–3 h

7.71.4 Kontraindikationen

- Überempfindlichkeit gegen Prednisolon oder Bestandteile
- akute Virusinfektion (Herpes, Varicellen usw.), HBsAg-pos. chron. aktive Hepatitis, 8 Wo. vor bis 2 Wo. nach Impfung mit Lebendimpfstoff, systemische Mykosen und Parasitosen, Lymphadenitis nach BCG-Impfung, Poliomyelitis, akute oder chron. bakt. Infektionen, Tbc akut oder in der Anamnese (**cave:** Reaktivierung → nur unter Tuberkulostatikaschutz)

7.71.5 Wechselwirkungen

- Prednisolon bewirkt u. a. ein „Priming" der β-Rezeptoren → β-Mimetika können besser wirken. Dieser Effekt kommt u. a. in der Therapie des Asthma bronchiale zum Tragen. Die Priming-Wirkung setzt erst einige Stunden nach Applikation ein.

7

7.71.6 Bemerkungen

- Vorsicht und spezifische Überwachung bei psychischen Erkrankungen, Glaukom, Magen-Darm-Ulzera, schwerer Herzinsuffizienz, Hypertonie, Diabetes mellitus, Osteoporose; Hornhautverletzungen
- nur bei zwingender Indikation und unter Überwachung bei Colitis ulcerosa mit drohender Perforation, Divertikulitis, Enteroanastomosen (unmittelbar postop.)

7.72 Propofol

7.72.1 Handelsnamen und Darreichungsform

- Disoprivan [D], Propofol-Lipuro [D]
  - Amp. in 2 Konz. erhältlich: 1 % → 1 ml = 10 mg; 2 % → 1 ml = 20 mg

7.72.2 Art

Hypnotikum

7.72.3 Indikationen und Dosierung

- Narkoseeinleitung
  - Erwachsene: ca. 2 mg/kg KG als Bolus; ab ASA 3: 1–1,5 mg/kg KG empfohlen; Dosierung nach Wirkung
  - Kinder: 2,5–3,5–5 mg/kg KG als Bolus
    - um 5 mg/kg KG bei 1 %iger Lösung zu erhalten: ml = ½ kg KG; normalerweise werden 2,5–5 mg/kg KG appliziert, d. h. der Dosierungs-Range befindet sich zwischen der errechneten Menge und deren Hälfte; bei Bedarf höher dosieren
    - Beispiel: Pat. 20 kg KG → 20/2 = 10: verwende 5–10 ml 1 %ige Lösung
- TIVA
  - Erwachsene/Kinder:
    - während der 1 h: 10–12 mg/kg KG/h
    - an Erfordernisse anpassen: Reduktion bis auf 6 mg/kg KG/h möglich
    - Awareness-Gefahr ab < 6 mg/kg KG/h
  - Tipp: 1 % = 10 mg/ml; 2 % = 20 mg/ml
    - Propofol 1 %: starte mit KG [kg] = ml/h
    - dies entspr.: 10 mg/kg KG/h; z. B. Pat. 70 kg = 70 ml/h
    - bei 2 %iger Lösung: ml/h halbieren!
- Sedierung
  - Erwachsene/Kinder: 1–4 mg/kg KG/h

7.72.4 Kontraindikationen

- Unverträglichkeit eines Inhaltsstoffes
- relative KI: Hypovolämie, Gravidität, Stillen, Geburtshilfe, Fettstoffwechselstörungen

7.72.5 Bemerkungen

- Normovolämie anstreben! Bei instabilen Pat.: Dosis reduzieren und evtl. Vasokonstriktoren/Antihypotonika einsetzen
- Propofol ist hirndrucksenkend und kann daher auch bei SHT und Status epilepticus angewandt werden. Wird als neuroprotektiv eingeschätzt
- Propofol ist venenreizend; um den Injektionsschmerz zu vermindern, kann 2 % Lidocain im Verhältnis 1 : 10 bis 1 : 20 beigemengt werden (**cave** bei LA-Allergie: nicht übersehen, wenn die Mischung Standard in einer Abteilung ist! Off lable!).
- Propofol ist in Österreich seit 3/1998 auch für Narkosen bei Kindern < 3 J. zugelassen.

7.73 Prothrombinkomplex (PPSB-Konzentrat)

7.73.1 Handelsnamen und Darreichungsform

- Beriplex P/N [D, A, CH], Cofact [D, A] (heparinfrei!), Octaplex [D, A, CH], Prothromplex NF [D, A, CH]
  - Amp. z. B.: 250 IE, 500 IE, 600 IE, 1000 IE Pulver und Lösungsmittel

7.73.2 Art

Antihämorrhagikum, Gerinnungsfaktorenkonzentrat (Faktoren II, VII, IX, X, Protein C, Protein S in Kombination)

7.73.3 Indikationen und Dosierung

- Behandlung von durch Vitamin-K-Antagonisten verursachter Blutungsneigung vor OPs oder bei Überdosierung von Vitamin-K-Antagonisten sowie Behandlung eines angeborenen Mangels eines Vitamin-K-abhängigen Gerinnungsfaktors, wenn keine Einzelfaktorenkonzentrate zur Verfügung stehen, Verlust bei Blutung
- Dosierung:
  - bei Behandlung mit Vitamin-K-Antagonisten
    - 1 IE/kg KG hebt Quick-Wert um ca. 1 % an. (benötigte IE: $[\text{Quick}_{\text{soll}} - \text{Quick}_{\text{ist}}] \times$ kg KG)
    - z. B. 70 kg: aktueller Quick-Wert = 16 %, gewünschter Quick-Wert = 60 %: $(60–16) \times 70 = 44 \times 70 = 3080$ IE werden benötigt.
    - Korrektur nach INR (Quick) (▸ Tab. 7.25)
  - angeborener Gerinnungsfaktormangel:
    - Wird die Gerinnung aufgrund eines Einzelfaktorenmangels ausgeglichen, muss der jeweilige Gehalt am jeweiligen Einzelfaktor beachtet werden, siehe jeweilige Fachinformation
  - Massivblutung initial: 20–30 IE/kg KG
    - Einsatz bei Blutung und Dosierung nach ROTEM

Tab. 7.25 Dosierung PPSB-Konzentrat nach INR zur Normalisierung der INR (INR ≤ 1,3). Aus Fachinformation für Beriplex [D, A, CH]

	INR 2–3,9	INR 4–6	INR > 6
Dosierung in ml/kg KG	1	1,4	2
Dosierung in IE/kg KG (orientiert an Faktor IX)	25	35	50

7.73.4 Kontraindikationen

- Überempfindlichkeit gegen einen Bestandteil
- Thrombosegefahr, Angina pectoris, frischer Herzinfarkt (Ausnahme: lebensbedrohliche Blutung aufgrund Vitamin-K-Antagonist sowie vor Einleitung einer Fibrinolysetherapie), anamnestisch bekannte HIT bei heparinhaltigen Konzentraten

7.74 Ranitidin

7.74.1 Handelsnamen und Darreichungsform

- Ranitidinratiopharm [D], Ulsal [A], Zantic [CH]
  - Amp. z. B.: 5 ml = 56 mg Ranitidinhydrochlorid entspr. 50 mg Ranitidin

7.74.2 Art

Histamin-(H_2-)Rezeptor-Antagonist

7.74.3 Indikationen und Dosierung

- Prophylaxe und Therapie von Stressulkus und Rezidivulzera; unterstützend bei Blutungen, Ulzerationen, Erosionen im oberen GI-Trakt; Narkosevorbereitung (Verhinderung von Magensäureaspiration)
  - Erwachsene: 1 Amp. (50 mg) mit NaCl 0,9 % ad 20 ml verdünnen und über 4 min i. v. applizieren

7.74.4 Kontraindikationen

- Überempfindlichkeit gegen Ranitidin
- Pat. mit akuter intermittierender Porphyrie
- in der Schwangerschaft nur bei strenger Indikationsstellung anwenden (Ausnahme: Magensäureaspirationsprophylaxe bei Sectio caesarea). Geht in die Muttermilch über. Vor der Anwendung sollte abgestillt werden.

7.74.5 Bemerkungen

- Beim Zollinger-Ellison-Syndrom können bis zu 6 Amp. à 50 mg tgl. notwendig sein.
- kann bei anaphylaktischen Reaktionen, die mit Histamin-(H_1-) Rezeptor-Antagonisten, z. B. Dimetinden (z. B. Fenistil [D, A]) therapiert werden, zur gleichzeitigen Histamin-(H_2-)Rezeptor-Blockade verwendet werden

7.75 Remifentanil

7.75.1 Handelsnamen und Darreichungsform

- Ultiva [D, A, CH]
  - Trockenstechamp. z. B.: 1 mg, 2 mg, 5 mg

7.75.2 Art

Opiat-Analgetikum (ultrakurz wirksam, HWZ: 3–10 min)

7.75.3 Indikation und Dosierung

- Narkoseeinleitung und Aufrechterhaltung (Dosierung nach idealem KG!)
  - 0,1–0,5 µg/kg KG/min
- Bolusgabe zur Einleitung: 0,5–1 µg/kg KG über mind. 30 s

7.75.4 Kontraindikationen

- wie bei allen Opiaten
- darf nicht für Epidural- und Spinalanästhesien verwendet werden, da glycinhaltig
- nur mit Perfusor anwenden!

7.75.5 Bemerkungen

- **Verdünnung 1 ml = 40** µg (= 2 mg ad 50 ml NaCl 0,9 % bzw. 1 mg ad 25 ml NaCl 0,9 %), dann kann mit folgender Formel die gewichtsbezogene Infusionsmenge ausgerechnet werden:
  - Stufe 1 = (KG/10) × 1,5 = ml/h = 0,1 µg/kg KG/min
  - Stufe 1 × 2 = Stufe 2 → 0,2 µg/kg KG/min
  - Stufe 1 × 3 = Stufe 3 → 0,3 µg/kg KG/min
  - Stufe 1 × 4 = Stufe 4 → 0,4 µg/kg KG/min
  - Stufe 1 × 5 = Stufe 5 → 0,5 µg/kg KG/min

- **Verdünnung 1 ml = 100 µg** (1 mg ad 10 ml, 2 mg ad 20 ml, 5 mg ad 50 ml NaCl 0,9 %)
  - um Dosierung von 0,5 µg/kg KG/min zu erreichen, gilt:
    - kg KG × 0,3 = ml/h
    - rechne: kg KG/10 und dann × 3
    - von diesem Wert ausgehend gilt:
    - × 2 ergibt 1 µg/kg KG/min
    - durch 2 ergibt 0,25 µg/kg KG/min

7.76 Reproterol

7.76.1 Handelsnamen und Darreichungsform

- Bronchospasmin [D]
  - Amp. z. B.: 1 ml = 0,09 mg

7.76.2 Art

β-Sympathomimetikum zur i. v. Anwendung

7.76.3 Indikationen und Dosierung

- schwerer bronchospastischer Anfall und Status asthmaticus
  - Erwachsene:
    - Bolusgabe: 90 µg (= 0,09 mg) langsam i. v. (über 30–60 s); Wh. nach 10–15 min möglich
    - Infusion: 18–90 µg/h (weitere Dosiserhöhung titriert nach Wirkung möglich); Anwendung über 3–4 d unter Überwachungsbedingungen; über 6–24 h ausschleichen (sonst Rebound-Gefahr!)
  - Kinder ≥ 3 Mon.:
    - Bolusgabe: 1,2 µg/kg KG langsam i. v. (über 30–60 s); Wh. nach 10–15 min möglich
      Zubereitung: 1 ml à 90 µg + 14 ml NaCl 0,9 % = 6 µg/ml → 1 ml/5 kg KG
    - Kurzinf. initial: 1 µg/kg KG/min in NaCl 0,9 % über 10 min verabreichen; 1 Amp. = 90 µg/10 kg KG
    - Dauerinfusion: 0,2 µg/kg KG/min über 36–48 h
      weitere Dosistitration: unter HF-Kontrolle alle 10–30 min um 0,1 µg/kg KG/min steigern
      Maximaldosis: 2 µg/kg KG/min
      wenn ausreichende Wirkung/Maximaldosis erreicht: Dosis bis zur Symptombesserung (max. 48 h) beibehalten
      über 6–24 h ausschleichen (sonst Rebound-Gefahr!)

7.76.4 Kontraindikationen

- schwere Hyperthyreose, hypertrophe obstruktive Kardiomyopathie, Phäochromozytom

7.76.5 Wechselwirkungen

- bei gleichzeitiger Anwendung anderer β-Sympathomimetika: Verstärkung der NW ohne verbesserten therapeutischen Effekt

7.76.6 Bemerkungen

- **cave** bei allen Situationen, in denen eine Tachykardie vermieden werden muss!

7.77 Rocuronium

7.77.1 Handelsnamen und Darreichungsform

- Esmeron [D, A, CH]
  - Amp. z. B.: Dstfl. zu 10 ml = 100 mg; 5 ml = 50 mg; 2,5 ml = 25 mg Rocuroniumbromid

7.77.2 Art

Nicht depolarisierendes Muskelrelaxans

7.77.3 Indikationen und Dosierung

- RSI (Crush-Intub.; intubationsbereit nach ca. 60 s)
  - Erwachsene/Kinder ≥ 1 Mon.: 1 mg/kg KG (1 ml/10 kg KG); wirkt ca. 40–50 min
- Standardintubationsdosis bei einer Routineanästhesie (intubationsbereit nach ca. 90 s)
  - Erwachsene und Kinder > 1 Mon.:
    - 0,6 mg/kg KG (0,6 ml/10 kg KG); wirkt ca. 40–50 min
    - Wh.-Dosis: 0,15 mg/kg KG (0,15 ml/10 kg KG → 70 kg = ca. 1 ml)
      Wh.-Dosis verabreichen, wenn Zuckungsamplitude wieder 25 % vom Ausgangswert beträgt oder 2–3 Reizantworten auf eine TOF-Stimulation erfolgen
      Wh.-Dosis: wirkt ca. 13–20 min
- Dauerrelaxierung von Beatmeten auf einer ICU
  - statt Wh.-Dosis: Dauerinfusion mit 0,3–0,6 mg/kg KG/h
  - Diese Dosis muss während den ersten 6–12 h individuell reduziert werden. Hierzu wird die Dosis durch Titration ermittelt, die für eine Erhaltung eines neuromuskulären Blocks von 80–90 % (entspr. 1–2 Zuckungsantworten bei einer TOF-Stimulation) notwendig ist.

7.77.4 Kontraindikationen

- Unverträglichkeit von Rocuronium oder Bromid

7.77.5 Bemerkungen

- wirkt bei Kindern schneller und kürzer
- Antagonist: Sugammadex (Bridion [D, A, CH]); komplette Antagonisierung der Wirkung innerhalb von 60–90 s möglich

7.78 Ropivacain

7.78.1 Handelsnamen und Darreichungsform

- Naropin [D, A, CH], Ropinaest [A]
  - Amp. z. B.: in verschiedenen Packungsgrößen in den Konz. 2 mg/ml (0,2 %), 5 mg/ml (0,5 %), 7,5 mg/ml (0,75 %) und 10 mg/ml (1 %) im Handel

7.78.2 Art

Lang wirksames Lokalanästhetikum

7.78.3 Indikation und Dosierung

- max. Einzeldosis: 300 mg (Erwachsene); 3 mg/kg KG (Kinder)
- innerhalb von 24 h (Erwachsene): bis zu 675 mg
- bei einer begrenzten Anzahl von erwachsenen Pat.: Dosen von bis zu 800 mg/d mit relativ geringen NW vertragen
- chirurgische Anästhesie: ► Tab. 7.26
- „Behandlung akuter Schmerzzustände“: ► Tab. 7.27

7.78.4 Kontraindikationen

- Überempfindlichkeit gegen Ropivacain, einen Bestandteil oder andere LA vom Amid-Typ
- i. v. Lokalanästhesie; Parazervikalanästhesie in der Geburtshilfe, Hypovolämie

7.78.5 Wechselwirkungen

- wirkt additiv mit anderen Antiarrhythmika

7.78.6 Nebenwirkungen

- kann am Herz Überleitungsstörungen bis zum AV Block II° und III° sowie bis zur Asystolie verursachen

Tab. 7.26 Ropivacain: chirurgische Anästhesie.

Art der Blockade	Konz. (mg/ml)	ml	mg	Wirkeintritt (min)	Wirkdauer (h)
lumbal-epidural OP	7,5	15–25	113–188	10–20	3–5
	10	15–20	150–200	10–20	4–6
lumbal-epidural Sectio caesarea	7,5	15–20	113–150	10–20	3–5
Sectio caesarea: 7,5 mg/ml: beginne mit 13 ml (100 mg) über 3–5 min; 2 Zusatzdosen à 25 mg (3,3 ml) bei Bedarf möglich					
thorakoepidural Blockade bei postop. Schmerzen	7,5	5–15 je nach Injektionsort	38–113	10–20	keine Angabe
große Leitungsblockaden Empfehlungen nur für Plexus brachialis vorhanden	7,5	30–40	225–300	10–25	6–10
Feldblockaden (z. B. kleine Nervenblockaden und Infiltrationen)	7,5	1–30	7,5–225	1–15	2–6

Tab. 7.27 Ropivacain: „Behandlung akuter Schmerzzustände“.

Art der Blockade	Konz. (mg/ml)	ml	mg	Wirkeintritt (min)	Wirkdauer (h)
lumbal-epidurale Verabreichung					
als Bolusinjektion	2	10–20	20–40	10–15	0,5–1,5
als intermittierende Injektion (top-up), z. B. bei Wehenschmerzen	2	10–15 (mind. 30-min-Intervall zwischen den Boli!)	20–30		
kontinuierliche Infusion, z. B. bei Wehenschmerzen	2	6–10 pro h	12–20 pro h	–	–

Tab. 7.27 Fortsetzung

Art der Blockade	Konz. (mg/ml)	ml	mg	Wirkeintritt (min)	Wirkdauer (h)
kontinuierliche Infusion, z. B. bei postop. Schmerztherapie	2	6–14 pro h	12–28 pro h	–	–
thorakoepidurale Verabreichung					
kontinuierliche Infusion z. B. bei postop. Schmerztherapie	2	6–14 pro h	12–28 pro h	–	–
Feldblockaden					
z. B. kleine Nervenblockaden und Infiltration	2	1–100	2–200 mg	1–5	2–6
periphere Nervenblockaden					
z. B. Femoralis- oder Interskalenusblock; kontinuierliche Infusion oder Bolusverabreichung	2	5–10 pro h	10–20 pro h	–	–

7.78.7 Bemerkungen

- Kombination von Ropivacain 2 mg/ml mit Fentanyl 1–4 µg/ml bewirkt bei kontinuierlicher epiduraler Infusion eine bessere Schmerzlinderung, verursacht aber Opioid-NW! Eine intravasale Injektion muss vermieden werden (Intoxikation – lebensbedrohlich!).
- Sorgfältige und wiederholte Aspirationsversuche während der Verabreichung sind ein „Muss".
- Applikation sollte langsam und unter Überwachung der Vitalparameter erfolgen. Vor der Verabreichung größerer Mengen wird die Verabreichung einer Testdosis Lidocain mit Adrenalin (Epinephrin; z. B. 3–5 l Xylocain 2 % mit Epinephrin 1 : 200 000) unter EKG-Überwachung empfohlen. Die Testdosis ist in die Dosierungsempfehlungen mit einzubeziehen.
- Bei intravasaler Lage kommt es durch das Epinephrin zu einem Anstieg der HF. So kann eine intravasale Lage erkannt und korrigiert werden. Eine versehentliche intrathekale Injektion macht sich durch Anzeichen einer Spinalblockade bemerkbar.

- bei **Überdosierung** oder i. v. Injektion: Krämpfe (Diazepam oder Midazolam) und Rhythmusstörungen bis zum Kreislaufstillstand möglich → sehr lange Reanimation (h!), Azidoseausgleich, 100 % O_2, kein Lidocain als CPR-Medikament verwenden! Anaphylaktische Reaktionen nach gültigem Standard behandeln.

7.79 Sevofluran

7.79.1 Handelsnamen und Darreichungsform

- Sevorane [D, A, CH]
  - 1 Fl. enthält 250 ml.

7.79.2 Art

Volatiles Anästhetikum

7.79.3 Indikationen und Dosierung

- Einleitung von Inhalationsnarkosen
  - Erwachsene/Kinder: Konz. von bis zu 8 Vol.-%
  - Erreichen von chirurgischer Narkosetiefe binnen 2 min zu erwarten. Spätestens nach dem Bewusstseinsverlust muss die Dosierung auf die Aufrechterhaltungsdosis reduziert werden.
- Aufrechterhaltung von Inhalationsnarkosen nach MAC ► Tab. 7.28
- Bei ballancierter Anästhesie i. d. R. MAC 0,5–0,7

Tab. 7.28 Sevofluran: MAC bei entsprechendem Alter.

Alter	Sevofluran in 100 % O_2 (%)	Sevofluran in 35 % O_2/65 % N_2O (%)
0–1 Mon.	3,3	–
1–6 Mon.	3	–
6 Mon. bis 3 J.	2,8	–
3–12 J.	2,5	–
25 J.	2,6	1,4
40 J.	2,1	1,1
60 J.	1,7	0,9
80 J.	1,4	0,7

7.79.4 Kontraindikationen

- Überempfindlichkeit gegen einen Bestandteil
- Prädisposition zu MH

7.79.5 Bemerkungen

- CO_2-Absorber darf nie ausgetrocknet sein.
- Vereinzelt wurden QT-Zeit-Verlängerungen und Torsade-de-Pointes-Tachykardien berichtet.
- Wiederholte Anwendung v. a. innerhalb von 3 Mon. erhöht das Risiko einer Leberschädigung.
- Bei Pat. mit eingeschränkter Nierenfunktion (Kreatinin > 1,5 mg/dl [130 µmol/l]) sollten die Nierenparameter postop. genau überwacht werden.

7.80 Succinylcholin (Suxamethoniumchlorid)

7.80.1 Handelsnamen und Darreichungsform

- Lysthenon [D, A, CH], Pantolax-Actavis [D], Midarine [CH], Succinol [CH]
  - Amp. z. B.: 5 ml = 100 mg

7.80.2 Art

Depolarisierendes Muskelrelaxans

7.80.3 Indikation und Dosierung

- Crush-Intub.
  - Erwachsene: 1–1,5 mg/kg KG
  - Kinder (1–12 J.): 1 mg/kg KG
  - Neugeborene und Säuglinge: 1–2 mg/kg KG

7.80.4 Kontraindikationen

- CHE-Mangel, MH, Hyperkaliämie (akut nach Verbrennungen), neuromuskuläre Erkrankungen, perforierende Augenverletzungen

7.80.5 Bemerkungen

- **cave:** bei Kindern und Jugendlichen nur anwenden, wenn unvermeidbar.
- Bei Pat. mit atypischer CHE kann die Wirkung mehrere Stunden lang anhalten.

7.81 Sufentanil

7.81.1 Handelsnamen und Darreichungsform

- **cave:** Sufentanil wird grundsätzlich in 2 Konz. angeboten (5 µg/ml und 50 µg/ml). Sufenta wird in D, A und der CH unter gleichem Namen in unterschiedlicher Konz. und in verschiedenen Ampullengrößen vertrieben. Um Verwechslungen zu vermeiden, werden hier ausnahmsweise keine Handelsnamen angeführt. Stellen Sie sicher, dass Sie die Konz. der von Ihnen verwendeten Zubereitung kennen.
- Sufentanil-Zubereitungen mit 5 µg/ml
- Sufentanil-Zubereitungen mit 50 µg/ml

7.81.2 Art

Opiat-Analgetikum

7.81.3 Indikationen und Dosierung

- Opiat-Analgetikum zur Anästhesie und Sedierung von intubierten Pat.
  - als Opiatkomponente einer Narkose
    - 0,5–2 µg/kg KG i. v. → 70 kg = 35–140 µg = 0,7–2,8 ml Sufentanil-Zubereitung mit 50 µg/ml (0,5 µg/kg KG wirken etwa 50 min)
    - Wh.: ca. 0,15–0,7 µg/kg KG (wenn Vitalzeichen auf Operationsstressreaktion oder Nachlassen der Analgesie hinweisen)
  - Monoanästhesie mit Sufentanil
    - 8–30 µg/kg KG
    - Tiefe Anästhesie wird so auch ohne zusätzliche Anästhetika erreicht. Bei Dosen > 8 µg/kg KG beträgt die Induktionszeit 1–4 min.
    - Wh.: 25–50 µg (0,5–1,0 ml) (wenn Vitalzeichen auf Operationsstressreaktion oder das Nachlassen der Analgesie hinweisen)
  - als Teil einer Analgosedierung auf einer ITS
    - als Monosubstanz oder kombiniert mit z. B. Benzodiazepinen, Propofol oder Esketamin verwendbar; individuelle Dosisanpassung!
    - Sufentanil-Zubereitung mit 50 µg/ml:
      initial: 0,7–1 µg/kg KG/h → 70 kg: 1–1,4 ml/h
      im Verlauf meist auf ca. 0,4 µg/kg KG/h reduzierbar → 70 kg: 0,6 ml/h Bolus bei schmerzhaften Prozeduren: 0,5 ml
    - gebräuchliche Verdünnungen in der Intensivmedizin: 20 ml Sufentanil-Zubereitung mit 50 µg/ml + 30 ml NaCl 0,9 % → 1 ml = 20 µg initial: 0,7–1 µg/kg KG/h → 70 kg: 2,45–3,5 ml/h
      im Verlauf meist auf ca. 0,4 µg/kg KG/h reduzierbar → 70 kg: 1,4 ml/h Bolus bei schmerzhaften Prozeduren: ca. 1,25 ml

7.81.4 Kontraindikationen

- bekannte Überempfindlichkeit
- akute hepatische Porphyrie; Krankheitszustände, bei denen eine Dämpfung des Atemzentrums vermieden werden muss

7.81.5 Bemerkungen

- teilweise bradykardisierend; i. d. R. gut therapierbar mit Anticholinergikum
- bei Therapie mit β-Rezeptoren-Blocker oder mit Kalziumkanalblocker erhöhte Wahrscheinlichkeit für das Auftreten einer Bradykardie

7.82 Sugammadex

7.82.1 Handelsnamen und Darreichungsform

- Bridion [D, A, CH]
  - Amp. z. B.: Dstfl. zu 2 ml = 200 mg Sugammadex-Octanatrium (1 ml = 100 mg); Dstfl. zu 5 ml = 500 mg Sugammadex-Octanatrium (1 ml = 100 mg)

7.82.2 Art

Muskelrelaxans-Reversor

7.82.3 Indikationen und Dosierung

- routinemäßige Aufhebung der durch Rocuronium oder Vecuronium induzierten neuromuskulären Blockade
  - wenn mind. 2 PTC vor Applikation auslösbar:
    - Erwachsene: 4 mg/kg KG (70 kg = 2,8 ml)
      T 1/T 4-Verhältnis erreicht 0,9 nach ca. 3 min
  - wenn Spontanerholung mind. T 2 erreicht hat:
    - Pat. ab 2 J.: 2 mg/kg KG (70 kg = 1,4 ml)
      T 1/T 4-Verhältnis erreicht 0,9 nach ca. 2 min
- sofortige Aufhebung der durch Rocuronium oder Vecuronium induzierten neuromuskulären Blockade
  - Erwachsene: 16 mg/kg KG (70 kg = 11 ml)
    - bei Verabreichung 3 min nach Relaxierung mit Rocuronium (1,2 mg/kg KG):
      T 1/T 4-Verhältnis erreicht 0,9 nach ca. 1,5 min

7.82.4 Kontraindikationen

- bekannte Überempfindlichkeit gegenüber Sugammadex-Octanatrium oder einem anderen Bestandteil
- Verdrängung durch Toremifen (Fareston [A]), Flucloxacillin und Fusidinsäure
- Einkapselung von hormonellen Kontrazeptiva möglich (Aufklärung nach Anwendung!)

7.82.5 Bemerkungen

- nach Anwendung von Sugammadex 4 mg/kg KG Mindestwartezeit vor neuerlicher Relaxierung mit Rocuronium 1,2 mg/kg KG: 5 min.
- nach Anwendung von Sugammadex 16 mg/kg KG: Wartezeit 24 h
- Bei Pat. mit schwer eingeschränkter Nierenfunktion wird die routinemäßige Anwendung nicht empfohlen.
- Dosierung erfolgt nach dem tatsächlichen KG. Aufhebung der Relaxierung kann in Ausnahmefällen bis zu 16 min dauern.
- Bei relevanter Restrelaxierung am Ende einer Allgemeinanästhesie reichen i. d. R. 50–200 mg aus, um die Restrelaxierung suffizient unter Relaxometriekontrolle binnen 2–3 min aufzuheben.

7.83 Sulproston

7.83.1 Handelsnamen und Darreichungsform

- Nalador-500 [D, A, CH]
  - Amp. z. B.: 1 Trockenstechamp. = 500 µg

7.83.2 Art

Synthetisches Prostaglandin

7.83.3 Indikationen und Dosierung

- postpartale atone Hämorrhagie (Second Line nach Oxytocin)
  - 1,7–8,3 µg/min
    - max. Gesamtdosis: 1500 µg über 24 h
  - z. B. Perfusor: 1 Trockenstechamp. à 500 µg ad 50 ml mit NaCl 0,9 % = 10 µg/ml
    - 3 min mit 50 ml/h (8,3 µg/min) = Einschwemmphase
    - 7 min mit 10 ml/h (1,6 µg/min) = Reduktionsphase
    - dann 1–2 ml/h (0,16–0,32 µg/min) = Erhaltungsphase (Schema Uniklinikum Heidelberg)
  - In einigen Publikationen werden kurzfristige Förderraten von bis zu 99 ml/h und Erhaltungsdosen von 25–75 ml/h angegeben. Dies erscheint sehr hoch! **Cave** NW! Maximale Tagesdosis beachten!

7.83.4 Kontraindikationen

- Bronchialasthma, spastische Bronchitis, Herzerkrankung, Gefäßerkrankung (v. a. der Koronargefäße), schwere Hypertonie, schwere Leber- oder Nierenfunktionsstörungen, dekompensierter Diabetes mellitus, zerebrale Krampfleiden, Glaukom, Thyreotoxikose, akute gynäkologische Infektion, Colitis ulcerosa, akutes Ulcus ventriculi, Sichelzellanämie, Thalassämie, Krankheiten des rheumatischen Formenkreises (wie chron. Polyarthritis)
- allgemein schwere Krankheiten; vorausgegangene Uterus-OP; Geburtseinleitung bei lebensfähigem Kind

7.83.5 Nebenwirkungen

- kann Lungenödem (Druckerhöhung im pulmonalen Kreislauf), Bronchospasmus, Bradykardie,, Koronarspasmen und Myokardischämie auslösen
- Übelkeit und Erbrechen

7.84 Teicoplanin

7.84.1 Handelsnamen und Darreichungsform

- Targocid [D, A, CH]
  - Amp. z. B.: Dstfl. zu 100 mg, 200 mg und 400 mg

7.84.2 Art

Glykopeptid-Antibiotikum (Wirkspektrum: grampos. Keime)

7.84.3 Indikationen und Dosierung

- bei komplizierten Haut- und Weichteilinfektionen, Pneumonien, komplizierten Harnwegsinfektionen: ► Tab. 7.29
  - Erwachsene/Kinder > 12 J.
- Knochen- und Gelenkinfektionen: ► Tab. 7.30
  - Erwachsene/Kinder > 12 J.
- orale Anwendung als Alternativbehandlung bei von *Clostridium difficile* verursachter Diarrhoe und Colitis
  - 2 × tgl. 100–200 mg Teicoplanin p. o. für 7–14 d
- Endokarditis: ► Tab. 7.31
  - Erwachsene/Kinder > 12 J.

Tab. 7.29 Teicoplanin: komplizierte Haut- und Weichteilinfektionen, Pneumonien, komplizierte Harnwegsinfektionen.

Therapieeinleitung		**Therapieerhaltung**	
400 mg i. v./i. m. (= mind. 6 mg/kg KG) alle 12 h für 3 Anwendungen	**Ziel**-Serumtalspiegel an Tag 3–5: > 15 mg/l (FPIA-Methode)	6 mg/kg KG i. v./i. m. 1 × tgl.	**Ziel**-Serumtalspiegel: > 15 mg/l (FPIA-Methode)

Tab. 7.30 Teicoplanin: Knochen- und Gelenkinfektionen.

Therapieeinleitung		**Therapieerhaltung**	
800 mg i. v./i. m. (= mind. 12 mg/kg KG) alle 12 h für 3–5 Anwendungen	**Ziel**-Serumtalspiegel an Tag 3–5: > 20 mg/l (FPIA-Methode)	12 mg/kg KG i. v./i. m. 1 × tgl.	**Ziel**-Serumtalspiegel: > 20 mg/l (FPIA-Methode)

Tab. 7.31 Teicoplanin: Endokarditis.

Therapieeinleitung		**Therapieerhaltung**	
800 mg i. v./i. m. (= mind. 6 mg/kg KG) alle 12 h für 3–5 Anwendungen	Ziel-Serumtalspiegel an Tag 3–5: > 30–40 mg/l (FPIA-Methode)	12 mg/kg KG i. v./i. m. 1 × tgl.	Ziel-Serumtalspiegel: > 30 mg/l (FPIA-Methode)

- Pat. mit Niereninsuffizienz
  - bis zum 4. Behandlungstag keine Dosisanpassung
  - nach dem 4. Tag (**Ziel:** Talspiegel ≥ 10 mg/l):
    - bei leichter bis mäßiger Niereninsuffizienz (Cl_{Kr} 30–80 ml/min): Erhaltungsdosis halbieren (Gabe volle Dosis jeden 2. Tag oder ½ der Dosis jeden Tag)
    - bei schwerer Niereninsuffizienz (Cl_{Kr} < 30 ml/min) und bei Hämodialysepat.: Erhaltungsdosis = ⅓ der Normaldosis (Gabe volle Dosis jeden 3. Tag oder ⅓ der Dosis jeden Tag)
  - Neugeborene/Säuglinge bis zu einem Alter von 2 Mon.
    - Initialdosis: 16 mg/kg KG als i. v. Infusion
    - Erhaltungsdosis: 1 × tgl. i. v. Infusion von 8 mg/kg KG
  - Kinder von 2 Mon.–12 J.
    - Initialdosis: 10 mg/kg KG i. v. alle 12 h für 3 Gaben
    - Erhaltungsdosis: 6–10 mg/kg KG i. v. 1 × tgl.

7.84.4 Nebenwirkungen

- in seltenen Fällen Red-Man-Syndrom (Symptomenkomplex mit Pruritus, Urtikaria, Hautrötungen, Angioödem, Tachykardie, RR-Abfall, Dyspnoe), Stevens-Johnson-Syndrom, TEN
- Thrombopenie unter Anwendung möglich
- nephrotoxisch, ototoxisch

7.84.5 Bemerkungen

- bei Infektionen durch grampos. Bakterien Talspiegel mind. 10 mg/l, wenn mittels HPLC bestimmt, und mind. 15 mg/l, wenn mittels FPIA bestimmt
- Bei Endokarditis und anderen schweren Infektionen sollten die Teicoplanin-Talspiegel 15–30 mg/l betragen, wenn mittels HPLC bestimmt, oder 30–40 mg/l, wenn mittels FPIA bestimmt.
- nicht durch Hämodialyse dialysierbar

7.85 Terbutalin

7.85.1 Handelsnamen und Darreichungsform

- Bricanyl [D, A, CH]
  - Amp. z. B.: 1 ml = 0,5 mg Terbutalinsulfat

7.85.2 Art

β-Sympathomimetikum

7.85.3 Indikationen und Dosierung

- Bronchospasmen
  - Erwachsene:
    - i. v. Bolusapplikation:
0,25–0,5 mg langsam i. v. (= 0,5–1 ml)
ad 10 ml NaCl 0,9 %, **langsam** (über ca. 10 min)
Wh. ca. alle 6 h möglich; max. 2 mg/24 h
  - i. v. Perfusor-Applikation:
4 Amp. ad 50 ml (= 40 µg/ml); ca. 2 ml/h i. v.
Anfangsbolus: 2,5 ml (= 100 µg) über ca. 10 min i. v.
  - Kinder:
    - i. v. Perfusor-Applikation: 1 Amp. ad 50 ml = 10 µg/ml
25 µg = 0,025 mg/kg KG = 0,05 ml/kg KG über 24 h i. v.
Anfangsbolus: 1,5 µg = 0,0015 mg/kg KG über 10 min i. v. (= 1,5 ml der 10 µg/ml Lösung pro 10 kg KG i. v.)

- Bronchospasmen (vernebeln)
  - Erwachsene/Kinder: 1–2 Amp. Bricanyl [D, A, CH] ad 6 ml NaCl in einer Verneblermaske zubereiten; O_2-Flow nach Wirkung anpassen; mit niedrigem Flow (6–8 l/min) beginnen; Wirkung endet kurz nach Applikationsende

7.85.4 Kontraindikationen

- Überempfindlichkeit gegenüber Terbutalin oder einem Bestandteil
- Terbutalin ist bei Schwangeren mit Gestose, Placenta praevia oder bei Vorgeburtsblutungen absolut kontraindiziert.

7.85.5 Nebenwirkungen

- kann Tachykardien und Arrhythmien auslösen

7.85.6 Bemerkungen

- sehr langsam i. v. verabreichen
- kann auch zur Tokolyse eingesetzt werden (Notfalltokolyse: ½ Amp. [= 0,25 mg] ad 10 ml NaCl 0,9 % über **mind.** 10 min i. v.).

7.86 Thiopental

7.86.1 Handelsnamen und Darreichungsform

- Trapanal [D], Pentothal [CH]
  - Amp. z. B.: Trockenstechamp. zu 1 g, 2,5 g und 5 g

7.86.2 Art

Hypnotikum (Barbiturat)

7.86.3 Indikationen und Dosierung

- Narkoseeinleitung
  - Erwachsene: 2–5 mg/kg KG
    - Empfehlung: Je 1 g Thiopental ad 40 ml Aqua bidest. ergibt 25 mg/ml.
    - 1–2 ml/10 kg entspr. dann 2,5–5 mg/kg KG
  - Neugeborene (0–27 Tage): 3–5 mg/kg KG
  - Säuglinge (28 d bis 23 Mon.): 5–8 mg/kg KG
  - bei größeren Kindern/Jugendlichen: Erwachsenendosis
    - Bei Kindern empfiehlt es sich 1 ml der 25 mg/ml Lösung nochmals mit Aqua bidest. ad 10 ml zu verdünnen → 2,5 mg/ml

- Narkose zur Durchbrechung eines Status epilepticus als Ultima Ratio
  - Erwachsene:
    - Loading Dose: 5 mg/kg KG
    - dann alle 3–5 min 1–2 mg/kg KG bis ein Burst-Suppression-EEG für 5–10 s erzielt werden kann
    - nach ca. 30 min 5 mg/kg KG/h per Perfusor (Burst-Suppression-EEG) → auf 1 mg/kg KG/h reduzieren und bis 12 h nach Krampfende belassen
      Intensivmedizinische Überwachung und EEG! Kreislaufunterstützung mit intensivmedizinischen Maßnahmen kann nötig sein!

7.86.4 Kontraindikationen

- Überempfindlichkeit gegen einen Bestandteil oder andere Barbiturate
- Myasthenia gravis; Status asthmaticus, respiratorische Insuffizienz, schwere Dyspnoe (Thiopental ist bronchokonstriktorisch)
- dekompensierte schwere Myokardschäden, Herzrhythmusstörungen, akuter MCI
- schwerer Schock, akute hepatische Porphyrie

7.87 Tigecyclin

7.87.1 Handelsnamen und Darreichungsform

- Tygacil [D, A, CH]
  - Amp. z. B.: Trockenstechamp. zu 50 mg; nach Rekonstitution: 1 ml = 10 mg

7.87.2 Art

Antibiotikum

7.87.3 Indikationen und Dosierung:

- komplizierte intraabdominale Infektionen, komplizierte Haut- und Weichgewebsinfektionen (außer bei Infektionen des diabetischen Fußes), wenn andere Alternativen nicht geeignet sind
  - Erwachsene:
    - Initialdosis: 100 mg gefolgt von 50 mg alle 12 h Infusionen über 30–60 min i. v. für 5–14 d
    - Dosisanpassung bei Leberinsuffizienz:
      bei leichten bis mittelschweren Leberfunktionsstörungen (Child-Pugh A und Child-Pugh B): keine Dosisanpassung erforderlich
      bei schweren Leberfunktionsstörungen (Child-Pugh C): nach Anfangsdosis von 100 mg 25 mg alle 12 h; besondere Überwachung, ob Ansprache auf Therapie gegeben

- Kinder/Jugendliche:
  - 8–12 J.: 1,2 mg/kg KG (max. 50 mg) alle 12 h für 5–14 d
  - 12–18 J.: 50 mg alle 12 h für 5–14 d

7.87.4 Nebenwirkungen

- In Studien wurde beschrieben, dass bei Pat. mit komplizierten Haut- und Weichgewebsinfektionen, komplizierten intraabdominalen Infektionen, Infektionen des diabetischen Fußes (hier außerdem weniger wirksam als Vergleichsantibiotika), nosokomialer Pneumonie sowie mit resistenten Erregern, die mit Tygacil [D, A, CH] behandelt wurden, eine numerisch höhere Mortalitätsrate als unter Vergleichsmedikation beobachtet wurde. Die Gründe hierfür sind unbekannt.
- Antibiotika der Glycylcyclin-Gruppe ähneln strukturell der Tetracyclin-Gruppe: Fotosensitivität, Pseudotumor cerebri, Pankreatitis, antianabolische Wirkung mit erhöhten BUN-Werten, Azotämie, Azidose und Hyperphosphatämie sind als NW möglich.

7.87.5 Bemerkungen

- Fachinformation lesen!
- keine Dosisanpassung bei Niereninsuffizienz nötig
- nicht dialysierbar
- resistent gegen die 2 wichtigsten Mechanismen einer Tetracyclin-Resistenz (ribosomaler Schutz und Efflux).

7.88 Tranexamsäure

7.88.1 Handelsnamen und Darreichungsform

- Cyklokapron [D, A, CH]
  - Amp. z. B.: 5 ml = 500 mg

7.88.2 Art

Antifibrinolytikum

7.88.3 Indikationen und Dosierung

- generalisierte und lokale Hyperfibrinolyse
  - pragmatische Dosierung Erwachsene: 1 g i. v. + 1 g über 8 h (Perfusor)
  - 15–20 mg/kg KG i. v. (Erwachsener: ca. 1–2 g = 2–4 Amp.; Kinder ab 1a)
  - Wh. alle 6–8 h möglich

7.88.4 Kontraindikationen

- im lebensbedrohlichen Notfall bei fehlenden Alternativen: keine
- sonstige KI: Frühschwangerschaft, Störungen des Farbensinnes; bei schweren Nierenfunktionsstörungen: Kumulationsgefahr; massive Blutungen aus dem oberen Harntrakt (da ein entstehendes Koagel die ableitenden Harnwege okkludieren könnte), Pat. mit akuten Thrombosen (z. B. Pulmonalarterienembolie, Lungenembolien und Hirnvenenthrombosen)

7.88.5 Bemerkungen

- Fibrin und Fibrinogen können durch Plasmin lysiert (gespalten) werden. Die Spezifität von Plasmin gegenüber Fibrin und Fibrinogen kommt dadurch zustande, dass Plasminogen erst zu Plasmin aktiviert werden kann, wenn es an Fibrinfäden bindet. Tranexamsäure bindet irreversibel an Plasminogen (Komplexbindung). Das so blockierte Plasminogen kann nicht mehr an die Fibrinoberfläche binden und deshalb nicht zu Plasmin aktiviert werden.

7.89 Urapidil

7.89.1 Handelsnamen und Darreichungsform

- Ebrantil [D, A, CH]
  - Amp. z. B.: 5 ml = 27,35 mg Urapidilhydrochlorid → entspr. 25 mg Urapidil (1 ml = 5 mg); 10 ml = 54,7 mg Urapidilhydrochlorid → entspr. 50 mg Urapidil (1 ml = 5 mg)

7.89.2 Art

α_1-Adrenozeptor-Antagonist mit zentraler Wirkung

7.89.3 Indikationen und Dosierung

- hypertensive Krise und therapieresistente schwere und schwerste Form der Hypertonie
  - Erwachsene:
    - 10–50 mg i. v.; Wh. möglich
    - Empfehlung: 12,5 mg → wenn keine ausreichende Reaktion nach 2 min → 25 mg → wenn keine ausreichende Reaktion nach 2 min → 25(–50) mg
- kontrollierte intra-/postop. RR-Senkung
  - Erwachsene:
    - 25 mg-Bolus über 20 s → wenn keine Reaktion nach 2 min → 25 mg Bolus → wenn keine Reaktion nach 2 min → 50 mg langsam i. v.
    - Wenn RR erfolgreich gesenkt wurde, sollte Urapidil weiter via Perfusor verabreicht werden, um den RR zu stabilisieren. Erhaltungsdosis (im Mittel: 9 mg/h) muss individuell angepasst werden.

- Perfusor-Dosierung als Erhaltungsdosis zur längerfristigen kontrollierten RR-Senkung:
  - 250 mg Ebrantil = 50 ml Ebrantil pur (z. B. 5 Amp. à 10 ml)
  - im Mittel als Erhaltungsdosis für eine adäquate RR-Senkung: ca. 10 mg/h = 2 ml/h

7.89.4 Kontraindikationen

- Überempfindlichkeit gegen Urapidil oder einen Bestandteil
- arteriovenöser Shunt, Aortenisthmusstenose
- **cave** bei Hypovolämie (starker RR-Abfall zu erwarten), Herzinsuffizienz aufgrund mechanischer Funktionsbehinderung (AK-, MK-Stenose), Leber- oder Nierenfunktionsstörung, Kindern (keine Datenlage), älteren Pat.

7.89.5 Wechselwirkungen

- Cimetidin → Erhöhung der Urapidil-Serumspiegelmaxima

7.89.6 Bemerkungen

- bewirkt zentral eine Abnahme des Sympathikotonus
- Die RR-senkende Wirkung beruht auf Abnahme des peripheren Strömungswiderstandes ohne begleitende wesentliche Reflextachykardie.
- ökonomisiert die Herzarbeit bei niedrigem HZV
- Die volle Wirkung ist bereits 5 min nach i. v. Gabe zu erwarten.

7.90 Vancomycin

7.90.1 Handelsnamen und Darreichungsform

- Vanco-Ratiopharm [D], Vancocin [A, CH]
  - Amp. z. B.: Trockenstechamp. zu 500 mg und 1000 mg

7.90.2 Art

Antibiotikum

7.90.3 Indikationen und Dosierung

- schwere und lebensbedrohliche Infektionen, durch empfindliche grampos. Erreger, die mit einem weniger toxischen Antibiotikum (z. B. Penicillin oder Cephalosporin) nicht behandelt werden können

Tab. 7.32 Vancomycin: Dosisanpassung bei Niereninsuffizienz; Initialdosis: mind. 15 mg/kg KG.

Cl_{Kr} (ml/min)	Vancomycin-Dosis (mg/d)
> 100	2000–1500
100–70	1500–1000
70–30	1000–500
20	300
10	150

- Vancomycin sollte vorbehalten werden für Endokarditiden, Osteomyelitis, Pneumonie, Weichteilinfektionen.
  - Erwachsene/Jugendliche > 12 J.:
    - Tagesdosis = 2 g aufgeteilt auf 4 × 500 mg oder 2 × 1000 mg
    - mit max. 10 mg/min i. v.
    - als periop. Prophylaxe: 1000 mg i. v. (Wh. nach 12 h möglich)
  - Kinder (1 Mon. bis ≤ 12 J.):
    - 10 mg/kg KG alle 6 h oder 20 mg/kg KG alle 12 h
    - bis 60 mg/kg KG/d in 2–4 Einzeldosen möglich
  - Neugeborene/Säuglinge:
    - Anfangsdosis: 15 mg/kg KG, gefolgt von 10 mg/kg KG
    - alle 12 h während der 1. Lebenswo.
    - danach alle 8 h bis zu einem Alter von 1 Mon.
    - Überwachung der Serumkonz. wird empfohlen!
- eingeschränkte Nierenfunktion
  - Initialdosis: mind. 15 mg/kg KG
  - danach Wh.-Dosen nach Cl_{Kr} (ml/min) (▶ Tab. 7.32)
  - Dosierung bei Hämodialyse:
    - Pat. mit Anurie und regelmäßiger Hämodialyse: 1000 mg Sättigungsdosis, 1000 mg Erhaltungsdosis alle 7–10 d
  - Überwachung der Serumkonz.:
    - sollte am 2. Behandlungstag unmittelbar vor der nächsten Verabreichung (Talspiegel) und 1 h nach Infusionsende (Spitzenspiegel) kontrolliert werden. Spiegelbestimmung wird 2–3 × /Wo. empfohlen.
    - therapeutische Vancomycin-Spitzenspiegel: 30–40 mg/l (max. 50 mg/l), therapeutische Talspiegel: 5–10 mg/l

7.90.4 Wechselwirkungen

- **cave** bei Pat. mit bekannter Überempfindlichkeit gegen Teicoplanin → Kreuzallergie möglich

7.90.5 Nebenwirkungen

- Zu schnelle Verabreichung (z. B. Bolus über 1 min) geht möglicherweise mit verstärkter Hypotonie (bis Schock, Kreislaufstillstand) sowie histaminartigen Reaktionen und makulopapulösem oder erythematösem Hautausschlag (Red-Man-Syndrom oder Red-Neck-Syndrom) einher. Die Hautreaktionen verschwinden i. d. R. rasch nach Beendigung der Infusion.
- stark venenreizend
- Nekrosen bei Paravasat oder i. m. Injektion!

8 Blutprodukte und Blutgerinnung

8.1 Blut und Blutprodukte

8.1.1 Erythrozytenkonzentrate

Indikationen

- Mangel an O_2-Trägern (akuter Blutverlust; chron. Anämie)
  - Organgesunde: Hkt bis zu 20 % kann toleriert werden; absolut kritischer Hb-Wert wird von vielen Autoren mit 5 g/dl angegeben.
  - Pat. mit klinisch relevanten Erkrankungen: Hkt von 30 % sollte nicht unterschritten werden.
  - Gesunde: tolerieren meist einen Hb-Wert von bis zu 7 g/dl; < 7 g/dl bestehen bereits fragliche Risiken betreffend der zerebralen und kardialen O_2-Versorgung
  - kritisch Kranke: Hb-Wert von 7 g/dl sollte nicht unterschritten werden.
  - KHK-Pat./Pat. mit rezentem Herzinfarkt: Hb-Wert von 8 g/dl wird als kritisch angesehen und sollte nicht unterschritten werden.
  - **Therapieziel:** 7–9 g/dl scheint sinnvoll.

Dosierung

3 ml EK/kg KG steigern den Hb-Gehalt um ca. 1 g/dl.

Anfordern von Blutkonserven

1. Pat. sicher identifizieren (Name und Geburtsdatum prüfen)
2. Kreuzblut abnehmen und Etikett nochmals auf Richtigkeit prüfen
3. Blutkonserven anfordern

Transfusionsablauf

1. Prüfe: Stimmen Name des Pat. und Name am Kreuzprobenzettel überein?
2. Prüfe: Stimmen Identitätsnummer des EK und die am Kreuzprobenzettel überein?
3. Prüfe: Stimmen Blutgruppe auf dem EK und die des Pat. überein?
   Nur wenn 1., 2. und 3. mit „Ja" beantwortet werden können, darf das EK vorbereitet werden. – **cave:** nur spezielle Transfusionsbestecke (Filter!) verwenden
4. Bedside-Test (S. 325): am Bett/beim Pat. (nicht im Ärztezimmer, Schwesternstützpunkt oder sonst wo! – keine Ausreden!)
5. Wenn der Bedside-Test übereinstimmend ist, kann das EK transfundiert werden. Es empfiehlt sich initial einige ml rasch zu transfundieren, dann die Transfusion zu stoppen und etwa 5 min am Bett abzuwarten, um etwaige akute Transfusionsreaktionen sofort zu erkennen. Erst nach 5 min ohne Zwischenfall sollte die Konserve dann endgültig transfundiert werden.
6. Transfusion (Beginn, Ende, durchführender Arzt, Verlauf) dokumentieren!

✔ Merke

Eine Transfusion von EK ist quasi die Transplantation eines flüssigen Organes!

Literatur

[57] Hebert et al. Variation in red cell transfusion practice in the intensive care unit: a multicentre cohort study. Crit Care 1999; 3: 57–63

Bedside-Test

Beim Bedside-Test wird direkt am Bett des Pat. die Major-Kompatibilität von EK und das Blut des Pat. überprüft. Auf eine Testkarte mit Antiserum (Anti-A und Anti-B) wird hierzu Blut des Pat. und EK aufgebracht und optisch kontrolliert, ob die Kompatibilität gegeben ist (▶ Tab. 8.1, ▶ Tab. 8.2).

Tab. 8.1 EK-Kompatibilität.

Empfänger	Spender
0	0
A	A, 0
B	B, 0
AB	AB, A, B, 0

Tab. 8.2 Blutgruppen und Rhesusfaktor-Merkmale.

Blutgruppe	Genotyp	Antigen auf den Erythrozyten	reguläre Antikörper im Plasma
A	AA A0	A	Anti-B
B	BB B0	B	Anti-A
AB	AB	A, B	keine
0	00	keine	Anti-A + Anti-B
Rhesusfaktor pos.	–	D	keine
Rhesusfaktor neg.	–	keine	keine

Durchführung

- Für den Bedside-Test kann natives Blut (mit einer Spritze) oder in einem EDTA-Röhrchen abgenommenes Blut verwendet werden.
- Je einige Tropf. Blut werden auf die Testfelder mit Anti-A- und Anti-B-Reagens aufgebracht. Auf eine 2. Testkarte werden je einige Tropf. EK auf die Testfelder mit Anti-A- und Anti-B-Reagens aufgebracht (▶ Abb. 8.1).
- Es gibt verschiedene Testkarten. Man muss sich mit den jeweils verwendeten vertraut machen. Bei Testkarten mit Trockenreagenzien empfiehlt es sich je 1 Tropf. NaCl 0,9 % zuzugeben und die Reagenzien mit dem Blut bzw. EK mit jeweils einer neuen (**cave:** Kontamination vermeiden!) Injektionsnadel zu verrühren.

Interpretation

- wenn nur Anti-A ausflockt → Blutgruppe A
- wenn nur Anti-B ausflockt → Blutgruppe B
- wenn beide ausflocken → Blutgruppe AB
- wenn keine ausflockt → Blutgruppe 0

Ist das Ergebnis nicht eindeutig → nicht transfundieren, sofortige Rücksprache mit der Blutbank!

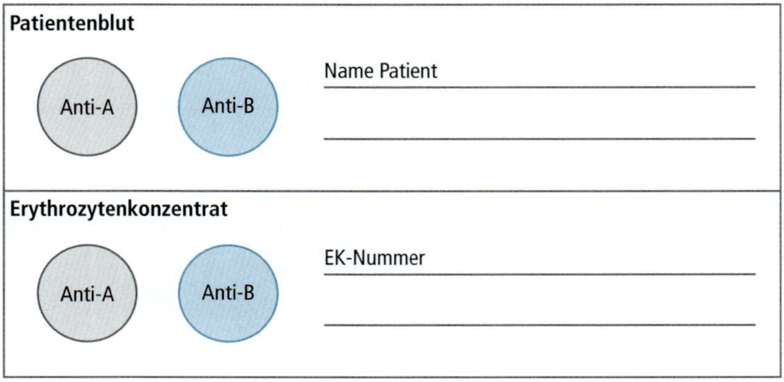

Abb. 8.1 Bedside-Test: schematische Darstellung.

Transfusionszwischenfälle

Hämolytische Transfusionsreaktion

Ursache

Zerstörung der transfundierten Erythrozyten durch zirkulierende Ak

- akute hämolytische Transfusionsreaktion
  - Es befinden sich Ak in ausreichender Menge im Serum des Pat. → Reaktion sofort bzw. in den ersten 24 h
- verzögerte hämolytische Transfusionsreaktion
  - Es kommt zu einer sekundären (anamnestischen) Immunreaktion → später als 24 h nach Transfusion

Klinik

- uncharakteristische Symptome (Unwohlsein, Unruhe, Schüttelfrost, Fieber, Brechreiz, evtl. Flush, Kopfschmerzen) während oder bis zu 2 h nach der Transfusionsreaktion
- schwere Fälle: imponieren oft durch Flankenschmerz, Angina pectoris und Dyspnoe
- Blutungsneigung (DIC, Verbrauchskoagulopathie)
- Schock (Tachykardie, Hypotonie)
- akutes Nierenversagen, SIRS
- Ikterus (bei einer verzögerten hämolytischen Transfusionsreaktion ist der Pat. oftmals schon zu Hause – Aufklärung über diese Möglichkeit!)

Therapie

Therapie der Klinik anpassen:

- Schockbekämpfung und Kreislaufstabilisierung
- evtl. forcierte Diurese (Furosemid)
- evtl. Dialyse
- in schweren Fällen Austauschtransfusion erwägen
- evtl. Intensivtherapie, Narkose, Beatmung

Allergische Transfusionsreaktion

Häufigste Ursache

- IgE- und Anti-IgA-Ak (Allergen: Plasmaprotein der transfundierten Blutkomponente)

Klinik

- sofort nach Transfusionsbeginn → anaphylaktische Reaktion
- Reaktion kann in allen Schweregraden (Stadium 0–5) ausgeprägt sein.
- rein urtikarielle Transfusionsreaktion: abgesehen von Antihistaminika-, Kortikosteroidgabe und exakter Überwachung des Pat. primär keine weiteren therapeutischen Konsequenzen; weitere Maßnahmen nach Notwendigkeit

Therapie

- siehe Kap. 1.15
- Sekundärprophylaxe: nur gewaschene EK, Vermeiden jeglicher Plasmazufuhr

Posttransfusionelle Purpura

Ursache

Reaktion von Alloantikörpern gegen thrombozytäre Antigene und transfundierte Thrombozyten. Zusätzlich kann es auch zu einer Schädigung der Antigen-neg. autologen Thrombozyten (bezeichnet als „Innocent Bystanders") kommen. Der zugrunde liegende Mechanismus ist nicht genau bekannt.

Klinik

- ca. 1 Wo. nach Transfusion: ausgeprägte Thrombozytopenie
- generalisierte Purpura durch Blutungen vom petechialen Typ
- lebensbedrohliche Blutungsereignisse durch Thrombozytopenie möglich

Therapie

- hoch dosierte Immunglobulin-Therapie (i. v.), Plasmaaustausch, Kortikosteroide

TRALI

Von TRALI spricht man bei neu und plötzlich im Zusammenhang mit einer Transfusion aufgetretener Hypoxämie ohne andere eruierbare Ursache (p_aO_2 [mm Hg]/F_iO_2 < 300 mmHg oder S_aO_2 < 90 % bei Umgebungsluft). Letalität: hoch

Ursache

Vermutet wird eine Agglutination von Granulozyten in den Lungenkapillaren in Kombination mit Capillary Leaks. Dadurch kommt es in der Folge zum Lungenödem. Auch ein Non-Immune-TRALI wird diskutiert. Ein TRALI kann bei Transfusion von EK, TK, FFP und Stammzellen auftreten.

Klinik

- akut, innerhalb von 6 h nach Transfusionsende
- Dyspnoe und Tachypnoe, unproduktiver Husten, Schüttelfrost und Fieber
- radiologisch: normal großes Herz und zahlreiche Infiltrate bei einem vorher transfundierten Pat.

Therapie

- symptomatisch

8.1.2 Fresh Frozen Plasma

FFP enthält alle im Plasma vorkommenden Gerinnungsfaktoren in physiol. Verhältnis. Es können gleichzeitig nicht aktivierte Gerinnungsfaktoren und Proteinase-Inhibitoren zugeführt werden. Auch Faktoren, für die es keine Konzentrate gibt (Faktor V und XI), können mit FFP substituiert werden.

Tab. 8.3 FFP-Kompatibilität nach dem AB0-System.

Empfänger-Blutgruppe	Spender-Blutgruppe
0	0, A, B, AB
A	A, AB
B	B, AB
AB	AB

Indikationen

- komplexe Gerinnungsstörungen
- Verlust- und/oder Verdünnungskoagulopathie, Substitutionstherapie bei DIC
- Mangel an Gerinnungsfaktoren, für deren Ersatz keine geeigneten Faktorenpräparate zur Verfügung stehen (Faktor V und XI)
- Massivtransfusionen, Austauschtransfusionen
- TTP

Dosierung

- 1 ml FFP/kg KG: Anhebung des Faktorengehalts (und damit auch annäherungsweise des Quick-Werts) um ca. 1 % → i. d. R. 15–30 ml/kg KG
- FFP und EK: bei Massivtransfusionen bzw. wenn Fibrinogen nicht verfügbar initial im Verhältnis 1 : 1 transfundieren

Kompatibilität

- ► Tab. 8.3

8.1.3 Thrombozytenkonzentrate

Indikationen

- prophylaktische Thrombozytengabe
  - vor großen OPs (v. a. Eingriffe an Augen und Gehirn): Thrombozytenzahl von 80 000/µl nicht unterschreiten
  - vor kleinen und mittleren OPs sowie vor einer rückenmarknahen Anästhesie:
    - Thrombozytenzahl von 50 000/µl nicht unterschreiten
    - Empfehlung einiger Autoren vor rückenmarknahen Anästhesien: Thrombozytenzahl von 100 000/µl nicht unterschreiten
  - bei klinisch instabilen Pat. ohne geplante OP (Sepsis, Fieber, Infekt, Promyelozytenleukämie, Hochdosis-Chemotherapie): Thrombozytenzahl von 20 000/µl nicht unterschreiten

- bei Pat. ohne geplante OP: Thrombozytopenie mit einer Thrombozytenzahl von 5000–10 000/µl kann – soweit hämostasiologisch stabil – toleriert werden, wenn nicht andere Faktoren eine Substitution notwendig machen; Thrombozytenzahl < 5000–10 000/µl: vaskuläre Integrität nicht gesichert

Allgemeines

- TK müssen bei 22 °C unter ständiger Bewegung gelagert werden.
- TK, die durch Apherese gewonnen wurden, sind quasi erythrozytenfrei und können blutgruppenunspezifisch transfundiert werden.
- Nicht durch Apherese gewonnene TK können vereinzelt antigenwirksame Erythrozyten enthalten und müssen daher blutgruppenkompatibel transfundiert werden.

Praxis

Gründe für einen ungenügenden Anstieg des Thrombozytenwerts nach Thrombozytengabe: HLA-Ak, thrombozytäre Ak, Hypersplenie (erst Anstieg, dann rascher Abfall der Thrombozytenzahl)

Dosierung

- 1 TK hebt die Thrombozytenzahl um etwa 20 000/µl.
- Bei Kleinkindern und Neugeborenen steigern 10 ml/kg KG TK die Thrombozytenzahl um ca. 20 000/µl.

8.2 Blutgerinnung

Für das Verständnis von Blutgerinnung (▶ Abb. 8.2) ist es wichtig zu verstehen, dass es in der Hämostase 2 grundlegende Mechanismen (zellulärer Anteil der Gerinnung und plasmatischer Anteil der Gerinnung) gibt, die nachfolgend erläutert werden. Diese Mechanismen laufen in vivo parallel ab. Sie werden nur zum besseren Verständnis getrennt erläutert.

An der Blutgerinnung sind beteiligt:

- Endothelzellen und die darunter liegenden Strukturen
- zelluläre Bestandteile
  - Thrombozyten: als Bestandteil des „Clots"
  - Erythrozyten: haben die Aufgabe, die Thrombozyten in den Gefäßen in den Bereich der Gefäßwände (Randstrombereich) zu drängen; ein ausreichender Hkt ist deshalb für eine funktionierende Gerinnung nötig.
- plasmatische Bestandteile der Gerinnung
  - Im Allgemeinen versteht man darunter die Gerinnungsfaktoren, deren komplizierte Aktivierungskaskaden aktuell am besten im Modell von Hoffman und Monroe [59] beschrieben werden und deren Aufgabe eigentlich nur darin besteht, Fibrino-

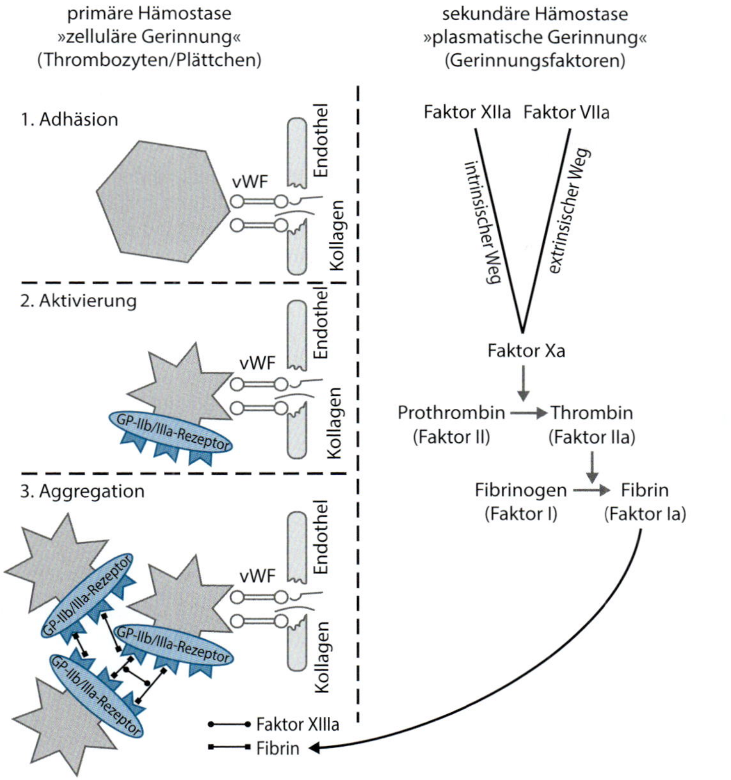

Abb. 8.2 Blutgerinnung: schematische Darstellung.

gen im richtigen Maß und an der richtigen Stelle zu Fibrin umzuwandeln und für die Clotbildung bereitzustellen sowie die einzelnen Fibrinmonomere im Clot mittels Faktor XIII untereinander zu vernetzen und zu stabilisieren.

✔ Merke

Der Endotheldefekt löst die Clotbildung aus, die Thrombozyten beginnen den Defekt zu verschließen und gleichzeitig wird über die plasmatischen Anteile der Gerinnung (Gerinnungsfaktoren) Fibrin bereitgestellt, um die Thrombozyten untereinander zu vernetzen. Schlussendlich wird der Clot durch die Quervernetzung von Fibrinmonomeren durch Faktor XIII stabilisiert.

8.2.1 Primäre Hämostase (zellulärer Anteil an der Gerinnung)

Wird bei einer Verletzung die Endothelschicht von Blutgefäßen geschädigt, kommen unter dem Endothel befindliches Kollagen und TF in Kontakt mit Blutbestandteilen. Die Adhäsion von Thrombozyten wird ausgelöst.

1. **Adhäsion der Thrombozyten**
   Thrombozyten binden mit Glykoproteinrezeptoren, vermittelt durch den vWF, an das subendotheliale Kollagen. Unterstützt wird die Adhäsion durch eine ausreichende Erythrozytenkonz., da diese die Thrombozyten an den Rand des Blutstromes drängt und somit näher an ihren Wirkort bringt – ein Grund, warum bei Blutungen ein Hb-Wert von > 7–9 g/dl bzw. ein Hkt-Wert von > 24 % angestrebt werden sollte.
2. **Aktivierung der Thrombozyten**
   Über Thrombin, TXA_2 und ADP werden die Thrombozyten aktiviert. Es kommt zur Formänderung (Pseudopodien) und der GP-IIb/IIIa-Rezeptor wird an der Oberfläche exprimiert.
3. **Aggregation der Thrombozyten**
   Fibrin(ogen) bindet an die GP-IIb/IIIa-Rezeptoren und vernetzt die Thrombozyten untereinander und stabilisiert sie so. Die einzelnen Fibrinfäden werden schlussendlich durch Faktor XIII miteinander zu einem Fibrinnetz verklebt.

8.2.2 Plasmatische Gerinnung

Unter „plasmatischer Gerinnung“ werden die Reaktionen im Blutplasma zusammengefasst, bei denen sich die einzelnen Gerinnungsfaktoren gegenseitig aktivieren und schlussendlich Fibrinogen zu Fibrin spalten. Dies wurde lange Zeit mit der Y-förmigen Gerinnungskaskade erklärt [58], [60]. Heute erklärt das Modell von Hoffman und Monroe [59] die tatsächlichen In-vivo-Vorgänge besser.

Das Wichtigste aber ist zu verstehen, dass die gesamte Gerinnungskaskade nur dem einen letzten Schritt dient, nämlich Fibrinogen zu Fibrin umzuwandeln und dieses Fibrin zur Vernetzung von Thrombozyten zur Verfügung zu stellen. Ein Faktorenmangel führt also dazu, dass Fibrinogen nicht zu Fibrin umgewandelt werden kann oder dass zu wenig Substrat (Fibrinogen) zur Verfügung steht.

Hemmung

Bei oraler Antikoagulation mit Vitamin-K-Antagonisten wird die Bildung der Vitamin-K-abhängigen Faktoren verhindert. Die direkten oralen Antikoagulanzien (DOAK; früher als „neue orale Antikoagulanzien“ [NOAK] bezeichnet) blockieren direkt einzelne Gerinnungsfaktoren (Dabigatran blockiert Thrombin = Faktor IIa, Rivaroxaban, Apixaban und Edoxaban blockieren den Faktor Xa) und unterbrechen so die Gerinnungskaskade.

Hinweis: Die Faktor-Xa-Inhibitoren (Rivaroxaban, Apixaban, Edoxaban) tragen den Faktor Xa im Namen und werden auch als „Xabane“ bezeichnet.

Störungen

Während bei Verlustkoagulopathien (Blutungen) alle Faktoren in gleichmäßiger Fraktion verloren gehen (Blutverlust), werden sie bei Verbrauchskoagulopathien (DIC, TIC) teils in unterschiedlichen Anteilen aufgebraucht.

8.2.3 Thrombozyten in der Gerinnung

Verhinderung der Thrombozytenaktivierung (pharmakologisch)

ASS (Aspirin [D, A, CH]) blockiert irreversibel die COX und somit die Synthese des Thrombozytenaktivators TXA_2. Clopidogrel (Plavix [D, A, CH], Iscover [D]), Ticagrelor (Brilique [D, A, CH]) und Prasugrel (Efient [D, A, CH]) blockieren den ADP-Rezeptor ($P2Y_{12}$) und verhindern auf diesem Weg die Thrombozytenaktivierung. Bei der dualen Plättchenhemmung wird ASS mit einem ADP-Rezeptor-Antagonisten kombiniert.

Verhinderung der Thrombozytenaggregation (pharmakologisch)

Die GIIb/IIIa-Rezeptor-Blocker Eptifibatid (Integrilin [D, A, CH]), Abciximab (ReoPro [D, A, CH]) und Tirofiban (Aggrastat [D, CH]) verhindern die Bindung von Fibrinogen an die GIIb/IIIa-Rezeptoren und unterbinden so die Vernetzung der Thrombozyten untereinander.

Störungen der Thrombozytenfunktion

Thrombasthenie Glanzmann

Der GP-IIb/IIIa-Rezeptor auf Thrombozyten ist defekt oder fehlt. Die Aggregation ist gestört oder stark eingeschränkt.

Bernard-Soulier-Syndrom

Ein Mangel oder eine Dysfunktion des GP-Ib-V-IX-Komplexes → vWF kann nicht oder schlecht binden: Adhäsion der Thrombozyten ist dadurch stark eingeschränkt.

8.2.4 Von-Willebrand-Syndrom

Das vWS ist eine autosomal-dominant vererbte hämorrhagische Diathese mit Mangel an vWF oder fehlerhafter Proteinstruktur des vWF. Der vWF wirkt als Bindeglied zwischen Thrombozyten und subendothelialem Kollagen im Rahmen der Thrombozytenadhäsion. Der vWF stabilisiert auch den Gerinnungsfaktor VIII und schützt diesen vor verfrühtem Abbau. Das vWS ist die häufigste angeborene hämorrhagische Diathese. Die Prävalenz wird mit 0,8–1,3 % angegeben, wobei es meist in einer leichten Form mit wenig klinischer Relevanz auftritt. Ein klinisch relevantes vWS tritt mit einer Häufigkeit von etwa 1 : 8000 auf. Beide können periop. zu schweren bis lebensbedrohlichen Blutungsereignissen führen.

Einteilung

- vWS Typ 1 (36 %*): Mangel an vWF bei normaler Funktion des vorhandenen vWF und normaler Multimerverteilung
- vWS Typ 2 (61 %*): Störung von Funktion und Struktur des vWF
    - Typ 2A (89 %*): Verschiebung von großen zu kleinen vWF-Multimeren. Verschiedene Mutationen, die entweder zu einem zu schnellen Abbau der großen Multimere führen oder deren Synthese verhindern
    - Typ 2B (6,5 %*): erhöhte Affinität des vWF zu Thrombozyten. Der vWF bindet auch in Abwesenheit einer Blutungssituation an Thrombozyten, was zu einem beschleunigten Abbau von beiden Komponenten führt. Große Multimere sind stärker betroffen als kleine.
    - Typ 2 M (2,5 %*): Störung der Bindung von vWF an subendotheliales Kollagen. Multimerverteilung normal
    - Typ 2N (2 %*): Bindung zwischen vWF und Faktor VIII ist gestört.
      Dadurch kommt es zum vermehrten Abbau von Faktor VIII. Es entsteht das Bild einer Subhämophilie, mit der es zu Verwechslungen kommen kann. Der vWF selbst hat eine normale Funktion. Die Multimerverteilung ist normal.
- vWS Typ 3 (3 %*): völliges Fehlen des vWF
  Durch das Fehlen des vWF wird auch Faktor VIII vermehrt abgebaut. Schwerste Form. Dauerhafte Substitution mit vWF-haltigen Faktor-VIII-Konzentraten.

(*Häufigkeiten lt. Deutscher Hämophiliegesellschaft)

Symptome

Anästhesiologisch relevant: schwere bis lebensbedrohliche periop. Blutungen. Profuse Schleimhautblutungen, Hämatome, Nasenbluten, lange Blutungen auch aus kleinen und kleinsten Schnittwunden und Abschürfungen, lange Blutungen nach Zahnwechsel oder Zahnverlust. Bei Frauen: starke und verlängerte Regelblutung und Gefahr einer schweren postpartalen Hämorrhagie. Oft fällt das vWS erst im Rahmen von OPs auf.

Diagnostik

- Das vWS kann mittels Standardgerinnungstests nicht diagnostiziert werden. Einziger Hinweis kann eine oftmals nur leicht verlängerte aPTT sein, die nicht bei allen vWS-Typen nachgewiesen werden kann. Für eine der häufigsten hämorrhagischen Diathesen steht also kein Labortest im Routinelabor zur Verfügung. Sehr wohl aber liefert die standardisierte Gerinnungsanamnese Hinweise! Sie sollte zwingend bei jedem Pat. durchgeführt werden.

- nach Auffälligkeiten in der Blutungsanamnese, bei familiärer Prädisposition oder nach Ereignis: Screening der primären Hämostasekapazität mittels z. B. PFA-100 (kann beim leichten Typ 1 neg. ausfallen). Weitere Hinweise: leicht verlängerte aPTT (hauptsächlich durch begleitenden Faktor-VIII-Mangel)
- Der **quantitative Nachweis** von vWF erfolgt mittels immunologischer Bestimmung des vWF-Antigens (vWF:Ag) in IU/dl, wobei 100 IU/dl als 100 % gesetzt werden, was dem Normalkollektiv entspricht. Beachtet werden muss, dass Menschen mit der Blutgruppe 0 physiol. verminderte vWF-Werte haben. Die qualitative Testung des vWF erfolgt mittels Ristocetin, einem Antibiotikum, das bei Anwesenheit von vWF eine Aggregation von Thrombozyten auslöst. Dieser qualitative Nachweis wird Ristocetin-Cofaktor-Aktivität genannt und in IU/dl angegeben.
- Aktuell werden **Kollagenbindungstests** entwickelt bzw. standardisiert, welche die Fähigkeit des vWF an Kollagen zu binden (also die tatsächliche Funktion des vWF) bewerten. Sie werden als vWF:CB bezeichnet.
- Die **Bindung des vWF an den GP-Ib-Rezeptor von Thrombozyten** kann mittels RIPA geprüft werden. Mittels RIPA kann der Typ 2B diagnostiziert werden, bei dem eine erhöhte Bindungsneigung zum GP-Ib-Rezeptor besteht (erhöhte RIPA).
- Mittels **vWF-Faktor-VIII-Bindungstest** kann die Bindungsfähigkeit von vWF an Faktor VIII getestet werden und so der Typ 2N von einer milden Hämophilie abgegrenzt werden.
- Die **Multimeren-Zusammensetzung** kann mittels Elektrophorese aufgeschlüsselt werden.

Therapie

Desmopressin

- **Handelsnamen** Minirin [D, A, CH], Octostim [D, A, CH]
- **Dosierung** 0,3 µg/kg KG, weitere Informationen: Kap. 7.22
- Desmopressin (DDAVP) setzt vWF und Faktor VIII aus Körperspeichern frei und erhöht so die zur Verfügung stehende Fraktion im Plasma. Vorübergehend kann so eine Erhöhung der Konz. um den Faktor 3–6 innerhalb 1 h nach Applikation erreicht werden. Wirkdauer ca. 6–8 h
- Desmopressin kann nur wirken, wenn funktionstüchtige vWF-Moleküle in den Speichern vorhanden sind. Bei vWS Typ 3 und bei vWF Typ 2N mit schwerer Ausprägung ist Desmopressin wirkungslos. Beim vWS Typ 2B wird die Verwendung kontrovers diskutiert, da die vermehrte Freisetzung von vWF über die zu starke Affinität zu Thrombozyten zu einem konsekutiv erhöhtem Thrombozytenabbau führen kann.

Von-Willebrand-Faktor-Konzentrat

Patienten, die auf Minirin nicht ansprechen, müssen mit vWF/Faktor-VIII-Konzentrat behandelt werden. Dies betrifft alle Pat. mit vWS Typ 3 sowie die meisten Pat. mit vWS Typ 2N. Die vWF/Faktor-VIII-Konzentrate werden anhand der Faktor-VIII-Aktivität dosiert. 1 IE/kg KG erhöht die Faktorenkonz. um ca. 1 %.

Literatur

[58] Davie EW, Ratnoff OD. Waterfall sequence for intrinsic blood clotting. Science 1964; 145: 1310–1312

[59] Hoffman M, Monroe DM. Coagulation 2006: a modern view of hemostasis. Hematol Oncol Clin North Am 2007; 21: 1–11

[60] MacFarlane RG. An enzyme cascade in the blood clotting mechanism, and its function as a biological amplifier. Nature 1964; 202: 498–499

8.2.5 Gerinnungstestverfahren

Spricht der Kliniker über das „Messen der Gerinnung“, sind meist die Labortests für den Quick-Wert bzw. dessen INR, die aPTT, die TZ sowie die Fibrinogenbestimmung nach Clauss gemeint. Diese Gerinnungstests werden auch „klassische Gerinnungstests“ oder „plasmatische Gerinnungstests“ genannt. Hinweise zur ihrer Interpretation finden sich im Kap. 9.

✔ Merke

Die klassischen Gerinnungstests messen die Zeitspanne ab der Zugabe von Aktivatoren bis zum Beginn der Fibrinbildung im Citratplasma. Wir wissen dann zwar, wie lange es unter Laborbedingungen dauert, bis die Fibrinbildung beginnt, aber nichts über die Qualität (Festigkeit) des entstehenden Gerinnsels oder eine evtl. vorzeitige Hyperfibrinolyse, welche die gesamte Fibrinbildung wieder nichtig machen würde.

Auch die maßgeblich an der Blutgerinnung und der Gerinnselfestigkeit beteiligten Thrombozyten werden vorher aus dem Testansatz entfernt und somit nicht beachtet. Die klassischen Gerinnungstests wurden primär dazu entwickelt, Faktorenmängel zu detektieren, und später weiterentwickelt, um die Wirkung von Vitamin-K-Antagonisten (Quick) sowie Heparinen (aPTT) zu monitieren. Aussagen über das zu erwartende Blutungsrisiko während einer OP oder über eine evtl. stattfindende Hyperfibrinolyse (die alle Gerinnung nichtig macht) lassen sich damit nicht treffen. Auch die Wirksamkeit bzw. der Effekt von Thrombozytenaggregationshemmern (ASS, Clopidogrel, Ticagrelor, NSAR usw.) kann mit den klassischen Gerinnungstests nicht beurteilt werden. Neue Testverfahren ermöglichen es fast in Echtzeit am Point of Care Aussagen zu treffen:

- Thrombelastografie/-metrie (z. B. ROTEM, TEG)
- Gerinnselfestigkeit (Qualität des Gerinnsels), Zeit bis zum Gerinnungsbeginn (analog zu Quick und aPTT), Detektion einer evtl. Hyperfibrinolyse, Ausschluss eines Heparineffekts, Quantifizierung der Fibrin-Wirkung
- Vollblutaggregometrie (z. B. Multiplate)
  ASS-Wirkung, Clopidogrel-Wirkung, Prasugrel-Wirkung, GP-IIb/IIIa-Inhibitor-Wirkung, Thrombozytenfunktion, Hinweise auf HIT, Hinweise auf Thrombozytopathien (z. B. Thrombasthenie Glanzmann, Bernard-Soulier-Syndrom)
- Thrombozytenfunktionsmessung (z. B. PFA-100/-200)
  Störungen der primären Hämostase, vWS, Desmopressintest, ASS-Wirkung

Thrombelastografie/-metrie

Die Thrombelastografie (z. B. ROTEM, TEG) ist ein viskoelastisches Verfahren zur Gerinnungsdiagnostik. Das Verfahren liefert binnen Minuten Informationen über die Dauer zwischen Aktivierung und Einsetzen der Gerinnung (analog zu aPTT und PZ/Quick), die Geschwindigkeit des Clot-Aufbaus, die mechanische Festigkeit des entstehenden Clots und über eine evtl. vorhandene Hyperfibrinolyse. Die Tatsache, dass zur Analyse Vollblut verwendet wird, erlaubt nicht nur viel schnellere Ergebnisse als die klassischen Gerinnungstests (Zentrifugieren und Separieren vom Plasma entfällt), sondern auch ein Messen der Gerinnung in exakt der Zusammensetzung aus Thrombozyten, Faktoren und Erythrozyten, die im Pat. vorliegt. Im Gegensatz zu klassischen Gerinnungstests werden die zellulären Bestandteile des Bluts, die hoch gerinnungsrelevant sind, nicht vor der Messung aus der Probe entfernt.

Technik

Vollblut aus einem Citratröhrchen (ungerinnbar) wird mit verschiedenen Aktivatoren in einen kleinen Zylinder (gewärmt auf 37 °C) pipettiert. In den Zylinder taucht ein Stempel ein. Beim ROTEM rotiert der Stempel alternierend um seine Achse und schwenkt dabei um 4,75°, beim TEG rotiert der Cup um den Stempel und schwenkt um 4,45°. Zwischen Zylinderwand und Stempel bilden sich (ausgelöst durch den Aktivator) Gerinnselfäden bzw. ein Gerinnsel (Clot). Je fester der Clot wird, desto mehr Widerstand setzt er der Stempelbewegung entgegen. Dies wird anhand der Thrombelastografie-Kurve (Amplitude) dargestellt. Je nach verwendetem Aktivator (z. B. INTEM für den intrinsischen Weg der Gerinnungsaktivierung, EXTEM für den extrinsischen Weg der Gerinnungsaktivierung) werden der Testansatz und die entstehende Kurve anders benannt und stellen einen anderen Teil der Gerinnung dar. Die entstehenden Kurven sind bei allen Testansätzen nach demselben Prinzip aufgebaut. Beginnend mit einer Linie vom Start der Reaktion weg verbreitert sich die Kurve mit dem Beginn der Gerinnselbildung. Die Amplitude der Kurve ist ein Maß für die Gerinnselfestigkeit. Die Dauer bis zum Beginn der Kurvenverbreiterung (Clot Formation Time, CFT) ist ein Maß für die Gerinnungsgeschwindigkeit bzw. die Zeit von der Aktivierung bis zum Einsetzen der Gerinnung (vom Prinzip her in etwa analog zu aPTT im INTEM-Ansatz und analog zu PZ/Quick im EXTEM-Ansatz).

ROTEM- und TEG-Kurven werden immer entlang der Zeitachse von links nach rechts beurteilt.

Schematische Darstellung der Technik: ► Abb. 8.3

Die Zeit vom Beginn der Reaktion bis zum Beginn der Gerinnselbildung wird im ROTEM „CT“ (Coagulation Time) und im TEG R-Wert genannt und entspr. im EXTEM-Ansatz der Prothrombinzeit (aus der der Quick-Wert abgeleitet werden kann), im INTEM-Ansatz der aPTT. Die Zeit, bis die Kurve eine Amplitude von 20 mm erreicht hat, wird im ROTEM als CFT (s) und im TEG als K-Wert angegeben. Sie ist ein Maß für die Geschwindigkeit, mit der das Gerinnsel gebildet wird. Die max. Amplitude der Kurve wird im ROTEM als MCF (mm) und im TEG als Maximum Amplitude bezeichnet und ist ein Maß für die Gerinnselfestigkeit. 60 min nach Start der Reaktion wird die Kurven-

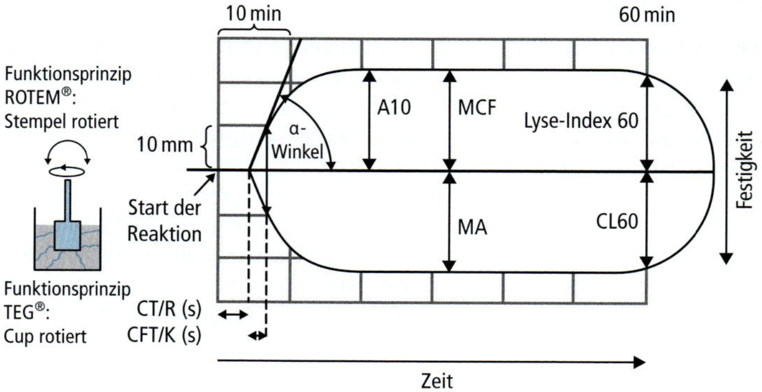

Abb. 8.3 Thrombelastometrie. Nomenklatur.

amplitude erneut gemessen und mit der MCF ins Verhältnis gesetzt. Angegeben wird das Ergebnis als Lyse-Index 60 (%). Der Lyse-Index ist ein Maß für die Clot-Lyse. Hat das Gerinnsel nach 60 min weniger als 85 % der MCF, so spricht man von vorzeitiger Clot-Lyse.

Parameter der Thrombelastografie (ROTEM, TEG): ▶ Tab. 8.4

Tab. 8.4 Parameter der Thrombelastografie (ROTEM, TEG).

Messwert	ROTEM-Nomenklatur und -Normwerte	TEG-Nomenklatur und -Normwerte
Zeit vom Messbeginn bis zum Einsetzen der Gerinnung (2 mm-Amplitude)	**CT** EXTEM: 38–79 s FIBTEM: – APTEM: vgl. mit EXTEM → Hyperfibrinolyse? INTEM: 100–240 s HEPTEM: vgl. mit INTEM → Heparineffekt?	**R** 5–10 min
Zeit vom Beginn der Gerinnung (2 mm-Amplitude) bis 20 mm-Amplitude erreicht ist (= Maß für Geschwindigkeit der Gerinnselbildung)	**CFT** EXTEM: 34–159 s FIBTEM: – APTEM: vgl. mit EXTEM → Hyperfibrinolyse? INTEM: 30–110 s HEPTEM: vgl. mit INTEM → Heparineffekt?	**K** 1–3 min

Tab. 8.4 Fortsetzung

Messwert	ROTEM-Nomenklatur und -Normwerte	TEG-Nomenklatur und -Normwerte
max. Amplitude, die ein Clot erreicht (= Maß für Qualität/mechanische Gerinnselfestigkeit)	**MCF** EXTEM: 50–72 mm FIBTEM: 9–25 mm APTEM: vgl. mit EXTEM → Hyperfibrinolyse? INTEM: 50–72 mm HEPTEM: vgl. mit INTEM → Heparineffekt?	**MA** 50–70 mm
Stabilität gegenüber Fibrinolyse max. Lyse innerhalb 60 min in %	**ML** (innerhalb 60 min in %) EXTEM: < 15 % FIBTEM: – APTEM: vgl. mit EXTEM → Hyperfibrinolyse? INTEM: < 15 % HEPTEM: vgl. mit INTEM → Heparineffekt?	**G** (dyn/cm^2) 4,5–11,0 k
Alpha-Winkel (°) Geschwindigkeit der Gerinnungsreaktion	Winkel der Tangente am Punkt Amplitude = 2 mm EXTEM: 63–83° FIBTEM: – APTEM: vgl. mit EXTEM → Hyperfibrinolyse? INTEM: 70–83° HEPTEM: vgl. mit INTEM → Heparineffekt?	Steigung zwischen R und K 53–72°
Amplitude zu definierten Zeitpunkten	A5 (5 min), A10 (10 min)	A30 (30 min), A60 (60 min)
Lyse zu einem definierten Zeitpunkt in %	CL 30 (30 min), CL 60 (60 min) bzw. LI30 (30 min), LI60 (60 min)	LY30 (30 min), LY45 (45 min), LY60 (60 min)
Zeit bis zum Beginn der Lyse	2 mm von der max. Amplitude	CLT: 10 % Differenz zur MCF

ROTEM-/TEG-Interpretation

Neben den angegebenen gemessenen und errechneten Werten gibt die Form der entstandenen ROTEM-Kurve am schnellsten Hinweise über die zugrunde liegende Problematik (► Abb. 8.4).

Abschätzen des Plättchenanteils am Clot

Siehe ► Abb. 8.5

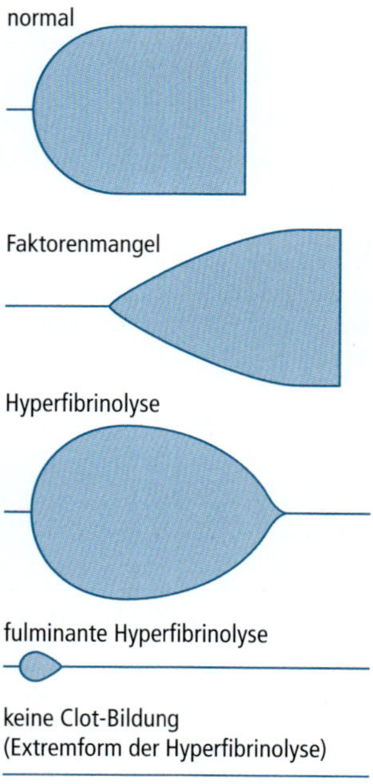

Abb. 8.4 Thrombelastometrie- und Thrombelastografiekurven – Interpretation. Die „normale" ROTEM-Kurve („Rotweinglas"-Form) zeichnet sich durch raschen Gerinnungsbeginn, raschen Clot-Aufbau und Beibehalten der Kurvenamplitude (Clot-Stabilität) aus. Bei Faktorenmangel zeigt sich ein zu später Beginn der Clot-Bildung (zu lange „Linie" am Beginn) und ein zu langsamer Clot-Aufbau (zu langsame Amplitudenzunahme) in der jeweiligen ROTEM-Kurve. Die Kurve hat dadurch eine „Sektglas"-Form.
Bei einer vorzeitigen Clot-Lyse baut sich die ROTEM-Kurve zuerst auf und wird dann wieder schmäler (bekommt eine geringere Amplitude) als Ausdruck für das Nachlassen der Clot-Festigkeit nach einer gewissen Zeit. Je massiver die Hyperfibrinolyse, desto kleiner und kürzer wird der Teil der Kurve (Amplitude), der die Clot-Festigkeit widerspiegelt. Im Extremfall zeigt sich nur noch eine kleine kurzfristig auftretende „spindelförmige Verbreiterung" der ROTEM-Kurve oder bei Defibrinierung (kein gerinnbares Material mehr vorhanden) überhaupt nur noch ein „Strich" oder eine „Linie".
Zur Bestätigung kann die APTEM-Analyse eingesetzt werden. Der APTEM-Ansatz entspr. dem EXTEM-Ansatz, allerdings ist zusätzlich Aprotinin als Inhibitor beigefügt, der eine Lyse verhindert. Zeigt sich im APTEM also eine bessere Clot-Stabilität (kürzere CFT, größere MCF) als im EXTEM, ist dies quasi beweisend für eine Hyperfibrinolyse.

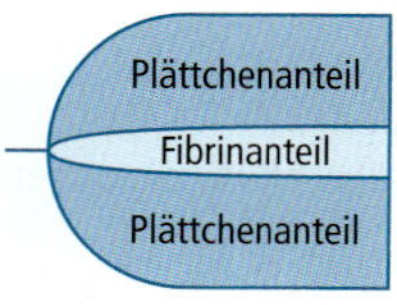

Abb. 8.5 Abschätzen des Plättchenanteils am Clot in der Thrombelastometrie. Vergleicht man die FIBTEM-Kurve mit der EXTEM-Kurve durch Übereinanderlegen, kann man abschätzen, wie viel Anteil die Thrombozyten und wie viel das Fibrin am Clot haben. Beide Ansätze sind quasi identisch, nur werden beim FIBTEM zusätzlich die Plättchen inhibiert. FIBTEM entspr. also dem EXTEM ohne Thrombozyten.

ROTEM-Interpretationshinweise

- **verlängerte CT: Störung in der Gerinnungsaktivierung:**
  Mögliche Ursachen sind Faktorenmangel, Heparineffekt → HEPTEM mit INTEM vergleichen (Normalisierung der CT im HEPTEM = Heparineffekt)
- **verlängerte Gerinnselbildung (CFT) und/oder verminderte Gerinnselfestigkeit (MCF):**
  MCF im FIBTEM normal, im EXTEM vermindert → Thrombozytenmangel? MCF im FIBTEM und im EXTEM vermindert → Faktorenmangel? **Hyperfibrinolyse?** Übermäßige Clot-Lyse, wenn Lyse-Index 60 < 85 % oder ML > 15 %
- Als Hinweis auf eine Hyperfibrinolyse kann schon die Verkürzung der CT im APTEM verglichen mit der CT im EXTEM gewertet werden, wenn eine Hyperfibrinolyse klinisch vermutet wird.

ROTEM-Testansätze

8

- **INTEM:**Erfassung der Faktoren XII, XI, X, IX, VIII, V, II, I, Thrombozyten, vorzeitige Fibrinolyse
  Die Aktivierung der Gerinnung erfolgt beim INTEM auf dem intrinsischen Weg. Die CT entspr. in etwa der aPTT.
- **EXTEM:** Erfassung der Faktoren VII, X, V, II, I, Thrombozyten, vorzeitige Fibrinolyse
  Die Aktivierung der Gerinnung erfolgt beim EXTEM auf dem extrinsischen Weg. Die CT entspr. in etwa der Prothrombinzeit.
- **FIBTEM:** Erfassung der Qualität des Fibringerinnsels, im Wesentlichen abhängig von Fibrinogenkonz. und Faktor XIII
  Ein Blutgerinnsel besteht aus Fibrin und Thrombozyten. Um den Fibrinanteil an der Gerinnselfestigkeit messen zu können, werden im FIBTEM die Thrombozyten pharmakologisch durch Cytochalasin D inaktiviert. Die im Vergleich zu den anderen ROTEM-Kurven (INTEM, EXTEM, HEPTEM) eher schmale FIBTEM-Kurve zeigt also den reinen Fibrinanteil („Fibrin-Clot") am Gerinnsel. Im FIBTEM wird die Gerinnung auf dem extrinsischen Weg aktiviert. Vergleicht man die FIBTEM-Kurve mit der EXTEM-Kurve, kann man in etwa abschätzen, welcher Teil der Gerinnselfestigkeit durch das Fibrin und welcher durch die Thrombozyten zustande kommt.
- **APTEM:** Nachweis von bzw. Hinweise auf Fibrinolyse/Hyperfibrinolyse → Verwendung des APTEM-Reagens im ROTEM
  Die Aktivierung der Gerinnung erfolgt im APTEM-Ansatz auf dem extrinsischen Weg. Zusätzlich ist dem APTEM ein Fibrinolyse-Inhibitor (Aprotinin) beigefügt, der Plasmin in der Probe inaktiviert. Eine vorzeitige Clot-Lyse durch Fibrinolyse wird so verhindert. Vergleicht man nun die EXTEM-Kurve mit der APTEM-Kurve und zeigt sich im APTEM-Ansatz eine „bessere" bzw. stabilere Kurve als im EXTEM-Ansatz, so spricht dies für eine vorzeitige Lyse. Die EXTEM-Kurve entspr. hierbei der tatsächlichen Gerinnung des Pat., die APTEM-Kurve der Gerinnung des Pat. ohne vorzeitiger Fibrinolyse (durch Aprotinin im Testansatz verhindert).
  Je größer der Unterschied zwischen den beiden Kurven ist, desto massiver ist die ablaufende Fibrinolyse. Sind die beiden Kurven quasi identisch, liegt kein Hinweis auf eine Hyperfibrinolyse vor.

- **HEPTEM:** Wenn CT im INTEM verlängert und im HEPTEM normal → Heparineffekt! Der HEPTEM-Ansatz kann bei heparinisierten Pat. verwendet werden, um zu überprüfen, wie die ROTEM-Kurve ohne Heparineffekt aussehen würde bzw. ob aktuell ein Heparineffekt vorliegt. In weiterer Folge können daraus Schlüsse gezogen werden, ob ein Gerinnungsproblem hauptsächlich durch Heparin bedingt ist oder ob eine andere Störung zugrunde liegt. Der HEPTEM-Ansatz kann auch als spezifischer Heparinnachweis eingesetzt werden. Die Aktivierung der Gerinnung erfolgt beim HEPTEM auf dem intrinsischen Weg (also identisch wie im INTEM-Ansatz). Allerdings enthält der HEPTEM-Ansatz auch Heparinase, die evtl. in der Probe vorhandenes Heparin spaltet und so inaktiviert. Verglichen wird nun der HEPTEM-Ansatz (Heparin inaktiviert → Kurve stellt Gerinnung ohne Heparineffekt dar) mit dem INTEM-Ansatz (aktuelle Gerinnungssituation im Pat., auf dem intrinsischen Weg aktiviert). Ist der CT-Wert im INTEM heparinbedingt verlängert, verkürzt bzw. normalisiert er sich im HEPTEM. Sind beide Kurven gleich, liegt kein Heparineffekt vor. Der HEPTEM-Ansatz kann auch z. B. nach dem Abgehen von der Herz-Lungen-Maschine eingesetzt werden, um festzustellen, ob die Gerinnung noch durch Heparin beeinträchtigt ist. Auch wenn ein Heparin-Perfusor zum Einsatz kommt, kann der HEPTEM-Ansatz sehr hilfreich sein.

Vollblutaggregometrie

Mithilfe der Vollblutaggregometrie (Multiplate/ROTEM platelet) kann die Thrombozytenfunktion beurteilt werden. Dies ist insb. hilfreich, um eine plättchenhemmende Therapie nachzuweisen (z. B. bei Traumapat., die keine Anmerkungen zur Anamnese machen können) und um die Wirksamkeit einer plättchenhemmenden Therapie zu beurteilen (Pat. mit Koronarstent: Responder/Non-Responder auf z. B. Clopidogrel?). Des Weiteren kann die Thrombozytenaggregation allgemein beurteilt und ein vWS diagnostiziert werden.

Beim Multiplate-Verfahren wird mit Hirudin ungerinnbar gemachtes Vollblut in eine Küvette pipettiert. In die Küvette tauchen 1 (ROTEM platelet) oder 2 (Multiplate) Elektrodenpaare ein. Mittels verschiedener Reagenzien können die Thrombozyten im Testblut, je nach Testansatz über andere spezifische Rezeptoren (ADP-, Kollagen-, Thrombinrezeptor usw.) aktiviert werden. Die aktivierten Thrombozyten lagern sich, nachdem sie aktiviert wurden, an den Elektroden an und erhöhen so den Widerstand. Je mehr Thrombozyten die Elektroden umkleiden (= „isolieren"), desto weniger Strom kann zwischen den Elektroden fließen. Dies wird als Kurve dargestellt. Im Multiplate tauchen zur Qualitätskontrolle in jede Küvette 2 Elektrodenpaare ein, d. h., es finden 2 Messungen parallel statt und es werden auch in jeder Messung 2 Kurven erzeugt. Die Messung darf nur interpretiert werden, wenn beide Kurven sinngemäß gleich sind. Die angegebenen numerischen Werte sind die aus beiden Messungen gemittelten Werte.

Im ROTEM platelet kommt in jeder Messzelle nur 1 Elektrodenpaar zur Anwendung. Es wird also nur 1 Kurve pro Messung dargestellt.

Das Ergebnis von Multiplate-Tests wird in Aggregation Units angegeben, die gegen die Zeit aufgetragen werden. Der wichtigste angegebene Parameter ist die AUC (U), da diese Einheit sowohl die Steilheit als auch die Höhe der Aggregationskurve wiedergibt.

✔ Merke

Die wichtigste Aussage (Aggregationshemmung oder nicht) kann aber als „Blickdiagnose" abgelesen werden:

- flache Kurve = Aggregationshemmung über den jeweiligen Mechanismus
- steile Kurve = keine/wenig Aggregationshemmung über den jeweiligen Mechanismus

Thrombozytenaggregationshemmung: schematische Darstellung und Multiplate Tests: ▶ Abb. 8.6

Parameter im Multiplate

Siehe ▶ Tab. 8.5

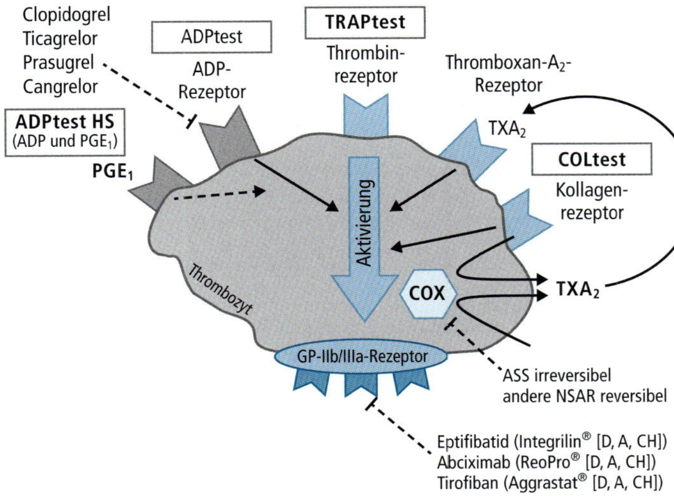

Abb. 8.6 Thrombozytenaggregationshemmung. Schematische Darstellung und Multiplate Tests.

Tab. 8.5 Vollblutaggregometrie: Parameter im Multiplate.

Test	Aktivator	sensitiv für	nicht sensitiv für
ASPItest	Arachidonsäure: wird durch plättcheneigene COX zu TXA_2 umgewandelt	Hemmung der COX durch ASS, NSAR, GP-IIb/IIIa-Rezeptor-Antagonisten	ADP-Rezeptor-Antagonisten (Clopidogrel usw.), vWF
ADPtest	ADP, bindet direkt am ADP-Rezeptor der Thrombozyten	ADP-Rezeptor-Antagonisten, GP-IIb/IIIa-Rezeptor-Antagonisten	ASS, vWF
ADPtest HS	ADP + PGE_1 (verbessert die Sensitivität auf Clopidogrel)	ADP-Rezeptor-Antagonisten, GP-IIb/IIIa-Rezeptor-Antagonisten	ASS, vWF
TRAPtest	TRAP-6: simuliert Thrombin-Wirkung	GP-IIb/IIIa-Rezeptor-Antagonisten, natürliche Aktivierung	vWF, ASS, ADP-Rezeptor-Antagonisten (schwacher Effekt)
COLtest	Kollagen: aktiviert Thrombozyten wie bei Kontakt mit Fremdoberflächen und triggert die Freisetzung von Arachidonsäure, die von der COX zu TXA_2 konvertiert wird	ASS, GP-IIb/IIIa-Rezeptor-Antagonisten	ADP-Rezeptor-Antagonisten (Clopidogrel usw.), vWF
RISTOtest	Ristocetin: vWF-abhängiger Plättchenaktivator via GP-Ib-Rezeptor	Bernard-Soulier-Syndrom, schweres vWS, ASS	leichtes vWS

Beispiele für Multiplate-Ergebnisse

Zu erwartende Multiplate-Kurven im TRAPtest, ASPItest und ADPtest (▶ Abb. 8.7**a–e**):

a) Patient ohne Medikation/relevante Plättchenhemmung: Es kommt in allen Tests zur regulären Adhäsionsowie Aggregation und so zur „Norm“-Kurvenform, die den ansteigenden Widerstand durch die „Isolierung“ der Elektroden durch die angehefteten Plättchen wiedergibt.

b) Patient, der 100 mg ASS/d einnimmt, die regelhaft wirken: Es kommt zu keiner Hemmung im TRAPtest, im ASPItest ist die Hemmung erwartungsgemäß ausgeprägt, es kommt zu keiner Hemmung im ADPtest.

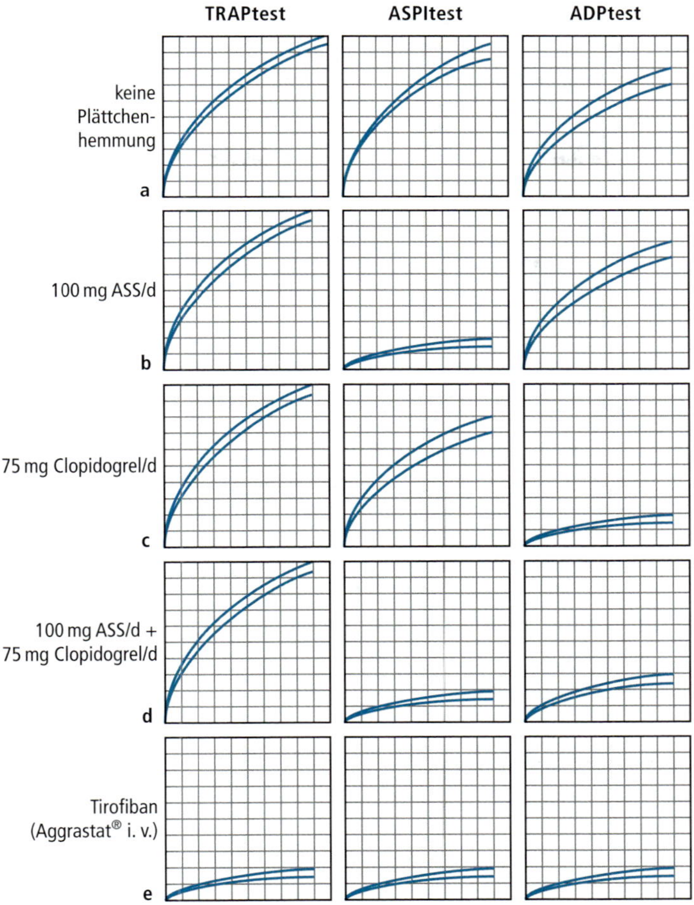

Abb. 8.7 Multiplate Interpretation.

c) Patient, der 75 mg Clopidogrel/d einnimmt, die regelhaft wirken: Es kommt zu keiner Hemmung im TRAPtest und im ASPItest, im ADPtest ist die Hemmung erwartungsgemäß ausgeprägt.

d) Patient, der 100 mg ASS/d und 75 mg Clopidogrel/d einnimmt (duale Plättchenhemmung), die regelhaft wirken: Es kommt zu keiner Hemmung im TRAPtest, im ASPI-test und im ADPtest ist die Hemmung erwartungsgemäß ausgeprägt.

e) Patient, der 0,4 µg/kg KG/min Tirofiban (Aggrastat [D, CH]) einnimmt, das regelhaft wirkt: Es kommt zu einer Hemmung in allen 3 Tests, da Tirofiban ein GP-IIb/IIIa-Rezeptor-Blocker ist und so die „Endstrecke" der Thrombozytenaggregation über den GP-IIb/IIIa-Rezeptor blockiert ist.

PFA-100/-200

Der PFA (▸ Abb. 8.8) ermöglicht es, den Prozess der primären Hämostase abzubilden und zu beurteilen. Eine Besonderheit der Methode liegt darin, dass versucht wird, die Strömungsverhältnisse in kleinen Blutgefäßen mit einer Verletzung nachzubilden. Das Blut wird hierbei durch eine Kapillare, die – je nach Test – mit verschiedenen Aktivatoren beschichtet ist, gesaugt. Gemessen wird die Verschlusszeit (VZ) = Zeit bis zur Okklusion der Kapillare.

In Kombination von standardisierter Gerinnungsanamnese und VZ der COL/EPI-Messzelle können 90,8 % der Hämostasestörungen erkannt werden.
Das System ermöglicht:

- Detektion eines vWS
- Nachweis der Effektivität einer DDAVP-Behandlung
- Nachweis einer eingeschränkten Thrombozytenfunktion durch ASS
- Nachweis einer eingeschränkten Thrombozytenfunktion durch $P2Y_{12}$-Rezeptor-Blocker
- Erkennung einer Thrombozytendysfunktion (unabhängig von der Ursache)

Ausschluss einer primären Hämostasestörung

Patient mit V. a. Blutungsneigung → VZ der COL/EPI-Messzelle → VZ COL/EPI normal, funktionierende primäre Hämostase kann angenommen werden, Ausschluss

Einsatzgebiete der COL/EPI-Messzelle

- Ausschluss von Störungen der primären Hämostase und/oder Nachweis einer bestehenden ASS-Wirkung

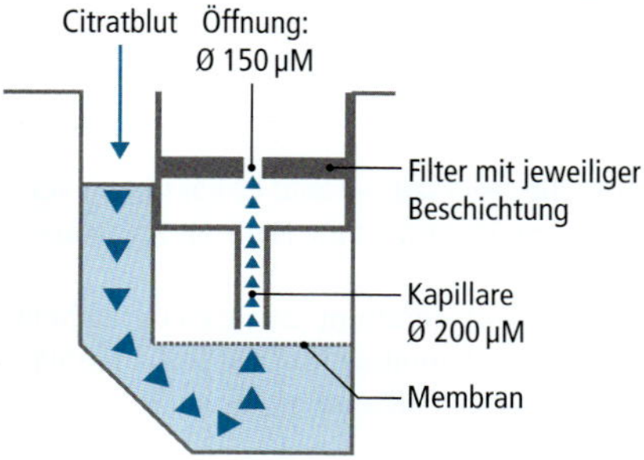

Abb. 8.8 PFA-100, PFA-200. Funktionsprinzip.

- Ausschluss einer Thrombozytendysfunktion (angeboren, erworben oder medikamenteninduziert)
- Ausschluss eines vWS (außer Typ 2N)
- Kontrolle des Effektes einer DDAVP-Gabe (Normalisierung der Verschlusszeit nach DDAVP-Gabe = Wirksamkeit von DDAVP)

Nicht erkannt wird die Thrombozytenhemmung durch $P2Y_{12}$-Rezeptor-Blocker.

Einsatzgebiete der COL/ADP-Messzelle

- Ausschluss einer schweren Thrombozytenfunktionsstörung
- Ausschluss eines vWS

Die Verschlusszeit korreliert mit dem „Bleeding Score" von Pat. mit vWS Typ 1. Eine deutlich verlängerte Verschlusszeit weist auf eine Thrombozytenfunktionsstörung oder ein vWS hin. Hieraus kann die Indikation für die weitere Spezialdiagnostik gestellt werden.

Nicht erkannt wird:

- Thrombozytenhemmung durch $P2Y_{12}$-Rezeptor-Blocker
- Thrombozytenhemmung durch ASS

Einsatzgebiet der Innovance-PFA-P2Y-Messzelle

- Nachweis einer $P2Y_{12}$-Rezeptor-Blockade

Nicht erkannt wird die Thrombozytenhemmung durch ASS.

9 Laborwerte im Blut von A bis Z

9.1 AAk (Autoantikörper)

AAk sind körpereigene Ak, die sich gegen körpereigene Strukturen (Antigene, Ag) richten (d. h. an diese binden). Sie sind ein typisches Merkmal von Autoimmunerkrankungen. Das Forschungsgebiet der AAk ist riesig und die Ursachen für die Entstehung von AAk sind in vielen Bereichen noch nicht geklärt. Gewisse AAk sind auch bei Malignomen und bei Erkrankungen, die mit chron. Zelluntergang verbunden sind, nachweisbar, ohne dass die genauen Zusammenhänge hierfür bereits bekannt sind. AAk können an der Entstehung von Krankheiten beteiligt sein, ihren Verlauf beeinflussen oder nur ein Begleitphänomen (welches sich in manchen Fällen diagnostisch nutzen lässt) sein. Einige AAk sind jedoch von gesteigertem klinischem Interesse: Insulin-AAk (gegen Insulin) und ICSA (gegen Antigene der Inselzelloberflächen) sind von Nutzen, um Diabetes mellitus Typ 1 von Diabetes mellitus Typ 2 zu unterscheiden. Bei der Wegener-Granulomatose erhärten Anti-Proteinase-3-AAk die Diagnose bei möglicherweise unklaren Symptomen. AAk eignen sich oft zur Verlaufs- und Aktivitätskontrolle einer Erkrankung.

9.2 ACE (Angiotensin converting Enzyme)

Das ACE wandelt Angiotensin I in Angiotensin II um. ACE findet sich vorwiegend an der Oberfläche der Endothelzellen. Besonders reich an ACE sind Organe mit ausgedehntem Gefäßsystem (z. B. Lunge und Nieren). ACE ist eine Peptidase und wandelt an der Oberfläche von Endothelzellen im Rahmen des Renin-Angiotensin-Systems das Prohormon Angiotensin I in das Hormon Angiotensin II um, indem es 2 C-terminale Aminosäuren abspaltet. Angiotensin II wirkt stark vasokonstriktorisch. Auf diese Weise erhöht ACE indirekt den RR. Dies erklärt die Einsetzung von ACE-Hemmstoffen zur RR-Senkung.

9.2.1 Indikation zur Bestimmung

Granulomatöse Lungenerkrankungen, Verlaufsparameter

9.2.2 Erhöhte Werte

- primär: Verlaufsparameter granulomatöser Lungenerkrankungen (hauptsächlich Sarkoidose, aber auch Silikose, Asbestose, Pneumonie). Die ACE-Konz. im Blut korreliert direkt mit der Schwere der Erkrankung und einem Ansprechen auf eine Therapie.
- evtl. auch erhöht bei: Morbus Gaucher, Leberzirrhose (alkoholische), Tbc, HIV, Histoplasmose (Pilzerkrankung der Lunge), SLE, Dermatomyositis, Polymyositis und Hyperthyreose
- **cave:** ACE-Hemmer senken den ACE-Spiegel. Wenn die Bestimmung bei einem Pat. mit ACE-Hemmer-Therapie durchgeführt werden soll, muss der ACE-Hemmer 4 Wo. vor Bestimmung abgesetzt werden!

9.2.3 Erniedrigte Werte

- unter Therapie mit Steroiden
- gering erniedrigte Werte bei chron. lymphatischer Leukämie, akuter myeloischer Leukämie, Non-Hodgkin-Lymphomen, multiplem Myelom, Lungenkrebs, metastasierenden Tumoren, akutem Nierenversagen, diversen Lungenerkrankungen, Pat. unter ACE-Hemmer-Therapie

9.3 ACTH (adrenocorticotropes Hormon)

ACTH wird im Hypophysenvorderlappen sezerniert. Die Steuerung der Ausschüttung erfolgt durch das CRH aus dem Hypothalamus. Die ACTH-Ausschüttung wird hauptsächlich durch eine neg. Feedbackschleife über Kortisol gehemmt. ACTH wird bei Stress ausgeschüttet und reguliert die Synthese/Ausschüttung von Glukokortikoiden in der NNR. ACTH ist für die Regulation von Elektrolyt- und Wasserhaushalt und für eine Erhöhung der Stoffwechselleistung verantwortlich. Physiologisch ist ein morgendlich hohes und abendlich-nächtlich tiefes ACTH-Niveau.

Da die Hormonausschüttung starken tageszeitlichen Schwankungen unterliegt, sollte die Blutabnahme morgens zwischen 7 und 9 Uhr stattfinden. Die Probe muss gekühlt und umgehend ins Labor transportiert werden. Kann die Probe nicht sofort verarbeitet werden, kann sie gekühlt zentrifugiert und dann das Plasma gefroren versandt werden.

9

9.3.1 Indikation zur Bestimmung

Hyperkortisolismus (sowie DD ob ACTH-abhängig oder ACTH-unabhängig), Hypokortisolismus

9.3.2 Erhöhte Werte

- ACTH-produzierende Tumoren (z. B. kleinzelliges Bronchialkarzinom, Hypophysentumor)
- ACTH ↑ und Kortisol ↓: primärer Hypokortisolismus/Nebenniereninsuffizienz (Morbus Addison)
- ACTH ↑ und Kortisol ↑: autonome oder ektope ACTH-Produktion; keine Suppression im Dexamethason-Hemmtest

9.3.3 Erniedrigte Werte

- ACTH n– ↓ und Kortisol ↓: sekundärer Hypokortisolismus/Nebenniereninsuffizienz
- ACTH ↓ und Kortisol ↑: ACTH-unabhängiger Hyperkortisolismus bei z. B. NNR-Adenom/-Karzinom/-Hyperplasie

9.4 ADH (antidiuretisches Hormon)

Das ADH (Syn.: Adiuretin, Vasopressin [INN], AVP) ist ein Peptidhormon, das im Hypothalamus produziert und über den Hypophysenhinterlappen freigesetzt wird.

ADH bewirkt eine Konzentrierung des Urins durch eine Steigerung der Wasser-Rückresorption aus dem Primärharn und spielt so eine zentrale Rolle in der Steuerung des Wasserhaushalts. In hohen Dosen wirkt ADH stark gefäßverengend („Vasopressin").

Die Messung des ADH-Werts ist aufgrund der kurzen HWZ von ADH schwierig. Alkohol, Nikotin und Koffein können das Ergebnis einer ADH-Konz.-Bestimmung verfälschen. Aus diesem Grund muss 12 h vor der Probenabnahme eine Alkohol-, Nikotin- und Koffeinkarenz sowie 48 h vor der Probenabnahme eine Medikamentenkarenz eingehalten werden. Die Blutabnahme sollte immer in sitzender Position durchgeführt werden. Alternativ kann der Copeptin-Wert (aus dem gemeinsamen Prohormon) gemessen werden.

9.4.1 Indikation zur Bestimmung

V. a. Diabetes insipidus, V. a. Schwartz-Bartter-Syndrom (Syn.: SIADH)

9.4.2 Erhöhte Werte

- renaler Diabetes insipidus (Niere reagiert nicht auf ADH-Stimulus)
- SIADH:
  - Es kommt zu einer in Bezug auf die Blutplasma-Osmolalität inadäquat hohen Ausschüttung von ADH → zu geringe Flüssigkeitsausscheidung über die Niere → hochkonzentrierter Urin → Na-Verluste über den Harn → Hyponatriämie
  - SIADH tritt häufig paraneoplastisch auf (z. B. ektope Produktion bei kleinzelligem Bronchialkarzinom und anderen Tumoren).
- postop. in den ersten 1–3 d
- starke Stressreaktion
- akute Porphyrie
- Hypovolämie/Dehydratation

9.4.3 Erniedrigte Werte

- zentraler Diabetes insipidus (zu geringe ADH-Produktion/Ausschüttung)
- Die Ursache muss gesucht werden: Malignom mit Affektion von Hypophyse/Hypothalamus? Traumatische Ursache? Chirurgische Entfernung von Hypophysenteilen im Rahmen einer Tumorektomie? usw.

9.5 AFP (Alpha-1-Fetoprotein)

Eine Interpretation in der Schwangerschaft sollte nur durch Spezialisten erfolgen! AFP ist ein Glykoprotein. Es wird in der Leber (exakter: entodermales Gewebe) des Fetus oder bei Erwachsenen v. a. in Tumorzellen der Leber synthetisiert. AFP kann als Tumormarker für Lebertumoren und embryonale Tumoren eingesetzt werden.

AFP-Kontrollen sind nicht als Tumor-Suchtest („Screening") geeignet. Veränderungen in der Schwangerschaft sind nur in Zusammenschau der gesamten Befunde aussagekräftig. Grundsätzlich kann der AFP-Wert auch bei zahlreichen gutartigen (Leber-) Erkrankungen erhöht sein. Bei Kindern erreicht AFP etwa 12 Mon. nach der Geburt denselben niedrigen Normwertbereich wie den bei Erwachsenen.

9.5.1 Indikation zur Bestimmung

Verlaufskontrolle Hepatitis, primäres hepatozelluläres Karzinom, Keimzelltumoren (Ovar, Hoden, extragonadal)

9.5.2 Erhöhte Werte

- Keimzelltumor, hepatozelluläres Karzinom, Lebermetastasen, Kontrollwert bei Leberzirrhose und Hepatitis, Hodentumoren, ovariale Tumoren, Pankreaskarzinom, Gallenwegskarzinom, Magenkarzinom, Kolonkarzinom, auch bei gastrointestinalen Erkrankungen
- bei Schwangeren (↑ in der Schwangerschaft, z. B. auch bei Trisomie 21)

9.5.3 Erniedrigte Werte

- in der Schwangerschaft z. B. bei fetalen Fehlbildungen (Neuralrohrdefekte)
- bei Mehrlingsschwangerschaften physiol. vermindert

9.6 ALAT = ALT (Alanin-Aminotransferase)

Die ALAT (früher GPT) kommt v. a. im Zytoplasma von Leberzellen vor. Im Gegensatz dazu kommt die Aspartat-Aminotransferase (ASAT, AST, früher GOT) auch im Skelett- und Herzmuskel vor. Die ALAT fungiert als Parameter für Leberzellschäden. In Zusammenschau von ALAT und ASAT ist die ALAT-Aktivität meist schon früher (bei leichten Leberschädigungen) erhöht, die ASAT-Aktivität dagegen meist erst später (bei massiveren Leberschädigungen).

9.6.1 Interpretationshilfe

- Hinweis für Leberzellschaden: ALAT ↑, ASAT ↑
- Hinweis für Störung der Leber-Syntheseleistung: Albumin/Protein ↓, Quick ↓, CHE ↓, INR ↑

- Hinweis für Cholestase: Bilirubin ↑, γ-GT ↑, AP ↑
- ASAT/ALAT-Ratio (De-Ritis-Quotient)
  - > 2: hohe Wahrscheinlichkeit für alkoholische Hepatitis oder hepatozelluläres Karzinom, Metastasen oder toxischen/medikamentösen Leberschaden
  - zwischen 1 und 2: häufig mit Leberzirrhose, intrahepatischer Cholestase oder chron. Hepatitis assoziiert
  - < 1: Hinweis auf virale Hepatitis (oft extrem hohe ASAT- und ALAT-Werte, aber Quotient < 1 !), Adipositas

9.6.2 Indikation zur Bestimmung

Leber- und Gallenwegserkrankungen: Diagnostik und Verlaufskontrolle

9.6.3 Erhöhte Werte

- starke Erhöhung bei akuter Leberschädigung (akute Virushepatitis: ALAT > ASAT; alkoholische Hepatitis: ASAT > ALAT; toxischer Leberzellschaden: u. a. Knollenblätterpilz, selten Halothan [Narkosegas])
- Erhöhung bei Stauungsleber, chron. aktiver Hepatitis (Virus, toxisch-nutritiv), Lebertumoren/Metastasen, Mononukleose, Leberzirrhose, Steatosis hepatis, Pankreatitis, medikamentös induzierten Leberschäden; auch bei Adipositas möglich

9.6.4 Erniedrigte Werte

- Vitamin-B_{12}-Mangel

9.7 Albumin

Albumine (wie auch Globuline) gehören zur Gruppe der globulären Proteine. Albumin sorgt im menschlichen Körper v. a. für die Aufrechterhaltung des kolloidosmotischen (onkotischen) Drucks. Hydrophobe Stoffe wie Fettsäuren, Bilirubin, Spurenelemente, bestimmte Vitamine, Hormone, Kationen (Mg^{2+}, Ca^{2+}) und viele Arzneistoffe könnten ohne Bindung an Albumin im Blut nicht transportiert werden. Bis zu 20–25 Bilirubin-Moleküle, 9 Stearinsäure-Moleküle oder 5 Salicylsäure-Moleküle kann ein einziges Albumin-Molekül reversibel an sich binden. Albumin ist ein Ampholyt, d. h., im Gegensatz zu anderen Kolloiden oder Kristalloiden kann es sowohl Anionen als auch Kationen reversibel binden. Albumin ist auch an der Stabilisierung des Blut-pH-Werts beteiligt. Albumin wird zur Beurteilung des Ernährungszustandes (Malnutrition) und zur Verlaufskontrolle von Leberpathologien (schlechte Lebersyntheseleistung = niedriger Albuminspiegel) bestimmt. Zu einem Proteinmangel kommt es auch durch Verlust von Proteinen über die Nieren oder den Magen-Darm-Trakt. Die Substitution von Humanalbumin bei Hypalbuminämie ist umstritten.

9.7.1 Indikation zur Bestimmung

Ödemabklärung, Proteinverlust (enteral sowie renal), chron. Lebererkrankungen, Verlaufskontrolle, Diagnostik einer Analbuminämie, Mangelernährung

9.7.2 Erhöhte Werte (Hyperalbuminämie)

- Dehydratation (relative Erhöhung)
- im Urin: Nephropathie bei Diabetes mellitus (Anfangsstadium, Proteinurie), Hypertonus, Glomerulonephritis
- im Liquor: deutet auf eine Störung der Blut-Hirn-Schranke hin, wie sie z. B. bei entzündlichen Prozessen in Gehirn und Rückenmark auftritt

9.7.3 Erniedrigte Werte (Hypalbuminämie)

- Verlust (GI-Trakt, Niere), Malabsorption
- Hypoproteinämie (Synthesestörung, Leberinsuffizienz)
- paraneoplastisch (z. B. Plasmozytom)
- diätisch
- Schwangerschaft
- akute/chron. Entzündungen (Albumin ist ein „Anti-Akute-Phase"-Protein und sinkt in der akuten Phase-Reaktion ab!)

9.8 Aldosteron

Aldosteron ist ein Mineralokortikoid (beteiligt an der Regelung des Na-K-Haushalts), dass zu den Steroidhormonen zählt. Es wird in der NNR aus Cholesterin (Cholesterol) synthetisiert. Aldosteron wird umgangssprachlich auch als „Dursthormon" bezeichnet, da es bei Flüssigkeitsmangel vermehrt ausgeschüttet wird und eine erhöhte Wasserrückresorption auslöst. Aldosteron führt in der Niere zu einem vermehrten Einbau von Na-Kanälen/-Transportern in die Tubuli und Sammelrohre und löst dadurch eine vermehrte Na-Resorption und damit auch Wasserrückresorption aus. Gleichzeitig kommt es zu einer erhöhten Ausscheidung von K^+ und $NH4^+$. Aldosteron bewirkt einen Anstieg des extrazellulären Volumens und führt zu einer Abnahme der Kaliumkonz. und einem Anstieg des Plasma-pH-Werts. Aldosteron ist etwa 1000 × wirksamer als Kortisol. Aldosteron ist ein Bestandteil des Renin-Angiotensin-Aldosteron-Systems, das u. a. den RR reguliert. Kurzfristige Veränderungen dienen der Aufrechterhaltung des Flüssigkeits-, Elektrolyt- und Säuren-Basen-Haushalts. Langfristig – über Tage bis Monate – erhöhte Aldosteronspiegel sind hingegen pathol. Sie führen zu Hypokaliämie, Alkalose, Hypertonus, Herz- und Nierenfibrose und können letztendlich zu chron. Herz- und Nierenversagen führen.

9.8.1 Indikation zur Bestimmung

Störungen im Elektrolythaushalt (Na, K): Schwartz-Bartter-Syndrom, renovaskulärer Hypertonus (DD arterieller Hypertonus), primärer oder sekundärer Hyperaldosteronismus

9.8.2 Erhöhte Werte

- Stress, Schwartz-Bartter-Syndrom, Morbus Cushing, MH, nach OPs, durch Medikamente (Diuretika, Laxanzien), erhöhte Angiotensin-II-Aktivität (Hyperaldosteronismus).
- Der sekundäre Hyperaldosteronismus tritt häufig bei Herzinsuffizienz und bei Leberzirrhose auf.
- Beim primären Hyperaldosteronismus handelt es sich um eine teilweise oder vollständig autonome Aldosteronproduktion (Conn-Syndrom).

9.8.3 Erniedrigte Werte

- NNR-Insuffizienz, im Schock, im Rahmen von Autoimmunerkrankungen (z. B. Morbus Addison), durch Medikamente (Propranolol, ACE-Hemmer, Steroide)

9.9 Amylase, α-Amylase

α-Amylase kommt in Pankreas (Pankreasamylase) und Speicheldrüsen (Speicheldrüsenamylase) vor. Es wird entweder die gesamte Aktivität oder differenziert die Aktivität von Pankreasamylase und Speicheldrüsenamylase gemessen. Der Amylasespiegel steigt bei Pankreasschädigung im Vergleich zur Lipase früher an, erreicht eine höhere Aktivität und persistiert länger. Typischerweise steigt die α-Amylase bei einer akuten Pankreatitis innerhalb von 2–12 h auf über 150 U/l an – eine tgl. Kontrolle kann sinnvoll sein, da der Wert schon nach 1–3 d wieder in den Normalbereich sinken kann (die Plasma-HWZ beträgt 9–18 h). Zwischen der Schwere der Erkrankung und der Höhe der Enzymaktivität im Plasma besteht kein Zusammenhang. Der Laborwert kann zur Diagnosestellung führen, ist aber für die Verlaufskontrolle oder eine etwaige Prognosestellung ungeeignet. Pankreasamylasespiegel bei chron. Pankreatitis und bei Pankreastumoren sind nicht sehr sensitiv (d. h., auch bei vorliegender Erkrankung kann der Laborwert im Normalbereich liegen). Amylasen spalten Mehrfachzucker (z. B. Stärke). Im Plasma findet sich normalerweise nur wenig Amylase. Makroamylase kommt bei bis zu 3 % der Bevölkerung vor. Aufgrund der Größe kann Makroamylase nicht renal ausgeschieden wird. Laborchemisch findet sich in diesem Fall eine Erhöhung der Amylaseaktivität, ohne dass eine Pankreaserkrankung vorliegt.

Liegt im Plasma eine erhöhte Amylaseaktivität vor, im Urin dagegen eine normale, deutet dies auf das Vorliegen von Makroamylase hin. Ist die Erhöhung der Amylaseaktivität pathol., ist die Amylaseaktivität sowohl im Plasma als auch im Urin erhöht.

9.9.1 Indikationen zur Bestimmung

Pankreastumoren, Pankreatitis (akut, chron.), Pankreas-Mitbeteiligung bei abdominalem Prozess (?), Parotitis

9.9.2 Erhöhte Werte

- Pankreatitis (starker Anstieg), Pankreaskarzinom, Oberbauchprozess mit Pankreasbeteiligung, Alkoholabusus, Stein in den Ausführungsgängen, Cholestase, Parotitis, Niereninsuffizienz (Ausscheidungsstörung), nach ERCP, nach Bauch-OPs, Extrauteringravidität
- durch Medikamente: z. B. HES (→ kann Komplexe mit Amylase bilden → Ausscheidung wird dadurch verlangsamt), Opiate, Narkotika, Steroide, Furosemid, Thiazide
- **Hinweis:** Bei einer „ausgebrannten" Pankreatitis werden auch bei einem akuten Pankreatitisschub nur noch Amylasenormalwerte erreicht. Vergleiche mit Vorbefunden!

9.10 Anionenlücke

9

Anionen und Kationen müssten im Sinne des Gleichgewichts zu gleichen Mengen im Blut vorhanden sein (sonst würde eine elektrische Ladung vorliegen). Misst man allerdings die Anionen im Blut und vergleicht sie mit der Menge der Kationen, ergibt sich eine Differenz: die „Anionenlücke". Diese Differenz entsteht, weil standardmäßig nicht alle vorhandenen Anionen, aber alle Kationen gemessen werden können. Die „Anionenlücke" bezeichnet also die nicht erfassten Anionen, wie z. B. Ketonkörper, Laktat, PO_4^{3-} und SO_4^{2-}. Diese Anionen werden je nach Art der metabolischen Azidose unterschiedlich beeinflusst; die Anionenlücke erlaubt daher in gewissem Umfang auf die ursächlichen Gründe einer metabolischen Azidose zu schließen. Hat ein Pat. z. B. eine markante metabolische Azidose, aber eine normale Anionenlücke, kann eine Ketoazidose oder Laktazidose ausgeschlossen werden. Eine vergrößerte Anionenlücke liegt vor, wenn der errechnete Wert über dem Normwert liegt; eine verkleinerte Anionenlücke liegt vor bei einem errechneten Wert, der kleiner als der untere Wert des Referenzbereichs ist.

$$([Na^+] + [K^+]) - ([Cl^-] + [HCO_3^-])$$

9.10.1 Azidose mit vergrößerter Anionenlücke (Additionsazidose)

- Der Bikarbonatverbrauch wird durch nicht gemessene Anionen ausgeglichen – somit entsteht eine vergrößerte Anionenlücke.
- **Ursachen:** Ketoazidose (diabetische Ketoazidose, Mangelernährung, Alkoholabusus), Laktazidose, Urämie, Gifte/Medikamente (Alkohol, Ethylenglykol, Methanol, Milchsäure, Paraldehyd, ASS, Zyanid, Eisen)

9.10.2 Azidose mit normaler Anionenlücke (hyperchlorämische Azidose, Subtraktionsazidose)

- Normalerweise wird der Verlust an HCO_3^- durch eine erhöhte Chloridkonz. ausgeglichen, daher liegt eine normale Anionenlücke vor.
- **Ursachen:** gastrointestinaler Verlust von HCO_3^- (Durchfall), renaler HCO_3^--Verlust, Nierenversagen, Hypoaldosteronismus, distale renaltubuläre Azidose, Ketoazidose unter Insulin-Therapie, Gifte/Medikamente

9.10.3 Verkleinerte Anionenlücke

- eher sehr selten
- Eine verkleinerte Anionenlücke entsteht durch das Vorhandensein abnormal pos. geladener Proteine, z. B. bei multiplem Myelom oder bei Hypalbuminämie (siehe Albumin, Kap. 9.7).

9.11 Antistreptokokken-DNAse B

Als Antistreptokokken-DNAse B werden Ak bezeichnet, die gegen das Enzym DNAse B gerichtet sind. DNAse B wird im Rahmen von Infektionen durch *Streptococcus pyogenes* gebildet. Kann Antistreptokokken-DNAse B im Plasma nachgewiesen werden, ist dies als Hinweis auf eine Infektion mit *Streptococcus pyogenes* zu werten. *Streptococcus pyogenes* produziert im Rahmen von Infektionen auch das Toxin „Streptolysin O“. Auch gegen dieses werden im Rahmen der Infektion Ak gebildet, die detektiert werden können.

Eine *Streptococcus-pyogenes*-Infektion kann durch viele Methoden aufgedeckt werden:

- ASLO-Ak-Nachweis im Plasma
- Antistreptokokken-DNAse-B-Nachweis im Plasma
- Abstrich/Blutkultur
- Rachenabstrich (Schnelltest auf Streptokokken-Ag)

9.11.1 Indikation zur Bestimmung

V. a. Streptokokkeninfektion

9.11.2 Erhöhte Werte

- Infektion mit β-hämolysierenden Streptokokken – typischerweise Scharlach, Mandelentzündung (Angina tonsillaris), auch das Erysipel
- Oft kommt es im Anschluss an diese Infektionen zu Folgeerkrankungen wie Glomerulonephritis, Sepsis, rheumatisches Fieber oder auch Endokarditis.

9.12 Antistreptolysin O

Streptococcus pyogenes produziert im Rahmen von Infektionen auch das Toxin „Streptolysin O“. Gegen dieses werden im Rahmen der Infektion Ak gebildet, die detektiert werden können.

Der Referenzbereich liegt bei 0–200 IU/ml.

9.12.1 Indikation zur Bestimmung

V. a. Streptokokkeninfektion

9.12.2 Erhöhte Werte

- Erhöhte Werte sind ab 1–3 Wo. nach der Infektion nachweisbar, der Höhepunkt nach 3–6 Wo.
- Nach einer suffizient behandelten Streptokokkeninfektion sollte dieser Wert langsam sinken. Ist dies nicht der Fall, sollte nach chron. Entzündungsherden (z. B. in Mandeln, Zähnen, Nasennebenhöhlen) gesucht werden.

9.13 Anti-Xa-Aktivität

Cave: Referenzwerte differieren von Labor zu Labor stark!

Die Bestimmung der Anti-Xa-Aktivität wird zur Überprüfung der Dosierung von niedermolekularem Heparin durchgeführt. Die Anti-Xa-Aktivität ist ein Maß für die Effizienz/Aktivität von Heparin/fraktioniertem Heparin. Für einen aussagekräftigen Wert muss die Blutabnahme möglichst exakt 4 h nach der Injektion des niedermolekularen Heparins erfolgen.

Im Mittel der aktuell bekannten Anti-Xa-Referenzwerte ist etwa ab einem Anti-Xa-Spiegel > 1,5 IE/ml vermehrt mit dem Auftreten von Blutungen zu rechnen. Die Anti-Xa-Aktivität hat keine Aussage, wenn sie nach Antagonisierung von Heparin durch Protamin bestimmt wird! Bei einigen Testverfahren wird die neutralisierende Protamin-Wirkung in einem gewissen Prozentsatz aufgehoben und ist nicht mehr interpretierbar. Es kommt zu falsch hohen Werten.

9.13.1 Indikationen zur Bestimmung

Kumulationstendenz bei Kindern (Langzeittherapie, Niereninsuffizienz, schwere Grunderkrankung), Erwachsenen mit Niereninsuffizienz bei einer GFR von < 20 ml/min, extremem Über- oder Untergewicht sowie in der Schwangerschaft

9.13.2 Erhöhte/erniedrigte Werte

- Es wird je nach Fragestellung (Prophylaxe, Therapie) versucht den jeweiligen Referenzbereich zu erreichen.

9.14 AP (Alkalische Phosphatase)

AP ist der Sammelname für mehrere Enzyme (aktuell werden 15 Isoenzyme unterschieden), die Phosphorsäureester hydrolysieren. Die AP dephosphoryliert (Abspaltung von Phosphatgruppen) verschiedenste Moleküle. Ihr Funktionsmaximum erreicht die AP im alkalischen Milieu (Name!). Sie ist hauptsächlich in Gallenwegen, Leber, Knochen und Plazenta lokalisiert. Häufige Ursachen für eine Erhöhung des AP-Werts sind u. a. Wachstumsschübe von Knochen bei Kindern, aber auch Knochentumoren und -metastasen. Die AP eignet sich sowohl als Suchtest als auch zur Verlaufskontrolle von malignen Prozessen im Knochen. Bei einem Verschluss der Gallenwege kann die AP nicht ausgeschieden werden und die AP-Aktivität ist folglich stark erhöht.

9.14.1 Indikationen zur Bestimmung

Gallenwegserkrankungen, Lebererkrankungen, Knochenerkrankungen mit erhöhter Osteoblastenaktivität (Metastasen, Tumoren, Frakturheilung, Hypoparathyreoidismus, Tbc mit Knochenbeteiligung, Morbus Paget, Osteomalazie)

9.14.2 Erhöhte Werte

- Ein erhöhter Wert deutet auf eine erhöhte Aktivität des Enzyms im jeweiligen Gewebe (Wachstum, Tumor usw.) oder auf eine Unmöglichkeit der Ausscheidung (z. B. Gallenwegsverschluss) hin:
  - Leber- und Gallenwegserkrankungen: Hinweise durch Lebernekroseparameter (ALAT und ASAT) sowie Cholestaseparameter (γ-GT, Bilirubin)
  - Knochen: Wachstumsschübe bei Kindern, Frakturheilung, Knochentumoren, Knochenmetastasen, Knochenerkrankungen (Morbus Paget, Osteomalazie usw.); weitere Hinweise durch: Ca, Phosphat, PTH, Calcidiol
  - Hyperparathyreoidismus
  - Darmerkrankungen
  - tubuläres Nierenversagen
  - Schwangerschaft (v. a. letztes Trimenon), Kinder und Jugendliche (Wachstumsschübe)
  - falsch hohe Werte: durch Medikamente (Allopurinol, viele Antibiotika, Naproxen, α-Methyl-DOPA u.v. a.)
- Bei signifikanter Erhöhung können die Isoenzyme einen Hinweis auf den Grund der Erhöhung geben:
  - Gallengangs-AP: Cholestase
  - Leber-AP: Leberparenchymschaden
  - Dünndarm-AP: entzündliche Darmerkrankung, Leberzirrhose, intrahepatische Cholestase
  - Knochen-AP: Knochentumor/-metastasen, Knochenerkrankung

9.14.3 Erniedrigte Werte

- Hypothyreose, angeborener Phosphatasemangel, Achondroplasie, perniziöse Anämie
- Mg-Mangel, Zn-Mangel

9.15 aPTT (aktivierte partielle Thromboplastinzeit)

Cave: Der Referenzbereich der aPTT differiert je nach Methode von Labor zu Labor stark!

Die aPTT ist der Globaltest für das intrinsische Gerinnungssystem. Es werden die Faktoren VIII, IX, XI, XII sowie die gemeinsame Endstrecke (I, II, X und V) der Gerinnungskaskade erfasst. Wenn von einer Gerinnungsstörung auch die gemeinsame Endstrecke betroffen ist, zeigt sich auch im TPZ-Wert (Quick-Wert) eine Veränderung. HMWK und Präkallikrein werden auch von der aPTT erfasst. Die aPTT wird eingesetzt, um Therapien mit Heparin sowie mit DTI (z. B. Argatroban, Dabigatran – für beide gibt es noch keine validierten Referenzwerte und Cut-off-Werte) zu monitieren. Eine Kontrolle der Therapie mit niedermolekularen Heparinen ist nicht möglich, da sich die aPTT unspezifisch verlängert (Monitoring-Möglichkeit für niedermolekulare Heparine: Anti-Xa-Aktivität).

9.15.1 Indikationen zur Bestimmung

Heparin-Therapie: Monitoring, Suchtest für Störungen des intrinsischen (endogenen) Gerinnungssystem sowie der gemeinsamen Endstrecke, hämorrhagische Diathese, Koagulopathien

9.15.2 Verlängerung

- verminderte Gerinnungsbereitschaft (Ausnahme siehe unten)
- angeborene Faktorenmangelzustände wie Hämophilie A (Faktor VIII), Hämophilie B (Faktor IX), vWS (nur wenn Faktor VIII $< 40\,\%$), Fibrinogenmangel (Faktor I) sowie Mangelzustände der Faktoren II, V, X, XI, XII (ein Faktor-XII-Mangel verlängert zwar die aPTT, geht aber nicht mit einer erhöhten Blutungsneigung einher und wird deshalb als klinisch nicht relevant bewertet)
- Verbrauchskoagulopathie (Gerinnungsfaktoren sind aufgebraucht)
- schwere Leberparenchymschäden mit Synthesestörung
- Autoimmunerkrankungen mit Vorkommen von Lupus-Antikoagulanzien (Antiphospholipid-Ak) → erhöhte Thromboseneigung trotz verlängerter aPTT!
- Therapie mit Heparin (UFH) sowie Hirudin (Monitoring und Therapieanpassung mittels aPTT)
- Therapie mit niedermolekularen Heparinen (unspezifische Verlängerung, da Hauptwirkung, Anti-Xa-Wirkung, oft nur bei hoher Dosierung aPTT-Verlängerung)
- Therapie mit Rivaroxaban (geringfügig), Argatroban und Dabigatran
- Hemmkörper

- Verdünnungskoagulopathie
- Fehler in der Präanalytik (unterfülltes Citratröhrchen, ungenügende Vermischung, zu langes Stauen, vorzeitige Gerinnung, Abnahme aus liegender Venenverweilkanüle, ZVK oder Port-a-Cath, Hkt > 55 % oder < 25 %)
- **physiol. verlängerte aPTT:** bei Neugeborenen; auch bei Kindern findet man oft eine Verlängerung der aPTT (ab dem 1. Lj. gelten die Referenzwerte für Erwachsene; nach dem 1. Lj. aPTT-Verlängerung oft präanalytisch durch „schwierige Blutabnahme" bei Kindern bedingt)
- **keine** aPTT-Verlängerung: Therapie mit Danaparoid oder Fondaparinux; Danaparoid kann über die Anti-Xa-Aktivität erfasst werden

9.15.3 Verkürzung

- häufig durch präanalytische Fehler bedingt
- klinisch meist nicht relevant
- in der Schwangerschaft: Verkürzte aPTT ab dem 3. Trimenon bis zum 1. Tag post partum gilt als pathol. und wird als Hinweis auf eine Komplikation gewertet.
- prä-DIC-Phase
- **physiol.:** postop., in einer Akute-Phase-Reaktion

9.16 ASAT = AST (Aspartat-Aminotransferase)

Die ASAT kommt v. a. im Zytoplasma von Leberzellen, aber auch von Skelettmuskel- und Herzmuskelzellen vor. ASAT katalysiert die Umwandlung von α-Ketoglutarat in die Aminosäure Glutaminsäure und ist damit ein wichtiger Teil der Kohlenhydratverwertung im Organismus und ein Abbauweg für einige Aminosäuren. ALAT und ASAT sind die wichtigsten Parameter, um Leberzellschäden aufzudecken.

9.16.1 Indikationen zur Bestimmung

Lebererkrankungen, Gallenwegserkrankungen, Skelettmuskelerkrankungen

9.16.2 Interpretationshilfe

Siehe ALAT (Kap. 9.6)

9.16.3 Erhöhte Werte

- starke Erhöhung bei akuten toxischen Leberschäden (z. B. Pilzgift, Halothan) und akuten Hepatitiden (Virus)
- mäßige Erhöhung bei MCI, nach OPs am Herzen, Stauungsleber, Muskeldystrophie, Pankreatitis, Leberparenchymschaden, Mononukleose, Lungenembolie, Myokarditis u. a.
- Steigt parallel zur ASAT auch die ALAT an, kann dies als Hinweis für eine Lebererkrankung als Ursache gewertet werden.

9.17 AT (Antithrombin)

Die AT-Konz. wird im menschlichen Plasma gemessen. Die AT-Aktivität von 1 ml normalem Humanplasma beträgt definitionsgemäß 1 IE/ml und wird mit 100 % gleichgesetzt. AT ist ein Inhibitor der Gerinnungsfaktoren IIa, IXa, Xa, XIa und XIIa sowie des Plasmins. Damit zählt AT zu den wichtigsten Hemmstoffen der Blutgerinnung. AT ist quasi der Gegenspieler des Thrombins. Heparin beschleunigt/verstärkt AT in seiner Wirkung stark (rund 1000-fach). Dies ist der Wirkmechanismus der Heparintherapie. Umgekehrt bedeutet das jedoch auch, dass bei einem AT-Mangel die Wirkung von Heparin stark vermindert ist, da ja kaum AT vorhanden ist, das durch Heparin beschleunigt werden kann. Um bei niedrigem AT-Spiegel die gleiche Heparinwirkung zu erzielen, ist eine höhere Heparindosierung notwendig. AT III wirkt als Heparincofaktor (Heparincofaktor I). Ein AT-Mangel erhöht daher das Risiko für Thrombosen und Thromboembolien.

Nach OPs sinkt der AT-III-Spiegel regelmäßig physiol. ab. Der Parameter ist daher nur begrenzt geeignet, um eine Verbrauchskoagulopathie nachzuweisen.

9.17.1 Indikationen zur Bestimmung

Heparin-Therapie mit inadäquater Wirkung, Thromboseneigung

9.17.2 Erhöhte Werte

- Vitamin-K-Mangel (z. B. durch Antikoagulanzien-Therapie)
- Cholestase, akute Entzündungsreaktion (AT ist ein Akute-Phase-Protein)

9.17.3 Erniedrigte Werte

- aufgrund verminderter Bildung:
  - angeborener Mangel
  - Leberparenchymschaden
  - medikamentös (z. B. Asparaginase [D])
- aufgrund von Verbrauch oder Verlust:
  - Blutung
  - Verbrauchskoagulopathie
  - Sepsis
  - DIC
  - nephrotisches Syndrom
  - Darmerkrankungen mit Proteinverlust (exsudative Enteropathien)
  - am Beginn einer Heparintherapie
  - während der Antibabypille-Einnahme

9.18 BB (Blutbild)

✔ Merke

Beachte bei allen Laborwerten zunächst die Referenzbereiche des jeweils ausführenden Labors. Diese können aufgrund von unterschiedlichen Mess- und Labormethoden von den Werten, die in ▶ Tab. 9.1 angegeben sind, abweichen.

Tab. 9.1 Laborwerte – Übersicht.

Parameter	Normwert	Einheit	Röhrchen
BB – rotes BB (kleines BB)			
Erythrozyten	M: 4,4–5,9 F: 3,8–5,2	Mio./µl bzw. 10^{12}/l	EDTA
• MCV	• M/F: 80,5–100	fl	EDTA
• MCH	• M/F: 26,4–34	pg	EDTA
• MCHC	• M/F: 31,4–36,3	g/dl	EDTA
• Retikulozyten	5–15/1000	–	EDTA
BB – weißes Differenzial-BB (Erwachsene)			
Leukozyten	4000–10 000	/µl	EDTA
Granulozyten			
• neutrophile	2800–8400 (35–70 %)	/µl	EDTA
• stabkernige	150–400 (3–5 %)	/µl	EDTA
• segmentkernige	3000–5800 (50–70 %)	/µl	EDTA
• eosinophile	50–250 (1–4 %)	/µl	EDTA
• basophile	15–50 (1–4 %)	/µl	EDTA
Lymphozyten	1500–3000 (25–45 %)	/µl	EDTA
Monozyten	285–500 (3–7 %)	/µl	EDTA
BB – weißes Differenzial-BB (Kinder)			
Leukozyten	8000–12 000	/µl	EDTA
Granulozyten			
• neutrophile	2200–6300 (55–70 %)	/µl	EDTA
• stabkernige	0–1200 (0–10 %)	/µl	EDTA
• segmentkernige	2000–7800 (25–65 %)	/µl	EDTA

Tab. 9.1 Fortsetzung

Parameter	Normwert	Einheit	Röhrchen
• eosinophile	80–600 (1–5 %)	/µl	EDTA
• basophile	0–120 (0–1 %)	/µl	EDTA
Lymphozyten	2000–6000 (25–50 %)	/µl	EDTA
Monozyten	80–720 (1–6 %)	/µl	EDTA
BB – weißes Differenzial-BB (Säuglinge)*			
Leukozyten	ca. 9000–15 000 → Spezialliteratur, da große Änderungen im 1. Lj.	/µl	EDTA
Granulozyten			
• neutrophile	2250–9750 (25–65 %)	/µl	EDTA
• stabkernige	0–1500 (0–10 %)	/µl	EDTA
• segmentkernige	2250–9750 (22–65 %)	/µl	EDTA
• basophile	0–300 (0–2 %)	/µl	EDTA
Lymphozyten	1800–10 500 (20–70 %)	/µl	EDTA
Monozyten	630–3000 (7–20 %)	/µl	EDTA

**Die Werte sind als Richtwerte zu verstehen, da sich die Normwerte für Laborparameter in der Pädiatrie in den ersten Lebenswo. teils tgl., später wö. ändern. Für die exakten Referenzen ist die pädiatrische Fachliteratur heranzuziehen.*

9.19 β-hCG (humanes Choriongonadotropin)

Das hCG ist ein Schwangerschaftshormon, das in der menschlichen Plazenta gebildet wird. Es ist für die Erhaltung der Schwangerschaft essenziell. Das Hormon setzt sich aus 2 Untereinheiten zusammen: der α-Untereinheit und der β-Untereinheit. Nur die β-Untereinheit ist spezifisch für das hCG. Ihr Nachweis wird daher als Schwangerschaftstest verwendet. Als Laborparameter hat das β-hCG aber noch weitere wichtige Bedeutungen:

- Screening auf Chromosomenstörungen (v. a. Trisomie 21, im 1. Trimester der Schwangerschaft [First-Trimester-Screening])
- als Tumormarker: Einige Tumoren der Keimdrüsen oder der Plazenta produzieren β-hCG. Selten finden sich erhöhte β-hCG-Werte auch bei anderen Tumoren (Mamma-, Darm-, Leber-, aber auch bei Nierentumoren und beim Bronchialkarzinom).
- Der Nachweis eines erhöhten β-hCG-Spiegels bei einer nicht schwangeren Frau oder bei einem Mann muss immer eine Ursachensuche (Tumor?) nach sich ziehen.

9.19.1 Indikationen zur Bestimmung

Im Rahmen eines Schwangerschaftstests, Verlaufskontrolle der Schwangerschaft, als Tumormarker

9.19.2 Erhöhte Werte

- physiol.: in der Schwangerschaft
- Die β-hCG-Konz. steigt bereits in der 1. Wo. nach der Befruchtung an. Die Konz. verdoppelt sich dann etwa alle 2 d. Bis zur 3. SSW liegt die β-hCG-Konz. < 50 IE/l, bis zur 4. Wo. meist < 400 IE/l. Ab etwa der 5. SSW steigt die β-hCG-Konz. steil an und erreicht bis zu 6-stellige Werte. Eine Normalisierung der β-hCG-Werte findet etwa ab 2 Wo. nach der Geburt statt.
- Keimzelltumoren (z. B. Seminom, Teratom), Chorionkarzinom, Blasenmole, selten auch bei anderen Malignomen

9.20 BGA (Blutgasanalyse)

Die BGA ist ein Verfahren, um die Gasverteilung (Partialdrücke) von O_2 und CO_2 im Blut zu messen. Des Weiteren werden auch pH-Wert sowie Komponenten des Säuren-Basen-Haushalts gemessen bzw. errechnet. Im Laufe der Zeit kamen zu den klassischen BGA-Parametern weitere Werte dazu. Heute werden bei den meisten BGA (je nach Hersteller und Gerät) auch Elektrolyte (Na, K, Ca) sowie Hb, Hb-Derivate, Bikarbonat, Glukose und Laktat gemessen. Mithilfe der BGA können Atmung bzw. Beatmung, Oxygenierung und der Säuren-Basen-Haushalt objektiviert werden.

9.20.1 Schnellinterpretation des Säuren-Basen-Status

Für die Schnellinterpretation des Säuren-Basen-Status müssen nur folgende 3 Werte beachtet werden:
- pH-Wert: gibt Auskunft, ob eine Verschiebung in Richtung Azidose oder Alkalose vorliegt
- pCO_2: gibt Auskunft über die respiratorische Komponente am Säuren-Basen-Haushalt
- BE: gibt Auskunft über die metabolische Komponente am Säuren-Basen-Haushalt

9.20.2 Respiratorische Störungen

- respiratorische Azidose ohne Kompensation:
  - pH < 7,35, pCO_2 > 45 mmHg, BE pos.
  - mögliche Ursachen: alveoläre Hypoventilation (Narkose, massive Gasaustauschstörungen, Intoxikation, Koma, mechanische Verlegung, neuromuskulär); **cave:** CO_2-Narkose

- respiratorische Alkalose ohne Kompensation:
  - pH > 7,45, pCO_2 < 35 mm Hg, BE neg.
  - mögliche Ursachen: Hyperventilation (Beatmungseinstellungen überprüfen!), Psychogen, SHT; **cave:** Hypokapnie führt u. a. zu zerebrovaskulärer Vasokonstriktion

9.20.3 Metabolische Störungen

- metabolische Azidose ohne Kompensation:
  - pH < 7,35, HCO_3^- < 20 mmol/l, BE neg.
  - mit normaler Anionenlücke: hyperchlorämische Azidose durch renale oder intestinale HCO_3^--Verluste (→ wird zur Aufrechterhaltung des Gleichgewichts durch Cl^- ersetzt)
  - mit erhöhter Anionenlücke: H^+-Überschuss durch HCO_3^- abgepuffert
    Merkhilfe: KUSMALE (steht für Ketoazidose, Urämie, Salizylate, Methanol/Ethanol, Aldehyd, Laktat, Ethylenglykol [+ Toluolintoxikation und Rhabdomyolyse])
- metabolische Alkalose ohne Kompensation:
  - pH > 7,45, HCO_3^- > 30 mmol/l, BE pos.
  - hypochlorämisch: H^+-Verlust durch Erbrechen, meist Diuretika

9

9.20.4 Vorgehen zur Interpretation

1. Liegt eine Störung vor? Weicht der pH-Wert von der Norm ab? Wenn ja, in welche Richtung (sauer/basisch)?
   - pH-Wert > 7,45 → Alkalose
   - pH-Wert < 7,35 → Azidose
2. Liegt eine kompensierte Störung vor?
   - Wenn BE oder pCO_2 von der Norm abweichen, der pH-Wert aber innerhalb der Norm bleibt, handelt es sich um eine kompensierte Störung (Alkalose oder Azidose).
   - Wenn BE oder pCO_2 von der Norm abweichen und der pH-Wert außerhalb der Norm liegt, handelt es sich um eine dekompensierte Störung (Alkalose oder Azidose).
3. Welches ist die ursächliche Störung bei einer kompensierten Störung?
   - wenn eine pH-Wert-Abweichung vorliegt: Welche Abweichung von BE oder pCO_2 erklärt die pH-Verschiebung und welche weist in die Gegenrichtung?
     → Die Abweichung, welche die pH-Wert-Verschiebung erklärt, ist die ursächliche Störung, die Abweichung von BE bzw. pCO_2, welche in die Gegenrichtung weist, entspr. dem Kompensationsversuch.
   - **Beispiel:**
     pH-Wert: 7,44, BE: 8, pCO_2: 52 mmHg
     Die BE-Erhöhung würde eine pH-Wert-Verschiebung um 0,1 in Richtung basisch erklären. Die pCO_2-Erhöhung würde eine Verschiebung des pH-Werts um 0,1 in Richtung sauer erklären. Der pH-Wert liegt innerhalb der Norm (die Störung ist also kompensiert), ist aber leicht in Richtung basisch verschoben (das ist die Rich-

tung der Störung). Die BE-Abweichung erklärt eine pH-Wert-Verschiebung in Richtung basisch. → Es liegt also primär eine metabolische Alkalose vor, welche respiratorisch (pCO_2-Erhöhung) kompensiert wird.

4. Liegt eine respiratorische oder eine metabolische Störung vor?
   - Wird die Störung durch eine pCO_2-Verschiebung erklärt, so liegt eine respiratorische Störung vor.
   - Wird die Verschiebung des pH-Werts durch die BE-Verschiebung erklärt, liegt eine metabolische Störung vor.

Zusammenfassung

Wichtiges Hintergrundwissen in Kürze

- Bei allen Interpretationen wird vom pH-Wert 7,4 ausgegangen (Mittelwert zwischen 7,35 und 7,45).
- Veränderungen im pCO_2 weisen auf respiratorisch bedingte Veränderungen hin. **Merkhilfe:**Respiratorische Veränderungen verhalten sich revers zum pH-Wert. D.h., dass ein erhöhter pCO_2 einen erniedrigten pH-Wert und ein erniedrigter pCO_2 einen erhöhten pH-Wert bedingt.
- Veränderungen im BE weisen auf metabolisch bedingte Veränderungen hin. **Merkhilfe:**Metabolische Veränderungen „gehen mit dem pH-Wert mit“. D.h., dass ein erhöhter BE einen erhöhten pH-Wert und ein erniedrigter BE einen erniedrigten pH-Wert bedingt.
- Kompensation: Der Körper versucht Abweichungen von der Norm zu kompensieren. Es kann also sein, dass der BE erhöht ist, was eine pH-Verschiebung ins Basische bedingen müsste, und der pH-Wert trotzdem innerhalb der Norm liegt, weil der Körper durch eine pCO_2-Erhöhung gegengesteuert hat. Es liegt also eine BGA vor, bei welcher der BE und pCO_2 von der Norm abweichen und der pH-Wert trotzdem im Referenzbereich liegt. Es gilt nun festzustellen, welches die ursächliche Störung und welches der Kompensationsversuch ist: Die Abweichung von pCO_2 oder BE, welche die vorliegende pH-Verschiebung (ausgehend von 7,4) erklärt, ist die ursächliche Störung. Die Verschiebung von pCO_2 oder BE, die der pH-Verschiebung entgegen weist, ist der Kompensationsmechanismus. Mit folgenden Näherungswerten kann leicht überprüft werden, ob die jeweilige pH-Verschiebung durch den gemessenen pCO_2 und den errechneten BE-Wert plausibel ist:
  - Eine BE-Verschiebung um 6 Einheiten bedingt eine pH-Verschiebung von etwa 0,1.
  - Eine pCO_2-Verschiebung um 12 mmHg bewirkt eine pH-Verschiebung von etwa 0,1 oder in Formelschreibweise:
    $\Delta BE\ 6 = \Delta\ pCO_2\ 12 = \Delta pH\ 0{,}1$
- BGA-Parameter:
  - pO_2, pCO_2, pH, Hkt sind gemessene Werte.
  - BE, (s)HCO_3^-, S_aO_2 sind errechnete Werte.

9.21 Bilirubin

Bilirubin ist ein Abbauprodukt des Häm. Es wird von Albumin zur Leber transportiert. In der Leber erfolgt die Veresterung von unkonjugiertem zu konjugiertem Bilirubin. Die Ausscheidung erfolgt dann über die Gallenwege in den Darm. Im Darm erfolgt der Abbau zu Urobilinogen und weiter zu Stercobilinogen (verleiht dem Stuhl die typische Braunfärbung). Bei komplettem Gallenwegsverschluss kommt es zu hellen, „acholischen" Stühlen. In weiterer Folge gelangt konjugiertes Bilirubin ins Blut und wird über den Harn ausgeschieden.

9.21.1 Isolierte Erhöhung des unkonjugierten Bilirubins

Prähepatischer Ikterus (z. B. bei Hämolyse, Resorption großer Hämatome, ineffektiver Erythropoese), funktionelle Hyperbilirubinämie/Konjugierungsstörung (Morbus Gilbert-Meulengracht, Crigler-Najjar-Syndrom)

9.21.2 Erhöhung von unkonjugiertem und konjugiertem Bilirubin

Intra- und posthepatischer Ikterus (Cholestase, Leberparenchymschaden), Hepatitis, toxischer Leberschaden, Lebermetastasen usw.

9.21.3 Isolierte Erhöhung von konjugiertem Bilirubin

Dubin-Johnson-Syndrom, Rotor-Syndrom, Summerskill-Walshe-Tygstrup-Syndrom

9.21.4 Differenzierung

- Leberschaden? → ALAT, ASAT, CHE
- Gallenwege? → γ-GT, AP
- Hämolyse? Hämolyse-Index (wenn LDH/ASAT > 12 → Hinweis für Hämolyse)
- funktionelle Hyperbilirubinämie

Tab. 9.2 BSG und Gerinnungsstatus.

Parameter	Normwert	Einheit	Röhrchen
BSG bei Raumtemp. nach 1 h	• M < 50 J.: < 15 • M > 50 J.: < 20	mm	EDTA
	• F < 50 J.: < 20 • F > 50 J.: < 30		
Gerinnungsstatus			
PTZ (= Quick-Wert)	70–120	%	Citrat
aPTT	35–55	s	
Thrombozyten	140–440	× 103/µl	EDTA
Blutungszeit (nach Duke)	< 4	min	am Pat. durchzuführen
TT	70–130	%	Citrat

9.22 BSG (Blutsenkungsgeschwindigkeit) und Gerinnungsstatus

Siehe ▶ Tab. 9.2

9.23 Ca (Kalzium)

Die Ca-Bestimmung ermöglicht Aussagen über den Knochen- und Ca-Stoffwechsel. Es liegt im Plasma vor [61]:

- zu 50 % als Ca^{2+}-Ionen
- zu 35 % an Proteine (Albumin, Globuline) gebunden
- zu 15 % komplexgebunden (Bikarbonat, Laktat, Citrat, Phosphat)

Die gemessene totale Ca-Konz. (Gesamt-Ca) im Blut ist folglich stark von der Albuminkonz. abhängig und aus diesem Grund nur begrenzt aussagekräftig. Biologisch wirksam sind nur die freien Ca-Ionen, sodass es sinnvoll ist, deren Konz. zu bestimmen. Nicht jedes Labor ist aber in der Lage, ionisiertes Ca zu messen, da das Handling sehr aufwendig ist.

Der mengenmäßig häufigste Mineralstoff im Körper ist Ca. Intrazellulär ist Ca an der Erregungsweiterleitung, am Glykogenstoffwechsel, der Thermoregulation und vielen anderen Prozessen beteiligt. Extrazellulär ist Ca ein wichtiger Bestandteil der Blutgerinnung sowie der Aufrechterhaltung der Integrität der Zellmembranen. Der Ca-Haushalt wird primär durch das PTH, Calcitriol und Calcitonin reguliert.

9.23.1 Indikationen zur Bestimmung

V. a. Störung des Ca-Stoffwechsels (typische EKG-Veränderungen, Tetanien, Polydipsie), V. a. Osteolyse bei Malignomen, granulomatöse Erkrankungen, Knochenerkrankungen, Spontanfrakturen

9.23.2 Erhöhte Werte

- Alkalose (Shift), primärer Hyperparathyreoidismus, Hyperthyreose, Morbus Addison, Morbus Paget, Pankreatitis, Neoplasie (v. a. Niere, Mamma, N. bronchi, multiples Myelom) durch metastatische Osteolyse oder PTHrP, familiäre hypokalziurische Hyperkalzämie
- Aluminiumintoxikation
- Hypervitaminose fettlöslicher Vitamine (A, D)
- medikamentös bedingt (z. B. Li, Thiazide)

9.23.3 Erniedrigte Werte

- Malnutrition, Malabsorption
- Vitamin-D-Mangel, Mg-Mangel
- Hypoparathyreoidismus, chron. Niereninsuffizienz, Alkoholkrankheit, akute nekrotisierende Pankreatitis
- medikamentös bedingt (z. B. Steroide, Bisphosphonate, Antiepileptika, Furosemid)

Literatur

[61] Calvi LM, Bushinsky DA. When is it appropriate to order an ionized calcium? J Am Soc Nephrol 2008; 19: 1257–1260

9.24 Caeruloplasmin

Caeruloplasmin (Coeruloplasmin) fungiert als Kupferspeicher und ist am Eisentransport beteiligt. Bildungsorte für Caeruloplasmin sind Leber und Gehirn. Ein Mangel an Caeruloplasmin bedingt eine pathol. Speicherung von Eisen in retikuloendothelialen Zellen und Hepatozyten. Bei Morbus Wilson findet man aus diesem Grund etwa z. T. erniedrigte Eisenkonz. im Plasma. Da die Caeruloplasminkonz. bei schweren Infektionen und in der Schwangerschaft ansteigt, ist Caeruloplasmin auch ein Akute-Phase-Protein.

9.24.1 Indikationen zur Bestimmung

Morbus Wilson (Diagnostik und Therapiekontrolle; DD: psychiatrische Erkrankungen, akute Lebererkrankungen/Leberversagen), Menkes-Syndrom, chron. Lebererkrankungen

9.24.2 Erhöhte Werte

- bei jeder akuten/chron. Entzündung sowie bei Tumoren möglich (Akute-Phase-Protein)
- Verschlussikterus
- Antibabypille, Schwangerschaft

9.24.3 Erniedrigte Werte

- Morbus Wilson, nephrotisches Syndrom, exsudative Enteropathie, Leberinsuffizienz, Menkes-Syndrom
- alimentärer Kupfermangel

9.25 Calcitonin (Thyreocalcitonin)

Calcitonin ist ein Peptidhormon der Schilddrüse. Das in den Nebenschilddrüsen gebildete PTH ist der Gegenspieler zum Calcitonin. Beide Hormone regulieren den Ca- und Phosphathaushalt des Körpers. Calcitonin hat dabei eine Ca-senkende Wirkung. Im Gegensatz zu den anderen Ca-regulierenden Hormonen (PTH, D-Hormon [Calcitriol]) ist die Ca-senkende Wirkung schwächer ausgeprägt.

9.25.1 Indikationen zur Bestimmung

DD Struma nodosa vs. C-Zell-Karzinom/C-Zell-Hyperplasie; Pentagastrin-Test (ist ein Calcitonin-Stimulationstest, der z. B. bei der Diagnostik des Schilddrüsenkarzinoms eingesetzt wird; weitere Indikationen: spezielle endokrinologische Fragestellungen)

9.25.2 Erhöhte Werte

- Karzinome/Neoplasien: medulläres Schilddrüsenkarzinom (stark erhöhte Werte; daher auch als Verlaufsmarker nach Therapie in Verwendung), Prostatakarzinom, kleinzelliges Bronchialkarzinom, Mammakarzinom, C-Zell-Hyperplasie, andere neuroendokrine Neoplasien
- Niereninsuffizienz, Leberzirrhose

9.26 CHE (Cholinesterase, Plasmacholinesterase)

CHE wird bestimmt, um die Gesamtsyntheseleistung der Leber, v. a. in Hinsicht auf chron. Erkrankungen (Leberzirrhose, chron. Hepatitiden usw.), zu beurteilen. CHE kommt in unterschiedlichen genetischen Varianten vor (Prävalenz: ca. 95 % Normvariante und 5 % atypische Varianten).

Anästhesiologischer Hinweis: Die atypischen Varianten spalten z. B. Suxamethoniumchlorid (= Succinylcholin, Lysthenon [D, A, CH]) und Mivacurium (Mivacron [D, A, CH]) oft um ein Vielfaches langsamer. Die Quantifizierung der Aktivität der atypischen CHE erfolgt mittels Dibucainzahl. Bei der Anwendung von esterartigen LA (z. B. Procain) ist bei Vorliegen von atypischer CHE mit einer stark erhöhten Toxizität (kardial, ZNS) zu rechnen.

9.26.1 Indikationen zur Bestimmung

- Lebererkrankungen → Bestimmung der Syntheseleistung
- V. a. atypische CHE-Varianten (CHE ↓, obwohl Lebererkrankung mit verminderter Synthese und Intoxikation ausgeschlossen ist) → in Bezug auf Anästhesie Dibucainzahl bestimmen!
- Intoxikation mit Alkylphosphaten/organischen Phosphorsäureestern (Pestiziden, Insektiziden, Kampfstoffen)

9.26.2 Erhöhte Werte

- klinisch meist nicht relevant, treten aber bei folgenden Erkrankungen auf: Diabetes mellitus, Steatosis hepatis, Hyperlipoproteinämie, nephrotisches Syndrom, KHK, exsudative Enteropathie, Hyperthyreose, Morbus Gilbert-Meulengracht

9.26.3 Erniedrigte Werte

- Hepatopathien (verminderte Leberleistung jeglicher Ursache: Malignom, Zirrhose, Hepatitis usw.)
- Organophosphatvergiftung (= irreversible CHE-Hemmer, z. B. E605)
- Gravidität (ab 2. Trimenon bis ca. 7 Wo. post partum)
- grundsätzlich bei vielen schweren Erkrankungen (Malignome), postop., angeborener CHE-Mangel ohne Klinik (frühere Laborbefunde vergleichen)

9.27 Cholesterin (Cholesterol)

Cholesterin erhöht die Stabilität der Zellmembran und ist Vorstufe von Steroidhormonen und Gallensäuren. Erhöhte Cholesterinspiegel werden mit einem erhöhten Arterioskleroserisiko assoziiert. Um Cholesterin im Blutplasma transportieren zu können, ist es an Lipoproteine gebunden. Mittels Zentrifugation bzw. Elektrophorese kann das Gesamtcholesterin in seine Fraktionen (Chylomikronen, VLDL, IDL, LDL, HDL und Lipoprotein [a]) aufgeteilt werden. Cholesterin wird zu Gallensäuren metabolisiert und über die Gallenweg in den Darm ausgeschieden. Etwa 90 % der Gallensäuren werden allerdings wieder aus dem Darm aufgenommen.
Mit steigendem Lebensalter nimmt der Gesamtcholesterinspiegel zu.

Frauen haben in der Jugend tendenziell einen niedrigeren Cholesterinspiegel als Männer. Mit steigendem Alter gleicht sich der Cholesterinspiegel zwischen den Geschlechtern an und im Senium haben Frauen tendenziell einen höheren Cholesterinspiegel als Männer.

Cave: muss nach 12 h Nüchternheit abgenommen werden.

9.27.1 Indikationen zur Bestimmung

Therapie-Monitoring, Prävention

9.27.2 Erhöhte Werte

- Hyperlipoproteinämie, Hypothyreose, Cholestase, nephrotisches Syndrom, Diabetes (schlecht eingestellt), Adipositas, Anorexia nervosa
- Kortikosteroid-Therapie

9.27.3 Erniedrigte Werte

- Malabsorption, Malassimilation, Malnutrition
- Hyperthyreose, akute Hepatitis, Morbus Gaucher, hepatozelluläres Karzinom

9.28 CK (Kreatinkinase)

Das Enzym CK findet man in allen Muskelzellen und im Gehirn. Es lassen sich 4 Isoenzyme unterscheiden:

- CK-MM (Skelettmuskel-Typ): Vorkommen hauptsächlich im Skelettmuskel
- CK-MB (Myokard-Typ): Vorkommen hauptsächlich im Herzmuskel
- CK-BB (Gehirn-Typ): Vorkommen hauptsächlich im ZNS (SHT, ICH usw.)
- CK-MiMi (Mitochondrien-Typ): Vorkommen in Mitochondrien, Erhöhung bei massivem Zelluntergang (z. B. Tumoren, Verbrennungen)

CK kann in der Diagnostik von Herz- und Skelettmuskelschäden (Anstieg der CK-Aktivität) eingesetzt werden. Beim MCI korrelieren Infarktgröße und Höhe des CK-Anstiegs miteinander.

9.28.1 Indikationen zur Bestimmung

Skelettmuskelerkrankungen (Rhabdomyolyse, Alkoholintoxikation, Muskeldystrophie, Myositiden), Herzmuskelerkrankungen (Herzmuskelentzündungen, ACS, MCI, Erfolgskontrolle bei Thrombolyse)

9.28.2 Erhöhte Werte

- CK wird bei jeder Zerstörung/jedem Zelluntergang von Muskelzellen freigesetzt (MCI, i. m. Injektion, Rhabdomyolyse [**cave** Statine/Fibrate], intensive sportliche Betätigung, nach Stürzen [v. a. bei älteren Pat.], Polymyositis, Dermatomyositis, Morbus Duchenne usw.), Hypothyreose.
- **MCI:** frühester Anstieg nach 4 h, im Normalfall nach 4–12 h, max. Erhöhung nach ca. 20 h
- **falsch hohe Werte:** bei hämolytischen Seren (Adenylatkinase aus Erythrozyten); bei Rechtsherzinsuffizienz mit konsekutiver Leberstauung (Adenylatkinase aus der Leber), beim Vorliegen von Makro-CK (CK-MB-Anteil an der Gesamt-CK > 30 %)

9.29 Cl (Chlorid)

Chlorid ist das wichtigste Anion (mengenmäßig) im Extrazellulärraum. Es fungiert als Gegenspieler des Na (dem mengenmäßig wichtigsten Kation im Extrazellulärraum). Veränderungen dieser beiden Ionenkonz. korrelieren daher meist miteinander. Durch die enge Bindung an den Na-Haushalt ist das Chlorid an vielen Prozessen im menschlichen Körper beteiligt: an der Regulation des Wasserhaushalts, dem elektrischen Potenzial der Zellen (Nervenzellen, Herzrhythmus, Muskelzellen). Essenziell ist Chlorid auch am Säuren-Basen-Haushalt beteiligt: Wird die Summe der Anionen (z. B. Bikarbonationen) aus irgendeinem Grund zu niedrig, steigt die Chloridkonz. im Sinne einer Gegenregulation an, um das Ionengleichgewicht wiederherzustellen. Umgekehrt funktioniert das ebenso: Ist die Summe der Anionen zu hoch, sinkt die Chloridkonz. entsprechend.

9.29.1 Indikation zur Bestimmung

Elektrolythaushaltsstörungen, Klassifizierung der metabolischen Azidose, Beurteilung des Säuren-Basen-Haushalts, Berechnung der Anionenlücke, Störungen im Na-Haushalt

9.29.2 Erhöhte Werte

- renale tubuläre Azidose, Niereninsuffizienz, metabolische Azidose, chron. Hypoxie, chron. Hyperventilation, Hypoaldosteronismus, Fieber, Duodenalfistel, Pankreasfistel, kompensatorisch bei länger anhaltender Diarrhoe

9.29.3 Erniedrigte Werte

- intestinaler HCl-Verlust (Erbrechen, Diarrhoe, Magensonde, Magendrainagen), metabolische Alkalose, Hyperaldosteronismus, Dehydratation, Cushing-Syndrom, Morbus Addison, Saluretika/Diuretika, metabolische Azidose (Ketoazidose, Laktazidose)
- skurril: Lakritzabusus

9.30 C-Peptid

Das C-Peptid ist Bestandteil des Proinsulins. Es dient als Marker für die Insulin-Syntheseleistung des Pankreas.

9.30.1 Indikationen zur Bestimmung

V. a. Insulinom, vorgetäuschte Hypoglykämie (Hypoglycaemia factitia)

9.30.2 Erhöhte Werte

- Hyperinsulinismus, NIDDM (Insulin-Resistenz), Insulinom

9.30.3 Erniedrigte Werte

- Insulinsynthesestörung, Hypoglycaemia factitia, IDDM: Diabetes mellitus Typ 1, Diabetes mellitus Typ 2 (bei Versagen der Insulinproduktion)

9.31 CRP (C-reaktives Protein)

CRP ist ein Akute-Phase-Protein. Als Akute-Phase-Proteine wird eine Gruppe von Proteinen bezeichnet (CRP, Serumamyloid α, Haptoglobin, Ferritin, Caeruloplasmin, α_1-Antitrypsin, Fibrinogen u. a.), deren Serumkonz. im Rahmen der Akute-Phase-Reaktion einer Entzündung physiol. erhöht ist. CRP ist ein unspezifischer Entzündungsparameter und wird primär in der Leber synthetisiert. Bei einer HWZ von etwa 6–12 h ist eine Messung mehrmals tgl. nicht sinnvoll. Die Plasma-CRP-Konz. folgt der Krankheitsaktivität mit einer Verzögerung von etwa 12–24 h. IL-6 wird häufig als stärkstes Stimulans für die CRP-Expression in der Leber angegeben.

CRP agiert als Opsonin und bindet hierfür direkt an der Oberfläche von absterbenden oder abgestorbenen Zellen sowie an einigen Bakterien. Das so gebundene CRP aktiviert das Komplementsystem, Makrophagen und das unspezifische Immunsystem. Dieser unspezifische Abwehrmechanismus reagiert deutlich schneller als das spezifische Immunsystem.

Da das Komplementsystem in der Abwehr viraler Infektionen eine untergeordnete Rolle spielt, steigt das CRP im Rahmen viraler Infektionen deutlich weniger an als im Rahmen bakt. Infektionen.

CRP eignet sich gut als Verlaufsparameter einer Entzündung/Sepsis, da die Höhe des CRP-Werts meist gut mit der Schwere der Erkrankung korreliert und nach dem Überwinden einer Erkrankung rasch in den Normbereich abfällt.

9.31.1 Indikationen zur Bestimmung

Abklärung entzündlicher Prozesse, Verlaufskontrolle bakt. Infektionen, Verlaufs- und Therapiekontrolle bei Sepsis, Therapiekontrolle bei antibiotischer Therapie, Abschätzung des kardiovaskulären Risikos (hsCRP)

9.31.2 Interpretationshilfe

Erwachsene, Immunkompetente:

- 10–50 mg/l: sprechen am ehesten für eine örtlich begrenzte Entzündung oder den Beginn bzw. das Ende eines systemischen entzündlichen Prozesses
- 50–100 mg/l: sprechen am ehesten für eine schwere Entzündung
- Werte > 100 mg/l: sprechen am ehesten für einen gravierenden systemischen Prozess (u. a. Sepsis, Meningitis, Pankreatitis, tumorbedingt)

9.31.3 Erhöhte Werte

- akute entzündliche Prozesse (Erhöhung bei bakt. Prozess normalerweise deutlicher als bei viralem Prozess → Starke Erhöhung wird meist als Hinweis auf bakt. Prozess interpretiert bzw. als Verlaufsparameter verwendet.)
- maligne Tumoren
- Verbrennungen
- MCI
- unspezifische Erhöhung möglich bei oraler Kontrazeption, Tabakkonsum, Hormontherapie
- rheumatologische Erkrankungen (außer Polymyalgia rheumatica, SLE)

9.32 Cystatin C

Cystatin C ist ein niedermolekulares Protein, das von allen kernhaltigen Zellen, unabhängig von Entzündungsreaktionen und anderen pathol. Prozessen, annähernd konstant synthetisiert wird. Es kann zur Bestimmung der GFR verwendet werden.

Auch ist der Cystatin-C-Spiegel weitgehend unabhängig von Alter, Geschlecht und Muskelmasse. Cystatin C wird glomerulär filtriert, tubulär fast vollständig rückresorbiert und in Folge metabolisiert.

9.32.1 Indikation zur Bestimmung

V. a. Niereninsuffizienz

Cystatin C findet Anwendung in der Abschätzung der GFR. Für Erwachsene steht die Formel nach Hoeck zur Verfügung, für Kinder die Formel nach Grubb (Formeln: Kap. 9.43).

9.33 D-Dimer

Das D-Dimer ist ein Spaltprodukt des Fibrins. Die Bezeichnung D-Dimer kommt daher, dass Fibrin aus D- und E-Untereinheiten aufgebaut ist und bei der Spaltung die genannten D-Dimere entstehen. Der Anstieg der D-Dimer-Konz. im Plasma ist eine Folge der Aktivierung der Blutgerinnung und der damit einhergehenden Gerinnselauflösung (Fibrinolyse).

9.33.1 Indikationen zur Bestimmung

V. a. DIC, Ausschluss einer Thrombose,V. a. Hyperfibrinolyse

9.33.2 Interpretationshilfe

- Ein Normalwert in der Labordiagnostik schließt eine venöse Thromboembolie mit hoher Wahrscheinlichkeit aus.
- Eine erhöhte D-Dimer-Konz. ist kein sicherer Hinweis auf eine venöse Thromboembolie!

9.34 Dibucainzahl

Die Dibucainzahl ist relevant beim Einsatz von Succinylcholin (Suxamethoniumchlorid, z. B. Lysthenon [D, A, CH]). Succinylcholin wird von Personen mit CHE-Mangel (je nach Ausprägung) langsamer abgebaut, was zu länger (Stunden) andauernder Relaxation führen kann.

Zur Labordiagnostik atypischer CHE wird die CHE-Aktivität mit und ohne Zusatz von Dibucain gemessen. Dibucain hemmt typische CHE, kaum aber die atypischen. Die Dibucainzahl gibt die prozentuelle Aktivitätshemmung an. Als „normal“ wird eine Dibucainzahl > 70 % angesehen. Atypische Varianten werden durch Dibucain kaum beeinträchtigt (Dibucainzahl < 70 %).

9.34.1 Indikationen zur Bestimmung

Die Dibucainzahl (CHE-Aktivität nach Hemmung mit Dibucain) wird bei V. a. Vorliegen eines CHE-Mangels oder atypischer CHE bestimmt.
Ein V. a. atypische CHE-Varianten besteht, wenn die CHE-Aktivität erniedrigt ist und eine Leberinsuffizienz sowie Leberzellschädigung als Ursache ausgeschlossen werden kann.

9.35 Faktor XIII

Faktor XIII stabilisiert das Fibrinnetzwerk. Eine Verminderung oder ein Fehlen kann zu späten Nachblutungen (1–2 d nach dem Eingriff) führen. Biologische HWZ: 7 d.
Cave: Faktor XIII wird weder durch PTZ (Quick) noch durch aPTT erfasst!

9.35.1 Indikationen zur Bestimmung

Anamnestischer Hinweis auf Blutungsgeschehen 1–2 d nach einer OP, Blutung 1–2 d nach einem Eingriff/Trauma (z. B. Stichkanalblutungen)

9.35.2 Erniedrigte Werte

- angeboren (sehr selten, anamnestisch oft verspätete starke Nachblutungen und Wundheilungsstörungen, Fehlgeburten)
- durch Verbrauch (nach OPs, Traumata, DIC)
- durch mangelnde Synthese von Proteinen (Leberparenchymschaden, Leukämie usw.)

9.36 Ferritin

Ferritin ist „das“ Eisenspeicherprotein. Seine Konz. lässt Rückschlüsse auf die Eisenvorräte im Körper zu. Ferritin kommt hauptsächlich in Leber, Milz und Knochenmark vor. Rund 20 % des Gesamt-Eisens ist in Form von Ferritin gespeichert. Der Großteil des Ferritins befindet sich intrazellulär.

9.36.1 Erhöhte Werte

- Hämochromatose, Neoplasie, Thalassämie, Leberparenchymschaden, sideroblastische Anämie
- Akute-Phase Reaktion

9.36.2 Erniedrigte Werte

- Eisenmangel, Proteinverlust
- Schwangerschaft
- chron. Blutverluste, akute Blutverluste (erst nach 1–2 Wo.)

9.37 Fibrinogen

Fibrinogen ist ein in der Leber synthetisiertes komplexes Glykoprotein. Fibrinogen (Faktor I) wird bei der Blutgerinnung durch Thrombin und Ca zu Fibrin umgewandelt und bildet zusammen mit den Thrombozyten den Clot. Neben seiner Bedeutung als Laborparameter für die Syntheseleistung der Leber und der Abklärung von Thromboembolien hat das Fibrinogen seinen wichtigsten Stellenwert in der Intensivmedizin als Gerinnungsparameter: Von Interesse sind erworbene Fibrinogenmängel. Diese können mittels Standard-Gerinnungstests im Plasma oder im Vollblut (Thrombelastometrie, ROTEM) nachgewiesen werden. Ein Fibrinogenmangel kann mittels Fibrinogenkonzentrat, Kryopräzipitat (fibrinogenreiche Plasmafraktion) oder FFP (mangelhaft) ausgeglichen werden. Fibrinogen zählt zu den Akute-Phase-Proteinen (Anstieg bei Akute-Phase-Reaktionen!).

9.37.1 Indikationen zur Bestimmung

Abschätzung des Blutungsrisikos vor OPs (Fibrinogenmangel), Verifizieren und Quantifizieren einer Hypofibrinogenämie (erworben z. B. durch Verlust- oder Verbrauchskoagulopathie), während Schwangerschaften zum Abschätzen des peripartalen Blutungsrisikos, V. a. Afibrinogenämie

9.37.2 Erhöhte Werte

- Fibrinogen ist ein Akute-Phase Protein.
- Gewebeverletzungen (Trauma, Verbrennung)

- Tumoren
- Urämie
- in der Schwangerschaft: Fibrinogen ist physiol. erhöht! Nicht an die Schwangerschaft adaptierte Normwerte während der Schwangerschaft sind pathol.! Es besteht ein stark erhöhtes Risiko für eine peripartale Hämorrhagie!

9.37.3 Erniedrigte Werte

- DIC sowie TIC
- Massivblutung (Verlust durch Blutung)
- Thromboembolien
- gesteigerte Fibrinolyse
- angeborene Fibrinsynthesestörung (Verminderung bis völlige Afibrinogenämie)
- Leberinsuffizienz
- nach systemischer fibrinolytischer Therapie

9.38 Folsäure

Folsäure (Vitamin B_9, Vitamin B_{11}, Folat) gehört zum Vitamin-B-Komplex. Es hat als Synthesebestandteil eine entscheidende Bedeutung in der Synthese von DNA-Bausteinen. Als essenzielles Vitamin muss Folsäure ausreichend mit der Nahrung aufgenommen werden, der max. Speicher entspr. einem Vorrat für 3–4 Mon. Antifolate (z. B. Methotrexat) inhibieren die DNA/RNA/Protein-Synthese und werden in der Chemotherapie von Tumoren und als Immunsuppressiva bei Autoimmunkrankheiten eingesetzt (z. B. Lupus, Sklerodermie, Psoriasis, rheumatoide Arthritis). Ein Folsäuremangel führt zunächst zu einer hyperchromen makrozytären Anämie (perniziösen Anämie). Bei stark schwankenden Folsäurespiegeln kann eine intraerythrozytäre Folsäurespiegelmessung zur Objektivierung durchgeführt werden.

9.38.1 Indikationen zur Bestimmung

Makrozytäre Anämie, Monitoring während Therapie mit Folsäure-Antagonisten, Monitoring während der Schwangerschaft, Dialyse, V. a. Folsäuremangel

9.38.2 Erniedrigte Werte

- Alkoholabusus (die häufigste Ursache)
- Malabsorption
- Leberparenchymschaden
- medikamenteninduziert (Methotrexat, ASS, orale Kontrazeptiva, Antikonvulsiva, Sulfonamide)

9.39 fT_3 (freies Triiodthyronin)

Triiodthyronin ist das wirksamste Hormon der Schilddrüse (3–5-mal stärker als fT_4). Die beiden iodhaltigen Schilddrüsenhormone T_3 und T_4 unterscheiden sich nur in der Anzahl der gebundenen Iodatome (3 bei T_3, 4 bei T_4). Der Großteil des T_3 liegt im Blut proteingebunden (zu 80 % an TBG) vor. Der nicht proteingebundene Anteil wird als fT_3 bezeichnet. Biologisch wirksam sind nur die frei im Blut vorliegenden Hormone. Zur Basisdiagnostik der Schilddrüsenfunktion wird üblicherweise fT_3, fT_4 und TSH bestimmt.

9.39.1 Indikationen zur Bestimmung

V. a. Hyper- oder Hypothyreose

9.39.2 Erhöhte Werte

- Hyperthyreose
- Einnahme eines T_3-Präparats (z. B. Levothyroxin, Novothyral [D])

9

9.39.3 Erniedrigte Werte

- Hypothyreose
- Bei Schwerkranken findet sich häufig eine isolierte fT_3-Verminderung (bTSH und fT_4 im Normbereich) = Low-T_3-Syndrom.
- Therapie mit Amiodaron (Verminderung um bis zu 50 %)

9.40 fT_4 (freies Tetraiodthyronin, Thyroxin)

Tetraiodthyronin ist das Prohormon zu Triiodthyronin (T_3, fT_3). 2 Enzyme wandeln dabei das wenig aktive Tetraiodthyronin in das aktive Triiodthyronin um (das etwa 2–5-fach stärker wirkt). Die beiden iodhaltigen Schilddrüsenhormone T_3 und T_4 unterscheiden sich nur in der Anzahl der gebundenen Iodatome (3 bei T_3 und 4 bei T_4). Der Großteil des T_4 liegt im Blut proteingebunden (zu 80 % an TBG) vor. Biologisch wirksam ist nur der nicht proteingebundene Anteil. Er wird als fT_4 bezeichnet. T_4 wird bei Schilddrüsenunterfunktion (Hypothyreose) als Therapie substituiert. Ebenso wird es als ergänzende Therapie bei der Strumabehandlung eingesetzt.

9.40.1 Indikationen zur Bestimmung

V. a. Hyper- oder Hypothyreose

9.40.2 Erhöhte Werte

Hyperthyreose, Morbus Basedow, autonomes Adenom, Dysproteinämien, disseminierte Autonomie

- orale Kontrazeptiva, in der Schwangerschaft
- Therapie mit Amiodaron (Amiodaron-ratiopharm [D], Sedacoron [A], Cordarone [CH]) (Anstieg um bis zu 40 %)

9.40.3 Erniedrigte Werte

Hypothyreose

9.41 γ-GT (Gamma-Glutamyltransferase)

γ-GT ist ein membrangebundenes Enzym, das an kanalikulären Strukturen der Leber und den Epithelien der Gallengänge lokalisiert ist. Es kommt jedoch auch in anderen Körperzellen vor. γ-GT kann in Zusammenschau mit anderen Werten auf eine Lebererkrankung hinweisen.

9.41.1 Indikationen zur Bestimmung

V. a. Leber- bzw. Gallenwegserkrankung

9.41.2 Erhöhte Werte

- Gallengangsystem: Cholestase, Cholelithiasis, Cholangitis
- Leber: Cirrhosis hepatis, Steatosis hepatis, alkoholtoxischer Leberschaden, NASH, ASH, medikamentöser Leberparenchymschaden
- Induktion durch Medikamente

9.41.3 Differenzierung

- Cholestase? Siehe AP (Kap. 9.14) und Bilirubin (Kap. 9.21)
- Leberparenchymschaden? Siehe Syntheseparameter: Albumin (Kap. 9.7), Gerinnungsfaktoren/Quick (Kap. 9.42), CHE (Kap. 9.26) sowie Nekroseparameter: ASAT (Kap. 9.16), ALAT (Kap. 9.6)
- Alkoholabusus? Siehe CDT (Kap. 9.68) und MCV (Kap. 9.58). Bei Alkoholabusus sind beide häufig erhöht; für alkoholinduzierten bzw. schweren Leberschaden spricht auch, wenn ALAT/ASAT > 1 (De-Ritis-Quotient).

9.42 Gerinnungsfaktoren

9.42.1 Nomenklatur

- Faktor I = Fibrinogen
- Faktor Ia = Fibrin
- Faktor II = Prothrombin
- Faktor IIa = Thrombin
- Faktor III = TF (Beginn der extrinsischen Aktivierung); früher auch: Prothrombinase, Gewebsthrombokinase, Thromboplastin
- Faktor IV = Ca
- Faktor Va = Proaccelerin
- Faktor VI = Accelerin
- Faktor VII = Proconvertin; früher auch: Prothrombinogen, Co-Thromboplastin
- Faktor VIII = AHG A, AHF A, Plättchen-Cofaktor I, Hämophilie-Faktor VIII oder A (vWF ist das Trägerprotein des Faktor VIII und schützt diesen vor proteolytischem Abbau)
- Faktor IX = AHG B, AHF B, Hämophilie-Faktor IX oder B, PTK
- Faktor X = Stuart-Prower-Faktor, Autoprothrombin C, Plasmathromboplastin
- Faktor XI = Rosenthal-Faktor, antihämophiles Globulin C, PTA
- Faktor XII = Hageman-Faktor
- Faktor XIII = FSF, Retraktozym
- Faktor XIV = Fitzgerald-Faktor, HMWK
- Faktor XV = Fletcher-Faktor, Präkallikrein

9.42.2 Normwerte bei Einzelfaktoranalysen

- Faktoren II, V, VII, IX, X, XI: Gerinnungszeit 70–120 % der Norm
- Faktoren VIII, XII: Gerinnungszeit 70–150 % der Norm

Literatur

[62] Thomas L. Labor und Diagnose – Indikation und Bewertung von Laborbefunden für die medizinische Diagnostik. 8. Aufl. Frankfurt a. M.: TH-Books; 2012

9.43 GFR (glomeruläre Filtrationsrate)

Als GFR wird das Gesamtvolumen des von allen Glomeruli beider Nieren filtrierten Primärharns in einer definierten Zeit bezeichnet. Angegeben wird also das Volumen, das in einer gewissen Zeit von einem Stoff befreit wurde. Bei normalen RR-Werten beträgt sie etwa 0,12 l/min oder rund 170 l/d. Die GFR sinkt mit zunehmendem Alter physiol. oder pathol. bei verschiedenen Nierenerkrankungen.
Für die Bestimmung benötigt man einen Marker, typischerweise Inulin als „Goldstandard" (exogen zugeführt, sehr aufwendig) oder im klinischen Alltag Kreatinin (endogener Marker). Da die exakte Bestimmung der GFR über die Methode „24 h-Sammelurin" aufwendig (und bei meist mangelnder Compliance der Beteiligten ungenau) ist, wur-

den Näherungsformeln entworfen, die auf der Bestimmung der Kreatininkonz. im Serum beruhen. Am gebräuchlichsten sind die Cockcroft-Gault-Formel sowie die MDRD-Formel. Die GFR wird bei Anwendung der Cockcroft-Gault-Formel tendenziell überschätzt. Die MDRD-Formel gilt als genauer, wenn sie bei Pat. mit moderater bis schwerer Niereninsuffizienz eingesetzt wird, ist allerdings bei Nierengesunden weniger valide. Dennoch werden beide Näherungsformeln breit eingesetzt. Für Kinder wurde speziell die Counahan-Barratt-Formel entwickelt.

9.43.1 Methoden

Kreatinin-Clearance, Cystatin-C-Clearance, Inulin-Clearance

9.43.2 Näherungsformeln

Formeln für Erwachsene

- MDRD-Formel [67]
  - $eGFR\ (ml \times min^{-1} \times [1{,}73\ m^2]^{-1}) = 175 \times (S_{Kr}\ [mg \times dl^{-1}])^{-1{,}154} \times (Alter\ [J.])^{-0{,}203}$
  - Korrekturfaktor für Frauen: × 0,742; Korrekturfaktor für Afroamerikaner: × 0,118
  - gilt als genauer als die Cockcroft-Gault-Formel; wurde im Rahmen der Modification of Diet in Renal Disease Study (MDRD-Studie), die 1628 Individuen einschloss, entwickelt
- Cockcroft-Gault-Formel [63]
  - Männer: $Cl_{Kr}\ [ml \times min^{-1}] \approx ([140 - Alter] \times KG\ [kg])/(72 \times S_{Kr}\ [mg \times dl^{-1}])$
  - Frauen: $Cl_{Kr}\ [ml \times min^{-1}] \approx ([140 - Alter] \times KG\ [kg])/(72 \times S_{Kr}\ [mg \times dl^{-1}]) \times 0{,}85$
  - Diese Formel wurde mittels einer Studie, die 249 männliche Probanden mit einer Cl_{Kr} von 30–130 ml × min^{-1} einschloss, entwickelt.
  - Laut Thomas und Thomas [68] ist diese Formel nur zur Berechnung der GFR bei Erwachsenen geeignet. Die GFR wird tendenziell zu hoch eingeschätzt. Sie ist sehr nützlich, um GFR-Änderungen unter Pharmakotherapie zu schätzen.
- Hoeck-Formel (Cystatin-C-basiert) [66]
  - $eGFR\ (ml \times min^{-1} \times [1{,}73\ m^2]^{-1}) = 80{,}35 \times (S_{CystatinC}\ [mg \times l^{-1}] - 4)^{-1{,}6}$

Formeln für Kinder

- Counahan-Barratt-Formel [64]
  - $eGFR\ [ml \times min^{-1}] \approx 0{,}43 \times Körperlänge\ (cm) \times (S_{Kr}\ [mg \times dl^{-1}])^{-1}$
  - Diese Formel wurde in einer Studie, die 108 Individuen einschloss, speziell zur Abschätzung der GFR bei Kindern entwickelt. Sie wurde reevaluiert an 82 Individuen.
  - Laut Thomas und Thomas [68] wird eine etwa 20–30 % zu hohe GFR geschätzt.
- Grubb-Formel (Cystatin-C-basiert) [65]
  - $eGFR\ (ml \times min^{-1} \times [1{,}73\ m^2]^{-1}) = 84{,}69 \times (S_{Cystatin\ C}\ [mg \times l^{-1}])^{-1{,}68}$
  - Korrekturfaktor für Kinder < 14 J.: × 1,384

9.43.3 Indikation zur Bestimmung

Abschätzung der Nierenfunktion

9.43.4 Interpretationshilfe

Grad der Nierenschädigung (Clearance in ml/min/1,73 m^2) nach der Kidney Disease Outcome Quality Initiative:

- **Stadium I:** GFR ≥ 90 ml × min^{-1} × [1,73 $m^2]^{-1}$ bedeutet normale oder erhöhte GFR, aber Protein im Urin oder ein pathol. Befund in einem bildgebenden Verfahren
- **Stadium II:** GFR = 60–89 ml × min^{-1} × [1,73 $m^2]^{-1}$ bedeutet geringgradiger Funktionsverlust
- **Stadium III:** GFR = 30–59 ml × min^{-1} × [1,73 $m^2]^{-1}$ bedeutet mittelgradiger Funktionsverlust
- **Stadium IV:** GFR = 15–29 ml × min^{-1} × [1,73 $m^2]^{-1}$ bedeutet schwerer Funktionsverlust
- **Stadium V:** GFR < 15 ml × min^{-1} × [1,73 $m^2]^{-1}$ oder dialysebedürftig bedeutet Nierenversagen

9

Literatur

[63] Cockcroft DW, Gault MH. Prediction of creatinine clearance from serum creatinine. Nephron 1976; 16: 31–41

[64] Counahan R et al. Estimation of glomerular filtration rate from plasma creatinine concentration in children. Arch Dis Child 1976; 51: 857–858

[65] Grubb A et al. Simple cystatin C-based prediction equations for glomerular filtration rate compared with the modification of diet in renal disease prediction equation for adults and the Schwartz and the Counahan-Barratt prediction equations for children. Clin Chem 2005; 51: 1420–1431

[66] Hoek FJ et al. A comparison between cystatin C, plasma creatinine and the Cockcroft-Gault formula for the estimation of glomerular filtration rate. Nephrol Dial Transplant 2003; 18: 2024–2031

[67] Levey AS et al. A more accurate method to estimate glomerular filtration rate from serum creatinine: a new prediction equation. Modification of Diet in Renal Disease Study Group. Ann Intern Med 1999; 130: 461–470

[68] Thomas C, Thomas L. Niereninsuffizient – Bestimmung der glomerulären Filtration. Dtsch Arztebl Int 2009; 106: 849–854

9.44 Glukose

Je nach Literaturquellen und Ursprung (Vollblut, Plasma, venös/arteriell oder kapillär) können die Werte differieren. Glykohämoglobin (HbA_{1c}) ist ein an Glucose gebundenes Hb. Der HbA_{1c}-Wert ist ein Maß für den mittleren BZ-Wert der letzten 8 Wo. (mittleres Alter der Erythrozyten) und wird daher verwendet, um die BZ-Einstellung von Diabetikern zu überprüfen. Chemisch handelt es sich um eine Amadori-Umlagerung und nicht um eine Glykosylierung, wie oft angegeben wird.

- Nüchtern-BZ: 12 h nach der letzten Mahlzeit
- Postprandialwert: 2 h nach der letzten Mahlzeit

Tab. 9.3 Referenzwerte Plasmaglukose (Praxisempfehlungen der DDG 2014).

Messung	Normalwerte	Prädiabetes	Diabetes
nüchtern	< 100 mg/dl	100–125 mg/dl	≥ 126 mg/dl
	< 5,6 mmol/l	5,6–6,9 mmol/l	≥ 7 mmol/l
2 h OGTT (75 g)	< 140 mg/dl	140–199 mg/dl	≥ 200 mg/dl
	< 7,8 mmol/l	7,8–11 mmol/dl	≥ 11,1 mmol/l
HbA_{1c}	< 5,7 %	5,7–6,49 %	≥ 6,5 %
	< 39 mmol/mol	39–47 mmol/mol	≥ 48 mmol/mol

Tab. 9.4 Glukose: Interpretationskriterien für Kinder und Jugendliche (Praxisempfehlungen der DDG 2014).

BZ-Kontrolle	Stoffwechsel gesund
BZ nüchtern	65–100 mg/dl
	3,6–5,6 mmol/l
BZ postprandial	80–126 mg/dl
	4,5–7 mmol/l
BZ nachts	65–100 mg/dl
	3,6–5,6 mmol/l
HbA_{1c}-Wert	< 6,05

- Glukosetoleranz-Test: kontinuierliche Testung nach der Gabe einer definierten Glukosemenge
- Zufallswerte: zufällige Testwerte als Verlaufskontrolle bzw. vor Insulingabe
- Referenzwerte Plasmaglukose: ▶ Tab. 9.3
- Interpretationskriterien für Kinder und Jugendliche: ▶ Tab. 9.4

9.44.1 Indikationen zur Bestimmung

V. a. Hypoglykämie, V. a. Glukosestoffwechselstörung (Diagnostik und Monitoring)

9.44.2 Erhöhte Werte

- Diabetes mellitus, Pankreatitis, Thyreotoxikose, Cushing-Syndrom, Glukokortikoid-Therapie usw.

9.44.3 Erniedrigte Werte

- Überdosierung von Antidiabetika, Alkoholabusus, unzureichende Kohlenhydratzufuhr usw.
- Inselzelltumoren, Glucagonmangel, Morbus Addison

9.45 Harnsäure

Harnsäure (HS) ist das Endprodukt des Purinstoffwechsels (Nukleinsäureabbau). Der Serumspiegel ist stark abhängig von Alter, Ernährungsgewohnheiten, Nierenfunktion und Geschlecht. HS wird zu etwa 75 % renal ausgeschieden, in geringem Maße erfolgt aber auch eine Elimination über Speichel, Schweiß und den Darm. Der häufigste Grund für zu hohe HS-Spiegel ist eine unzureichende HS-Ausscheidung über die Nieren. Nur 1–2 % der Hyperurikämien können auf eine Überproduktion von HS zurückgeführt werden. Bei Hyperurikämie kann HS sowohl in den Harnwegen als Nierensteine als auch in der Blutbahn und in bradytrophen Geweben (z. B. Gelenke) ausfallen und abgelagert werden (Gicht). Hohe HS-Spiegel können auch speziell unter Chemotherapie auftreten, daher sollte der HS-Wert während der Chemotherapie regelmäßig kontrolliert werden. Auch Alkohol hemmt die HS-Ausscheidung.

Während eines Gichtanfalls ist der HS-Spiegel i. d. R. erniedrigt. Der Gichtanfall wurde ausgelöst, weil das Löslichkeitsprodukt überschritten wurde und die HS als Urat ausgefallen ist. In der Folge ist der HS-Spiegel im Blut erniedrigt! Bei Pat., bei denen zuvor ein erhöhter HS-Spiegel gemessen werden konnte, gilt ein Abfall des HS-Spiegels bei entsprechender Gicht-Symptomatik als quasi beweisend für einen Gichtanfall.

9.45.1 Indikationen zur Bestimmung

Gicht: Diagnostik und Therapie-Monitoring, Nephrolithiasis (DD: Uratnephrolithiasis oder andere Ursache), Hyperurikämie: Diagnostik und Verlaufskontrolle

9.45.2 Erhöhte Werte

- Hyperurikämie, Gicht, Niereninsuffizienz (Ausscheidungsstörung)
- Malignome, während einer Strahlen- oder Chemotherapie (massiver Zellzerfall)
- während Hungerzuständen (vermehrter Abbau körpereigener „Reserven“)
- Gestose
- medikamentös bedingt (z. B. Thiazide), katabole Stoffwechsellage, Aminosäure-Infusionen

9.45.3 Erniedrigte Werte

- medikamentös bedingt (z. B. Urikostatika, Urikosurika, Salizylate, Rö.-KM)
- Xanthinurie, Fanconi-Syndrom
- angeborene Störungen des Harnstoffzyklus
- Schwangerschaft

9.46 Harnstoff

Harnstoff (Urea) ist ein Endprodukt des Stoffwechsels von Stickstoffverbindungen (z. B. Aminosäuren). Er wird im Harnstoffzyklus synthetisiert und über den Urin ausgeschieden. NH_3 wird ebenso über den Harnstoffzyklus in ungiftigen Harnstoff umgewandelt.

Harnstoff und BUN: Bei der Bestimmung des BUN wird nicht die Harnstoffkonz., sondern nur die im Harnstoff enthaltene Stickstoffkonz. angegeben. BUN-Werte (in mg/dl) sind daher geringer als Harnstoffwerte. Die Bedeutung von Harnstoff- und BUN-Werten ist aber identisch. Beide Werte können ineinander umgerechnet werden. Die Menge des Harnstoffs im Blut ist abhängig von:

- Nierendurchblutung:
  - Bei guter Nierendurchblutung kann viel Harnstoff ausgeschieden werden.
  - Bei verminderter Nierenleistung (z. B. bei Durst, Exsikkose) steigt die Harnstoffkonz. im Blut an.
- Harnstoffbildungsrate:
  - Diese ist primär von der Proteinzufuhr abhängig.
- Nierenfunktion:
  - Bei Niereninsuffizienz steigt die Harnstoffkonz. im Blut an.
  - Die Harnstoffkonz. als Maß für die Nierenfunktion ist nur begrenzt aussagekräftig, da schon eine proteinreiche Diät bei normaler Nierenfunktion zu einem Anstieg der Harnstoffwerte führt. Bei (prä-)terminaler Niereninsuffizienz kann der Schweregrad einer Urämie mittels Harnstoffkonz. im Serum besser beurteilt werden als durch die Kreatininkonz. im Serum.

9.46.1 Indikationen zur Bestimmung

Abschätzen, ob ein kataboler oder anaboler Zustand vorliegt; zur Berechnung der osmotischen Lücke

9.46.2 Erhöhte Werte

- akutes und chron. Nierenversagen/Niereninsuffizienz (prärenal, postrenal), Verbrennungen, Exsikkose
- vermehrte Proteinzufuhr

9.46.3 Erniedrigte Werte

- schwerer Leberparenchymschaden, metabolische Azidose
- Proteinmangel
- Gravidität

9.47 HbA_{1c}

Parameter für die Langzeitbeurteilung des BZ-Spiegels bei Diabetespat. (▶ Tab. 9.5) (etwa alle 3 Mon. messen); **Ziel:** < 6,5 %. Höhere Werte weisen auf eine ungenügende BZ-Einstellung, niedrigere Werte (4–6 %) auf eine gute BZ-Einstellung hin. Häufige Hypoglykämien („Hypos") führen zu einem falsch niedrigen HbA_{1c}-Wert auch bei ungenügender BZ-Einstellung.
Mittlere Blutglukose: pro 1 % HbA_{1c} ca. 25 mg/dl

9.47.1 Indikation zur Bestimmung

Diabetes mellitus: Diagnostik und Therapie

9.47.2 Verfälschung des HbA_{1c}-Werts

- Hb-Varianten (HbS, HbE, HbF, HbC, HbD u. a.)
- Zustände, bei denen eine veränderte Lebensdauer von Erythrozyten vorliegt (hämolytische Anämie, Eisenmangelanämie, Blutneubildung unter z. B. Erythropoetin-Therapie im Rahmen der Anämiebehandlung, Leber- sowie Nierenerkrankungen)
- mod. Hb im Rahmen einer Urämie (Carbamylierung des Hb) oder im Rahmen einer Langzeittherapie mit ASS (Acetylierung des Hb)
- Hemmung der Glykierung (z. B. Langzeittherapie mit Vitamin C oder E)
- Schwangerschaft

9

Tab. 9.5 Rückschluss vom HbA1C Wert auf die durchschnittl. Blutglukosekonz. in den letzten 3 Monaten.

HbA_{1c} (%)*	HbA_{1c} (mmol/mol)**	ADAG-Studie: Blutglukosekonz.		DCC-Studie: Blutglukosekonz.	
–		mmol/l	mg/dl	mmol/l	mg/dl
5	31,1	5,4	97	5,5	100
6	42,1	7	126	7,5	135
7	53	8,6	154	9,5	170
8	63,9	10,2	183	11,5	205
9	74,9	11,8	212	13,5	240
10	85,5	13,4	240	15,5	275
11	96,7	14,9	269	17,5	310
12	107,7	16,5	298	19,5	345

**alter Referenzstandard; **neuer Referenzstandard*
(S 3-Leitlinie Therapie des Typ-1-Diabetes [72] auf Grundlage der ADAG-Studie [69] EK III und der DCC-Studie [71] EK III)

✔ **Merke**

Die im Auslaufen begriffene Einheit ist %. Die nach Empfehlung der IFCC eingeführte, internationale Einheit ist mmol/mol (= ‰). Der neue Normbereich ist 29–42 mmol/mol.

$$HbA_{1c}\left(\frac{mmol}{mol}\right) = (HbA_{1c}\,[\%] - 2{,}15) \times 10{,}929$$

9.47.3 Erniedrigte Werte

- Hämoglobinopathien, Hämolyse, verkürzte Erythrozytenlebensdauer
- Niereninsuffizienz

Literatur

[69] Nathan DM et al. Translating the A1C assay into estimated average glucose values. Diabetes Care 2008; 31: 1473–1478, EK III

[70] Reinauer H, Scherbaum W. Diabetes mellitus: Neuer Referenzstandard für HbA_{1c}. Dtsch Arztebl 2009; 106: A-805/B-686/C-670

[71] Rohlfing CL et al. Defining the relationship between plasma glucose and HbA(1c): analysis of glucose profiles and HbA(1c) in the Diabetes Control and Complications Trial. Diabetes Care 2002; 25: 275–278, EK III

[72] S3-Leitlinie: Therapie des Typ-1-Diabetes. Deutsche Diabetes-Gesellschaft 2011

9.48 HDL-Cholesterin (HDL-Cholesterol)

HDL ist ein Lipoprotein mit gefäßprotektiver Wirkung. Je höher die HDL-Konz. und je geringer die LDL-Konz., desto größer ist diese Wirkung. Die mizellenähnlichen Partikel aus Lipid und Protein dienen als Transporter für im Plasma unlösliche (lipophile) Substanzen. So transportiert HDL z. B. überschüssiges Cholesterin aus der Peripherie (Cholesterin ist u. a. in allen Zellmembranen des Körpers enthalten) zurück zur Leber, wo es zu Gallensäuren umgewandelt werden kann.

9.48.1 Indikationen zur Bestimmung

Abschätzen des Arterioskleroserisikos, Therapie-Monitoring (Lipidsenker, diätetische Maßnahmen usw.)

9.48.2 Erhöhte Werte

- körperliche Aktivität
- Kalorienreduktion, moderater Alkoholkonsum

9.48.3 Erniedrigte Werte

- Typ-2-Diabetes, Adipositas
- Bewegungsmangel
- Tabakkonsum u. a.

9.49 Interleukin 6 (IL-6)

Das Zytokin Interleukin 6 (IL-6) spielt eine zentrale Rolle als Vermittler der Akute-Phase-Reaktion bei Entzündungen. Es wird sowohl von Makrophagen und Monozyten als auch von Endothelzellen produziert und direkt am Ort der Entzündung ausgeschüttet. Als Hauptproduzent des im Plasma nachweisbaren IL-6 gelten durch Antigenkontakt aktivierte Monozyten und Makrophagen. Das freigesetzte IL-6 aktiviert T- und B-Lymphozyten und fördert die Bildung von Akute-Phase-Proteinen (z. B. CRP) in der Leber. Gemeinsam mit TNF-α ist IL-6 an der Auslösung der Fieberreaktion maßgeblich beteiligt. Der Anstieg von IL-6 im Blutplasma erfolgt extrem schnell (innerhalb 3–4 h) und sinkt bei einer HWZ im Sekundenbereich entsprechend schnell wieder ab, wenn die Entzündungsreaktion beendet ist. Ein IL-6-Anstieg kann etwa 1–2 d früher als der Anstieg des CRP nachgewiesen werden und tritt vor den klinischen Symptomen auf, ist aber nicht geeignet, um zwischen viraler oder bakterieller Infektion zu unterscheiden. Ein negativer prädiktiver Wert von über 90 % bedeutet, dass IL-6-Werte im Normalbereich eine Sepsis mit hoher Wahrscheinlichkeit ausschließen. Zusätzlich zeigt die IL-6-Konzentration im Plasma eine Korrelation mit der Schwere von Knochenbrüchen und dem Ausmaß von Weichteilverletzungen nach einem Trauma.

✔ Merke

- In aktivierten Zellen läuft die IL-6-Produktion auch nach der Blutabnahme (in vitro) weiter. Proben daher schnellstmöglich zentrifugieren und gekühlt transportieren.
- Jegliches Trauma (auch Operationen) und jeglicher Zelluntergang (auch antineoplastische Therapien) setzen IL-6 frei.
- Antikörper gegen den IL-6-Rezeptor (z. B. Tocilizumab) blockieren die IL-6-Wirkung und werden in der Behandlung von Morbus Crohn und bestimmter Erkrankungen des rheumatischen Formenkreises eingesetzt.

9.49.1 Indikationen zur Bestimmung

Verdacht auf Sepsis (auch bei Neugeborenen einsetzbar), bei Polytraumata zur Abschätzung des Ausmaßes der Gewebeschädigung, bei Myelomen zur Abschätzung der Tumormasse, die mit der IL-6 Konzentration korreliert, zur Aktivitätsüberwachung von Erkrankungen des rheumatischen Formenkreises und von chronisch entzündlichen Darmerkrankungen (CED)

9.49.2 Erhöhte Werte

- Erhöhte Interleukin-6-Werte deuten auf eine Entzündungsreaktion hin, die den gesamten Organismus betrifft.
- Die Höhe der gemessenen Werte korreliert
  - mit der Schwere der Entzündung/Sepsis (einsetzbar zur Detektion und Verlaufskontrolle)
  - bei Polytraumata mit dem Ausmaß der Gewebsschädigung
  - bei Myelomen mit der Tumormasse/Aktivität
  - bei Erkrankungen des rheumatischen Formenkreises mit der Krankheitsaktivität und kann daher zum Monitoring der Erkrankungsaktivität verwendet werden.

9.50 K (Kalium)

K ist ein wichtiges intrazelluläres Kation (Membranpotenzial). Die intrazelluläre K-Konz. liegt bei ungefähr 150 mmol/l, extrazellulär finden sich 4 mmol/l. Schon geringe Verschiebungen der K-Konz. führen zur Abnahme der Kontraktionsfähigkeit der Muskeln, zu erhöhter Erregung, zu Störungen der Erregungsleitung, Extrasystolen/Herzrhythmusstörungen des Herzens bis zum Herzstillstand. Der K-Spiegel im Serum variiert auch infolge von Schwankungen im Säuren-Basen-Haushalt (ein pH-Anstieg von 0,1 führt zu einem Abfall der K-Konz. von ca. 0,4 mmol/l). Neben Na hat K auch große Bedeutung für die Regulation des RR (eine K-reiche Diät: RR-senkende Wirkung).

9.50.1 Häufige Fehlerquellen

Blutentnahme mit zu langer Stauungszeit sowie hämolytische Proben führen obligat zu erhöhten K-Werten im Serum.

9.50.2 Indikationen zur Bestimmung

Niereninsuffizienz, Laxanzientherapie, V. a. Störungen im Elektrolythaushalt, Diuretikatherapie, Diabetes mellitus, Herzrhythmusstörungen, Durchfallerkrankungen sowie Erbrechen, Verbrennungen bzw. Verbrennungskrankheit, zu starke Digitalis-Wirkung bei normalem Serumspiegel

9.50.3 Erhöhte Werte

- K-sparende Diuretika (v. a. bei Niereninsuffizienz), Niereninsuffizienz (90 % der K-Ausscheidung über die Niere, 10 % über den Darm)
- Verbrennungen, massiver Zellzerfall jeglicher Genese, metabolische Azidose, Insulinmangel, primärer Hypoaldosteronismus (Morbus Addison), ACE-Hemmer, neoplastisches Syndrom, Hämolyse, ausgeprägte Thrombozytose z. B. bei essenzieller Thrombozytämie (Pseudohyperkaliämie im Serum: der tatsächliche K-Wert kann aus dem Plasma bestimmt werden), ausgeprägte Leukozytose, androgenitales Syndrom

9.50.4 Erniedrigte Werte

- Alkalose (K vermehrt in die Zellen „getrieben")
- Verlust (Erbrechen, Diarrhoe), renaler K-Verlust (Diuretika, Hyperaldosteronismus, tubuläre Azidose)
- Morbus Cushing, Schwartz-Bartter-Syndrom
- Catecholamine

9.51 Kreatinin

Kreatinin (Creatinin) ist ein harnpflichtiges Stoffwechselprodukt des Muskelgewebes und fungiert als wichtiger Nierenretentionsparameter. Die Ausscheidung über die Nieren erfolgt relativ konstant, sie ist jedoch individuell abhängig von zahlreichen Faktoren.

Einfluss haben Alter, Geschlecht, Muskelmasse, Ernährung, körperliche Aktivität.

Der Kreatininwert steigt erst bei einer Einschränkung der GFR um mehr als 50 % über den Normwert hinaus an. Ein Kreatininwert im Normbereich kann eine beginnende Niereninsuffizienz nicht ausschließen.

Wichtige Störgrößen (Jaffé-Methode): Ketonkörper, Ascorbinsäure, Cephalosporine, Harnsäure, Hyperbilirubinämie

9.51.1 Indikationen zur Bestimmung

Nierenerkrankungen, Niereninsuffizienz, Nierenschädigung, Abschätzung der Nierenleistung, Nieren-Monitoring, Hypertonie

9.51.2 Erhöhte Werte

- Niereninsuffizienz, Crush-Niere
- Muskelzellzerfall (z. B. Trauma) usw.

9.51.3 Erniedrigte Werte

- renale Hyperperfusion

9.52 Cl_{Kr} (Kreatinin-Clearance)

Die Cl_{Kr} ist eine Methode zur Bestimmung der GFR. Die Cl_{Kr} kann mittels des 24 h-Sammelurins (Gesamtvolumen, Kreatininkonz.) sowie mehrfacher Blutabnahmen zur Bestimmung der Kreatininkonz. im Plasma berechnet werden. Ist die GFR hoch, entspr. eine kleine Änderung der Kreatininkonz. im Serum einer großen Änderung der GFR und umgekehrt.

Aufgrund der mannigfaltigen Fehlermöglichkeiten bei der Urinsammlung wird die Methode nur noch selten angewandt.

9.52.1 Indikationen zur Bestimmung

Nierenerkrankungen, Niereninsuffizienz, Nierenschädigung, Abschätzung der Nierenleistung, Nieren-Monitoring, Hypertonie

9.52.2 Erhöhte Werte

- Diabetes mellitus
- Gravidität

9.52.3 Erniedrigte Werte

- Niereninsuffizienz
- Herzinsuffizienz (zu geringes HZV)

9.53 LDH (Laktatdehydrogenase)

Die LDH ist für die anaerobe Umwandlung von Pyruvat in Laktat verantwortlich. LDH kommt dabei im Zytoplasma aller Zellen vor. Besonders hohe Konz. findet man in Herz, Leber, Skelettmuskel, Erythrozyten und Thrombozyten.

9.53.1 Erhöhte Werte

- Skelettmuskelerkrankung, MCI, körperliche Belastung, Anämie, Lungenembolie, Niereninfarkt, Glomerulonephritis, Mononukleose, hepatobiliäre Erkrankungen, artifizielle Hämolyse (Abnahmefehler! Erythrozyten enthalten LDH)
- Ein Aktivitätsanstieg im Serum weist immer auf einen Zellschaden mit LDH-Freisetzung hin. Man kann dann anhand der Bestimmung der LDH-Isoenzyme Hinweise erhalten, welchen Organen der Ursprung der Enzymerhöhung zuzuschreiben ist.
  - LDH1 ↑ + LDH2 ↑: Herzmuskelschäden, Hämolyse, gestörte Erythropoese, Niereninfarkt
  - LDH3 ↑: Lungenembolie, Thrombozytenzerfall, Milzinfarkt, Malignome
  - LDH4 ↑ + LDH5 ↑: Leber-/Gallenwegserkrankung, Skelettmuskelverletzung, Prostatakarzinom, Malignome

9.54 LDL-Cholesterin (LDL-Cholesterol)

Das LDL-Cholesterin (LDL-Cholesterol) ist ein atherogenes Lipoprotein. Je höher die LDL-Konz. und je niedriger die HDL-Konz., desto größer ist die Arterioskleroseneigung.

9.55 Lipase

Die Pankreaslipase (Steapsin) ist ein Pankreasenzym, welches Triglyceride in Diglyceride und Fettsäuren spaltet (Lipolyse). Die Lipase ist essenziell für die Fettverdauung und höchst effektiv. Eine reduzierte Bauchspeicheldrüsenfunktion (Pankreasinsuffizienz) macht meist eine Substitutionstherapie mit Enzymen notwendig (z. B. bei Mukoviszidose). Die Lipase wird glomerulär filtriert, dann aber rückresorbiert und abgebaut. Aus diesem Grund ist sie im Urin nicht nachweisbar. Bei Niereninsuffizienz ist die Lipase-Aktivität erhöht. Die Aktivitätsbestimmung der Lipase ist ungenauer als die der Pankreasamylase, daher sollte die Amylase immer mitbestimmt werden.

9.55.1 Indikationen zur Bestimmung

Pankreatitis (Diagnostik, Monitoring), Pankreastumoren, Pankreasbeteiligung bei Erkrankungen von Nachbarorganen, Pankreasbeteiligung bei Traumata

9.55.2 Erhöhte Werte

- Pankreatitis (bei akuter Pankreatitis Anstieg innerhalb von 3–6 h zu erwarten), andere Pankreasschädigung (z. B. traumatisch, Malignom)
- **Hinweis:** Die Lipase-Aktivität steigt bei Pankreaserkrankungen etwas später als die Amylase-Aktivität an, bleibt aber i. d. R. länger erhöht. Die Lipase hat eine höhere Organspezifität als die Amylase.

9.56 MCH (Mean corpuscular Hemoglobin)

Das MCH gibt den mittleren Hb-Gehalt eines Erythrozyten an (rechnerisch: Hb/Erythrozyten-Zahl). Der Hb-Gehalt bestimmt die Färbung des Erythrozyten. Bei normochromen Anämien wie hämolytischer und Blutungsanämie (Retikulozytenwerte ↑) sowie bei aplastischer und renaler Anämie (Retikulozytenwerte ↓) ist der MCH-Wert normal. Es besteht eine lineare Beziehung zum MCV. MCH und MCV haben im Wesentlichen dieselbe Aussage.

9.56.1 Indikation zur Bestimmung

Klassifizierung einer Anämie in hypochrom, normochrom oder hyperchrom

9.56.2 Interpretationshilfe Erwachsene

- MCH-Wert < 28 pg: hypochrome Anämien (Eisenmangel, Vitamin-B_6-Mangel, sideroachrestische Anämie, Thalassämie)
- MCH-Wert 28–33 pg: evtl. normozytäre Anämien (z. B. Anemia of critical Disease, Nieren- und Lebererkrankungen, hämolytische und aplastische Anämien)
- MCH-Wert > 33 pg: hyperchrome Anämien (perniziöse Anämie, megaloblastäre Anämien, Alkoholabusus)

9.56.3 Erhöhte Werte (= hyperchrome Anämie)

- Vitamin-B_{12}- oder Folsäuremangel
- Anämie bei Leberparenchymschaden
- myelodysplastisches Syndrom

9.56.4 Erniedrigte Werte (= hypochrome Anämie)

- Eisenmangel
- Eisenverwertungsstörung (ACD)
- Thalassämie u. a.

9.57 MCHC (Mean corpuscular Hemoglobin Concentration)

Die MCHC gibt die mittlere Hb-Konz. im Erythrozyten an (rechnerisch: Hb/Hkt). Die MCHC ist eine sehr stabile Größe. Treten im Verlauf bei einem Pat. plötzlich Änderungen in der MCHC auf, ist die Plausibilität dieser Laboruntersuchung zu hinterfragen und die Messung zu überprüfen. Die MCHC bleibt bei Veränderungen des BB oft normal, während sich MCV und MCH weitgehend gleichsinnig verändern.

9.57.1 Indikation zur Bestimmung

Klassifizierung einer Anämie in hypochrom, normochrom oder hyperchrom

9.57.2 Erhöhte Werte

- intravaskuläre Hämolyse, hereditäre Sphärozytose, extreme Hypertriglyceridämie/ Hyperlipidämie
- nach Infusion von lipidhaltigen Emulsionen
- durch Kälteagglutinine

9.57.3 Erniedrigte Werte

- hypochrome Anämien (z. B. Eisenmangel, Eisenverwertungsstörung, Thalassämie, Kupfermangel)

9.58 MCV (Mean corpuscular Volume)

Das MCV gibt die mittlere Größe eines Erythrozyten an. Da der Wert gemittelt wird, ist er bei beginnenden Veränderungen noch nicht aussagekräftig. Hier hilft der RDW-Wert am besten weiter. Es besteht eine lineare Beziehung zum MCH. MCV und MCH haben im Wesentlichen dieselbe Aussage.

9.58.1 Indikation zur Bestimmung

Klassifizierung einer Anämie in mikrozytär, normozytär oder makrozytär

9.58.2 Interpretationshilfe Erwachsene

- MCV-Wert < 80 fl: mikrozytäre Anämie (Eisenmangel, ACD, Thalassämie)
- MCV-Wert 80–98 fl: evtl. normozytäre Anämie (ACD, Nieren- und Lebererkrankungen, hämolytische Anämien, aplastische Anämien)
- MCV-Wert > 98 fl: makrozytäre Anämie (perniziöse Anämie, megaloblastäre Anämien, Alkoholabusus, Chemotherapie maligner Tumoren)

9.58.3 Erhöhte Werte (= Makrozytose)

- Vitamin-B_{12}-Mangel oder Folsäuremangel
- Alkoholabusus
- aplastische Anämie, akute hämolytische Anämie, myelodysplastisches Syndrom

9.58.4 Erniedrigte Werte (= Mikrozytose)

- Eisenmangel
- chron. Erkrankungen (ACD), Sphärozytose (MCHC ↑), Thalassämie u. a.

9.59 Mg (Magnesium)

Mg wird im oberen Dünndarm resorbiert. Die Ausscheidung erfolgt über die Nieren. Mg stabilisiert das Ruhepotenzial von Muskel- und Nervenzellen und ist an vielen Enzymreaktionen beteiligt. Es hat auch eine wichtige Rolle als Second Messenger im Immunsystem. Symptome eines Mg-Mangels sind Muskelkrämpfe, Herzrhythmusstörungen, aber auch Nervosität, Reizbarkeit, Unruhe, Kopfschmerzen und Konzentrationsmangel. Es wird vermutet, dass ein Mg-Mangel Depressionen und Psychosen verstärken kann.

9.59.1 Indikationen zur Bestimmung

Herzrhythmusstörungen, Niereninsuffizienz, Hypokalzämie, parenterale Ernährung, neuromuskuläre Übererregung (Krämpfe, Tetanie, Hyperreflexie, Muskelfaszikulationen)

9.59.2 Erhöhte Werte

- Akute und chron. Niereninsuffizienz

9.59.3 Erniedrigte Werte

- geringe Zufuhr
- renale Verluste (Diuretika, nephrotisches Syndrom)
- gastrointestinale Verluste (Diarrhoe, Emesis)
- verminderte Resorption (z. B. bei exokriner Pankreasinsuffizienz, Laxanzienabusus, chron. Darmentzündungen)
- Schwangerschaft, Leistungssport, schlecht eingestellter Diabetes mellitus, Cortison-Therapie

9.60 Na (Natrium)

Na gehört zusammen mit Ca und K zu den 3 häufigsten Ionen bzw. Mineralstoffen im menschlichen Körper. Der Na-Spiegel schwankt kaum und ist physiol. streng reguliert. Die wichtigsten Regulationssysteme für den Na-Haushalt sind das Renin-Angiotensin-Aldosteron-System, das Adiuretin und Atriopeptin. Sowohl Hyper- als auch Hyponatriämie beeinträchtigt v. a. die Funktion des Gehirns (Ödembildung); typische Störungen sind Wesensveränderungen, Psychosyndrome bis hin zu Krampfanfällen und Bewusstlosigkeit. Na-Ionen (und Cl-Ionen) sind die wichtigsten extrazellulären Ionen, K-Ionen sind die wichtigsten intrazellulären Gegenspieler.

9.60.1 Indikationen zur Bestimmung

Störungen im Elektrolythaushalt, Niereninsuffizienz, während TURP (Hyponatriämie durch Einschwemmen hypotoner Spüllösung), Ödeme, exzessive Na-Zufuhr (z. B. Puffern mit NaBi), Hypo- oder Hyperaldosteronismus, Polyurie und Polidipsie

9.60.2 Erhöhte Werte

- Flüssigkeitsmangel = Konz.-Effekt (Fieber, Schwitzen, mangelnde Flüssigkeitszufuhr, Polyurie, Hypoaldosteronismus)

9.60.3 Erniedrigte Werte

- gastrointestinaler Verlust (Diarrhoe, Emesis)
- Niereninsuffizienz, Diuretika
- Verbrennung, Trauma, Herzinsuffizienz, Schwartz-Bartter-Syndrom (= SIADH)
- **cave:** Ein evtl. Ausgleich muss immer langsam (mehrere Stunden bis Tage) erfolgen! Bei zu schnellem Ausgleich droht eine zentrale pontine Myelinolyse. (Theorie: Schneller Anstieg der Na-Konz. im Intravasalraum entzieht dem Gewebe osmotisch noch mehr Flüssigkeit und führt so zu Schäden. Besonders sensibel reagieren Myelinscheiden = osmotische Demyelinisierung. Der genaue Mechanismus ist unbekannt.)

9.61 NH_3 (Ammoniak)

NH_3 ist ein Produkt, das beim Abbau von Aminosäuren in allen menschlichen Zellen entsteht. NH_3 wird in Harnstoff umgewandelt und ausgeschieden. Als Stoffwechselprodukt wird NH_3 auch von der Bakterienflora im Darm gebildet. Erhöhte NH_3-Werte (> 35 µmol/l) führen zu zentralnervösen Erscheinungen wie Tremor der Hände, Sprach- und Sehstörungen und Verwirrtheit bis hin zum Koma oder gar Tod. Die pathophysiol. Mechanismen sind noch nicht eindeutig geklärt. NH_3 scheint v. a. die Astrozyten im Gehirn zu schädigen. Es greift vorwiegend Nerven- und Muskelzellen an. Durch die geringe Molekülgröße sowie Lipidlöslichkeit ist NH_3 sehr gut zellmembrangängig und kann Schäden in nahezu allen Zellen verursachen. Die Hauptursache für akute NH_3-Vergiftungen sind normalerweise durch eine mangelnde Syntheseleistung der Leber (NH_3 kann nicht mehr in Harnstoff umgewandelt werden) bedingt (hepatische Enzephalopathie). Auch Enzymdefekte, die den Umbau der im Stoffwechsel anfallende N-Verbindungen zu Harnstoff verhindern, führen zu erhöhten NH_3-Spiegeln („endogene NH_3-Vergiftung“). Als DD kommt auch eine exogene Vergiftung durch NH_3-Aufnahme (primär gasförmig über die Atemwege) in Betracht.

9.61.1 Indikation zur Bestimmung

9

Ursachenausschluss bei Krampfanfall, frühkindliches Koma (Harnstoffzyklus: Enzymdefekt?), hepatische Enzephalopathie: Diagnose und Verlaufskontrolle

9.61.2 Erhöhte Werte

- schwerer Leberparenchymschaden (Leberversagen, Leberzirrhose, Hepatitis, toxische Leberschädigung), Leberkoma
- Infektion (v. a. HWI), Reye-Syndrom
- angeborene Defekte im Harnstoffzyklus

Fälschlich erhöhte NH_3-Werte können auch durch eine lange Lagerung der Blutröhrchen bei warmen Temp. bis zur Analyse im Labor entstehen.

9.62 P (Phosphat)

Im menschlichen Körper spielt P eine wesentliche Rolle im Energiestoffwechsel und im Knochenaufbau (Ca-Apatit). Die Phosphatausscheidung der Nieren wird durch PTH, FGF 23 und durch die Phosphatkonz. im Blut geregelt, Phosphat wird primär über die Nieren und teilweise über den Darm ausgeschieden. Bei der akuten Hyperphosphatämie kommt es durch die verstärkte Ablagerung von Ca-Phosphat zu einem Abfall der Ca-Konz. Muskelkrämpfe und Herzrhythmusstörungen sind die Folgen.
Cave: Eine akute Hyperphosphatämie mit Hypokalzämie ist ein potenziell lebensbedrohliches Krankheitsbild; die Behandlung erfolgt durch NaCl-Infusionen, Ca-Substitution und Dialyse.

9.62.1 Indikationen zur Bestimmung

Polyurie und Polydipsie, Tumorerkrankungen, Knochenerkrankungen, Nierenerkrankungen, granulomatöse Erkrankungen, Akromegalie, Muskelschwäche unklarer Genese, Fanconi-Syndrom, Hyperemesis, (entgleister) Diabetes mellitus

9.62.2 Erhöhte Werte

- Niereninsuffizienz
- Hypoparathyreoidismus
- Knochentumoren, Knochenmetastasen, Chemotherapie
- Rhabdomyolyse
- Vitamin-D-Intoxikation
- parenterale Ernährung
- massive akute exogene/endogene Phosphatzufuhr
- massive Hämolyse (z. B. bei einem Transfusionszwischenfalls)

9.62.3 Erniedrigte Werte

- Sepsis
- Alkoholabusus
- Mangelernährung, Vitamin-D-Mangel
- Malabsorption
- gastrointestinale Verluste (Diarrhoe, Emesis), renale Verluste
- respiratorische Alkalose
- Hyperparathyreoidismus
- Phosphatdiabetes

9.63 Procalcitonin

Procalcitonin ist die Vorstufe von Calcitonin und wird als Marker für eine bakt. Entzündung verwendet. Procalcitonin wird bei Gesunden nur von C-Zellen der Schilddrüse auf hormonelle Stimuli hin gebildet und ist physiol. im Blut nicht nachweisbar. Als Reaktion auf entzündliche Vorgänge, v. a. bakt. verursachte, wird Procalcitonin von vielen Zellen produziert. Das relativ sensitive Ansprechen auf bakt. verursachte Entzündungen ermöglicht so eine bessere Differenzierung zwischen bakt., viraler und chron. Entzündung anderer Genese.

Besonders wertvoll ist die Verlaufsbeobachtung. Tendenziell fallende Werte weisen auf einen Rückgang der Entzündung bzw. auf ein Ansprechen der Therapie hin; tendenziell steigende Werte auf das Gegenteil. Die Procalcitoninkonz. wird v. a. bei Sepsisverdacht – wenn klassische Sepsiszeichen fehlen – bestimmt. Es besteht ein prognostischer Zusammenhang in Bezug auf Multiorganschäden. Procalcitonin darf immer nur in der Zusammenschau der Befunde interpretiert werden.
Cave: Eine normale Procalcitoninkonz. schließt eine Sepsis nicht sicher aus!

9.63.1 Indikationen zur Bestimmung

V. a. bakt. bedingte Sepsis (Diagnostik, Monitoring), Verlaufsmarker bei bakt. Infektionen, Monitoring von Risikogruppen (Z. n. Transplantation, fragliche postop. Infektion usw.)

9.63.2 Interpretationshilfe

- Procalcitoninspiegel > 10 ng/ml: Mit hoher Wahrscheinlichkeit liegt eine Sepsis vor.
- Procalcitoninspiegel < 10 ng/ml: Sepsis nicht ausschließbar

9.63.3 Erhöhte Werte

- Hinweis auf eine Entzündung; je höher, desto wahrscheinlicher ist eine bakt. Beteiligung
- bei Niereninsuffizienz, systemischer Virusinfektion (leicht erhöhte Werte), Morbus Still
- Bei Neugeborenen kommt es in den ersten Lebenstagen zu einer physiol. Erhöhung der Procalcitoninkonz.

9.64 Protein, gesamt (Gesamteiweiß)

Umfasst die Menge aller Proteine im Serum. Das Verhältnis der einzelnen Proteinfraktionen untereinander kann durch die Serumelektrophorese bestimmt werden. Die Bestimmung der Gesamtproteinmenge wird zur Erkennung von zahlreichen Erkrankungen und deren Verlaufskontrolle verwendet.

9.64.1 Indikationen zur Bestimmung

Lebererkrankungen, Nierenerkrankungen, Ödemabklärung, Verbrennungskrankheit, monoklonale Gammopathien

9.64.2 Erhöhte Werte

- Plasmozytom
- Morbus Waldenström (nicht immer mit Erhöhung der Gesamtproteinkonz. einhergehend)
- Dehydratation (Pseudohyperproteinämie)
- chron. entzündliche Erkrankungen
- kompensierte Leberzirrhose

9.64.3 Erniedrigte Werte

- exsudative Enteropathien
- chron. entzündliche Darmerkrankungen (Morbus Crohn, Colitis ulcerosa)
- Malabsorption (Pankreasinsuffizienz, Sprue/Zöliakie)
- Hypervolämie (Verdünnungseffekt, iatrogen?)
- Hungerzustände
- Leberinsuffizienz (!)
- Proteinverlust (nephrotisches Syndrom, Verbrennungen)
- konsumierende Erkrankungen

9.65 Protein C

Protein C ist ein Vitamin-K-abhängiger Inhibitor der plasmatischen Gerinnung. Das Protein C hat mehrere physiol. Funktionen:

- antikoagulatorische Wirkung (weil es die 2 Faktoren Va und VIIIa inaktiviert)
- profibrinolytische Wirkung
- antiinflammatorische Wirkung (weil es die entzündungsfördernden Zytokine IL 1/6 sowie den TNF-α hemmt)
- Stabilisierung des Endothels
- Hemmung des programmierten Zelltods

Ein Protein-C-Mangel führt zu erhöhter Thromboembolieneigung (deshalb orale Antikoagulation mit Vitamin-K-Antagonisten immer unter Schutz von niedermolekularem Heparin einleiten, bis eine stabile Antikoagulation besteht). Ein Protein-C-Mangel kann sowohl angeboren als auch z. B. durch eine (Meningokokken-)Sepsis erworben sein.

9.65.1 Indikationen zur Bestimmung

Thrombophilie-Screening, Verbrauchskoagulopathie, vor Beginn einer oralen Antikoagulation, Purpura fulminans

9.65.2 Erniedrigte Werte

- Cumarin-Therapie
- Vitamin-K-Mangel
- Verbrauchskoagulopathie
- Leberparenchymschaden
- angeborener Mangel
- Akute-Phase-Reaktion, akutes thromboembolisches Ereignis

9.66 PSA (prostataspezifisches Antigen)

Das Enzym PSA ist ein physiol. Sekretionsprodukt der Prostata (macht das Ejakulat dünnflüssig). PSA kann sowohl als Screening-Test als auch als Verlaufsparameter beim Prostatakarzinom eingesetzt werden, da ein Anstieg mit der Tumorprogression korreliert.

Ein hoher PSA-Wert (je höher, desto wahrscheinlicher) ist meist ein Hinweis auf eine pathol. Veränderung der Prostata (z. B. Tumor, Prostata-Infarkt, Prostatitis, BPH).

Einen enormen Stellenwert hat das PSA in der Verlaufskontrolle nach einem therapierten Prostatakarzinom. Ein Wert im Normbereich ist ein guter Indikator für eine Remission, ein Ansteigen hingegen deutet auf ein Rezidiv hin.

9.66.1 Indikationen zur Bestimmung

Prostatakarzinom (Screening, Diagnostik, Nachsorge)

9.66.2 Erhöhte Werte

- Prostatakarzinom
- Prostatitis
- BPH
- physiol. nach jeder Manipulation an der Prostata (rektale Tastuntersuchung, längeres Radfahren, Blasenkatheter usw.)

9.67 PZ (Prothrombinzeit)/PT (Prothrombin Time)/ TPZ (Thromboplastinzeit)/Quick-Wert

Dem Citratplasma (Plasma des Pat.) wird Gewebsthromboplastin (= TF = Gewebsthrombokinase) und Ca zugesetzt, um die Gerinnung auszulösen. Die Zeit bis zur Fibrinbildung (Gerinnselbildung) wird gemessen. Diese Zeit wird als TPZ in s angegeben. Noch häufiger wird die TPZ aber in den Quick-Wert umgerechnet und als solcher angegeben. Der Quick-Wert gibt an, wie viel Gerinnungskapazität (Faktorengehalt) das Plasma des Pat. verglichen mit dem Normalplasma in % der Norm hat. Der Quick-Wert wurde von Armand James Quick eingeführt, um die Beziehung zwischen der Menge der vorhandenen Gerinnungsfaktoren und der TPZ zu beschreiben. Ein Quick-Wert von 50 % bedeutet, dass sich das Plasma des Pat. verglichen zum Normalplasma so verhält, als ob es nur 50 % der Faktoren (= Gerinnungskapazität) des Normalplasmas enthalten würde.
Cave: Das bedeutet nicht, dass das Plasma halb so schnell gerinnt! Ein Quick-Wert von 20 % bedeutet, dass das Plasma des Pat. nur noch ⅕ der Gerinnungskapazität des Normalplasmas enthält. Erfasst werden die Faktoren der extrinsischen Gerinnungskaskade (VII, X, II, V, I). Die Synthese der Faktoren II, VII und X ist Vitamin-K-abhängig. Aus diesem Grund kann die Antikoagulation von Vitamin-K-Antagonisten wie Phenprocoumon (Marcumar [D], Marcoumar [A, CH]) sowie Acenocoumarol (Sintrom [A, CH]) mittels TPZ bzw. Quick-Wert überwacht werden.

Quick-Wert vs. Thrombotest: Bei beiden Labortests wird die PT bestimmt. Es werden allerdings unterschiedliche Verfahren verwendet. Der Thrombotest ist für den niedrigen Quick-Bereich sensitiver und wird deshalb oft zum Monitoring einer stabil eingestellten oralen Antikoagulation verwendet. Bei einer nicht stabil eingestellten oralen Antikoagulation oder bei der Antagonisierung einer oralen Antikoagulation sollte mit dem klassischen Quick-Wert gerechnet werden.

INR: Da die zur Verfügung stehenden Testreagenzien zu stark differierenden Ergebnissen führen und so TPZ-/Quick-Werte verschiedener Laboratorien nicht miteinander vergleichbar waren, wurde die INR eingeführt. Die INR macht mittels eines normierten Korrekturfaktors einen Vergleich der TPZ-/Quick-Werte möglich, die unter Verwendung verschiedener Testreagenzien erzielt wurden.

R = TPZ [Plasma des Pat.]/TPZ [Normalplasma]

Korrigiert wird die INR durch Potenzierung mit dem Korrekturfaktor „ISI", der spezifisch für jedes Thromboplastinreagens ist. Also ergibt sich:

$R = (\text{TPZ [Plasma des Pat.]}/\text{TPZ [Normalplasma]})^{\text{ISI}}$

Unter stabiler oraler Antikoagulation wird für die meisten Indikationen ein INR von 2–3 angestrebt. Ein hoher Quick-Wert geht mit einer niedrigen INR einher und umgekehrt.

Cave: Die INR darf nur in der stabilen Phase der oralen Antikoagulation verwendet werden.

9.67.1 Indikationen zur Bestimmung

Überwachung der oralen Antikoagulation mit Vitamin-K-Antagonisten, Abklärung hämorrhagischer Diathesen, Vitamin-K-Mangel, Beurteilung der Lebersyntheseleistung

9.67.2 Erniedrigter Quick-Wert/erniedrigte TPZ

- Therapie mit Antikoagulanzien (Heparin, Cumarine)
- Vitamin-K-Mangel, Faktorenmangel
- Leberparenchymschaden
- Verbrauchskoagulopathie, Verdünnungskoagulopathie
- Fibrinogenmangel, Hyperfibrinolyse
- Rattengiftintoxikation (Superwarfarine)
- Vorliegen von Inhibitoren (Hemmkörper)
- Fehler in der Präanalytik (unterfülltes Citratröhrchen, ungenügende Vermischung, zu langes Stauen, vorzeitige Gerinnung, Abnahme aus liegender Venenverweilkanüle, ZVK oder Port-a-Cath, Hkt > 55 % oder < 25 %)

9.68 Transferrin

Das in der Leber synthetisierte Transferrin fungiert im Körper als Eisentransportprotein. Transferrin liegt in 4 Isoformen vor: Pentasialo-, Tetrasialo-, Trisialo- und Desialotransferrin (CDT). Transferrin ist das vierthäufigste Protein im Blutplasma (4 %).

Das Transferrin ist im Normalfall zu 25–30 % mit Eisen besetzt. Zur Detektion von Liquor, z. B. im Nasensekret bei einem Schädelbasisbruch, kann β_2-Transferrin bestimmt werden. Diese Isoform ist spezifisch für Liquor und nicht im Serum enthalten.

9.68.1 Indikationen zur Bestimmung

Eisenmangel, Eisenmangelanämie (sinnvoll nur zusammen mit Transferrinsättigung und Ferritin), Eisenüberladung

9.68.2 Erhöhte Werte

- Eisenmangel
- während der Schwangerschaft

9.68.3 Erniedrigte Werte

- Akute-Phase-Reaktion
- chron. Entzündungen
- Tumorerkrankungen
- Eisenüberladung (wie z. B. bei der primären [genetischen] oder sekundären Hämochromatose)
- Hämolyse

9.69 Transferrinsättigung

Die Transferrinsättigung ist ein errechneter Wert des Eisenstoffwechsels, der sich aus der Konz. von Eisen und Transferrin im Serum errechnet. Der Wert der Transferrinsättigung erlaubt eine Aussage über den Füllungszustand der Eisenspeicher im Körper.

9.69.1 Erhöhte Werte

- Eisenüberladung (Hämochromatose, Hämosiderose)
- Hämolyse
- ineffektive Erythropoese

9.69.2 Erniedrigte Werte

- Eisenmangel
- ACD („Begleitanämie")

9.70 Triglyceride

Triglyceride sind chemisch gesehen 3-fache Ester des 3-wertigen Alkohols Glycerin (Glycerol) mit 3 Säuremolekülen. Erhöhte Triglyceridwerte sind ein Risikofaktor für die Bildung von Thrombosen und Arteriosklerose der Blutgefäße.

9.70.1 Indikationen zur Bestimmung

Monitoring und Risikostratifizierung bei Stoffwechselerkrankungen, Hypertriglyceridämie (Diagnostik, Monitoring), Dyslipoproteinämie (Diagnostik, Monitoring), medikamentöse Senkung der Triglyceridkonz. (Monitoring)

9.70.2 Erhöhte Werte

- primäre Hypertriglyceridämie
- Adipositas
- Diabetes mellitus
- Hypothyreose
- Alkoholabusus u. a.
- **cave:** 12 h-Nüchternheit vor Abnahme beachten!

9.70.3 Erniedrigte Werte

- Hungerzustände
- konsumierende Erkrankungen
- schwere Anämie

9.71 Troponin

Troponin ist ein herzmuskelspezifischer Proteinkomplex, der beim Absterben von Herzmuskelgewebe freigesetzt wird. Der Nachweis eines erhöhten Troponinspiegels im Blut kann daher einen Herzmuskelschaden anzeigen und auch bei normalem EKG ein Hinweis auf einen Herzinfarkt sein. Der Proteinkomplex besteht aus den 3 Untereinheiten cT, cI und C, von denen cT und cI speziell im Herzmuskel exprimiert werden. Der Nachweis dieser beiden Untereinheiten wird daher für diagnostische Zwecke eingesetzt. Die Höhe des max. Troponinspiegels korreliert mit der Überlebensrate nach dem Herzinfarkt.

9.71.1 Indikationen zur Bestimmung

Akutes Koronarsyndrom, V. a. MCI, Lysetherapie (Monitoring)

9.71.2 Erhöhte Werte

- Myokardschädigung/Myokardinfarkt
- jegliche Herzmuskelschädigung (Myokarditis, Kardiomyopathie, Contusio cordis usw.)
- Niereninsuffizienz u. a.

Differenzialdiagnosen bei erhöhten Werten

- leichte Erhöhung auch bei chron./akuter Niereninsuffizienz möglich (verringerte renale Ausscheidung)
- verstärkte Rechtsherzbelastung durch Pulmonalarterienembolie/pulmonale Hypertension
- hypertensive Krise
- schwere akute und chron. Herzinsuffizienz
- Myokarditis
- aber auch: Schlaganfall, Trauma, Aortendissektion, Kardioversion, toxische Ursachen (Trastuzumab, Fluorouracil), großflächige Verbrennungen, Sepsis

9.72 TSH basal (bTSH)

Das Hypophysenvorderlappenhormon Thyreotropin (Thyreoidea-stimulierendes Hormon, thyreotropes Hormon, TSH) wirkt auf das Wachstum, die Iodaufnahme und die Hormonbildung der Schilddrüse. Als Laborwert wird es zur Beurteilung der Schilddrüsenfunktion und zur Einstellung der Schilddrüsenhormon-Substitutionstherapie herangezogen. TSH-Ausschüttung bewirkt die vermehrte Freisetzung von T_3 und T_4 und führt zu einer erhöhten Iodaufnahme aus dem Blut. T_3 und T_4 mindern die TSH-Ausschüttung über eine neg. Rückkopplung.

9.72.1 Indikationen zur Bestimmung

Schilddrüsenerkrankungen (Diagnostik, Monitoring), Schilddrüsenhormonsubstitution (Monitoring)

9.72.2 Erhöhte Werte

- Hypothyreose (z. B. Hashimoto-Thyreoiditis)
- Medikamente: Li, Theophyllin, Iodid, Carbamazepin, Clomifen, Dopaminantagonisten (z. B. Haloperidol, Metoclopramid)

9.72.3 Erniedrigte Werte

- Überdosierung der Schilddrüsenhormon-Substitutionstherapie (Hyperthyreosis factitia – Abklärung: Thyreoglobulin ↓)
- primäre Schilddrüsenüberfunktion
- autonomes Adenom
- disseminierte Autonomie
- Autoimmunhyperthyreose
- nach Verabreichung von iodhaltigen Medikamenten (z. B. Rö.-KM, Amiodaron u. a.), iodfreie Medikamente wie Dopamin(agonisten) (z. B. L-Dopa, Bromocriptin), Serotoninantagonisten, Somatostatin, Morphin(derivate), Glukokortikoide, Heparin

Im Rahmen der Therapie des Schilddrüsenkarzinoms wird ein therapeutisch niedriger bTSH-Spiegel angestrebt.

9.73 TZ (Thrombinzeit)

Citratplasma wird Thrombin beigemengt. Thrombin (Faktor IIa) wandelt Fibrinogen in Fibrin um. Die Zeit, die dieser Vorgang benötigt, wird gemessen und als TZ bezeichnet. Es wird also der „letzte Abschnitt der Gerinnungskaskade“ selektiv untersucht. Sowohl eine gesteigerte AT-Wirkung (z. B. unter Heparin-Therapie) als auch Fibrinpolymerisationsstörungen werden erfasst. Da nur die Endstrecke der Gerinnung untersucht wird, ist die TZ bei Hämophilie A, Hämophilie B und vorliegendem vWS nicht beeinflusst. Dabigatran ist ein Thrombininhibitor (Faktor IIa). Das Vorliegen einer Dabigatran-Wirkung kann über die TZ detektiert werden.

9.73.1 Verlängerte TZ

Vorhandensein von Thrombininhibitoren und/oder Inhibitoren der Fibrinpolymerisation (z. B. bei Dabigatran-Therapie [Pradaxa [D, A, CH]]; bei Plasmozytom, Leberzirrhose oder Kollagenosen; unter Heparin-Therapie (Ziel: meist 2–3-fach verlängerte TZ).

Eine Verlängerung der TZ kann auch durch ein In-vitro-Phänomen bei bestehender Hypoalbuminämie auftreten, ohne dass eine Beeinträchtigung der Gerinnung vorliegt. In den ersten Lebenswo. (vermutet wird ein fetales funktionseingeschränktes Fibrinogen), Hypo-, Dys-, Afibrinogenämie, systemische Lysetherapie, evtl. bei DIC. Eine TZ-Verlängerung unter Dabigatran-Therapie (Pradaxa [D, A, CH]) weist auf das Vorliegen einer relevanten Dabigatran-Wirkung hin. Eine Quantifizierung ist nicht mgl. Eine normale TZ schließt eine relevante Dabigatran-Wirkung aus.

9.74 Urobilinogen

Über die Galle wird Bilirubin in den Darm abgegeben und dort von verschiedensten Darmbakterien zu Urobilinogen umgebaut. Das Urobilinogen wird wieder resorbiert, gelangt erneut in die Leber und wird erneut über die Galle und teilweise über die Nieren ausgeschieden. Durch Vergleiche von Urobilinogen und Bilirubin im Harn lassen sich Ikterusursachen voneinander unterscheiden.

Ikterusformen:

- prähepatischer Ikterus: Urobilinogen (im Urin) ↑/n; Bilirubin (im Urin) ↓
- hepatischer Ikterus: Urobilinogen ↑/n; Bilirubin n/↑
- posthepatischer Ikterus: Urobilinogen ↓/n; Bilirubin ↑

9.74.1 Erhöhte Werte im Harn

- Leberparenchymschaden
- Ergebnis eines gesteigerten Hb-Abbaus (z. B. Hämolyse)

9.74.2 Erniedrigte Werte im Harn oder nicht messbar

- Gallengangsverschluss (es gelangt keine Galle in den Darm)
- gestörte Darmflora (das Bilirubin im Darm kann nicht metabolisiert werden)

9.75 vWF:Ag (Von-Willebrand-Faktor-Antigen)

Immunoassay; gemessen wird die vWF-Konzentration (nicht Funktion). Der vWF ist ein Trägerprotein des Blutgerinnungsfaktors VIII und wichtiger Bestandteil der Hämostase. Wird das Endothel verletzt, werden die darunter gelegenen Kollagene/Proteine der Blutgefäßwand freigelegt. Der vWF kann an diese binden – ebenso an Thrombozyten, sodass der vWF wörtlich genommen Thrombozyten an das verletzte Gefäßwandendothel „festklebt".

An der plasmatischen Blutgerinnung ist der vWF nur indirekt als Trägerprotein des Blutgerinnungsfaktors VIII beteiligt; ein Mangel an vWF oder ein Defekt seiner Struktur beeinträchtigt dadurch jedoch auch die plasmatische Hämostase (vWS, die häufigste vererbte Blutungskrankheit). Zum besseren Verständnis siehe Kap. 8.2.4.

9.75.1 Erhöhte Werte

- Akute-Phase-Reaktion (Infektion, Operation)
- Stress
- bei Einnahme von oralen Kontrazeptiva, Schwangerschaft
- Alter > 40 J.
- Malignome

9.75.2 Erniedrigte Werte

- vWS (angeboren oder erworben)
  - **cave:** Ein normales vWF:Ag schließt ein vWS (V. a. Typ I) nicht sicher aus, da die Konz. des vWF:Ag nur in ca. 80 % der Fälle erniedrigt ist.

- Blutgruppe 0: Referenzwerte um 20 % ↓
- möglich auch bei Valproinsäure-Therapie, Hypothyreose, myeloproliferativem Syndrom
- vermehrter Verbrauch durch Scherstress bei Herzvitien, AK-Stenose, Endokarditis, Angiodysplasie usw.

9.76 vWF:RCo (Von-Willebrand-Faktor-Ristocetin-Cofaktor-Aktivität)

Hierbei handelt es sich um einen funktionellen Test des vorhandenen vWF in der Probe. Wird der Probe Ristocetin zugegeben, aggregiert der in der Probe vorhandene vWF die formalinfixierten Thrombozyten. Die ablaufende Aggregation (Bindung über GP-Ib-Rezeptoren) vermindert die Trübung des Reaktionsgemischs. Diese Trübungsverminderung ist messbar und erlaubt eine Aussage über die Funktion des vorhandenen vWF. Zum besseren Verständnis siehe Kap. 8.2.4.

9.76.1 Indikation zur Bestimmung

Abklärung eines V. a. vWS, Abklärung einer hämorrhagischen Diathese

9.76.2 Erhöhte Werte

- Akute-Phase-Reaktion
- Malignome
- Stress
- Diabetes mellitus, Gefäßerkrankungen, Leberzirrhose
- Alter > 40 J.

9.76.3 Erniedrigte Werte

- angeborenes oder erworbenes vWS
- Ein erworbenes vWS kann u. a. bei Lymphomen, monoklonalen Gammopathien, Polycythaemia vera, mechanischen Herzklappen (Scherstress zerstört vWF) sowie bei SLE vorkommen.
- Vorliegen von vWF-Inhibitoren
- Valproinsäure-Therapie

9.77 Quellen

Die Interpretationshinweise für die Laborwerte wurden zusammengefasst aus Literatur, persönlichen Skripten, Skripten aus dem Studium, Internetrecherchen und immer wieder mit den unten aufgeführten Büchern auf ihre Richtigkeit überprüft, korrigiert und ergänzt. Die Interpretationshinweise fassen die aus Sicht der Autoren wichtigsten

Aspekte der jeweiligen Parameter zusammen, erheben aber keinesfalls Anspruch auf Vollständigkeit.

9.77.1 Literatur

[73] Halwachs-Baumann G. Labormedizin: Klinik – Praxis – Fallbeispiele. 2. Aufl. Wien: Springer; 2011

[74] Müller S. Hexal Memo Med. 2. Aufl. München, Jena: Urban & Fischer; 2002

[75] Neumeister B. Klinikleitfaden Labordiagnostik. 5. Aufl. München: Urban & Fischer bei Elsevier; 2015

[76] Thomas L, Hrsg. Labor und Diagnose. Indikation und Bewertung von Laborbefunden für die medizinische Diagnostik. 2 Bde. 8. Aufl. Frankfurt a. M.: TH-Books; 2012

9.77.2 Internetquellen

Laborreferenzen der Charité-Klinik, Berlin

9.77.3 Fachlektorat und Hilfestellung bei der Erstellung

OA Dr. Mariana Stettin, OA Dr. Christoph Robier, Laborverbund der Barmherzigen Brüder, Graz-Eggenberg

10 Kinder: wichtige Richtwerte, Dosierungen und Maßnahmen

! Cave

Bei allen angegebenen Werten und Dosierungen handelt es sich um Richtwerte zur Orientierung. Alle Maßnahmen müssen immer an die aktuelle Situation des Pat. angepasst werden. Die Anwendung von Medikamenten und die Durchführung von Maßnahmen setzen die genaue Kenntnis der Maßnahme und Arzneimittelspezialität sowie die Befugnis zur Durchführung voraus.
Bei den angegebenen Kinderdosierungen handelt es sich oft um „Off-Label Use", da es in vielen Fällen keine Zulassungsstudien gibt.

10.1 Körpergewicht (Richtwerte)

Siehe ► Tab. 10.1

Tab. 10.1 Kinder: Körpergewicht (Richtwerte).

Alter	Gewicht (kg)
Reifgeborenes	3,5
2 Mon.	4,5
6 Mon.	7
12 Mon.	10
18 Mon.	12
24 Mon.	15
> 24 Mon.	(2 × Alter) + 9 ≈ Gewicht (kg)

10.2 Intubation

Für die Intub. bei Kindern (► Tab. 10.2) muss immer jeweils ein Tubus der nächstgrößeren und -kleineren Größe griffbereit sein!
Cave: sehr kurze Trachea! Bereits kleine Bewegungen des Kopfes können zur Extubation/einseitiger Intubationführen!

Tab. 10.2 Intubation bei Kindern.

Alter	Tubusgröße (ID)	Einführtiefe oral	Einführtiefe nasal	Spatel
FG < 800 g	2	individuell nach Gewicht und Größe		0 gerade
FG = 1 kg	2,5	7 cm	8,5 cm	0 gerade
FG = 2 kg	2,5–3	8 cm	9,5 cm	0 gerade
NG	3–3,5	9 cm	11 cm	1 gerade
1–6 Mon.	3,5	10 cm	12 cm	1 Macintosh
6–12 Mon.	4	11–12 cm	13–14 cm	1 Macintosh
> 1 J.	4 + Alter/4 = ID	12 + Alter/2 = cm	15 + Alter/2 = cm	–

10.3 Beatmung (Standardparameter)

- FRC: 25–30 ml/kg
- Totraumvolumen: 2 ml/kg
- Standard-Beatmungsparameter:
  - AZV: 6–8 ml/kg KG
  - $p_{et}CO_2$: 32–35 mmHg
  - PEEP: 2–5 mm H_2O
  - I : E: 1 : 2
- ▶ Tab. 10.3

Tab. 10.3 Kinder: Beatmung.

Parameter	–			
–	NG	SG	KK	SK
AF (Atemzüge/min)	40	30	20	15
AMV (ml/kg)	300	250	200	150
–	Sollwerte für FG		Sollwerte für NG	
P_aO_2	50–80 mmHg		90–140 mmHg	
S_aO_2	90–95 %		93–100 %	

10.4 „Formeln“ für die Praxis

Siehe ► Tab. 10.4

Tab. 10.4 Kinder: „Formeln“ für die Praxis.

Parameter	„Formel“
Körpergewicht abschätzen	kg ≈ (2 × Alter) + 9
Tubusgröße nach Innendurchmesser (mm)	ID ≈ 4 + Alter/4
Tubusgröße nach Außendurchmesser (Charr)	18 + Alter
Intubationstiefe oral bis 1 Jahr	cm ≈ kg KG + 6
Intubationstiefe nasal bis 1 Jahr	cm ≈ kg KG + 7
Intubationstiefe oral ab 1 Jahr	cm ≈ 12 + Alter/2
Intubationstiefe nasal ab 1 Jahr	cm ≈ 15 + Alter/2
Blutvolumen	ca. 70 ml/kg KG
Defibrillation	4 J/kg KG

10.5 Dosierungen im Notfall

Richtwerte für die Dosierung von Medikamenten im Kindernotfall (► Tab. 10.5). Alle Dosierungen wurden auf 1 TS (0,1 ml) pro 1, 2 oder 2,5 kg KG umgerechnet.

Tab. 10.5 Kindernotfall: Dosierung von Medikamenten (Richtwerte).

Medikament	Konz.	Dosierung
pro 1 kg KG 1 TS der 1 ml-Spritze bzw. 1 ml/10 kg KG		
Adrenalin i. v. bei CPR; i. m. bei Anaphylaxie	0,1 mg/ml = 1 mg/10 ml	0,01 mg/kg KG Wh. bei Bedarf
Amiodaron (Sedacoron [A], Cordarone [CH]) i. v. bei CPR	50 mg/ml	5 mg/kg KG Wh. 1 × in ½ Dosierung möglich
Midazolam (Dormicum [D, A, CH]) i. v. zur Sedierung oder bei Status epilepticus	1 mg/ml	0,1 mg/kg KG Wh. bei Bedarf

Tab. 10.5 Fortsetzung

Medikament	Konz.	Dosierung
Esketamin (Ketanest S [D, A]) i. v. Analgesie – Dosierung: 2 ml-Amp. 25 mg/ml mit NaCl 0,9 % auf 10 ml für Anästhesiedosierung (1 mg/kg KG) verdoppeln	5 mg/ml	0,5 mg/kg KG für Anästhesie doppelte Dosierung
Etomidat (Etomidat-Lipuro [D, A, CH], Hypnomidate [D, A]) i. v. Narkoseeinleitung ab 6 Mon.	2 mg/ml	0,2 mg/kg KG bis doppelte Dosierung möglich
pro 2 kg KG 1 TS der 1 ml-Spritze bzw. 0,5 ml/10 kg KG		
Fentanyl i. v. Analgesie, Opiatkomponente Narkoseeinleitung	50 µg/ml	2,5 µg/kg KG Wh. bei Bedarf
pro 2,5 kg KG 1 TS der 1 ml-Spritze bzw. 0,4 ml/10 kg KG		
Atropin (Atropinsulfat) i. v. symptomatische Bradykardie	0,5 mg/ml = 500 µg/ml	0,02 mg/kg KG = 20 µg/kg KG Wh. bei Bedarf
pro 5 kg KG 1 TS der 1 ml-Spritze bzw. 0,2 ml/10 kg KG		
Ephedrin i. v. bei Hypotonie (nach Wirkung titrieren)	5 mg/ml	100 µg/kg KG Wh. bei Bedarf
Glycopyrroniumbromid (Robinul [D, A, CH]) i. v. symptomatische Bradykardie; nicht ZNS-gängig	0,2 mg = 200 µg/ml	5 µg/kg KG

✔ Merke

Verwende eine 1 ml-Spritze. Ein TS entspr. 0,1 ml.

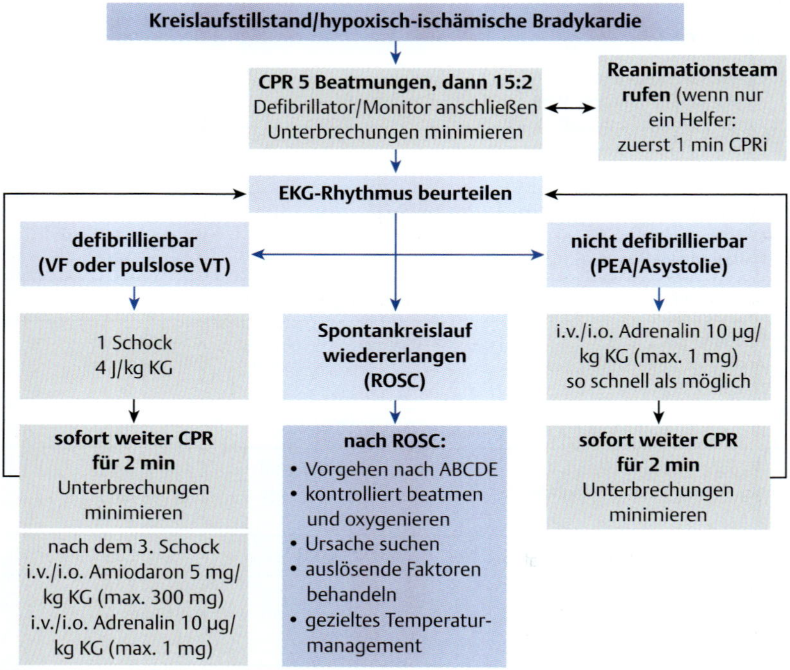

während der CPR:

- hochqualifizierte CPR (Frequenz, Tiefe, Entlastung)
- Maßnahmen vor Unterbrechungen planen
- Sauerstoff geben
- unterbrechungsfreie Herzdruckmassage, nachdem Atemweg gesichert
- Atemwegssicherung und Kapnografie erwägen
- i.v. oder i. o. Zugang anlegen
- reversible Ursachen behandeln

Medikamente:

- **Adrenalin**: 10 µg/kg KG = 0,01 mg/kg KG alle 3–5 min i. v. oder i. o.
  Erstgabe bei nicht defibrillierbarem Rhythmus sofort, bei defibrillierbarem Rhythmus nach dem 3. Schock
- **Amiodaron**: 5 mg/kg KG i. v. oder i. o. bei schockresistentem defibrillierbarem Rhythmus
  Erstgabe nach dem 3. Schock, bei Wirkungslosigkeit eine Wh. mit derselben Dosierung nach dem 5. Schock

reversible Ursachen behandeln:

- **Hypoxie**
- **Hypovolämie**
- Hypo-/Hyperkaliämie (metabolische Störungen)
- Hypothermie/Hyperthermie
- Thrombose (kardial/pulmonal)
- Spannungspneumothorax
- Herzbeuteltamponade
- Intoxikation

Abb. 10.1 Algorithmus zur Reanimation von Kindern (nach Empfehlung ERC 2021).

10.7 Schmerztherapie

Siehe ▸ Tab. 10.6

Tab. 10.6 Schmerztherapie XE "Diclofenac:Schmerztherapie:Kindesalter" bei Kindern.

Medikament	Dosierung	Intervall
Opioide		
Piritramid (Dipidolor [D, A]) i. v.	0,1 mg/kg KG	alle 4–6 h
Tramadol (Tramal [D, A, CH]) i. v.	1 mg/kg KG	alle 3–4 h
Nalbuphin i. v.	0,05 mg/kg KG: < 3. Lebensmon. (korrigiertes Lebensalter) 0,1 mg/kg KG: > 3. Lebensmon. (korrigiertes Lebensalter)	alle 3–4 h
Fentanyl i. v.	1–3 µg/kg KG	30 min
NSAR (3.–6. Lebensmonat für max. 3 d – dann interdisziplinäre Nutzen-Risiko-Abwägung)		
Ibuprofen (Nurofen Junior Saft und Suppositorien [D], Nureflex Saft und Suppositorien [A], Algifor Saft und Suppositorien [CH]) p. o./rektal	10 mg/kg KG nach dem 3. Lebensmon.	3 × /d
Metamizol (Novalgin [D, A, CH]) i. v./ p. o./rektal	10 mg/kg KG	4–6 × /d max. für 7 d
Diclofenac (Voltaren [D, A, CH]) p. o. ab 25 kg KG	1 mg/kg KG	2 × /d
andere Medikamente		
Butylscopolamin (Buscopan [D, CH])/ Hyoscin-N-butylbromid (Buscapina [A]) Supp. à 10 mg rektal nur nach Ileus-Ausschluss applizieren	≤ 15 kg KG: ½ Supp. > 15 kg KG: 1 Supp.	6–8 h
Butylscopolamin (Buscopan [D])/Hyoscin-N-butylbromid (Buscapina) i. v. nur nach Ileus-Ausschluss applizieren	SG, KK, SK: 0,3–0,6 mg/kg Jgdl. > 12 Lj.: 1–2 Amp. à 20 mg	6–8 h
Esketamin (Ketanest S [D, A]) i. v.	0,5–1 mg/kg KG	15–40 min

10.8 Antiemetika, i. v.

Siehe ► Tab. 10.7

Tab. 10.7 Antiemetika i. v. bei Kindern.

Wirkstoff	Handelsname	Dosierung, i. v. (mg/kg KG)
Ondansetron	Zofran [D, A, CH]	0,1
Dexamethason	Fortecortin [D, A, CH]	0,1 (max. 4 mg)
Droperidol	Xomolix [D, A], PONVeridol [D, A]	0,01–0,0375

10.9 Volumenmanagement

In Notfällen und bei akutem Volumenbedarf:

- 1. Bolus = 10 ml/kg KG: Kristalloid, isoton
- 2. Bolus = 10 ml/kg KG: Kristalloid, isoton
- 3. Bolus = 20 ml/kg KG: Kolloid, isoton

Nach dem 3. Bolus sind mehr als die Hälfte des Blutvolumens ersetzt. Bei Blutungen muss dann die Gabe von EK und Gerinnungsfaktoren erwogen werden.

Faustregel – Gabe von Blutprodukten bei Kindern:
Folgendes Vorgehen hat sich in der Praxis gut bewährt:

- EK: 1 Bolus = 10 ml/kg KG
- TK: 1 Bolus = 10 ml/kg KG
- FFP: 1 Bolus = 10 ml/kg KG

> **✔ Merke**
> 3 ml EK/kg KG hebt die Hb-Konz. um ca. 1 g/dl.

Erhaltungsbedarf Flüssigkeit (4-2-1-Regel; [77]**):**

- bei Kindern immer isotone Lösungen verwenden!
- Bis zum 3. Lebensmon. muss auch Glukose zugeführt werden (balancierte Fertiglösungen!)
  Cave: nie reine Glukoselösung als Flüssigkeitsersatz, da diese hypoton ist!

Erhaltungsbedarf/h:

- für die ersten 10 kg KG: 4 ml/kg/h 10 kg-Kind: 40 ml/h
- für die zweiten 10 kg KG: 2 ml/kg/h 20 kg-Kind: 60 ml/h
- für jedes weitere kg KG: 1 ml/kg/h 30 kg-Kind: 70 ml/h usw.

Bei größeren Kindern empfiehlt es sich einzuprägen, dass für die ersten 10 kg KG 40 ml/h und für die zweiten 10 kg KG 20 ml/h verabreicht werden.
Ab 20 kg KG muss dann nur noch gerechnet werden:
60 ml + 1 ml für jedes kg KG über 20 kg/h

Literatur

[77] Holliday M, Segar W. The maintenance need for water in parenteral fluid therapy. Pediatrics 1957; 19: 823–832

10.10 Maximaldosen Regionalanästhetika pro Verabreichung

Um schnell abschätzen zu können, wie viel LA bei Kindern max. appliziert werden darf, hat sich folgende, leicht zu merkende Tabelle etabliert (► Tab. 10.8).

Tab. 10.8 Kinder: Maximaldosen Regionalanästhetika pro Verabreichung.

Wirkstoff	Dosierung (mg/kg KG)
Bupivacain	2
Mepivacain	3
Ropivacain	3
Lidocain	4(–5)

10.11 Richtwerte und Dosierungen

10.11.1 Allgemeine Angaben

Siehe ► Tab. 10.9

Tab. 10.9 Kinder: Richtwerte und Dosierungen – allgemeine Angaben.

Allgemeine Angaben	
Normwerte	
HF (Herzschläge/min)	individuell nach Alter
$RR_{syst.}$ (mmHg)	
Blutvolumen (ml)	
AF (Atemzüge/min)	
AZV (ml)	
AMV (ml)	

Tab. 10.9 Fortsetzung

Allgemeine Angaben	
Intubation	
Spatel, Maske, Guedel-Tubus	–
Tubus-ID (mm)	mm = 4 + (Alter/4)
Tubus-Größe (Charr)	18 + Alter
Intubationstiefe oral (cm)	cm = 12 + (Alter/2)
Intubationstiefe nasal (cm)	cm = 15 + (Alter/2)
CPR	
Defibrillation (J)	4 J/kg KG
Adrenalin i. v.	0,01 mg/kg KG
Atropin i. v.	0,01–0,02 mg/kg KG
Amiodaron i. v.	5 mg/kg/KG
Analgetika	
Fentanyl	2(–3) µg/kg KG
Piritramid	KK: 0,1; SK: 0,1–0,2 mg/kg KG
Nalbuphin i. v.	0,1–0,2 mg/kg KG
Paracetamol rektal/p. o.	15(–25) mg/kg KG
Esketamin i. v. (Analgesie)	0,5–1 mg/kg KG
Esketamin i. v. (Anästhesie)	1–2 mg/kg KG
Sedativa	
Midazolam i. v.	0,1 mg/kg KG
Midazolam rektal	0,5–1 mg/kg KG (max. 15 mg)
Relaxanzien	
Cisatracurium i. v.	0,15 mg/kg KG (ab 1 Mon.)
Rocuronium i. v.	0,6–1 mg/kg KG
Succinylcholin i. v.	1–2 mg/kg KG

Tab. 10.9 Fortsetzung

Allgemeine Angaben	
Gase	
Desfluran	4–10 %
Isofluran	1,3–1,9 %
Sevofluran	Erhalten: 0,5–3,3 %
Hypnotika	
Propofol 1 % i. v. (Narkose-Induktion)	2,5–3,5(–5) mg/kg KG
Propofol 1 % i. v. (Aufrechterhaltung)	6–10–12 mg/kg/h
Etomidat i. v.	0,15–0,30 mg/kg KG
Thiopental i. v. (Induktion)	2–6(–8) mg/kg KG

10.11.2 Frühgeborenes (1,5 kg)

Siehe ▶ Tab. 10.10

Tab. 10.10 Richtwerte und Dosierungen – Frühgeborenes (1,5 kg).

Frühgeborenes (1,5 kg)	
Normwerte	
HF (Herzschläge/min)	140
$RR_{syst.}$ (mmHg)	60
Blutvolumen (ml)	120
AF (Atemzüge/min)	50
AZV (ml)	15
AMV (ml)	500–750
Intubation	
Spatel, Maske, Guedel-Tubus	# 00
Tubus-ID (mm)	2,5
Tubus-Größe (Charr)	12
Intubationstiefe oral (cm)	bis 7
Intubationstiefe nasal (cm)	bis 8

Tab. 10.10 Fortsetzung

Frühgeborenes (1,5 kg)	
CPR	
Defibrillation (J)	6
Adrenalin i. v.	0,015 mg
Atropin i. v.	0,015–0,03 mg
Amiodaron i. v.	7,5 mg
Analgetika	
Fentanyl	3–4,5 µg
Piritramid	0,15 mg
Nalbuphin i. v.	0,15–0,30 mg
Paracetamol rektal/p. o.	–
Esketamin i. v. (Analgesie)	0,75–1,5 mg
Esketamin i. v. (Anästhesie)	1,5–3 mg
Sedativa	
Midazolam i. v.	0,15 mg
Midazolam rektal	0,75–1,5 mg
Relaxanzien	
Cisatracurium i. v.	0,23 mg
Rocuronium i. v.	0,9–1,5 mg
Succinylcholin i. v.	1,5–3 mg
Gase	
Desfluran in 100 % O_2	MAC: 9,2 %
Isofluran in 100 % O_2	MAC: 1,60 %
Sevofluran in 100 % O_2	MAC: 2,6–3,3 %
Hypnotika	
Propofol 1 % i. v. (Narkose-Induktion)	5–7,5 mg
Propofol 1 % i. v. (Aufrechterhaltung)	1,5 ml/h
Etomidat i. v.	0,23–0,45 mg
Thiopental i. v. (Induktion)	3–12(–16) mg

10.11.3 Neugeborenes (3,5 kg)

Siehe ▶ Tab. 10.11

Tab. 10.11 Richtwerte und Dosierungen – Neugeborenes (3,5 kg).

Neugeborenes (3,5 kg)	
Normwerte	
HF (Herzschläge/min)	130
$RR_{syst.}$ (mmHg)	70
Blutvolumen (ml)	280
AF (Atemzüge/min)	40
AZV (ml)	35
AMV (ml)	1400
Intubation	
Spatel, Maske, Guedel-Tubus	0
Tubus-ID (mm)	3
Tubus-Größe (Charr)	14
Intubationstiefe oral (cm)	9
Intubationstiefe nasal (cm)	11
CPR	
Defibrillation (J)	14
Adrenalin i. v.	0,035 mg
Atropin i. v.	0,035–0,07 mg
Amiodaron i. v.	17,5 mg
Analgetika	
Fentanyl	7–10,5 µg
Piritramid	0,35 mg
Nalbuphin i. v.	0,35–0,7 mg
Paracetamol rektal/p. o.	50–90 mg
Esketamin i. v. (Analgesie)	1,75–3,5 mg
Esketamin i. v. (Anästhesie)	3,5–7 mg

Tab. 10.11 Fortsetzung

Neugeborenes (3,5 kg)	
Sedativa	
Midazolam i. v.	0,35 mg
Midazolam rektal	1,75–3,5 mg
Relaxanzien	
Cisatracurium i. v.	0,5 mg
Rocuronium i. v.	2,1–3,5 mg
Succinylcholin i. v.	5,3–7 mg
Gase	
Desfluran in 100 % O_2	MAC: 9,2–10 %
Isofluran in 100 % O_2	MAC: 1,6 %
Sevofluran in 100 % O_2	MAC: 2,6–3,3 %
Hypnotika	
Propofol 1 % i. v. (Narkose-Induktion)	9–18 mg
Propofol 1 % i. v. (Aufrechterhaltung)	3,5 ml/h
Etomidat i. v.	0,5–1 mg
Thiopental i. v. (Induktion)	7–21(–28) mg

10.11.4 Säugling (7 kg; ca. 6 Mon.)

Siehe ▶ Tab. 10.12

Tab. 10.12 Richtwerte und Dosierungen – Säugling (7 kg; ca. 6 Mon.).

Säugling (7 kg; ca. 6 Mon.)	
Normwerte	
HF (Herzschläge/min)	120
$RR_{syst.}$ (mmHg)	80
Blutvolumen (ml)	560
AF (Atemzüge/min)	35
AZV (ml)	70
AMV (ml)	2450

Tab. 10.12 Fortsetzung

Säugling (7 kg; ca. 6 Mon.)	
Intubation	
Spatel, Maske, Guedel-Tubus	# 1
Tubus-ID (mm)	3,5
Tubus-Größe (Charr)	16
Intubationstiefe oral (cm)	13
Intubationstiefe nasal (cm)	14
CPR	
Defibrillation (J)	28
Adrenalin i. v.	0,07 mg
Atropin i. v.	0,07–1,4 mg
Amiodaron i. v.	35 mg
Analgetika	
Fentanyl	14–21 µg
Piritramid	0,7 mg
Nalbuphin i. v.	0,7–1,4 mg
Paracetamol rektal/p. o.	105–175 mg
Esketamin i. v. (Analgesie)	3,5–7 mg
Esketamin i. v. (Anästhesie)	7–14 mg
Sedativa	
Midazolam i. v.	0,7 mg
Midazolam rektal	3,5–7 mg
Relaxanzien	
Cisatracurium i. v.	1 mg
Rocuronium i. v.	4,2–7 mg
Succinylcholin i. v.	7–14 mg

Tab. 10.12 Fortsetzung

Säugling (7 kg; ca. 6 Mon.)	
Gase	
Desfluran in 100 % O_2	MAC: 8,95–10,65 %
Isofluran in 100 % O_2	MAC: 1,60–1,87 %
Sevofluran in 100 % O_2	MAC: 2,6–3 %
Hypnotika	
Propofol 1 % i. v. (Narkose-Induktion)	18–35 mg
Propofol 1 % i. v. (Aufrechterhaltung)	7 ml/h
Etomidat i. v.	1–2 mg
Thiopental i. v. (Induktion)	14–42(–56) mg

10.11.5 Kind (10 kg; ca. 1–2 J.)

Siehe ▶ Tab. 10.13

Tab. 10.13 Richtwerte und Dosierungen – Kind (10 kg; ca. 1–2 J.).

Kind (10 kg; ca. 1–2 J.)	
Normwerte	
HF (Herzschläge/min)	120
$RR_{syst.}$ (mmHg)	90
Blutvolumen (ml)	800
AF (Atemzüge/min)	30
AZV (ml)	100
AMV (ml)	3000
Intubation	
Spatel, Maske, Guedel-Tubus	# 1
Tubus-ID (mm)	4
Tubus-Größe (Charr)	18
Intubationstiefe oral (cm)	13
Intubationstiefe nasal (cm)	16

Tab. 10.13 Fortsetzung

Kind (10 kg; ca. 1–2 J.)	
CPR	
Defibrillation (J)	40
Adrenalin i. v.	0,1 mg
Atropin i. v.	0,1–0,2 mg
Amiodaron i. v.	50 mg
Analgetika	
Fentanyl	20–30 µg
Piritramid	1 mg
Nalbuphin i. v.	1–2 mg
Paracetamol rektal/p. o.	150–250 mg
Esketamin i. v. (Analgesie)	5–10 mg
Esketamin i. v. (Anästhesie)	10–20 mg
Sedativa	
Midazolam i. v.	1 mg
Midazolam rektal	5–10 mg
Relaxanzien	
Cisatracurium i. v.	1,5 mg
Rocuronium i. v.	6–10 mg
Succinylcholin i. v.	10 mg
Gase	
Desfluran in 100 % O_2	MAC: 8,5–9,7 %
Isofluran in 100 % O_2	MAC: 1,28–1,8 %
Sevofluran in 100 % O_2	MAC: 2,6 %
Hypnotika	
Propofol 1 % i. v. (Narkose-Induktion)	25–50 mg
Propofol 1 % i. v. (Aufrechterhaltung)	10 ml/h
Etomidat i. v.	1,5–3 mg
Thiopental i. v. (Induktion)	20–60(–80) mg

10.11.6 Kind (15 kg; ca. 3–4 J.)

Siehe ► Tab. 10.14

Tab. 10.14 Richtwerte und Dosierungen – Kind (15 kg; ca. 3–4 J.).

Kind (15 kg; ca. 3–4 J.)	
Normwerte	
HF (Herzschläge/min)	110
$RR_{syst.}$ (mmHg)	100
Blutvolumen (ml)	1200
AF (Atemzüge/min)	25
AZV (ml)	150
AMV (ml)	3750
Intubation	
Spatel, Maske, Guedel-Tubus	# 2
Tubus-ID (mm)	4,5
Tubus-Größe (Charr)	20
Intubationstiefe oral (cm)	14
Intubationstiefe nasal (cm)	17
CPR	
Defibrillation (J)	60
Adrenalin i. v.	0,15 mg
Atropin i. v.	0,15–0,3 mg
Amiodaron i. v.	75 mg
Analgetika	
Fentanyl	30–45 µg
Piritramid	1,5 mg
Nalbuphin i. v.	1,5–3 mg
Paracetamol rektal/p. o.	225–375 mg
Esketamin i. v. (Analgesie)	7,5–15 mg
Esketamin i. v. (Anästhesie)	15–30 mg

Tab. 10.14 Fortsetzung

Kind (15 kg; ca. 3–4 J.)	
Sedativa	
Midazolam i. v.	1,5 mg
Midazolam rektal	7,5–15 mg
Relaxanzien	
Cisatracurium i. v.	2,25 mg
Rocuronium i. v.	9–15 mg
Succinylcholin i. v.	15 mg
Gase	
Desfluran in 100 % O_2	MAC: 8–9,2 %
Isofluran in 100 % O_2	MAC: 1,28–1,8 %
Sevofluran in 100 % O_2	MAC: 2,5 %
Hypnotika	
Propofol 1 % i. v. (Narkose-Induktion)	37,5–75 mg
Propofol 1 % i. v. (Aufrechterhaltung)	15 ml/h
Etomidat i. v.	2,25–4,5 mg
Thiopental i. v. (Induktion)	30–90(–120) mg

10.11.7 Kind (20 kg; ca. 5–6 J.)

Siehe ▸ Tab. 10.15

Tab. 10.15 Richtwerte und Dosierungen – Kind (20 kg; ca. 5–6 J.).

Kind (20 kg; ca. 5–6 J.)	
Normwerte	
HF (Herzschläge/min)	100
$RR_{syst.}$ (mmHg)	100
Blutvolumen (ml)	1600
AF (Atemzüge/min)	20
AZV (ml)	200
AMV (ml)	4000

Tab. 10.15 Fortsetzung

Kind (20 kg; ca. 5–6 J.)	
Intubation	
Spatel, Maske, Guedel-Tubus	# 2
Tubus-ID (mm)	5
Tubus-Größe (Charr)	22
Intubationstiefe oral (cm)	15
Intubationstiefe nasal (cm)	18
CPR	
Defibrillation (J)	80
Adrenalin i. v.	0,2 mg
Atropin i. v.	0,2–0,4 mg
Amiodaron i. v.	100 mg
Analgetika	
Fentanyl	40–60 µg
Piritramid	2 mg
Nalbuphin i. v.	2–4 mg
Paracetamol rektal/p. o.	300–500 mg
Esketamin i. v. (Analgesie)	10–20 mg
Esketamin i. v. (Anästhesie)	20–40 mg
Sedativa	
Midazolam i. v.	2 mg
Midazolam rektal	10–15 mg
Relaxanzien	
Cisatracurium i. v.	3 mg
Rocuronium i. v.	12–20 mg
Succinylcholin i. v.	20 mg

Tab. 10.15 Fortsetzung

Kind (20 kg; ca. 5–6 J.)	
Gase	
Desfluran in 100 % O_2	MAC: 8–9,2 %
Isofluran in 100 % O_2	MAC: 1,28–1,8 %
Sevofluran in 100 % O_2	MAC: 2,4 %
Hypnotika	
Propofol 1 % i. v. (Narkose-Induktion)	50–100 mg
Propofol 1 % i. v. (Aufrechterhaltung)	20 ml/h
Etomidat i. v.	3–6 mg
Thiopental i. v. (Induktion)	40–120(–160) mg

10.11.8 Kind (25 kg; ca. 7–8 J.)

Siehe ► Tab. 10.16

Tab. 10.16 Richtwerte und Dosierungen – Kind (25 kg; ca. 7–8 J.).

Kind (25 kg; ca. 7–8 J.)	
Normwerte	
HF (Herzschläge/min)	95
$RR_{syst.}$ (mmHg)	105
Blutvolumen (ml)	2000
AF (Atemzüge/min)	20
AZV (ml)	250
AMV (ml)	5000
Intubation	
Spatel, Maske, Guedel-Tubus	# 2
Tubus-ID (mm)	5,5
Tubus-Größe (Charr)	24
Intubationstiefe oral (cm)	16
Intubationstiefe nasal (cm)	19

10

Tab. 10.16 Fortsetzung

Kind (25 kg; ca. 7–8 J.)	
CPR	
Defibrillation (J)	100
Adrenalin i. v.	0,25 mg
Atropin i. v.	0,25–0,5 mg
Amiodaron i. v.	125 mg
Analgetika	
Fentanyl	50–75 µg
Piritramid	2,5–5 mg
Nalbuphin i. v.	2,5–5 mg
Paracetamol rektal/p. o.	375–625 mg
Esketamin i. v. (Analgesie)	12,5–25 mg
Esketamin i. v. (Anästhesie)	25–50 mg
Sedativa	
Midazolam i. v.	2,5 mg
Midazolam rektal	12,5–15 mg
Relaxanzien	
Cisatracurium i. v.	3,75 mg
Rocuronium i. v.	15–25 mg
Succinylcholin i. v.	25 mg
Gase	
Desfluran in 100 % O_2	MAC: 7,5–8,7 %
Isofluran in 100 % O_2	MAC: 1,28–1,8 %
Sevofluran in 100 % O_2	MAC: 2,4 %
Hypnotika	
Propofol 1 % i. v. (Narkose-Induktion)	62,5–125 mg
Propofol 1 % i. v. (Aufrechterhaltung)	25 ml/h
Etomidat i. v.	3,75–7,5 mg
Thiopental i. v. (Induktion)	50–150(–200) mg

10.11.9 Kind (30 kg; ca. 9–10 J.)

Siehe ▶ Tab. 10.17

Tab. 10.17 Richtwerte und Dosierungen – Kind (30 kg; ca. 9–10 J.).

Kind (30 kg; ca. 9–10 J.)	
Normwerte	
HF (Herzschläge/min)	90
$RR_{syst.}$ (mmHg)	110
Blutvolumen (ml)	2400
AF (Atemzüge/min)	20
AZV (ml)	300
AMV (ml)	6000
Intubation	
Spatel, Maske, Guedel-Tubus	# 2–3
Tubus-ID (mm)	6
Tubus-Größe (Charr)	26
Intubationstiefe oral (cm)	17
Intubationstiefe nasal (cm)	20
CPR	
Defibrillation (J)	120
Adrenalin i. v.	0,3 mg
Atropin i. v.	0,3–0,6 mg
Amiodaron i. v.	150 mg
Analgetika	
Fentanyl	60–90 µg
Piritramid	3–6 mg
Nalbuphin i. v.	3–6 mg
Paracetamol rektal/p. o.	450–750 mg
Esketamin i. v. (Analgesie)	15–30 mg
Esketamin i. v. (Anästhesie)	30–60 mg

10

Tab. 10.17 Fortsetzung

Kind (30 kg; ca. 9–10 J.)	
Sedativa	
Midazolam i. v.	3 mg
Midazolam rektal	15–30 mg
Relaxanzien	
Cisatracurium i. v.	4,5 mg
Rocuronium i. v.	18–30 mg
Succinylcholin i. v.	30 mg
Gase	
Desfluran in 100 % O_2	MAC: 7,5–8,7 %
Isofluran in 100 % O_2	MAC: 1,28–1,8 %
Sevofluran in 100 % O_2	MAC: 2,4 %
Hypnotika	
Propofol 1 % i. v. (Narkose-Induktion)	75–150 mg
Propofol 1 % i. v. (Aufrechterhaltung)	30 ml/h
Etomidat i. v.	4,5–9 mg
Thiopental i. v. (Induktion)	60–180(–240) mg

10.11.10 Kind (35 kg; ca. 11–12 J.)

Siehe ▶ Tab. 10.18

Tab. 10.18 Richtwerte und Dosierungen – Kind (35 kg; ca. 11–12 J.).

Kind (35 kg; ca. 11–12 J.)	
Normwerte	
HF (Herzschläge/min)	85
$RR_{syst.}$ (mmHg)	115
Blutvolumen (ml)	2800
AF (Atemzüge/min)	18
AZV (ml)	350
AMV (ml)	6300

Tab. 10.18 Fortsetzung

Kind (35 kg; ca. 11–12 J.)	
Intubation	
Spatel, Maske, Guedel-Tubus	# 2–3
Tubus-ID (mm)	6,5
Tubus-Größe (Charr)	28
Intubationstiefe oral (cm)	18
Intubationstiefe nasal (cm)	21
CPR	
Defibrillation (J)	140
Adrenalin i. v.	0,35 mg
Atropin i. v.	0,35–0,70 mg
Amiodaron i. v.	175 mg
Analgetika	
Fentanyl	70–100 µg
Piritramid	3,5–7 mg
Nalbuphin i. v.	3,5–7 mg
Paracetamol rektal/p. o.	525–875 mg
Esketamin i. v. (Analgesie)	17–35 mg
Esketamin i. v. (Anästhesie)	35–70 mg
Sedativa	
Midazolam i. v.	3,5 mg
Midazolam rektal	15 mg
Relaxanzien	
Cisatracurium i. v.	5,25 mg
Rocuronium i. v.	21–35 mg
Succinylcholin i. v.	35 mg

Tab. 10.18 Fortsetzung

Kind (35 kg; ca. 11–12 J.)	
Gase	
Desfluran in 100 % O_2	MAC: 7,5–8,7 %
Isofluran in 100 % O_2	MAC: 1,28–1,8 %
Sevofluran in 100 % O_2	MAC: 2,4 %
Hypnotika	
Propofol 1 % i. v. (Narkose-Induktion)	90–175 mg
Propofol 1 % i. v. (Aufrechterhaltung)	35 ml/h
Etomidat i. v.	5–11 mg
Thiopental i. v. (Induktion)	70–210(–280) mg

10.11.11 Kind (40 kg; ca. 13 J.)

Siehe ▶ Tab. 10.19

Tab. 10.19 Richtwerte und Dosierungen – Kind (40 kg; ca. 13 J.).

Kind (40 kg; ca. 13 J.)	
Normwerte	
HF (Herzschläge/min)	80
$RR_{syst.}$ (mmHg)	115
Blutvolumen (ml)	3200
AF (Atemzüge/min)	16
AZV (ml)	400
AMV (ml)	6400
Intubation	
Spatel, Maske, Guedel-Tubus	# 2–3
Tubus-ID (mm)	6,5
Tubus-Größe (Charr)	28
Intubationstiefe oral (cm)	18
Intubationstiefe nasal (cm)	21

Tab. 10.19 Fortsetzung

Kind (40 kg; ca. 13 J.)	
CPR	
Defibrillation (J)	160
Adrenalin i. v.	0,4 mg
Atropin i. v.	0,4–0,8 mg
Amiodaron i. v.	200 mg
Analgetika	
Fentanyl	80–120 µg
Piritramid	4–8 mg
Nalbuphin i. v.	4–8 mg
Paracetamol rektal/p. o.	600–1000 mg
Esketamin i. v. (Analgesie)	20–40 mg
Esketamin i. v. (Anästhesie)	40–80 mg
Sedativa	
Midazolam i. v.	4 mg
Midazolam rektal	20–40 mg
Relaxanzien	
Cisatracurium i. v.	6 mg
Rocuronium i. v.	24–40 mg
Succinylcholin i. v.	40 mg
Gase	
Desfluran in 100 % O_2	MAC: 7,5–8,7 %
Isofluran in 100 % O_2	MAC: 1,28–1,8 %
Sevofluran in 100 % O_2	MAC: 2,4 %
Hypnotika	
Propofol 1 % i. v. (Narkose-Induktion)	100–200 mg
Propofol 1 % i. v. (Aufrechterhaltung)	40 ml/h
Etomidat i. v.	6–12 mg
Thiopental i. v. (Induktion)	80–240(–320) mg

10.11.12 Kind (45 kg; ca. 14–15 J.)

Siehe ▶ Tab. 10.20

Tab. 10.20 Richtwerte und Dosierungen – Kind (45 kg; ca. 14–15 J.).

Kind (45 kg; ca. 14–15 J.)	
Normwerte	
HF (Herzschläge/min)	80
$RR_{syst.}$ (mmHg)	115
Blutvolumen (ml)	3600
AF (Atemzüge/min)	14
AZV (ml)	450
AMV (ml)	6300
Intubation	
Spatel, Maske, Guedel-Tubus	# 3
Tubus-ID (mm)	7
Tubus-Größe (Charr)	30
Intubationstiefe oral (cm)	19
Intubationstiefe nasal (cm)	22
CPR	
Defibrillation (J)	180
Adrenalin i. v.	0,45 mg
Atropin i. v.	0,45–0,9 mg
Amiodaron i. v.	225 mg
Analgetika	
Fentanyl	90–135 µg
Piritramid	4,5–9 mg
Nalbuphin i. v.	4,5–9 mg
Paracetamol rektal/p. o.	675–1000 mg
Esketamin i. v. (Analgesie)	23–45 mg
Esketamin i. v. (Anästhesie)	45–90 mg

Tab. 10.20 Fortsetzung

Kind (45 kg; ca. 14–15 J.)	
Sedativa	
Midazolam i. v.	4,5 mg
Midazolam rektal	15 mg
Relaxanzien	
Cisatracurium i. v.	6,75 mg
Rocuronium i. v.	27–45 mg
Succinylcholin i. v.	45 mg
Gase	
Desfluran in 100 % O_2	MAC: 7,5–8,7 %
Isofluran in 100 % O_2	MAC: 1,28–1,8 %
Sevofluran in 100 % O_2	MAC: 2,4–2,5 %
Hypnotika	
Propofol 1 % i. v. (Narkose-Induktion)	110–225 mg
Propofol 1 % i. v. (Aufrechterhaltung)	45 ml/h
Etomidat i. v.	7–14 mg
Thiopental i. v. (Induktion)	90–270(–360) mg

10.11.13 Kind (50 kg; ca. 16 J.)

Siehe ▶ Tab. 10.21

Tab. 10.21 Richtwerte und Dosierungen – Kind (50 kg; ca. 16 J.).

Kind (50 kg; ca. 16 J.)	
Normwerte	
HF (Herzschläge/min)	70
$RR_{syst.}$ (mmHg)	120
Blutvolumen (ml)	4000
AF (Atemzüge/min)	14
AZV (ml)	500
AMV (ml)	7000

Tab. 10.21 Fortsetzung

Kind (50 kg; ca. 16 J.)	
Intubation	
Spatel, Maske, Guedel-Tubus	# 3
Tubus-ID (mm)	7,0–7,5
Tubus-Größe (Charr)	32
Intubationstiefe oral (cm)	20
Intubationstiefe nasal (cm)	23
CPR	
Defibrillation (J)	200
Adrenalin i. v.	0,5 mg
Atropin i. v.	0,5–1 mg
Amiodaron i. v.	250 mg
Analgetika	
Fentanyl	100–150 µg
Piritramid	5–10 mg
Nalbuphin i. v.	5–10 mg
Paracetamol rektal/p. o.	750–1000 mg
Esketamin i. v. (Analgesie)	25–50 mg
Esketamin i. v. (Anästhesie)	50–100 mg
Sedativa	
Midazolam i. v.	5 mg
Midazolam rektal	15 mg
Relaxanzien	
Cisatracurium i. v.	7,5 mg
Rocuronium i. v.	30–50 mg
Succinylcholin i. v.	50 mg

Tab. 10.21 Fortsetzung

Kind (50 kg; ca. 16 J.)	
Gase	
Desfluran in 100 % O_2	MAC: 7,5–8,7 %
Isofluran in 100 % O_2	MAC: 1,28–1,8 %
Sevofluran in 100 % O_2	MAC: 2,4–2,5 %
Hypnotika	
Propofol 1 % i. v. (Narkose-Induktion)	125–250 mg
Propofol 1 % i. v. (Aufrechterhaltung)	50 ml/h
Etomidat i. v.	8–15 mg
Thiopental i. v. (Induktion)	100–300(–400) mg

Sachverzeichnis

A

C

D

G

H

I

K

L

M

N

O

P

Q

R

S

W

X

Z